Dr. Graber
Pathologisches Institut
Detmold

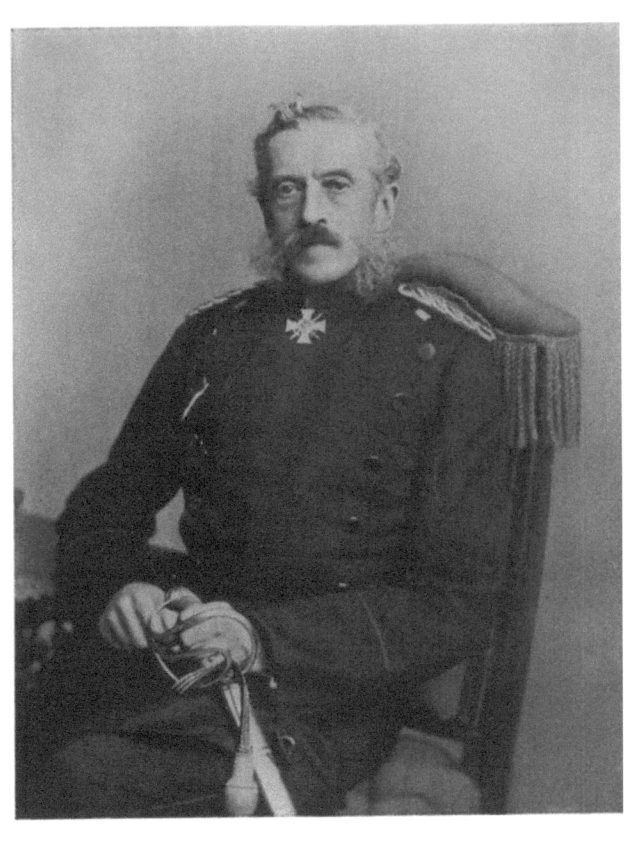

DIE ERSTEN 25 JAHRE DER DEUTSCHEN GESELLSCHAFT FÜR CHIRURGIE

EIN BEITRAG ZUR GESCHICHTE DER CHIRURGIE

VON

FRIEDRICH TRENDELENBURG

MIT DREI BILDNISSEN

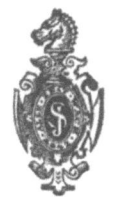

BERLIN
VERLAG VON JULIUS SPRINGER
1923

ALLE RECHTE,
INSBESONDERE DAS DER ÜBERSETZUNG
IN FREMDE SPRACHEN, VORBEHALTEN.

ISBN-13: 978-3-642-89312-4   e-ISBN-13: 978-3-642-91168-2
DOI: 10.1007/978-3-642-91168-2

Softcover reprint of the hardcover 1st edition 1923

IN DANKBARER ERINNERUNG AN

BERNHARD v. LANGENBECK

DER
DEUTSCHEN GESELLSCHAFT FÜR CHIRURGIE
GEWIDMET

Vorwort.

Wenn das Haus fertig dasteht, treten erst Mängel hervor, die sich in den Plänen und während des Baues dem Auge verbargen. So ist es auch mit dem Buch, dem diese Zeilen das Geleite geben sollen. Wo ein Kapitel an zu großer Breite leidet, bitte ich den Fehler dem Bestreben zugute zu halten, ein getreues und annähernd vollständiges, auch dem Unbedeutenderen gerecht werdendes Bild der Gesellschaftsarbeit zu geben und das gesamte in den 25 Bänden der Verhandlungen enthaltene und bei dem Mangel eines zusammenfassenden Inhaltsverzeichnisses z. T. versteckte wissenschaftliche Material der Benutzung zugänglicher zu machen.

Mir ist es eine Freude gewesen, die Muße des Alters zu einer Arbeit verwenden zu können, die nichts Neues schafft, aber Altes wieder zu Ehren zu bringen sucht, und, wie ich hoffe, als Beitrag zur Geschichte der Chirurgie von Nutzen sein wird. Daß meine Jugend mit der Jugendzeit der modernen Chirurgie zusammenfiel, und daß es mir vergönnt war, an ihrer Entwicklung tätigen Anteil zu nehmen, habe ich immer als ein besonderes Geschenk empfunden, dessen Wert dadurch erhöht wurde, daß ich auch die alte Chirurgie noch kennenlernte. Ein langer Totentanz von verehrten Lehrern und Fachgenossen, von lieben Freunden und treuen zu früh abberufenen Mitarbeitern ist bei dem Niederschreiben an meiner Erinnerung schweigend vorübergezogen. Als wir das 25jährige Jubiläum feierten, lebten von den 130 Gründern der Gesellschaft noch 30. Unser 4 waren es, die wir die Sonne über dem 50jährigen Stiftungstage aufgehen sahen.

VI

Nicht wie vor 25 Jahren in Festesjubel wurde der Gedenktag gefeiert, sondern in stiller Rückerinnerung und unter dem Drucke ernster Sorgen um die Zukunft des Vaterlandes. Denn der Krieg gegen unser wehrlos gewordenes Volk geht nach dem sogenannten Frieden weiter. Eine Wurzel nach der anderen sucht man dem Baume abzuhauen oder im geheimen durchzunagen, damit er ganz verdorre. Auch die deutsche Wissenschaft leidet Not, vor allem auf den Gebieten der Naturwissenschaften und der Heilkunde, wo der forschende Geist an zahlreiche materielle Hilfsmittel gebunden ist. Schon schließen Krankenanstalten ihre Pforten, weil sie die Kosten für Kost, Licht und Wärme nicht mehr herauswirtschaften können, der Besuch der Polikliniken geht zurück wegen der Verteuerung aller Verkehrsmittel, wichtige Röntgenuntersuchungen unterbleiben, das Langenbeck-Virchow-Haus mußte die Benutzung des Lesezimmers in der Bibliothek einschränken und der gemeinsame Besitz des Hauses ist für beide Gesellschaften ernstlich in Frage gestellt. Aber wir verlieren den Mut nicht. Deutschland hat sich auch nach den Verheerungen des Dreißigjährigen Krieges und nach der napoleonischen Fremdherrschaft wieder emporgearbeitet, und der Zusammenschluß der deutschen Stämme ist ein festerer als damals und wird um so fester werden, je mehr man ihn zu zerbrechen sucht.

Wieder naht die Zeit unserer Zusammenkünfte, Ostern, das Fest der Auferstehung, der höher steigenden Sonne, der keimenden Natur. Möge sie unserer Gesellschaft das Wahrzeichen sein und bleiben für fruchtbringende Arbeit und unserm deutschen Vaterlande für eine bessere Zukunft!

Nikolassee, März 1923.

F. TRENDELENBURG.

Inhaltsverzeichnis.

Kap.		Seite
1.	Gründung der Gesellschaft. Der erste Kongreß	1
2.	Verhandlungen über Wundheilung und Wundbehandlung	25
3.	Pyämie und Septicämie	57
4.	Akute infektiöse Osteomyelitis	71
5.	Tetanus	79
6.	Erysipelas. Lymphangitis. Wunddiphtherie	82
7.	Aktinomykose	86
8.	Knochenwachstum. Callusbildung. Ostitis. Nekrose	90
9.	Phosphornekrose	93
10.	Geschwülste	97
11.	Narkose	106
12.	Lokalanästhesie	110
13.	Röntgendurchleuchtung	114
14.	Künstliche Blutleere	116
15.	Bluttransfusion	120
16.	Operationen an Arterien und Venen	135
17.	Hautüberpflanzung. Hautplastik	146
18.	Nervennaht. Nervenüberpflanzung	155
19.	Überpflanzung von Muskeln und Sehnen	160
20.	Überpflanzung von Knochen. Einheilen von Elfenbein und Ähnlichem. Knochenplombierung	162
21.	Kriegschirurgie	167
22.	Schädel und Gehirn	174
23.	Kiefer. Retromaxillargeschwulst	187
24.	Lupus des Gesichts. Tuberkulinbehandlung	190
25.	Rhinoplastik. Stomatoplastik. Nase und Nebenhöhlen der Nase	196
26.	Trigeminusneuralgie	201
27.	Hasenscharte	205
28.	Staphylorrhaphie und Uranoplastik	208
29.	Zunge	220
30.	Pharynx. Oesophagus	224
31.	Larynx	227
32.	Trachea	232

VIII

Kap.		Seite
33.	Struma	235
34.	Caput obstipum. Cystengeschwülste am Halse. Branchiogenes Carcinom	246
35.	Empyem. Geschwülste der Thoraxwand. Lungen. Herz	247
36.	Mamma	253
37.	Leber	255
38.	Gallensteine	259
39.	Milz	265
40.	Pankreas	267
41.	Gastrotomie und Gastrostomie	270
42.	Magenresektion. Pyloroplastik. Gastroenterostomie	274
43.	Darmnaht. Darmresektion. Enterostomie	284
44.	Hernien	291
45.	Ileus	298
46.	Peritonitis	305
47.	Perityphlitis und Appendicitis	311
48.	Rectum	316
49.	Blase. Prostata. Beckenhochlagerung	321
50.	Nieren	341
51.	Hoden. Penis. Harnröhre	349
52.	Uterus. Ovarien	352
53.	Wirbelsäule. Becken	361
54.	Frakturen an den Extremitäten	368
55.	Pseudarthrosen	380
56.	Luxationen. Angeborene Hüftgelenksluxation	383
57.	Amputationen. Exartikulationen. Prothesen	398
58.	Gelenktuberkulose. Resektionen	404
59.	Nichttuberkulöse Gelenkerkrankungen. Contractur. Ankylose	423
60.	Genu valgum. Coxa vara. Pes valgus. Subluxation der Hand. Pes varus	431
61.	Statistische Arbeiten der Gesellschaft	444
62.	Entwicklung der Gesellschaft. Der 25. Kongreß	448

Namensverzeichnis 462

Erstes Kapitel.

Gründung der Gesellschaft. Der erste Kongreß.

Im März des Jahres 1872 machten BERNHARD V. LANGENBECK, GUSTAV SIMON und RICHARD VOLKMANN in einem Zirkularschreiben einer größeren Zahl von deutschen Chirurgen die Mitteilung, daß sie beschlossen hätten, eine Gesellschaft für Chirurgie in Verbindung mit einem jährlich wiederkehrenden 3—4tägigen Kongreß an einem ständigen Versammlungsort zu begründen. Dieser Entschluß sei hervorgegangen aus dem lebhaft gefühlten Bedürfnis, bei dem stets wachsenden Umfang unserer Wissenschaft die chirurgischen Arbeitskräfte zu einigen, den persönlichen Austausch der Ideen zu erleichtern und gemeinsame Arbeiten zu fördern. Bis auf weiteres sei als Versammlungsort Berlin und die Zeit vom 10. bis 13. April 1872 in Aussicht genommen, und v. LANGENBECK sei bereit, in der ersten Versammlung den Vorsitz zu übernehmen.

Bisher war die chirurgische Sektion der Naturforscherversammlung, je nach dem Orte der Tagung in ihrer Leitung und Zusammensetzung wechselnd, das einzige Band gewesen, das die Fachgenossen zusammenhielt. Zwar hatte DIEFFENBACH in seiner Einleitung zur operativen Chirurgie „diese schöne Vereinigung, dieses innige Band zwischen den deutschen Chirurgen ohne eigentliche organisierte Körperschaft als das schönste" gepriesen, Naturforscher- und Ärzteversammlungen und der Dampf seien dazu die wichtigsten Hebel gewesen. „Der Raum ist verschwunden, statt geträumter kalter Persönlichkeit tritt uns im ersten Anblicke befreundete Gestalt entgegen und aller Hader hat ein Ende." Diese begeisterten Worte mögen gegenüber der Zeit der Postkutschen am Platze gewesen sein, auf die Zeit nach DIEFFENBACH passen sie nicht mehr. Das Band war ein ziemlich loses, persönliche Beziehungen bestanden meist nur zwischen Lehrern und früheren Schülern und zwischen den aus gleicher Schule hervorgegangenen Chirurgen. BAUM z. B. schrieb in seiner Antwort auf die Einladung, er werde sich sehr freuen, LANGENBECK kennenzulernen. Nach dem Kriege von 1866 standen sich Norddeutsche und Süddeutsche, Preußen und Österreicher überhaupt noch fremder und ablehnender gegenüber als früher. Der nationale Zusammenschluß und die gemeinsame Arbeit auf den Schlachtfeldern 1870 und 71 hatten jetzt die wesentlichsten hemmenden Schranken hinweggeräumt, aber der Gedanke, alle deutschen Chirurgen aus dem neu erstandenen Reich und den Nachbarländern zu einer großen Vereinigung zusammenzurufen, war nicht so selbstverständlich und versprach nicht so sicher einen Erfolg, wie es uns heute erscheint.

Von den drei Männern war es GUSTAV SIMON, der den Gedanken zuerst gefaßt und mit der ihm eigenen Energie verfolgt und verwirklicht hat. Ungewandt im Reden, im „Schwätze", wie er es nannte, ist er auf den wenigen Kongressen, denen er noch beiwohnte, nicht so in den Vordergrund getreten wie LANGENBECK und VOLKMANN, und daß er der eigentliche intellektuelle Urheber der Gesellschaft gewesen ist, wurde in weiteren Kreisen erst lange nach seinem schon 1876 erfolgten Tode bekannt. Nach der Einweihung des Langenbeckhauses im Jahre 1892 erinnerten KÖNIG und BARDELEBEN an die alte Dankesschuld, forderten zu einer Sammlung für eine Büste von SIMON auf und berichteten aus ihrer Erinnerung, wie SIMON, als er eben Professor in Rostock geworden war, die Mediziner der Universitäten Kiel, Greifswald und Rostock zu einem „baltischen Verein" zusammengebracht hatte, wie er auf der Naturforscherversammlung 1871 bei den Kollegen für die Idee einer deutschen Chirurgenvereinigung warb, wie er BARDELEBEN vergeblich dafür zu erwärmen suchte, aber VOLKMANN gewann, und wie zu seiner großen Freude LANGENBECK, an den sich SIMON und VOLKMANN gemeinsam gewandt haben werden, nach einigem Zögern und sorgfältiger Überlegung sein Jawort gab.

Hätte sich LANGENBECK nicht an die Spitze gestellt und das Gewicht seines Ansehens nicht in die Wagschale geworfen, so wäre die Gesellschaft wenigstens damals wohl sicher nicht zustande gekommen, und nicht mit Unrecht hat sie daher immer BERNHARD v. LANGENBECK als ihren Stifter angesehen und verehrt.

In Beantwortung des Zirkulars erklärten 127 deutsche Chirurgen von Universitäten und öffentlichen Krankenhäusern, vom Zivil und Militär, ihren Beitritt zu der zu bildenden Gesellschaft, 109 aus Deutschland und 18 aus der Schweiz, Österreich und Rußland. 81 trugen auf dem ersten Kongreß ihren Namen in die Präsenzliste ein.

Die erste Sitzung fand am 10. April 1872 in dem Hotel de Rome, Unter den Linden, statt, einem der vornehmsten Gasthäuser der Stadt, mit dem Blick auf das Denkmal des alten Fritz und auf das gegenüberliegende Palais des Kaisers.

v. LANGENBECK eröffnete den Kongreß mit einer kurzen schlichten Ansprache. Er wies auf den Aufschwung unserer Wissenschaft hin, der wir es verdankten, daß unsere noch junge deutsche Chirurgie, kaum älter als das Jahrhundert, der fremdländischen zum mindesten ebenbürtig geworden sei, und betonte die Schwierigkeiten, das mit jedem Tag wachsende Forschungsmaterial zu übersehen und zu bewältigen. Bei persönlichem Verkehr der Fachgenossen miteinander sei es am ehesten möglich, die Lücken des Wissens auszufüllen, und die mündliche Verhandlung sei am besten geeignet, in schwierigen Fragen eine Einigung der Ansichten herbeizuführen, neue Ideen anzuregen und die Arbeitskräfte auf ein bestimmtes Ziel zu konzentrieren. ,,Diese Betrachtungen sind es", fuhr er fort, ,,welche bei vielen unter uns den Wunsch rege gemacht haben, in einer lediglich für chirurgische Arbeiten bestimmten Vereinigung mit vereinten Kräften an der Förderung unserer herrlichen Wissenschaft zu arbeiten. Wenn dieser Wunsch gerade jetzt lebhafter hervorgetreten ist, so verdanken wir es wohl zumeist den großen Ereignissen der jüngst vergangenen Zeit und den gesteigerten Anforderungen, welche dadurch an die chirurgischen Kräfte unseres Vaterlandes gestellt wurden."

Sodann wurden die Wahlen für Bureau und Ausschuß vorgenommen.

Zum Vorsitzenden wurde v. LANGENBECK gewählt, der unbestrittene Führer in der deutschen Chirurgie, allgemein beliebt und verehrt wegen seines feinen, vornehmen, verbindlichen Wesens und deshalb wie kein Anderer zur Leitung der Verhandlungen geeignet. So oft er auch auf den folgenden Kongressen die Ehre abzulehnen versuchte, immer wurde er wieder zum Vorsitzenden gewählt, und auf dem 15. Kongreß 1886, ein Jahr vor seinem Tode, ernannte die Gesellschaft ihn zu ihrem Ehrenpräsidenten.

Die Wahl zum stellvertretenden Vorsitzenden fiel auf VICTOR v. BRUNS, den Schöpfer der Kehlkopfchirurgie und gelehrten Verfasser des umfassend angelegten leider unvollendet gebliebenen Handbuchs der praktischen Chirurgie. Von Geburt Braunschweiger, war er als langjähriger Leiter der Tübinger Klinik der würdigste Vertreter der Chirurgie Süddeutschlands.

Als erster und als zweiter Schriftführer nahmen am Vorstandstische zwei jüngere Männer Platz, die sich dann beide große Verdienste um die Gesellschaft erworben haben, jeder in seiner Art. RICHARD VOLKMANN, ein Mann von selten vielseitiger Begabung, der Dichter der Träumereien an französischen Kaminen, in der Rede von plastischer Gestaltungskraft, immer bereit, schlagfertig in die Debatte einzugreifen, auch im Zuhören voller Leben in den Gesichtszügen, schlank und elastisch, in der Sammetjacke und mit der großen farbenfrohen Halsbinde mehr einem Künstler als einem Arzte gleichend, und neben ihm der schweigsame, anscheinend teilnahmlos vor seinen Papieren sitzende GURLT, untersetzt und wohlgerundet von Gestalt, ein Bild des stillen seßhaften Gelehrten und des gewissenhaften Berichterstatters.

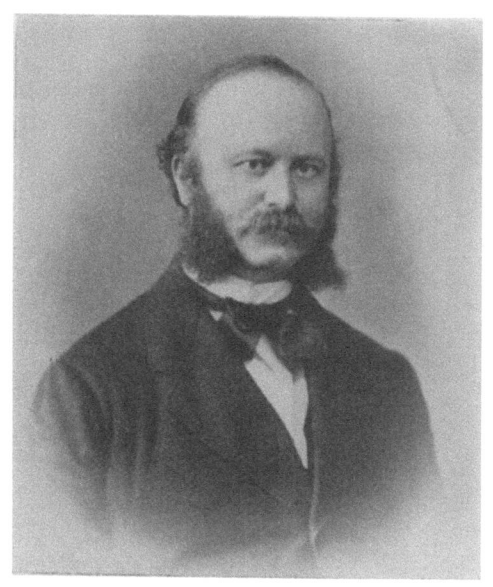

Die Spuren von VOLKMANNs schöpferischem und vorwärts treibendem Geist sind in der Chirurgie und Pathologie noch unverwischt und werden für immer sichtbar bleiben. GURLTs wissenschaftliche Bedeutung lag in der zurückblickenden historischen Forschung und der kritischen Zusammenfassung des gewonnenen Beobachtungsmaterials. Seine Hand war mehr für die Feder als für das Messer geschaffen. Nach dem Kriege hat er der praktischen chirurgischen Tätigkeit ganz entsagt. Des Schriftführeramtes hat er, von 1880 ab als erster Schriftführer, mit immer gleicher Pflichttreue bis zu seinem Tode 28 Jahre lang gewaltet, hat auf keinem Kongreß und in keiner Sitzung gefehlt, und hat die Redaktion unserer Verhandlungen neben der des Archivs für klinische Chirurgie besorgt. Bei allem Wechsel der Personen im Bureau und Ausschuß war er das bleibende Element und so der Träger der Tradition, in dieser bevorzugten Stellung sich aber immer selbstlos zurückhaltend. Bei ihrer 25jährigen Jubelfeier stattete die Gesellschaft GURLT ihren Dank ab, indem sie ihm die Ehrenmitgliedschaft verlieh.

Als Kassenführer wurde ich selbst auf Vorschlag LANGENBECKs, dessen Assistent ich seit 4 Jahren war, in das Bureau gewählt.

In den dem Bureau angegliederten aus vier Mitgliedern bestehenden Ausschuß wurden BAUM, BARDELEBEN, BILLROTH und SIMON gewählt. Der Göttinger Professor BAUM, der feinsinnige, klassisch gebildete Gelehrte und Kenner der Geschichte der Medizin, BILLROTHs verehrter Lehrer und väterlicher Freund, war einer der Ältesten im Kreise der deutschen Chirurgen. BILLROTH, gleich bedeutend als pathologischer Anatom wie als Chirurg, 43 Jahre alt, war kürzlich von Zürich nach Wien berufen, BARDELEBEN, ein Jahr älter, von Greifswald als Nachfolger von JÜNGKEN an die Charité. BILLROTHs in 10 Sprachen übersetzte Allgemeine chirurgische Pathologie und BARDELEBENs aus einer Übersetzung von VIDALs Traité de pathologie externe et de médecine opératoire entstandenes, aber mit jeder neuen Auflage selbständiger gewordenes Lehrbuch der Chirurgie und Operationslehre waren zusammen mit ROSERs knapp gefaßtem chirurgischen Vademekum, dem sogenannten „kleinen Roser" — klein wegen des Formates, ROSER selbst war ein auffallend langer hagerer Mann — damals in der Hand jedes jungen Mediziners. Eine originelle Persönlichkeit war SIMON. Bekannt geworden war er zuerst als erfolgreicher Operateur von Blasenscheidenfisteln und Dammrissen. Vor kurzem hatte SIMON durch seine erste Nierenexstirpation der Chirurgie ein neues Feld erschlossen, das sich bald als besonders fruchtbar erweisen sollte. Er war im wesentlichen Autodidakt, den Darmstädter Militärarzt hatte die Rostocker Fakultät 1861 in die Professur berufen. In Rostock erzählte man noch zu meiner Zeit von seinem eigenartigen Unterricht. Mitunter habe er das Lehrbuch von BARDELEBEN herbeiholen lassen und mit seinen Studenten das auf den vorgestellten Fall passende Kapitel durchgelesen. Für theoretische Fragen, die nicht mit der operativen Praxis in direktem Zusammenhang standen, hatte SIMON kein tieferes Interesse, in praktischer Beziehung war er unablässig bemüht, durch eigene Anschauung zu lernen und andere von den Vorzügen seiner Operationsmethoden zu überzeugen. Deshalb nahm er auch gern Fühlung mit uns Jüngeren. Bei Gelegenheit des zweiten Kongresses besuchte er meine Station in der Langenbeckschen Klinik und lud mich dann freundlich zum Essen in sein Absteigequartier in Töpfers Hotel am Karlsplatz ein. Schon nach dem ersten Teller Suppe begann er von seinen Operationen zu erzählen, und zwar mit gut deutschen Bezeichnungen der dunkelsten Höhlen des menschlichen Körpers und bemerkte in seinem Eifer gar nicht den Schrecken und das verlegene Erröten des gegenübersitzenden hochzeitsreisenden Pärchens.

Von den übrigen Universitätsordinarien waren erschienen WILHELM BUSCH aus Bonn, aus der Schule von JOHANNES MÜLLER und LANGENBECK hervorgegangen, H. FISCHER aus Breslau, der Bearbeiter der Kriegschirurgie und unser späterer langjähriger Bibliothekar, HEINE aus Innsbruck, FRANZ KÖNIG aus Rostock, ein Schüler von ROSER, dessen kraftvolle, an einen Haudegen aus der Schwedenzeit erinnernde Gestalt in dem Bilde der Kongresse dann niemals fehlte, ferner SCHÖNBORN, Schüler von Langenbeck, vor kurzem als Nachfolger von WAGNER nach Königsberg gekommen, und der schon bejahrte WERNHER aus Gießen, der Verfasser eines weniger bekannten Lehrbuchs der Chirurgie älteren Stils. Von seinem Diener geführt und auf den Stock gestützt trat auch der greise JÜNGKEN in den Saal. In ihm besonders war die ganz alte zur Neige gehende Chirurgie und Augenheilkunde vertreten mit ihren „dreisten Venärsektionen bis zu 12 Unzen Blut", ihren Schröpfköpfen, Blutegeln, Haarseilen, Fontanellen, Moxen, Schröpfstiefeln und den verschiedenen Formen von Glüheisen und ihrer Freude am pus bonum et laudabile. Von nicht mehr im Amt befindlichen Professoren war noch v. ADELMANN anwesend, der Schwiegervater BERGMANNs, der nach 25jähriger Professur in Dorpat noch frisch und rüstig nach Berlin übergesiedelt war, ein in der Geschichte der Chirurgie und in der Kasuistik besonders bewanderter Mann.

Von sonstigen in selbständigen Stellungen tätigen Chirurgen, die an den Sitzungen des ersten Kongresses teilnahmen, seien hervorgehoben DOUTRELEPONT aus Bonn, der spätere Dermatologe, GEORG FISCHER aus Hannover, GRAF aus Elberfeld, der verdienstliche Förderer ärztlicher Standesorganisation, GRIMM, Generalstabsarzt der preußischen Armee, HAGEDORN aus Magdeburg, ein vortrefflicher Praktiker, der, durch Taubheit behindert, mit immer gleicher freundlicher Geduld mit seinem Hörrohr am Ohr den Vorträgen lauschte, KATHOLICKY aus Brünn, einer der treuesten Besucher der Kongresse, KÜSTER vom Augustahospital in Berlin, die Generalärzte v. LAUER und LÖFFLER, ferner PASSAVANT aus Frankfurt a. M., Generalarzt ROTH aus Dresden, verdient um die Reorganisation des Sanitätskorps, BENNO SCHMIDT, Polikliniker in Leipzig, UHDE in Braunschweig, Generalarzt WEGNER in Berlin, WILMS vom Diakonissenhaus Bethanien in Berlin.

Der Gesellschaft beigetreten, aber zu kommen verhindert waren einige Männer, die dann zu ihren Hauptstützen gehörten, so der jugendfrische Dorpater Professor ERNST BERGMANN, BILLROTHs kürzlich nach Freiburg berufener Schüler CZERNY, ESMARCH, der älteste von LANGENBECKs ehemaligen Assistenten, HUETER-Greifswald, LÜCKE-Straßburg, beide ebenfalls Schüler von LANGENBECK, SOCIN-Basel, der feine Schweizer Aristokrat, und, last but not least, THIERSCH-Leipzig. —

Der Vortrag von VOLKMANN „Zur vergleichenden Statistik analoger Kriegs- und Friedensverletzungen", mit dem die wissenschaftlichen Verhandlungen des ersten Kongresses eingeleitet wurden, war inhaltreicher als die Überschrift erkennen läßt. Er behandelte das Thema der Wundheilung von neuen Gesichtspunkten aus und mutet uns an wie der erste Gruß der neuanbrechenden Zeit an die junge Gesellschaft zu ihrem Wiegenfeste.

Die Lehre des HIPPOKRATES, daß größere gequetschte Wunden, offene Knochenbrüche, Lanzen- und Pfeilwunden nur durch Eiterung heilen könnten, war die zwei Jahrtausende hindurch fast ganz unbestritten geblieben und besonders für die Schußfrakturen mit ihren Knochensplittern ein feststehendes Dogma geworden. „Alle sind darüber einig", sagt PIROGOFF, „daß die Eiterung in Schußkanälen unvermeidlich ist". Kam eine Schußfraktur nach geringer Eiterung ohne Ausstoßung von Splittern auffallend schnell zur Heilung, so nahm man an, daß es sich um einen einfachen Bruch ohne Splitterung gehandelt habe. Die Unterscheidung war besonders am Oberschenkel in der Zeit vor RÖNTGEN schwierig, auch wenn man die Wunde erweiterte und mit dem Finger untersuchte. Und war die glatte Heilung bei einem Schuß erfolgt, bei dem die gerade Verbindungslinie zwischen Ein- und Ausschuß durch ein Gelenk oder durch die Brusthöhle hindurchging, so half man sich der Theorie zu Liebe mit der Annahme eines im Bogen herumlaufenden sogenannten Konturschusses.

Es ist zu verwundern, daß eine so unklare physikalische Vorstellung wie die einer unter der Haut um den halben

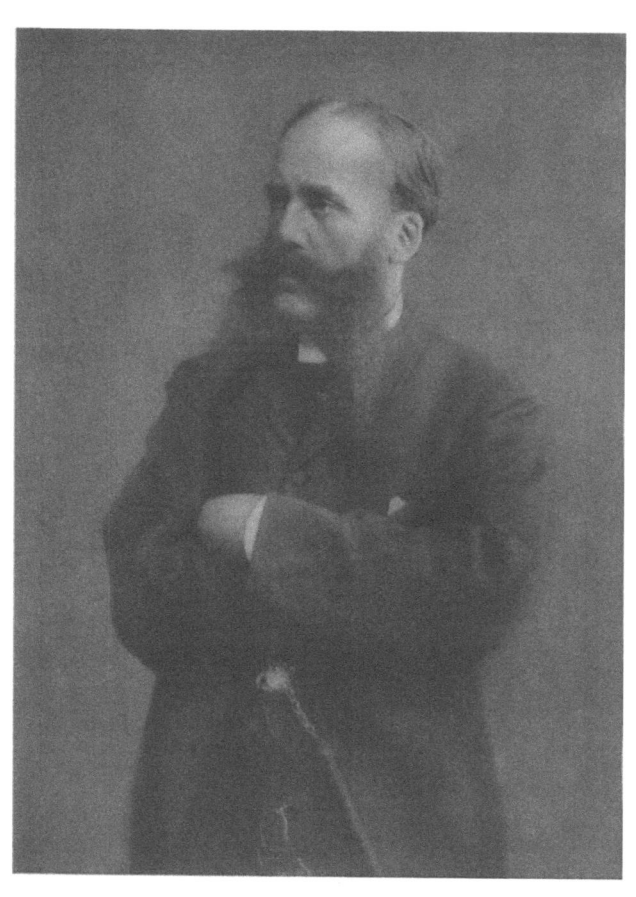

Brustkorb herumlaufenden und dann durch die Ausschußöffnung in der alten Flugrichtung wieder herausfahrenden Kugel so lange Geltung behalten konnte. LÜCKE berichtet noch aus dem dänischen Kriege 1864 von solchen „Ringelschüssen", bei denen der Einschuß z. B. am Rücken neben der Wirbelsäule und der Ausschuß vorn in der Herzgegend lag und der Verwundete sogar Blut ausgehustet hatte (LÜCKE, Kriegschirurgische Aphorismen). Die Hämoptoe erklärte man durch die Erschütterung des Thorax. Erst als in den großen Kriegslazaretten des französischen Krieges bei allen Verstorbenen, z. T. von pathologischen Anatomen wie KLEBS, die Sektion gemacht wurde, und sich bei mehrfach Verwundeten oder an Typhus und Ruhr Gestorbenen die Gelegenheit bot, vermeintliche Ringelschüsse nach der Heilung zu untersuchen, wurde mit diesem chirurgischen Aberglauben aufgeräumt. Auch das bekannte Experiment von SIMON mit dem ohne Knochenverletzung durch das Kniegelenk getriebenen Stab wirkte aufklärend.

Ebenso war die Behandlung der Schußfrakturen und der offenen Knochenbrüche, von einigen wenig beachteten Reformversuchen abgesehen, im wesentlichen die alte geblieben. HIPPOKRATES suchte die zur Heilung notwendige Eiterung nicht zu verhüten, sondern sie vielmehr anzuregen und nur die sie begleitende Entzündung durch knappe Diät und Aderlässe in Schranken zu halten. Noch STROMEYER, der Lehrer ESMARCHS, legte bei Schußfrakturen auf eine antiphlogistische Behandlung einschließlich der Aderlässe großes Gewicht. Bei offnen Frakturen der Friedenspraxis galt eine erhebliche Knochensplitterung in der Regel als Indikation zur Amputation, entschloß man sich zu konservativer Behandlung, so wurde nach Herausnahme von Splittern die Wunde mit Scharpie verbunden oder auch ausgestopft, und die Abstoßung der an den Knochenenden sich bildenden Sequester, oft unter Breiumschlägen, abgewartet.

VOLKMANNs statistischer Vergleich hatte nun das überraschende Ergebnis, daß die Schußfrakturen eine wesentlich geringere Mortalität zeigten als die komplizierten Frakturen des Friedens, bei Unterschenkelfrakturen im Verhältnis von 23,6 Proz. zu 38$^1/_2$ Proz., und wenn man mit Weglassung der Amputierten nur die konservativ behandelten zählte, im Verhältnis von 14 Proz. zu 32$^1/_2$ Proz. Er zog aus dieser Tatsache und aus den eigenen Beobachtungen im Kriege folgende Schlüsse: Für die Mortalität eines Knochenbruchs mit Wunde ist der Zustand der Weichteile von viel größerem Einfluß als der der Knochen, ausgedehnte Splitterungen sind weniger gefährlich als selbst eine mäßige Weichteilverletzung, die stärkere Quetschung der Weichteile macht die Friedensfrakturen gefährlicher. Die Schwere der ersten Eiterung wird zweifelsohne durch akzidentelle Umstände veranlaßt, ebenso die Nekrotisierung von Bruchenden und Splittern. Auch die ohne Ausstoßung von Splittern heilenden Schußfrakturen sind Splitterbrüche, einfache Frakturen sind sehr selten. Die Knochensplitter brauchen nicht nekrotisch zu werden, sondern können auch in großer Zahl einheilen. Selbst perforierende Gelenkschüsse mit Zertrümmerung der Epiphyse können ohne Eiterung heilen. Die komplizierten Zivilfrakturen sind in einer ganz anderen Weise offen als die Schußfrakturen und bieten äußeren schädlichen Agentien daher in ganz anderer Weise Ostien dar. Auf den subcutanen Charakter der Schußwunden ist in Zukunft mehr Gewicht zu legen, als bisher geschehen ist.

VOLKMANN bekannte sich also, wenn auch mit Zurückhaltung in bezug auf die Natur der „äußeren schädlichen Agentien", zu den Anschauungen über Wundheilung, die einige Jahre zuvor JOSEPH LISTER in seinen bekannten Aufsätzen im Lancet und im British medical journal erörtert hatte. Eines Urteils über das LISTERsche System der Wundbehandlung enthielt er sich, er habe ebensowenig wie THIERSCH von der Carbolsäurebehandlung einen besonderen Einfluß gesehen, habe aber keine Gelegenheit gehabt, das LISTERsche Verfahren auch nur einigermaßen streng anzuwenden.

Die Auseinandersetzungen VOLKMANNs, in eindrucksvoller Form vorgetragen, fanden großes Interesse, aber kein volles Verständnis und teilweise lebhaften Widerspruch. Georg Fischer-Hannover, der verdienstliche Verfasser der „Chirurgie vor 100 Jahren", und Simon behaupteten, die mit geringer Eiterung verhältnismäßig schnell heilenden Schußfrakturen des Oberschenkels seien immer Brüche ohne Splitterung, die mit Splitterung gingen fast alle nach wenigen Wochen zurunde, Simon und Hermann-Prag hielten die Erschütterung des Knochens für eine Hauptursache der Nekrose, und auch Bardeleben, der sich schon mit der Listerschen Lehre vertraut gemacht hatte, hielt die Behauptungen Volkmanns für zu weit gehend.

Dieser wies zum Schluß der längeren Debatte noch einmal auf seine eigenen Erfahrungen hin. Er habe fünfmal halb oder ganz konsolidierte Oberschenkelschußfrakturen bei aus anderen Ursachen Verstorbenen untersuchen können und gefunden, daß der Knochen in Ausdehnung von 3 bis 3½ Zoll in Stücke von verschiedener Größe bis zur Größe einer Erbse hinunter zerschlagen war, und daß alle diese unter geringer Eiterung wieder angeheilt waren. Es brauche also bei der schlimmsten Zerschmetterung keine Jauchung und keine Nekrose einzutreten, 8—10 Tage, wahrscheinlich schon 4—5 Tage nach der Verletzung sei das Geschick des Knochens an der Frakturstelle entschieden.

Wäre Socin aus Basel unter den Besuchern des Kongresses gewesen, so hätte es Volkmann an rückhaltloser Zustimmung nicht gefehlt. Denn in seinen „kriegschirurgischen Erfahrungen", die in demselben Jahre erschienen sind (die Vorrede ist schon vom 1. Dezember 1871) erklärt Socin die Eiterung für eine akzidentelle lokale Wundkrankheit, durch Fermentstoffe in der Luft hervorgerufen, primäre Heilungen seien bei Schußverletzungen keineswegs selten, was sich aus der Hautverschiebung bei der Verletzung und dem daher mehr subcutanen Verhalten der Schußwunden erkläre. Mit dem Listerschen Verbande hatte Socin schon vor dem Kriege bei Maschinenverletzungen der Hand sehr gute Erfahrungen gemacht, im Kriege hatte er keine Gelegenheit, das Verfahren zu erproben, da er die Verwundeten immer erst mehrere Tage nach der Verwundung in Behandlung bekam.

Auch KLEBS, der als pathologischer Anatom neben Socin in dem Karlsruher Kriegslazarett gearbeitet hatte, war zu den gleichen Anschauungen gekommen, nur suchte er die in die Wunden eindringenden Eitererreger nicht in hypothetischen Fermentstoffen, sondern in den im Eiter und in den Geweben nachweisbaren Bakterien („septische Mykose"). Auch er zog schon aus seinen Beobachtungen die Konsequenzen für das chirurgische Handeln: „Die Schußwunden sollten von vornherein hermetisch nach außen hin verschlossen werden, alle Versuche zur frühzeitigen Entfernung von Fremdkörpern, überhaupt zum Durchsuchen der Wunden vor dem Eintritt ergiebiger Eiterung sollten streng verpönt sein" (KLEBS, Beiträge zur pathologischen Anatomie der Schußwunden, Leipzig 1872).

Bei beiden Autoren finden sich beweisende Beispiele von Heilung schwerer Splitterbrüche ohne Nekrose und Vereiterung. Vereinzelte Beobachtungen von Schußfrakturen, die ohne Eiterung heilten, sind schon älteren Datums (z. B. in LÜCKEs Mitteilungen aus dem Kriege 1864. Ohne Eiterung geheilter Schußbruch des Oberschenkels).

In bezug auf die Wundbehandlung während des Krieges von 1870/71 möchte ich hinzufügen, daß auf den Verbandplätzen und in den Feldlazaretten wohl das Carbolöl als Verbandmittel vielfach benutzt wurde, von einer methodischen Durchführung des Prinzips der Antisepsis aber keine Rede sein konnte. Und in den Kriegslazaretten in der Heimat, wo einzelne Chirurgen, wie z. B. SCHÖNBORN und ein als sein Assistent tätiger Schüler von LISTER W. THOMSON in der Moabiter Ulanen-Kaserne das antiseptische Verfahren durchzuführen suchten, boten die schon eiternden und septisch infizierten Wunden kein geeignetes Material zur Prüfung. —

Nach VOLKMANN sprach WILHELM BUSCH (II. 120), über eine epitheliomartige Form des Lupus an den Extremitäten und zeigte die Photographien mehrerer

Patienten mit geschwürigen Verstümmelungen an Händen und Füßen bei gleichzeitigem typischen Lupus im Gesicht und elephantiasisartiger Schwellung an den befallenen unteren Extremitäten. Mikroskopische Schnitte ergaben ganz das Bild des Epithelialcarcinoms mit seinen charakteristischen Zapfen und Perlkugeln, während der klinische Verlauf dem Lupus entsprach. Behandlung mit Bleiessig brachte die tiefgreifenden zur Nekrose der Phalangen führenden Geschwüre wenigstens vorübergehend zur Verheilung.

In der Diskussion sprachen Schönborn und Heine die Vermutung aus, daß es sich um Lepra handle, Busch hatte aber an den Nervenstämmen keine Knoten fühlen können. — Es ist daran zu erinnern, daß die tuberkulöse Natur des Lupus damals noch nicht bekannt war. Nach Rindfleisch war der Lupus ein Adenom der Talg- und Schweißdrüsen, nach Virchow handelte es sich um einen Granulationsvorgang im Bindegewebe der Haut.

13 Jahre später wurde die von Busch beschriebene Form des Lupus bei Gelegenheit einer Debatte über Hauttuberkulose und Lupus von Doutrelepont nochmals zur Sprache gebracht (Verh. 1885. I. S. 28). Dieser hatte den am Rhein nicht ganz seltenen Extremitätenlupus wiederholt beobachtet, der pathologische Anatom Köster hatte die Diagnose Epithelial-Carcinom gestellt, Doutrelepont gelang es aber an einem amputierten Fuß Tuberkelbacillen im Präparat und durch Tierimpfung mit Sicherheit nachzuweisen. Und im Jahre 1896 (I. 110) berichtet Küttner über 11 Fälle von Lupus an Fingern und Zehen aus der Tübinger Klinik, von denen ein Teil die epitheliomartige Form angenommen und durch Nekrose von Phalangen zur Verstümmelung geführt hatte. —

Der nächste Vortragende war der Assistent der Volkmannschen Klinik Schede (II. 86). Er hatte an Kaninchen die feineren Vorgänge nach Anwendung starker Hautreize studiert, besonders nach Bepinselung mit Jodtinktur, die als ableitendes Mittel bei Entzündungen in tieferen Teilen viel benutzt wurde. Er fand, daß nach einmaligem Pinseln mit starker Lösung schon nach 4—5 Stunden die Capillaren und Venen nicht nur der Haut, sondern auch des subcutanen Gewebes mit einem Mantel ausgewanderter weißer Blutkörperchen umgeben waren, und daß im weiteren Verlauf eine Überproduktion von Bindegewebskörperchen mit nachträglichem Zerfall, also eine Steigerung des Stoffwechsels stattfand, die zur Erklärung der therapeutischen Wirkung der Jodpinselungen dienen konnte. VOLKMANN (I. 20) konnte die Befunde beim Menschen an einem amputierten Fuß bestätigen. —

Am zweiten Tage stellte TRENDELENBURG (I. 26) ein junges Mädchen vor, an dem er vor 2 Jahren eine hochgradige, wahrscheinlich von angeborener Lues herrührende Striktur der Trachea in der Höhe des Schilddrüsenisthmus von außen gespalten und durch Einlegen von Zinnbolzen und durch Bougieren mit Schlundsonden vom Munde aus erweitert hatte. Die Patientin hatte es gelernt, sich selbst ein dickes Bougie vom Munde aus bis in den unteren Abschnitt der Trachea einzuschieben, und führte diese Prozedur, die ihr keine Beschwerden machte, vor der Versammlung aus (vgl. Kapitel Larynx, Trachea).

Sodann zeigte derselbe (I. 27) seinen 1869 konstruierten Apparat zur Tamponade der Trachea, an dem inzwischen einige Veränderungen angebracht waren, und berichtete, daß v. LANGENBECK das Verfahren bei Oberkieferresektionen und einem großen Fibrosarkom des harten Gaumens mit Erfolg angewandt hatte. Er selbst benutzte es zum Auswaschen des Larynx, der Mund- und Nasenhöhle mit Carbollösung bei Kindern, die wegen Diphtherie tracheotomiert waren, aber ohne deutlichen Erfolg in bezug auf den weiteren Verlauf des diphtherischen Prozesses.

In der Diskussion (I. 28) bestätigten SCHÖNBORN und SIMON die Brauchbarkeit des Verfahrens. Ersterer setzte aber hinzu, daß die Tracheotomie bei Erwachsenen ein größerer Eingriff sei als bei Kindern. LANGENBECK ließ nach beendeter Oberkieferresektion eine Kanüle in der Trachea liegen, SIMON hielt es für besser, die Wunde gleich mit

Heftpflaster zu verschließen. HIRSCHBERG und H. FISCHER hielten die Tracheotomie ohne Tamponade für ausreichend, BAUM wies auf die geringe Mortalität der Oberkieferresektionen hin, und auch VOLKMANN hielt es für nicht unbedenklich, die relativ wenig gefährliche Operation zu komplizieren. —
VOLKMANN (I. 33) hatte ein Kind mit einer, wie es schien, mit den Venen kommunizierenden Blutcyste am Halse mitgebracht, und W. BUSCH und LANGENBECK sprachen dazu über die Möglichkeit, solche Geschwülste durch wiederholte Punktionen zur Entzündung, Eiterung und Heilung zu bringen. —
B. STILLING aus Cassel (II. 94), der greise Forscher auf dem Gebiete der Anatomie und Physiologie des Gehirns und Rückenmarks, sprach über die Pathogenie der Harnröhrenstrikturen und demonstrierte an mikroskopischen Präparaten das Eintreten der Muskelfibrillen des Corpus spongiosum bis in die Schleimhaut der Urethra, das er zum Verständnis der krampfhaften Strikturen für bedeutungsvoll erklärte. —
Zu wenig Beachtung fanden die Mitteilungen von METZLER, Stabsarzt in Darmstadt, über die Resektion des Kniegelenks bei Caries (II. 101). Von der Erfahrung ausgehend, daß die Exartikulation im Kniegelenk und die GRITTI-sche Operation, „welche die zu entzündlichen Prozessen sehr geneigten Schleimbeutel insbesondere die Rezessus nicht mit fortnehmen oder zerstören", schlechtere Erfolge ergaben als die Amputationen im Oberschenkel und nicht selten zur Pyämie führten, ließ er jeden Gedanken an Erzielung eines neuen Gelenkes fallen, machte statt des üblichen seitlichen Längsschnitts einen bogenförmigen Querschnitt von einem Condylus femoris zum anderen, entfernte sorgfältig die ganze fungöse Gelenkkapsel einschließlich der Kniescheibe und des hinteren Rezessus und resezierte die Knochenenden bis in das Gesunde. Statt des Gipsverbandes legte er eine Schiene mit MALGAIGNEschem Stachel an, der das Femurende nach hinten drückte und die Subluxation der Tibia verhinderte. Von 11 so behandelten Fällen endete 1 tödlich

durch Pyämie, 3 durch Tuberkulose und Amyloiderkrankung, 7 heilten ohne Fisteln mit knöcherner Vereinigung vollständig aus.

Wie schlecht die funktionellen Endresultate der Kniegelenkresektion bei mangelhafter Nachbehandlung waren, zeigte Generalarzt LÖFFLER (I. 54) an einem durch Amputation gewonnenen Präparat des kriegschirurgischen Museums im Friedrich-Wilhelms-Institut, das von einem vor Straßburg verwundeten Kanonier stammte. Knöcherne Ankylose und Heilung bis auf einige Fisteln war zustande gekommen, aber die Tibia war hinter das Femur gerutscht, das Bein um 17 cm zu kurz und der Unterschenkel sehr stark nach innen rotiert, so daß das Bein ganz unbrauchbar war.

Dagegen stellte v. LANGENBECK (I. 48) einen Offizier vor, bei dem die Resektion des Fußgelenkes 17 Tage nach der Verwundung in der Schlacht bei Vionville ein ausgezeichnetes Resultat ergeben hatte. Ein Granatstück hatte an der Außenseite des Unterschenkels und Fußgelenks einen großen Weichteildefekt hervorgerufen, in dem die zertrümmerten Knochen zutage lagen. Nachdem sich die zermalmten Weichteile unter Chlorwasserbehandlung abgestoßen hatten, und reichliche Eiterung eingetreten war, wurden die zertrümmerte Fibula bis 7 cm oberhalb des Knöchels, der verletzte Astragalus, das Os cuboideum und der obere Teil des Calcaneus reseziert, während das longitudinal frakturierte untere Tibiaende zurückgelassen wurde. Der nach Verlauf eines halben Jahres vollständig geheilte Patient konnte jetzt stundenlang ohne Beschwerden gehen. —

Einen angekündigten Vortrag über wünschenswerte Einigung in den bei der Behandlung der Gelenk-Schußverletzungen befolgten Prinzipien zog v. LANGENBECK (I. 65) zurück, da zu einer längeren Diskussion über konservative Behandlung, Resektion und Amputation, wie er sie herbeizuführen gewünscht hatte, keine genügende Zeit mehr zur Verfügung stand. —

F. BUSCH, Assistent von LANGENBECK (II. 109) trat in seinem Vortrag über die Behandlung der Schädelfrakturen mit Depression und äußerer Wunde für die sofortige Elevation oder auch Wegnahme der Bruchstücke ein, um dem späteren Auftreten von Epilepsie und sonstigen Hirnerscheinungen in Folge des lokalen Drucks auf die Hirnrinde vorzubeugen. In einem Fall von Depressionsfraktur erfolgte ohne Elevation Heilung, aber mit Hinterlassung von Hirnstörungen. In 3 Fällen von ausgedehnter Splitterfraktur führte die primäre Elevation zur Heilung ohne Hirnstörungen. 2 beim Eintreten von Hirnerscheinungen sekundär Trepanierte starben. Die Erfahrungen von Busch sprachen also zugunsten sofortigen aktiven Vorgehens. — Von einem Versuch der Heilung per primam unter einem deckenden plastischen Hautlappen war natürlich damals noch keine Rede. —

Simon (II. 163) besprach sein Verfahren, die **Bauchhöhle mit der in das Rectum eingeführten Hand von innen abzutasten**. Es war überraschend, wie gut man bei Erwachsenen mit genügend weitem Becken in tiefer Narkose durch die Wand des Rectum hindurch die Organe der Bauchhöhle bis zur unteren Spitze der Niere hinauf befühlen und zwischen die Finger nehmen konnte, besonders die Ovarien. Aber das Einschieben der ganzen Hand erforderte eine sehr gewaltsame Dehnung des Anus, die meist zu Einrissen und zu einer mitunter längere Zeit andauernden Sphincterlähmung führte, und die Simonsche Untersuchungsmethode hat daher keine allgemeine Verbreitung gefunden. Bei Darmgeschwülsten und innerer Einklemmung hat sie gelegentlich gute diagnostische Dienste geleistet, so wird sie in den Verhandlungen der Gesellschaft lobend erwähnt von Gussenbauer 1878 (II. 83), 1879 von Wildt (I. 87) und 1884 von Schede (I. 99).

Für Operationen innerhalb des Rectum empfahl Simon seine dem Simsschen Scheidenspeculum nachgebildeten rinnenförmigen Specula an Stelle der aus der Zeit vor Erfindung der Narkose stammenden den Anus durch Schraubenwirkung öffnenden dreiblättrigen Specula, wie die Alten und Paré sie schon benutzt haben. Als Beispiel führte Simon einen Patienten vor, bei dem es ihm gelungen war, eine durch Schuß entstandene Blasen-Mastdarmfistel durch Anfrischung und Naht innerhalb des Rectum zur Heilung zu bringen (I. 46). Den Rapheschnitt durch den Sphincter hielt SIMON für überflüssig geworden durch die Einführung der Narkose, er benutzte ihn nur noch, um nach plastischen Operationen den Darminhalt abzuleiten.

Ferner berichtete SIMON (II. 186) über Experimente an Leichen, durch die er sich überzeugt hatte, daß in das Rectum eingeschobene lange elastische Rohre niemals, wie viele glaubten, bis in das Querkolon vordringen, sondern nicht über die Flexura sigmoidea oder bei sehr kurzer Flexur höchstens bis in das absteigende Kolon gelangen, daß dagegen unter Druck per anum iniiziertes Wasser schnell das ganze Kolon bis zur Bauhinschen Klappe ausfüllt. Letztere Tatsache konnte er an einem Patienten feststellen, der durch Schußverletzung eine Darmfistel am Kolon ascendens bekommen hatte (I. 49). In Leichen konnte SIMON die Flüssigkeit bis hoch in den Dünndarm hinauftreiben und hielt es nicht für ganz unmöglich, auch am Lebenden den Schluß der Bauhinschen Klappe zu überwinden. —

Zu dem Besten des auf dem ersten Kongreß Gebotenen gehört der Vortrag von GEORG WEGNER (I. 44) über die **Wirkung des Phosphors auf den Organismus** und die Demonstration seiner Knochenpräparate von wachsenden und erwachsenen Tieren, die die Steigerung der osteoplastischen Vorgänge durch ganz kleine Gaben von Phosphor mit überraschender Deutlichkeit erkennen ließen. Ich brauche nicht daran zu erinnern, daß die WEGNERsche Arbeit, die nicht in den Verhandlungen der Gesellschaft, sondern in VIRCHOWs Archiv erschienen ist, den Anstoß zur Behandlung der Rachitis mit Phosphor gegeben hat. Ebenso wie die Arbeit von WEGNER über Peritonitis im zweiten Bande der Verhandlungen wird sie bleibenden Wert behalten. Im Interesse der Wissenschaft ist es sehr zu bedauern, daß WEGNER, damals Assistent bei VIRCHOW, später bei LANGENBECK, nicht bei der pathologischen Anatomie geblieben ist.

Eigentümlichkeiten seines Charakters machten ihn für den ärztlichen Beruf weniger geeignet als für die Tätigkeit als Forscher. Er wurde später Chirurg am Stettiner Krankenhaus, kam aber bald in Differenzen mit den städtischen Behörden und legte seine Stelle nieder. 1886 trat er aus unserer Gesellschaft aus, Wissenschaftliches hörte man nichts mehr von ihm.

Im Anschluß an den Vortrag von WEGNER demonstrierte JULIUS WOLFF, der Berliner Chirurg (I. 52), eine Reihe von Knochenpräparaten, die er als beweisend für die Ansicht erachtete, daß der Knochen in die Länge und in die Dicke lediglich durch interstitielle Vorgänge wachse. Auch in der folgenden Zeit trat JULIUS WOLFF, sobald die Frage des Knochenwachstums behandelt oder gestreift wurde, kampfbereit auf den Plan und wurde deshalb von uns Jüngeren zum Unterschiede von MAX WOLFF, dem Bakterienwolf, scherzend wohl der Knochenwolf genannt. Seine Vorliebe für das Studium der Knochenneubildung stammte schon aus der Universitätszeit. Der Titel seiner Dissertation lautet: De artificiale ossium productione in animalibus (1860). —

BIDDER, Assistent von VOLKMANN (II. 130), empfahl bei der Behandlung der Oberschenkelfrakturen die damals allgemein gebräuchlichen Gipsverbände durch den von GORDON BUCK angegebenen Extensionsverband zu ersetzen, der die Verkürzung beseitige, die Callusbildung befördere und die Heilungszeit abkürze. Schon 100 Jahre zuvor hatten DESAULT, SCHNEIDER u. a. mittels am Bett angebrachter Schrauben, deren Wirkung durch Bandagen und Stricke auf das Bein übertragen wurde, eine Extension und Kontraextension hergestellt, aber Schnürung und Druck ließen sich dabei nicht vermeiden, und die Fesselung in vollständiger Ruhelage war für den Verletzten quälend. Durch den amerikanischen Heftpflasterverband und den spielenden, auch bei Bewegungen des Körpers gleichmäßig wirkenden Zug des Gewichtes war diesen Mängeln abgeholfen, und das alte technische Problem in einfachster Weise gelöst. —

Von den nicht sehr gewichtigen Mitteilungen DANZELS aus dem Marienhaus in Hamburg ist die unter Nr. 10

aufgeführte von historischem Interesse. Denn sie führt uns ein damals viel gesehenes, jetzt ganz verschwundenes Krankheitsbild vor Augen, das Bild unoperiert gebliebener, zu enormer Größe herangewachsener Ovarialcysten. Frauen mit solchen Geschwülsten waren damals ständige Gäste der Kranken- und Siechenhäuser. Auf das äußerste abgemagert, mit bleichem eingefallenen Gesicht, der Facies ovariana, mit riesenhaftem Bauch und dick geschwollenen Beinen trugen sie hintenübergebeugt und mühsam atmend ihre schwere Last vor sich her. In dem DANZELschen Fall wog der Tumor ca. 40 Pfd., oft war er noch größer und schwerer. Ab und zu pflegte man einen Teil des zähflüssigen Inhalts mittels eines dicken Trokars abzulassen; eine ergiebige Entleerung aus der mehrkammerigen, nicht selten doppelseitigen Geschwulst war meist nicht möglich, Injektionen von Jodtinktur verhinderten nur in ganz seltenen Fällen die Wiederansammlung, bald hatte der Bauch seinen früheren Umfang wieder erreicht. Magen und Darm, beiseite gedrängt und zusammengedrückt, versagten ihren Dienst, und endlich führte die zunehmende Entkräftung zum Tode. Wurde die Exstirpation in diesem Spätstadium vorgenommen, so stieß sie der ausgedehnten Verwachsungen wegen auf große technische Schwierigkeiten und führte unmittelbar oder wie in dem Fall von DANZEL in wenigen Tagen durch Peritonitis zum Tode. Aber auch im früheren Stadium unternommen verlief die Ovariotomie fast immer tödlich. Ein glücklicher Ausgang, wie in dem von DANZEL erwähnten Fall, war, wenigstens in Deutschland, eine Seltenheit. Die wenigen Ovariotomieen, die ich als Student und Assistent zu sehen bekommen habe, endeten alle tödlich. —

HEINE (II. 152) sprach über parenchymatöse Injektionen zur Verteilung von Geschwülsten, die er nach dem Vorgang von THIERSCH und NUSSBAUM ausgeführt hatte. Statt Höllensteinlösung und der in England empfohlenen Essigsäure benutzte er Carbollösung, Chlorzink oder verdünnte Salzsäure und spritzte nicht in das Zentrum, sondern in die Peripherie der Geschwulst. In einem Fall von

Brustkrebs glaubte er einen Erfolg durch Schrumpfung der Geschwulst erzielt zu haben. Ebenso versuchte er Jodtinkturinjektionen bei Prostatahypertrophie, wobei es zu einem nach dem Rectum durchbrechenden Absceß kam.

In der Diskussion (I. 59) teilte BILLROTH mit, daß sein früherer Assistent CZERNY eine große Reihe von Versuchen mit den verschiedensten Medikamenten gemacht habe, aber stets mit negativem Erfolg. Eine Injektion von Spiritus in eine Struma nach der Empfehlung von SCHWALBE führte in Zürich schnell zu Verjauchung und Tod. BARDELEBEN konnte auch nur Ungünstiges berichten und war der Meinung, daß nicht die Natur, sondern die Massenhaftigkeit der injizierten Flüssigkeit für den Zerfall der Geschwulst von Bedeutung sei, mit Wasser würde man dasselbe Resultat erzielen können. —

Zu den Vorträgen kam dann noch eine Reihe von kürzeren Mitteilungen und von Demonstrationen. MÜHLWENZL, Regimentsarzt in Wien (I. 37), führte das Modell eines von ihm konstruierten Ambulanzwagens und eine Feldtragbahre vor, VOLKMANN (I. 37) zeigte seinen bekannten schiefen Sitz zur Skoliosenbehandlung, FÜRSTENHEIM (I. 69) einige Prostatakatheter, UHDE aus Braunschweig (I. 68) berichtete über 5 sämtlich tödlich abgelaufene Fälle von Bluttransfusion, v. ADELMANN (I. 66) über eine verschluckte Gabel, die ein halbes Jahr später aus einem Absceß herausgezogen wurde, GURLT verlas den ihm von JONATHAN HUTCHINSON aus London, der auf dem Kongreß erschienen war, übergebenen Bericht über die glückliche Lösung einer Darminvagination durch Laparotomie bei einem 4jährigen Kinde (I. 57) und legte einen von demselben mitgebrachten Katheter vor, der das Einführen eines Drainrohrs in die Blase zu erleichtern bestimmt war (I. 56).

Von 2 am Erscheinen verhinderten Mitgliedern waren briefliche Mitteilungen eingegangen:

ROSER in Marburg (I. 21) schickte ein gedrucktes Flugblatt, in dem er den eingehend begründeten Antrag stellte, die Gesellschaft möchte an alle ärztlichen Vereine und medizinischen Fakultäten Deutschlands die Bitte richten, daß sie sich für Gewährung von Unterstützung aus öffentlichen Mitteln an gehörig vorbereitete Forscher für die **Erforschung des Pyämiepilzes** (des Mikrosporon von RECKLINGHAUSEN, WALDEYER und KLEBS) aussprechen möchten. BAUM sagte, daß diese Sache lediglich dem deutschen Forschungsgeiste zu überlassen sei, und auf Vorschlag des Vorsitzenden ging die Versammlung über den Antrag zur Tagesordnung über.

v. NUSSBAUM in München (I. 50) teilte Beobachtungen mit, die er über **Injektionen von Morphium in die Venen** an sich selbst gemacht hatte. Er spritzte sich ¼ Gran (15 Milligramm) in die Vena cephalica und kontrollierte sorgfältig die schon nach 10 Sekunden eintretenden abnormen Sensationen. Die Wirkung schätzte er auf über vierfach so stark als bei subcutaner Injektion. NUSSBAUM war durch neuralgische Beschwerden an den dauernden Gebrauch von Morphiuminjektionen in sehr hoher Dosis gekommen, man sah es seinen Augen mit den ganz engen Pupillen an und glaubte es mitunter auch an dem Schwung seiner Rede zu verspüren. Er war eine eigenartige Persönlichkeit. Ein ebenso gewandter Operateur wie fesselnder Lehrer, ein treuer Sohn seiner Vaterstadt und seiner Kirche, ein Wohltäter der Armen, leutselig und immer hilfsbereit, genoß er in München eine so allgemeine Verehrung wie kaum ein zweiter Chirurg an der Stätte seines Wirkens. Wenn er morgens in seine Klinik fuhr, sah man, wie fast alle Vorübergehenden vor dem kleinen schmächtigen Mann mit den feinen freundlichen Gesichtszügen den Hut abnahmen. Daß man im brieflichen Verkehr mit ihm in der Aufschrift gewöhnlich in den Adelsstand erhoben wurde, war ein erheiterndes Zeichen seines vornehm liebenswürdigen Wesens. —

Was die **geschäftlichen Verhandlungen** auf dem ersten Kongreß anbetrifft, so wurden am zweiten Sitzungstage die vom Ausschuß vorher beratenen **Statuten der Gesellschaft** wie auch die **Geschäftsordnung** von der Versammlung in der vorgeschlagenen Form angenommen, ebenso wurde der Antrag von HEINE und von GRAF, eine Kommission für chirurgische Statistik zu ernennen, angenommen. Zum Eintritt in diese Kommission meldeten sich freiwillig am nächsten Tage v. ADELMANN, GRAF, GURLT, HEINE und RICHTER, dazugewählt wurden LÖFFLER, UHDE, VOLKMANN, GEORG FISCHER, so daß die Kommission im ganzen 9 Mitglieder zählte.

Ein von der HIRSCHWALDschen Verlags-Buchhandlung in Betreff der Publikation der Kongreßverhandlungen gemachtes Angebot fand die Zustimmung der Gesellschaft. Auf Grund der Abmachung, die bis vor kurzem in Gültigkeit und für die Gesellschaft von großem Vorteil gewesen ist, übernahm die HIRSCHWALDsche Buchhandlung die kostenlose Lieferung der gedruckten Verhandlungen an alle Mitglieder und hatte dafür ihrerseits das Recht, die größeren Vorträge auch in dem Archiv für klinische Chirurgie erscheinen zu lassen. Der Gedanke einer solchen ganz geschickten geschäftlichen Verbindung ist vermutlich von GURLT ausgegangen, auf jeden Fall ließ er sich deshalb leicht verwirklichen, weil GURLT zugleich unser Schriftführer und Redakteur des Archivs war. —

Die allgemeine Befriedigung über den Verlauf des Kongresses klang in den Trinksprüchen bei gemeinsamem Festessen wieder, auf dem eine patriotisch gehobene Stimmung herrschte. Mit Jubel begrüßt wurde es, als der Hesse WERNHER den größten Chirurgen, den Mann von Blut und Eisen, den Preußen OTTO v. BISMARCK als den Begründer des Deutschen Reiches in kurzen kernigen Worten feierte. —

Es ist nun nicht meine Absicht, in zeitlicher Reihenfolge über jeden Kongreß und seine von einem Thema zum anderen kaleidoskopartig überspringenden Verhandlungen zu berichten. Dabei würde wieder nur ein buntes Kaleidoskop in verkleinertem Maßstab und etwas vereinfachter Form herauskommen. Wenn wir dagegen das inhaltlich Zusammengehörende aus allen Jahrgängen aneinanderreihen und die Veränderungen und Fortschritte in jedem einzelnen Zweige der

Chirurgie sozusagen auf vertikalen Durchschnitten betrachten, werden wir ein Gesamtbild der Entwieklung der Chirurgie, in Deutschland insbesondere, gewinnen, dem kein wesentlicher Zug fehlt. Denn im Laufe der 25 Jahre ist wohl keine Entdeckung oder Erfindung gemacht, keine neue Operationsmethode angegeben, die nicht erwähnt, und keine Wandlung in den pathologischen Anschauungen eingetreten, die nicht in den Verhandlungen zum Ausdruck gekommen wäre, vieles Neue ist hier zuerst den Fachgenossen zur Kenntnis gebracht worden.

Zu bedenken ist dabei aber, daß nicht immer die am meisten zu Worte gekommen sind, die sich um die Förderung der Chirurgie am meisten verdient gemacht haben. Forschergeist, Erfindertalent und Redegabe sind nicht immer vereint. Auch Redelust und Kongreßfreudigkeit sind ungleich verteilt. Der Eine tritt nicht ohne Scheu vor einer größeren Versammlung auf das Katheder und zieht es vor, seine Erfahrungen und Gedanken in schriftlicher Arbeit niederzulegen, der Andere hört sich selber lieber reden als Andere, Dieser hält gern mit seinem Urteil zurück, Jener glaubt etwas zu versäumen, wenn er nicht zu jeder Frage gleich öffentlich Stellung nimmt, und legt Wert darauf, unter eine gut verbriefte Sache auch noch sein eigenes Siegel zu drücken. Unser großer Meister BILLROTH schrieb vor Gründung der Gesellschaft an BAUM: „Mir wären jährliche Zusammenkünfte mit ganz intim kollegialen Verhandlungen ohne jegliche Veröffentlichung am liebsten". Er hatte die Schwächen wissenschaftlicher Kongresse durchschaut, wo es nicht selten mehr auf eine Glorifikation der Vortragenden als der Sache hinauskomme, freute sich zwar an dem „prächtigen Treiben, Wogen, Drängen von interessanten Fortschritten" auf dem Kongreß von 1877, konnte sich aber meist nur schwer entschließen, nach Berlin zu reisen oder die Naturforscherversammlung zu besuchen und „sein müdes Gehirn zur allgemeinen Unterhaltung auf großen Versammlungen spielen zu lassen". Und wie selten hat ROBERT KOCH in medizinischen Versammlungen gesprochen! —

Die Einteilung des Stoffes machte einige Schwierigkeit. Ich werde dem Beispiel von CELSUS folgen, praepositis his, quae in qualibet parte corporis fiunt, ad ea quae proprias sedes habent, transibo, was ungefähr der Einteilung in allgemeine und spezielle Chirurgie entspricht, und bei letzterer die Berichte a capite ad calcem hinunterlaufen lassen. Inkonsequenzen sind dabei nicht ganz zu vermeiden.

Zweites Kapitel.
Verhandlungen über Wundheilung und Wundbehandlung.

Auf dem zweiten Kongreß wurden die Fragen der Wundheilung und Wundbehandlung nicht besprochen, erst 1874 wurde der von VOLKMANN angeknüpfte Faden weitergesponnen. Inzwischen waren in verschiedenen Kliniken und Krankenhäusern Versuche mit dem LISTERschen Verfahren angestellt worden, so von HAGEDORN, VOLKMANN, BARDELEBEN, THIERSCH und in der LANGENBECKschen Klinik, hier mit der ursprünglichen Form des Verfahrens, der Heilung — besonders von komplizierten Frakturen mit kleiner Hautwunde — unter einem durch Carbolsäure antiseptisch gestalteten Blutschorf (vgl. TRENDELENBURG, Archiv für klinische Chirurgie Bd. 15, S. 455). Manche waren Anhänger der neuen Lehre geworden, Andere standen ihr zweifelnd oder ablehnend gegenüber, besonders Chirurgen, die sich der offenen Wundbehandlung zugewandt und damit eine wesentliche Verbesserung ihrer Heilerfolge bei Amputationen erreicht hatten.

Schon im 18. Jahrhundert von V. v. KERN in Wien angegeben, war die offene Wundbehandlung neuerdings von VEZIN und BARTSCHER in Osnabrück (Deutsche Klinik 1856. 6, 7, 51) wieder empfohlen und von BUROW in Königsberg und ROSE in Zürich in ausgedehnterem Maße angewandt worden. Der Stumpf wurde erst einige Stunden nach der

Amputation durch wenige Nähte oder Heftpflasterstreifen und nur unvollständig geschlossen, mit einer feuchten Kompresse (KERN) oder einem trockenen Leinwandtuch zum Schutz gegen die Fliegen (BARTSCHER) bedeckt und ohne Verband auf einem Spreukissen gelagert. BARTSCHER und ROSE legten überhaupt keine Nähte an. „Wir verzichten von vornherein auf die prima intentio, sei es durch Suturen, sei es durch Heftpflaster, wir wollen, daß die Wunde durch Eiterung heile" sagt KRÖNLEIN von seinem Lehrer ROSE. Wenn auch die Eiterung eine unschädliche war, so lag in diesem vollständigen Verzicht auch auf eine partielle Heilung per primam eine Übertreibung des Prinzips, die wir in der LANGENBECKschen Klinik, und wohl auch Andere, nicht mitgemacht haben.

Die günstigen Resultate dieser Behandlungsmethode, die der Luft ganz freien Zutritt gewährte, schienen mit der Theorie von LISTER, nach der die aus der Luft in die Wunde fallenden Keime die Ursache allen septischen Unheils sein sollten, in unlösbarem Widerspruch zu stehen.

Daß die offene Wundbehandlung aber ein großer Fortschritt auf dem Wege zur Asepsis war, ist ohne weiteres klar, wenn man sich die alten Occlusivverbände vergegenwärtigt, deren lebende Zeugen jetzt immer seltener werden. Auf den frischen Amputationsstumpf wurde ein dicker Bausch Scharpie gepackt und mit einer komprimierenden Binde befestigt. Die Wunde wurde mitunter gar nicht vernäht, und dann lag der ganze Bausch direkt auf der Wundfläche, oder an seiner Stelle zur besseren Kompression und Blutaufsaugung ein großer Schwamm, wie ich es bei JÜNGKEN gesehen habe. War die Wunde zum Teil durch Nähte geschlossen, so wurden zum mindesten einige Plumaceaux von Scharpie eingeschoben. Was half es, daß der Wärter sie säuberlich und wohlgeordnet auf blitzblank geputztem Messingbecken zureichte, die Scharpie war aus alten Wäschestücken von den Kranken in ihren Betten gezupft, und viele von ihnen hatten eiternde Wunden. Gegen diesen Mißbrauch hatten sich schon im 18. Jahrhundert einige Chirurgen gewandt, so PELLETAN und POUTEAU, dachten dabei aber nur an die vergiftete Luft in den Kranken-

sälen, nicht an die schmutzigen Hände der Kranken. PELLE-
TAN empfahl sogar Löschpapier statt der Scharpie, doch solche
vereinzelte Ansätze zur Asepsis gingen immer bald wieder
verloren. Der erste Verband blieb nun liegen, bis er faulig
roch, was meist nach 2 oder 3 Tagen der Fall war, dann wurde
er abgeweicht und entfernt. Ging zunächst alles gut, so „rei-
nigte" sich die Wunde, und es setzte die Eiterung ein, pus
bonum et laudabile im Gegensatz zur Jauchung. CELSUS
sagt (VII. 3): Bona signa (suppurationum) sunt habere pus
album laeve non foedi odoris, mala sunt — — pus nigrum
aut feculentum et foedi odoris.

Der eiternde Stumpf wurde dann täglich mindestens einmal mit Scharpie verbunden, die je nach dem Aussehen der
Wunde und der Liebhaberei des Chirurgen mit desinfizierenden oder reizenden Medikamenten, Chlorwasser, Campher-
wein u. dgl. getränkt wurde. PIROGOFF und LARREY ließen
den ersten Verband bis zu 8 oder 9 Tagen liegen, wenn nicht
besondere Umstände die frühere Entfernung erforderten.
LARREY erzählt von einem Bataillonskommandeur, dem an
der Moskwa der Arm im Schultergelenk abgenommen war,
und der bis nach Paris reiste, ohne unterwegs ein einziges Mal
verbunden zu werden. Man habe nur mit einem Schwamm
den Eiter außen vom Verbande abgewischt, und als der Verwundete in Paris angekommen, sei die Wunde geheilt gewesen.
Solche Fälle seien mehrfach vorgekommen. Also ein septischer Dauerverband, bei dem sich die gute Wirkung des
Inruhelassens der Wunde zeigte!

Neben der Charpie waren die Ligaturfäden Hauptträger
der Infektion, starke Seidenfäden, die vor der Benutzung an
einem und demselben im Verbandkasten liegenden Stück
Wachs glatt gewichst wurden, ebenso die Fäden zur Naht,
die beim Einfädeln gelegentlich mit dem einen Ende zwischen
den Lippen durchgezogen wurden, wie es die Nähterinnen
machen. Dazu kam während der Nachbehandlung die von
einem Kranken zum anderen wandernde Wundspritze, sowie
die Sonde und Pinzette, die nach der Benutzung oft nur ober-
flächlich gereinigt in den Kasten oder in die Ledertasche des

Arztes zurückwanderten. Erst ESMARCH, dem Chirurgie und Krankenpflege so manche technische Verbesserung verdanken, ersetzte die Wundspritze durch den schonenderen Irrigator und gab jedem Kranken seine besondere Gummispitze dazu.

Entging der Amputierte der akuten Sepsis, so drohten ihm nach 8—14 Tagen Nachblutungen durch Ulceration der Arterienwand an der Unterbindungsstelle, und verzögert wurde die Heilung in vielen Fällen durch eine abgegrenzte Nekrose des Knochens an der Sägefläche, die zur Abstoßung eines kleinen oder auch größeren ringförmigen Sequesters führte. Eine vollständige Heilung per primam war schon wegen der zur Wunde heraushängenden Unterbindungsfäden ausgeschlossen. Im Kriegslazarett zu Görlitz 1866 wurde von uns ein in 3—4 Wochen fast ohne Eiterung geheilter Oberschenkelstumpf jedem fremden Arzte als etwas Besonderes gezeigt.

Bei offener verbandloser Wundbehandlung waren die Bedingungen für einen aseptischen Verlauf viel günstigere. Blut, Serum, Eiter tropften aus der an der abhängigsten Stelle oder auch ganz offengelassenen Wunde frei ab, ehe sie überhaupt Zeit gehabt hatten sich zu zersetzen, niemals stand das Sekret in der Wunde unter einem die Resorption fördernden Druck. Die Scharpieinfektion fiel weg, jede Berührung der Wunde bei der Nachbehandlung ließ sich vermeiden. Dem allen entsprachen die viel besseren Erfolge. Der junge BUROW teilte auf dem Kongreß 1876 (II. 137) mit, daß er und sein Vater CARL AUGUST BUROW zusammen in Königsberg bei 123 größeren Amputationen die offne Wundbehandlung angewandt und nur 9 Todesfälle gehabt hätten. BARTSCHER (s. o.) hatte bei 28 Amputationen 3 Todesfälle.

Bei der Behandlung komplizierter Frakturen war gewiß in erster Linie das Untersuchen der frischen Wunde und Bruchstelle mit Finger und Sonde für Sepsis und Pyämie verantwortlich zu machen, zumal wenn man, wie in der Klinik von JÜNGKEN, der ein sehr eifriger Lehrer war, darauf hielt, daß auch einige von den Studierenden den Bruch mit den

Fingern sorgfältig auf Lage und Form der Splitter untersuchten, obwohl wir direkt aus dem pathologischen Institut kamen, wo die Holzteller mit den Leichenteilen von einer Hand in die andere gewandert waren, wo allerdings in der Ecke des Saales auch ein Waschbecken angebracht war und ein Handtuch hing.

Die SEMMELWEISsche Lehre hat, wie HEGAR (J. Ph. SEMMELWEIS 1882) mit Recht sagen konnte, auf die chirurgischen Hospitäler keinen Einfluß gehabt. Eine methodische Händedesinfektion gab es bei den Chirurgen vor Einführung der Antisepsis nicht, aber man darf sich die Zustände auch nicht zu schwarz malen. Vorgänge wie die eben erwähnten in der Klinik von JÜNGKEN waren Ausnahmen, die Studierenden kamen sonst an Wunden nicht heran, und daß man sich die Hände wusch, ist selbstverständlich. Das von SEMMELWEIS empfohlene Chlorwasser wurde nicht nur als Verbandmittel, sondern auch beim Händewaschen viel benutzt, im letzteren Falle allerdings mehr, um die Hände nach einer unsauberen Operation zu desinfizieren und von dem Eitergeruch zu befreien (vgl. den Schluß dieses Kapitels).

Es ist nicht zu verwundern, daß die Heilerfolge mancher Landärzte damals viel bessere waren als die berühmter Chirurgen an den großen Krankenhäusern mit ihren vielfachen Infektionsgelegenheiten. Die Tatsache war schon KIRKLAND, einem Schüler von PERCIVAL POTT, bekannt gewesen, er erklärte sie sich aus dem verderblichen Einfluß der Hospitalluft. —

Und nicht nur mit der offenen Wundbehandlung, auch mit einfachen Occlusivverbänden hatte man neuerdings ohne besondere antiseptische Maßnahmen sehr bemerkenswerte Resultate erzielt. 1876 (II. 127) erinnerte GRAF daran, daß in den sechziger Jahren SCHULTE in Bochum unter seinem Watteverband von 68 komplizierten Frakturen nur eine verloren hatte. GRAF selbst behandelte in gleicher Weise mit sehr gutem Erfolg Maschinenverletzungen der Hand. Er bestreute die frischen Wunden mit Tannin, bedeckte die Hand mit einer dicken Watteschicht und legte darüber eine komprimierende Binde. Die Heilung erfolgte unter dem Schorf. —

VOLKMANN, der sich, wie erwähnt, in seinem Vortrag zu Ostern 1872 noch sehr skeptisch über das LISTERsche Verfahren geäußert hatte, ist augenscheinlich durch Erfolge, die er bei HAGEDORN in Magdeburg sah, bestimmt worden, es gründlich zu prüfen. KÖRTE teilte mir kürzlich folgendes, was er von dem damaligen Stabsarzt A. W. SCHULZE persönlich erfahren, freundlich mit. SCHULZE, der später seine Beobachtungen in Edinburg in dem bekannten Aufsatz in Volkmanns klinischen Vorträgen niederlegte, hatte vor seiner Reise bei HAGEDORN hospitiert, und dieser hatte ihm geraten, sein militärisches Reisestipendium zu einem Besuch bei LISTER zu benutzen. SCHULZE brachte dann die LISTERsche Methode nach Magdeburg. HAGEDORN rühmte sie VOLKMANN, der aber zunächst sagte: „Mein lieber Hagedorn, Sie sind ein kleiner Schwärmer." Es stimmt damit, daß MÖLLER, ein mir befreundeter Assistent von HAGEDORN (später sein Nachfolger) wiederholt davon sprach, daß VOLKMANN durch HAGEDORN das antiseptische Verfahren kennengelernt habe. — Die geschichtliche Betrachtung kann an solchen, wenn auch nebensächlichen Tatsachen nicht ganz vorübergehen.

Auf dem dritten Kongreß 1874 trat nun VOLKMANN (I. 44) mit aller Entschiedenheit und mit der ihm eigenen eindringlichen Lebhaftigkeit für die antiseptische Wundbehandlung ein. Sein Vortrag über den **Einfluß der LISTERschen Methode auf den Gang des Wundheilungsprozesses** erschien nicht in den Verhandlungen der Gesellschaft sondern, durch eingehende statistische Zusammenstellungen und Krankenberichte ergänzt, in seinen „Beiträgen zur Chirurgie".

Auch VOLKMANN hatte bis Ende November 1872 die offene Behandlung mit gutem Erfolg angewandt, aber hier und da, wenn die Klinik überfüllt war, schwere Mißerfolge durch Pyämie und Erysipel gehabt. Wie BILLROTH, sagte er, sei er mit Mißtrauen und nur aus Pflichtgefühl an das

Listersche Verfahren herangegangen. Von der Richtigkeit der Theorie, daß die deletären Formen der Eiterung und die akzidentellen Wundkrankheiten ausschließlich parasitären Ursprungs seien, habe er sich noch nicht überzeugen können, wiederholt habe er unter dem Listerverbande Mikrokokken in den Wundsekreten gefunden. Aber die von Lister behaupteten Tatsachen, Ausschließung jeder Jauchung und bösartigen progredienten Eiterung, Wegfallen des Reinigungsstadiums, Ausbleiben der akzidentellen Wundkrankheiten bei Anwendung des Verfahrens könne er nach 15 monatlicher Prüfung nur bestätigen. „Ein Glück in der Chirurgie," sagte er, „wie Pirogoff will, privilegierte Chirurgen, die immer gute Karten haben, gibt es nicht. Wissen und Können sind die einzigen Faktoren, welche die Resultate entscheiden. Für jeden Pyämiefall, jedes Erysipel, für jede Eitersenkung und jede Amputationsstumpfnekrose ist der behandelnde Chirurg verantwortlich."

In der längeren Diskussion (I. 48) erhob sich kein Widerspruch, alle Redner erkannten die große Bedeutung des Listerschen Verfahrens an. Bardeleben hatte sich schon seit den ersten Veröffentlichungen Listers dafür interessiert und 1870 in der Berliner klinischen Wochenschrift einen Aufsatz über die äußere Anwendung der Carbolsäure geschrieben. Dann war sein Assistent, der schon erwähnte Stabsarzt A. W. Schulze aus Edinburg als überzeugter Anhänger der Lehre Listers zurückgekommen, und Bardeleben hatte das Verfahren in seiner Klinik methodisch durchgeführt, wobei er aber die teuere Listergaze mit gutem Erfolg durch feuchte, mit Carbollösung getränkte Kompressen ersetzte. Bei der Carotisunterbindung wegen eines Aneurysmas der Meningea überzeugte er sich von den großen Vorzügen der Ligatur mit Catgut. Thiersch hatte die seiner Erfahrung nach zu stark reizende Carbolsäure durch die ihm von dem Chemiker Kolbe empfohlene Salicylsäure ersetzt. Von Volkmanns Mitteilungen bewunderte er besonders, daß dieser 12 komplizierte Frakturen hintereinander zur Heilung gebracht hatte.

In einem besonderen Vortrag (74. II. 165) teilte REYHER, Assistent bei BERGMANN in Dorpat eine von einem Besuch in Edinburg mitgebrachte Statistik mit, die die Resultate LISTERs und seines Vorgängers SYME verglich. Beide hatten nacheinander in denselben klinischen Räumen operiert. Die Zahlen bewiesen schlagend die Überlegenheit der LISTERschen Methode. SYME hatte z. B. in 4 Jahren 120 Amputationen mit 20 Todesfällen durch Wundkrankheiten, LISTER 123 mit 1 Todesfall durch Tetanus.

Im nächsten Jahr machte NUSSBAUM (75. II. 40) eine Mitteilung über den Hospitalbrand, die LISTERs Angaben über die Wirksamkeit seines Verfahrens gegenüber dieser Wundkrankheit bestätigte und jetzt besonders von Interesse ist, weil sie zeigt, wie es damals in manchen Hospitälern aussah. Im Münchener Stadtkrankenhause wurden im Jahre 1872 26 Proz., 1873 50 Proz. und 1874 80 Proz. aller Geschwüre und Wunden vom Brand befallen. Die Wundkrankheit verschwand sofort nach Einführung der LISTERschen Verbandmethode. Gegen die Pyämie, die mehr als die Hälfte aller an den Knochen Operierten hingerafft hatte, bis NUSSBAUM sich entschloß, jede frische Sägefläche mit dem Glüheisen zu behandeln, erwies sie sich als weniger wirksam, so daß NUSSBAUM wieder zum Brennen überging. Man darf übrigens nicht glauben, daß die hygienischen Verhältnisse in den meisten Hospitälern so traurige gewesen seien wie in dem Münchener nach NUSSBAUMs Schilderung. Der Hospitalbrand kam z. B. im Leipziger Krankenhaus, wie THIERSCH bemerkte, überhaupt nicht vor, und in der LANGENBECKschen Klinik hatten wir von 1868 bis 1874 nur eine durch energische Anwendung des Glüheisens bald zum Erlöschen gebrachte kleine Endemie und ganz vereinzelte sporadische Fälle.

Neben NUSSBAUM waren es wieder besonders THIERSCH (75. I. 64), BARDELEBEN (I. 70) und VOLKMANN (I. 75) die über neue Erfahrungen berichteten und für LISTER eintraten. BARDELEBEN konnte sich schon auf 38 komplizierte Frakturen und 35 Amputationen berufen, die ohne Sepsis zur Heilung kamen. THIERSCH bezweifelte, daß die Bakterien die einsigen Fäulniserreger seien, hatte aber in praxi mit der antiseptischen Methode sehr gute Erfolge. Seine statt mit Carbol mit trockner Salicylsäure imprägnierte und mit Salicylwasser (1 : 300) angefeuchtete Verbandgaze bewährte sich, nur gegen das Erysipel schien die Salicylsäure ebensowenig zu schützen wie die Carbolsäure. Ein in die Wunde gerutschtes Drainrohr heilte ohne weiteres ein und täuschte einen Rezidivknoten des exstirpierten Mammacarcinoms vor. Früher hätte das nicht vorkommen können.

VOLKMANN war schon dazu übergegangen, unter dem Schutze der Antisepsis einzelne Operationsverfahren zweckmäßiger zu gestalten und den Kreis der operativen Chirurgie zu erweitern. Bei der Radikaloperation der Hydrocele hatte man bisher, wie schon CELSUS es machte, das äußere Blatt der Serosa gespalten und zum Teil herausgeschnitten, dann Scharpie eingelegt und die Höhle sich allmählich durch Granulation schließen lassen. Nicht selten war die nächste Folge eine eitrige Phlegmone des Scrotums und der Bauchwand, auch 2 Fälle von Pyämie habe ich in Erinnerung. Meist begnügte man sich daher mit Injektionen von Jodlösung, die aber Rezidive nicht ausschlossen. VOLKMANN zeigte jetzt, daß man mit der Antisepsis durch Incision und Drainage eine unmittelbare Verklebung der beiden Blätter ohne Eiterung erreichen konnte. Dasselbe galt für die Operation der Schleimbeutelhygrome. —

SCHEDE (II. 132) sprach über Gelenkdrainage unter dem Schutz der Antisepsis, die in der VOLKMANNschen Klinik an einer komplizierten Fraktur der Patella und in 5 Fällen akuter Kniegelenkseiterung mit bestem Erfolge angewandt worden war. 3 Kranke wurden mit beweglichem Gelenk geheilt. SCHEDE erwartete von dem Verfahren eine Einschränkung der in solchen Fällen bisher im allgemeinen üblichen Amputationen und Resektionen.

Im Anschluß an den Vortrag teilte VOLKMANN (I. 46) mit, daß er die Drainage auch in 3 Fällen von reiskörperhaltigen Hygromen angewandt habe. Er incidierte den Sack an seinen beiden Enden, entleerte den Inhalt und

„bürstete" die noch zurückgebliebenen Reiskörper mit einem durchgeführten und rasch hin und her gezogenen gespannten Drainrohr heraus, das unter dem Listerverbande ein paar Tage liegen blieb. Glatte Heilung ohne Eiterung.

Reiskörperhygrome sind auch schon in der vorantiseptischen Zeit gelegentlich mit gutem Erfolg operiert worden, so von BARDELEBEN, BAUM, ESMARCH. Aber es drohte immer die Gefahr der Vereiterung. STROMEYER erzählt von einem vielbeschäftigten Operateur, der sich das Hygrom von einem berühmten Chirurg aufschneiden ließ und eine steife Hand bekam. —

Auch die Sehnennaht an Hand und Fingern gehörte zu den kleineren jetzt selbstverständlichen Operationen, die in früherer Zeit selten vorgenommen wurden und noch seltener von Erfolg gekrönt waren, die Eiterung ließ die mit lang gelassenen Seidenfäden vernähten Sehnenstümpfe meist wieder auseinandergehen und führte leicht zur Sehnenscheidenphlegmone. Besonders an veraltete Sehnenverletzungen ging man nicht gern heran.

KÜSTER (76. I. 17) führte einen jungen Mann vor, bei dem er die sekundäre Naht an der Strecksehne des Zeigefingers vorgenommen hatte. Die freigelegten Sehnenstümpfe hatte er mit einer Silberdrahtnaht und mehreren Catgutnähten vereinigt und den lang gelassenen Draht nach 14 Tagen herausgezogen. Er hoffte, daß das von LISTER neuerdings hergestellte, nicht so schnell zur Resorption kommende Chromcatgut den Silberdraht entbehrlich machen würde.

KÖNIG (I. 20) hielt das gewöhnliche Catgut für ausreichend, ebenso LANGENBECK. Dieser hatte früher 2 mal die sekundäre Naht mit Seidenfäden ausgeführt und in dem einen Fall Heilung per primam erreicht. Auch BOSE benutzte in der LANGENBECKschen Poliklinik immer nur Catgut. Wenn die oberen Sehnenstümpfe sich stark zurückgezogen hatten, brachte er sie durch Einwickeln des Vorderarmes mit Esmarchscher Binde in umgekehrter Richtung zum Vorschein (Vorstellung eines Geheilten I. 78). Es ist wohl das einzige Mal, daß mein mehrjähriger trefflicher Kollege, später Professor in Gießen, auf einem Kongreß das Wort ergriffen hat, und zwar von LANGENBECK aufgefordert. Er folgte dem Spruch: Reden ist Silber, Schweigen ist Gold.

BILLROTH hatte sich bisher dem LISTERschen Verfahren gegenüber ablehnend verhalten. Er hielt die wissenschaftliche Basis des Verfahrens für mangelhaft, und es fehlte ihm der Glaube an die Notwendigkeit einer konsequenten Durchführung aller Details. 1875 schrieb er an VOLKMANN: „Um Dir eine Freude zu machen, listere ich seit dem 1. Oktober. — — Wärest Du nicht so energisch für diese Methode eingetreten, ich würde alles für Schwindel gehalten haben, doch auch die Persönlichkeit LISTERs hat mich eingenommen." Seine Erfahrungen waren dann zunächst keine sehr günstigen. Nach einer Ovariotomie mit Spray bekam er Carbolvergiftung und wunderte sich, daß sein Schüler CZERNY gerade bei dieser Operation auf den Spray großen Wert legte. — Bald hatte er sich aber von der großen Bedeutung der antiseptischen Wundbehandlung überzeugt.

Auch ESMARCH wandte das LISTERsche Verfahren 1874 noch nicht methodisch an und bei Amputationen gar nicht, da er auch ohne dasselbe sehr gute Resultate erzielte. Von 13 Oberschenkelamputierten und 11 Unterschenkelamputierten verlor er je einen, von 4 Oberarmamputierten keinen. Seine Konstriktion machte die Benutzung von Schwämmen bei der Gefäßunterbindung entbehrlich, und damit war eine wichtige Infektionsquelle beseitigt (74. II. 1). ESMARCH überzeugte sich dann aber doch, besonders bei einem Besuch der LISTERschen Klinik, von den großen Vorzügen der Methode und beschäftigte sich nun bei seinem schon in der Jugend in den Schleswig-Holsteinischen Kriegen geweckten lebhaften Interesse für die Kriegschirurgie besonders mit der Frage, wie die antiseptische Wundbehandlung im Felde durchzuführen sein würde. „Nur nicht schaden", sagte er auf dem Kongreß von 1876 (II. 98), müsse der alles bestimmende Grundsatz sein; um die Infektion der frischen Wunde zu verhüten, müsse auf dem Schlachtfeld jedes Sondieren, das Untersuchen mit dem Finger und die Extraktion des Geschosses unterbleiben; von dringenden Notfällen abgesehen, dürften chirurgische Eingriffe nur im Feldlazarett unter dem Schutz der Antisepsis vorgenommen werden. Für den ersten Verband auf dem Schlachtfelde empfahl er seine „antiseptischen Ballen", Salicyljute in Salicylgaze eingebunden, die von dem Sanitätspersonal in einem Blechkasten verpackt in der Verbandtasche mitgeführt werden sollten.

1879 (II. 33) wiederholte ESMARCH seine Mahnungen in einem Vortrag über Antiseptik auf dem Schlachtfelde und legte dem Kongreß sein allbekanntes Verbandpäckchen mit dem dreieckigen Tuch und den beiden antiseptischen Ballen in Pergamentpapier vor, das den Soldaten in die Uniform eingenäht werden sollte.

Einige Jahre später (84. II. 39) empfahl v. LESSER-Leipzig in einem Vortrag über den ersten Verband auf dem Schlachtfelde eine mit antiseptischem Pulver gefüllte Patrone, die der Soldat in der Patronentasche mitführen sollte, die aber nicht den Beifall der Militärärzte STARKE und ROTH (I. 37) fanden.

ESMARCHs Assistenten F. LANGE, der spätere bekannte Chirurg in New York, und NEUBER hatten im Russisch-türkischen Krieg leider keine Gelegenheit gehabt, die Antiseptik bei frischen Verwundungen zu erproben, da sie nur in rückwärtigen Lazaretten in Serbien Verwendung fanden. Aber die Erfolge von BERGMANN und REYHER hatten gezeigt, daß eine viel größere Menge von Knochen- und Gelenkschüssen unter trocknem Schorf heilen können, als man früher dachte.

PAUL BRUNS, der Sohn und spätere Nachfolger von VIKTOR, gab auf demselben Kongreß (79. II. 39) eine Vorschrift an, nach der in den Feldlazaretten Carbolgaze leicht herzustellen sei.

KRASKE (79. II. 15) sprach über antiseptische Behandlung von Schußverletzungen im Frieden. 23 z. T. schwere Schußverletzungen, die in der VOLKMANNschen Klinik behandelt wurden, waren sämtlich zur Heilung gekommen.

In der Diskussion über diese Vorträge (I. 47) handelte es sich wieder besonders um die Herstellung des antiseptischen Verbandmaterials für Kriegszwecke und um die Verbandpäckchen. BARDELEBEN empfahl für die Ballen Chlorzink statt der leicht herausfallenden krystallinischen Salicylsäure. —

VOLKMANN und KRASKE konnten auf dem 6. Kongreß 1877 (I. 54) schon auf ein Material von über 1000 nach LISTERs Vorschriften behandelten Fällen hinweisen, darunter 139 Amputationen mit 4 Todesfällen, 91 Resektionen mit 5, 50 Osteotomien mit 1, und 73 offene Knochenbrüche mit keinem Todesfall. Es kam kein Pyämiefall vor, dagegen 3 oder 4 Erysipele. Ergänzend berichtete RANKE (I. 42) über 26 penetrierende Gelenkwunden, SCHEDE (I. 48) über 3 keilförmige Osteotomieen ohne Todesfall. Von besonderem Interesse war die Vorstellung eines Kranken mit penetrierendem Kniegelenkschuß, bei dem VOLKMANN (I. 39) die Revolverkugel aus der Tibiaepiphyse herausgemeißelt hatte, und der ein ganz frei bewegliches Gelenk behalten hatte. —

Überraschend wegen der Kühnheit im Vertrauen auf den sicheren Schutz der Antisepsis war die Operation des jungen Schotten ALEXANDER OGSTON aus Aberdeen zur Heilung des Genu valgum, über die dieser selbst (II. 22) in deutscher Sprache berichtete. Mit der Stichsäge in ein Kniegelenk einzugehen und die Femurcondylen auseinanderzusägen, wäre wenige Jahre zuvor ein Verbrechen gewesen, und auch jetzt wurde in der Diskussion (I. 64) besonders von KÖNIG vor der allgemeinen Empfehlung einer solchen bei nicht absolut sicherer Antisepsis sehr gefährlichen Operation gewarnt. —

Wie LISTER selbst sein Verfahren andauernd modifiziert hatte, so setzten nun auch in Deutschland die Bestrebungen ein, dasselbe zu verbessern und zu vereinfachen. Diese Bestrebungen bezogen sich, abgesehen von dem Suchen nach einem besseren Antiseptikum, besonders auf den Spray, der von den strenggläubigen Listerianern für eines der wesentlichsten Stücke des antiseptischen Apparates gehalten wurde.

Ich hatte schon 1874 in der Überzeugung, daß die Gefahr der Luftinfektion und die Wirksamkeit des Sprays überschätzt werde, vorsichtig angefangen, den Spray fortzulassen, und berichtete 1879 im Archiv für klinische Chirurgie über meine Erfahrungen bei 44 zur Prüfung geeigneten Operationen in Rostock während der letzten 3 Jahre. Bei einer Gelenkoperation war Eiterung eingetreten, ein Fall verlief tödlich durch Tetanus. Ein Jahr zuvor (78. I. 89) hatte ich auf dem Kongreß einen jungen Mann vorgestellt, bei dem ich ohne den Spray anzuwenden eine 6 Wochen alte Patellafraktur mit versenkten Silberdrahtnähten zur knöchernen Vereinigung gebracht hatte.

Daß ich schon bei den ersten Versuchen mit dem LISTERschen Verfahren in seiner ursprünglichen Form das Vermeiden einer Kontaktinfektion für den Kernpunkt des Verfahrens gehalten habe, ergibt sich aus meinem Aufsatz ,,Über die Heilung von Knochen- und Gelenkverletzungen unter einem Schorf" im 15. Bande des Archivs für klinische Chirurgie (1873), aus dem ich folgende Stellen hier anführen möchte: ,,Daß gerade die Luft diesen (die Eiterung hervorrufenden) Reiz der Wunde zutrage, wäre eine voreilige Behauptung; in dem beschriebenen Falle könnte man mit demselben Recht das Wasser anschuldigen oder die Instrumente, mit denen der Schorf entfernt wurde" — — ,,Die Kautelen in bezug auf Fernhalten aller die Fäulnis des Blutergusses begünstigenden Einflüsse müssen wegen der größeren Gefahr einer Zersetzung in der fest verschlossenen Wunde mit doppelter Vorsicht beobachtet werden. Finger, Instrumente, Fäden bringt man also am besten gar nicht in die Wunde oder reinigt sie vorher mit großer Sorgfalt; das Wasser, welches nach RINDFLEISCHs Versuchen (Virchows Archiv, Bd. 54) immer Fäulniskeime enthält, kann man in Fällen, wo kein chirurgischer Eingriff nötig ist, ganz vermeiden" (S. 468). ,,Ferner lag es nahe, zu prüfen, ob das Anätzen mit starker Carbollösung, das LISTER bei Frakturen mit größerer Hautwunde für notwendig hielt, wirklich erforderlich ist, oder ob nicht vielmehr bei einer intakten, d. h. mit Wasser, Finger und Instrumenten noch nicht in Berührung gekommenen Wunde der bloße Verschluß durch einen der Fäulnis widerstehenden Schorf genügt" (S. 463). Diese Anschauungen entsprechen dem, was man heute im Gegensatz zur Antisepsis als Asepsis bezeichnet (LISTER brauchte beide Bezeichnungen für sein Verfahren in gleicher Weise).

Die große Bedeutung der Kontaktinfektion wurde auch von SANDER-Barmen in einer Diskussionsbemerkung auf dem Kongreß 1875 (I. 78) hervorgehoben: „Was ich bemerken will, ist nur, daß ohne weiteres aus den Resultaten des Listerschen Verbandes nicht folgt, daß die gefährlichen Feinde wirklich in der Luft enthalten sind. — — Ich möchte darauf aufmerksam machen, daß bei dem LISTER-Verbande nicht bloß die Fäulnisfermente der Luft abgehalten werden, sondern auch die Berührung der Wunde mit den unreinen Händen der Ärzte und Wärter vermieden wird."

Was den Spray anbetrifft, so operierte auch H. FISCHER in Breslau seit 1876 ohne Spray, ebenso der Gynäkologe FREUND bei der Ovariotomie und der Uterusexstirpation (KOLACZEK 78. I. 94).

WEGNER sprach sich in seinen „Chirurgischen Bemerkungen über die Peritonealhöhle" (76. II. 93) sehr skeptisch über den Spray aus und wies auf die Schädlichkeit der Abkühlung des Peritoneums hin, auch bei Anwendung des von LISTER 1874 zuerst benutzten Dampfsprays. Dabei wurde meist aus zwei Dampfapparaten ein förmliches Carbol-Kreuz- und Sperrfeuer auf das Operationsfeld losgelassen, das für den Operateur wegen der anästhesierenden und zu Ekzemen führenden Wirkung auf die Hände sehr lästig war. CZERNY (78. II. 248) hielt den Dampfspray gerade bei Bauchoperationen für sehr wichtig und ließ ihn auch bei jedem Verbandwechsel spielen. Ebenso OLSHAUSEN. Als ihm 2 Ovariotomierte septisch starben, glaubte er die Schuld dem Umstand zuschreiben zu müssen, daß er den Spray zwar nicht fortgelassen, aber statt des Carbolsprays Thymolspray angewandt hatte (78. I. 10).

Mit meinen Erfahrungen stimmten dann die Ergebnisse

experimenteller Untersuchungen von MIKULICZ (Arch. f. klin. Chirurgie 25. Bd. 1880) ganz überein: Der Spray reißt den Staub aus der Luft mit sich, er wirkt antiseptisch nur, indem er den Nährboden für die Entwicklung der Keime ungünstig beeinflußt und läßt sich durch antiseptische Irrigation ganz ersetzen.

Trotzdem hielten viele an dem Spray noch längere Zeit fest. Bei SCHEDE in Hamburg (KÜMMELL 82. II. 296) war er auch nach Einführung des Sublimats in Gebrauch, NEUBER wandte ihn noch 1884 an (MIKULICZ 84. II. 220), HORSLEY 1887. LISTER selbst gab ihn erst 1890 auf. Mehr als die oben genannten Arbeiten von uns Jüngeren wirkte zu seiner Beseitigung das Schlagwort von VIKTOR v. BRUNS in der Berliner klinischen Wochenschrift 1880: „Fort mit dem Spray." obgleich die Erfahrungen von BRUNS späteren Datums und spärlichere waren als die unsrigen. —

Über das beste Material zur Gefäßunterbindung und Naht wurde bis in die neuere Zeit wiederholt in der Gesellschaft verhandelt. VOLKMANNs Beobachtung (77. I. 92) einer tödlichen Milzbrandinfektion durch das verwendete Catgut ist ganz vereinzelt geblieben und kann als nicht genügend sichergestellt angesehen werden, da Milzbrandbacillen nicht nachgewiesen werden konnten. Wichtiger waren die wiederholten Klagen über antiseptische Unzuverlässigkeit des Catguts, die zu mancherlei Abänderungen in der Zubereitung führten (Carbol, Juniperus, Glycerin, Alkohol, Sublimat, Chromsäure, trockne Sterilisation durch Hitze) und manche bestimmten, zur Unterbindung mit Seide zurückzukehren. Schon LISTER hatte sich von dem Einheilen carbolisierter Seidenligaturen überzeugt. Er unterband wegen eines Aneurysma der Femoralis die Iliaca und fand 10 Monate später, als die Kranke gestorben war, von dem Faden nur noch einen Rest des angenagten Knotens vor, allerdings in einer ganz kleinen, eine eiterähnliche Flüssigkeit enthaltenden Höhle liegend, so daß LISTER die Möglichkeit einer späteren Ausstoßung offen ließ (1870).

CZERNY (78. II. 248) unterband mit Seidenfäden, die in

Carbollösung gekocht waren und fand, daß sie einheilten. Kocher hatte mit der Seide so gute Erfolge, daß er 1888 den Ruf für berechtigt hielt: „Fort mit dem Catgut".

1895 behandelte Lauenstein-Hamburg (II. 18) die Catgutfrage in einem längeren Vortrag. Bakteriologische Untersuchungen hatten ihm ergeben, daß das käufliche „sterilisierte" Catgut nicht immer frei von Keimen ist. In der Diskussion (I. 140) teilte Kocher seine Erfahrungen an Kropfoperationen mit, absolute prima intentio hatte er früher bei Catgut nur in 35 Proz., bei Seide in 85,7 Proz. der Fälle erreicht, und in neuster Zeit bei 190 verschiedenen größeren Operationen mit in Arsenlösung gekochter Seide in 100 Proz. der Fälle. Küster (I. 142) sah die eingeheilte Seide öfters erst nach längerer Zeit in einem kleinen Absceß wieder zum Vorschein kommen. Hofmeister gab dann auf dem nächsten Kongreß (96. I. 112) ein in der Brunsschen Klinik benutztes Verfahren an, das Catgut durch Behandlung mit Formalin so zu verändern, daß sich seine Leimsubstanzen in kochendem Wasser nicht lösen und die Sterilisierung daher durch Auskochen erreicht werden kann.

Unser Ehrenmitglied Lister hatte selbst über das Thema der Catgutsterilisation sprechen wollen, war aber verhindert zu kommen.

Über die Anwendung versenkter Catgutnähte, besonders bei der Dammplastik und der Bauchnaht, sprach Küster 1884 (II. 62). Esmarch bemerkte dazu (I. 7), daß er versenkte Catgutnähte bei vielen größeren Operationen benutze, um das Zurückbleiben von Wundbuchten zu verhüten, der Gynäkologe Schröder war bei der Dammplastik wieder davon zurückgekommen. —

Auch die Drainage entging den Verbesserungsbestrebungen nicht. Trendelenburg zeigte auf dem Kongreß 1878 (I. 92) resorbierbare Drains, die er sich aus entkalkten und dann wie Catgut behandelten Vogelknochen hergestellt hatte, ohne aber, wie er hervorhob, die Sache für besonders wichtig zu halten. Neuber benutzte gleiche Drains dann (79. I. 128) für seine Dauerverbände. Seine Drainröhren waren aus größeren Tierknochen gedrechselt, die von TRENDELENBURG stammten direkt aus einem Rostocker Gänsebraten. MAC EWEN endlich machte die kleine Erfindung noch einmal, indem er statt der NEUBERschen gedrechselten Drains wieder Hühnerknochen benutzte (nach WATSON CHEYNE 1883). GLUCK (90. II. 331) verwendete die resorbierbaren Drains auch bei der Nerventransplantation.

Ein weiterer Schritt in derselben Richtung war das Fortlassen der Drainröhren, wie es von NEUBER, SCHEDE und RYDYGIER für viele Operationswunden empfohlen wurde. NEUBER (Mitteilungen aus der Kieler Klinik 1884) wirkte der Ansammlung von Blut in der nicht drainierten Wunde durch ,,Knopflöcher" in der Haut und durch seinen komprimierenden Dauerverband entgegen. —

SCHEDE (86. II. 62) sorgte dafür, daß die Wundhöhle sich gehörig mit Blut füllte, daß nur der Überschuß durch Spaltöffnungen abfloß, die mit Protektiv ventilartig geschlossen waren, und daß das in den Verband gesickerte Blut durch Verdunstung trocknete. Das Verfahren nannte er Heilung unter dem feuchten Schorf. SCHEDE trat in seinem Vortrag v. BERGMANN entgegen, der einige Jahre zuvor auf der Naturforscherversammlung in Eisenach die Wichtigkeit der Drainage etwas stark betont hatte. ,,Früher, solange man das Blut als das plastische Material ansah, — als den Leim und Kitt, welcher die Wundränder zusammenschweißen sollte, schien seine Anwesenheit nur gut und wünschenswert — — jetzt muß man sich mit allen Kräften die Wunden rein von ihm zu halten suchen", hatte BERGMANN damals geäußert.

Nicht mit Unrecht konnte BERGMANN (I. 138) jetzt sagen, daß das von SCHEDE angegebene Verfahren nichts wesentlich Neues sei, und daß den Kielern hauptsächlich das Verdienst zukomme, auf den Nutzen der Verdunstung hingewiesen zu haben, die in dem alten Listerverband durch das Einschieben eines wasserdichten Stoffes unter der oberflächlichsten achten Lage der Carbolgaze verhindert worden war. VOLKMANN stimmte dem zu, in dem Verwerfen jeder

Drainage gehe SCHEDE zu weit. (Vgl. RYDYGIER-Krakau [88. II. 140] Wundbehandlung ohne Drainage.)

2 Jahre später trat LAUENSTEIN (88. II. 129) für den feuchten Blutschorf ein. Besonders kleinere Knochenhöhlen könne man nach der Ausräumung damit per primam intentionem zur Heilung bringen, bei ausgedehnteren Nekrotomien versage das Verfahren leicht. Doch sei es eine „reife Frucht der LISTERschen Aera, deren Kultivierung dem Arzte die Dankbarkeit seiner Patienten sichert und ihm selbst zu hoher Befriedigung gereicht". NEUBER (I. 39) bestritt wieder, daß das Verfahren etwas Neues sei, er arbeite mit einem kleinen und SCHEDE mit einem großen Coagulum, das sei der einzige Unterschied. SCHLEICH hatte den Heilungsvorgang an Knochendefekten bei Tieren beobachtet und war zu der Auffassung gekommen, daß das Blut „durch Kompression, Occlusion und sekretverhindernde Einwirkung auf die Wundhöhle" gute Heilungsbedingungen gibt. LANDERER dagegen hielt das Blut nur für einen Fremdkörper, der keinen Wert für die Heilung hat.

MARCHAND macht in seinem bekannten Werk über Wundheilung (deutsche Chirurgie, Lieferung 16) auf den Widerspruch aufmerksam, der in der Bezeichnung des SCHEDEschen Verfahrens liegt. „Ein feuchter Schorf ist kein Schorf, das Wesen der Schorfheilung besteht darin, daß der Schorf eine vollständig trockne, der Zersetzung nicht unterworfene Masse ist". —

Nach dem Vorbilde der resorbierbaren Drainröhren konstruierte GLUCK (81. II. 138 und 90. II. 316) eine resorbierbare Tamponade. Er benutzte dazu Catgutbündel und -ballen, filigranartig durchbrochene Elfenbeingerüste, mit Catgut umsponnen, sowie auch Tieren frisch entnommene Muskelstücke und tierisches Netz. Auch die resorbierbaren, ebenso wie Catgut präparierten Platten aus Darmwand seien hier erwähnt, mit denen er nach Operationen zurückbleibende Peritonealdefekte ersetzen wollte, um die Bauchhöhle aseptisch abzuschließen (vgl. Deutsche med. Wochenschr. 1888, S. 791). Die resorbierbare Tamponade war wie die resorbierbare Drainage mehr ein interessantes Experiment als ein praktischer Fortschritt in der Wundbehandlung, der Gedanke ist aber in neuster Zeit nochmals aufgetaucht. Auf dem Kongreß 1922 zeigte der jüngere KÜMMELL-Hamburg zum Zweck der Tamponade in einer Fabrik hergestelltes, wie Papierschnitzel aussehendes resorbierbares Material (vgl. auch THIEM 89. II. 79). —

Das Bedürfnis eines geeigneten Ersatzes für die Carbolsäure wurde dringender, als man ihre Giftwirkung auch bei äußerlicher Anwendung durch Unglücksfälle ganz kennengelernt hatte, besonders nach Einreibungen bei Krätzkranken und, wenn Carbolöl oder wäßrige Lösung aus Unachtsamkeit als Klysma benutzt waren, was sofortigen schweren Kollaps, Bewußtlosigkeit und meist schnellen Tod herbeiführte. Dieselben akuten Vergiftungserscheinungen kamen nach Ausspülungen großer Wund- und Absceßhöhlen und besonders der Pleurahöhle und des Rectum vor, die in übertriebenem antiseptischen Eifer oft mit zu starken Lösungen und zu lange andauernd vorgenommen wurden. Solche Übertreibungen waren eine Zeitlang in den meisten Kliniken in Brauch. Die bei den Spülungen der Wunde abfließende Carbollösung überschwemmte den Fußboden, und ein paar gewaltige Gummiüberschuhe gehörten zu dem Anzug des Chirurgen ebenso wie die Gummischürze und der saubere Operationsmantel. Bei Bauchoperationen war der Spray zu fürchten, und feuchte Carbolverbände konnten chronische Vergiftungserscheinungen herbeiführen, an den Fingern Carbolgangrän.

Gewarnt hatte schon VOLKMANN 1874. KÜSTER berichtete auf dem Kongreß 1878 (II. 17) über eine Reihe von Versuchen an Hunden und über 21 Fälle von Carbolvergiftung mit 6 Todesfällen aus der Literatur. Er selbst hatte im Augustahospital 4 Todesfälle und einen schweren Kollaps.

In der Diskussion (I. 50) wurde für einige der Fälle die Diagnose der Carbolvergiftung bestritten, BARDELEBEN, KÖNIG, HUETER hielten die Behauptungen KÜSTERs für übertrieben, aber dieser fand Sekundanten in LOSSEN-

Heidelberg, KOCHER-Bern, LANGENBECK und dem Gynäkologen OLSHAUSEN-Halle, die alle aus ihrer Erfahrung über tödliche Carbolvergiftungen berichteten.

Die früher von THIERSCH und BARDELEBEN empfohlenen Ersatzmittel Salicylsäure und Chlorzink befriedigten ebensowenig in jeder Richtung wie das Thymol von RANKE-Groningen (82. II. 176), das Naphthalin von LÜCKE (E. FISCHER-Straßburg 82. II. 99), und das Bismuthum subnitricum von KOCHER und von RIEDEL-Aachen (83. II. 148).

Ein vorzügliches, auch gegen Erysipel besser schützendes Antisepticum fand sich dagegen im Sublimat, auf dessen hervorragende bakterientötende Kraft ROBERT KOCH hingewiesen hatte, und das von BERGMANN-Würzburg als Verbandmittel in die Chirurgie eingeführt wurde. KÜMMELL, Assistent von SCHEDE, berichtete 1882 (II. 296) über sehr günstige Erfahrungen damit im Hamburger Krankenhause, wo es in wäßriger Lösung und auch in Form von Sublimatsand zum Bestreuen der Wunden (1 : 500) benutzt wurde. Vergiftungen kamen nicht vor.

1884 (II. 46) empfahl auch P. BRUNS das Sublimat, und zwar in Verbindung mit dem damals auch von NEUBER eingeführten neuen Prinzip des Trockenverbandes. Als Verbandmaterial benutzte er die gut saugfähige Holzwolle.

Weniger günstig über das Sublimat urteilte MIKULICZ in seinem Vortrag über Modifikationen des antiseptischen Verfahrens (84. II. 220). In der Wunde selbst leiste es nicht mehr, vielleicht weniger als die anderen Antiseptica, da es sich mit dem Eiweiß verbinde und auch flüchtig sei. An den Händen rufe es Ekzeme hervor. Leichte Vergiftungserscheinungen seien wiederholt beobachtet, er selbst habe einen wahrscheinlich dem Sublimat zuzuschreibenden Todesfall nach Amputatio mammae gesehen. Auch MIKULICZ war zu Trockenverbänden übergegangen, deckte die Wunde mit einer dünnen Schicht Jodoformgaze und wählte als Verbandstoff die NEUBERschen Sägespäne, mit Teer imprägniert, oder das HAGEDORNsche Torfmoos.

Tödliche Sublimatvergiftungen wurden besonders von Gynäkologen nach Ausspülungen des puerperalen Uterus beobachtet (Zentralbl. f. Gynäkol. 1884), kamen aber auch in chirurgischen Kliniken nach Ausspülungen vor, wenn der Irrigator unbemerkt statt Wassers Sublimatlösung enthielt. Es war eine wichtige Verbesserung, als die Pastillen von ANGERER das Sublimat durch Färbung kenntlich machten. —

Die meisten Opfer an Menschenleben aber, die die Antiseptica gefordert haben, kommen auf Rechnung des Jodoforms. Als Heilmittel bei syphilitischen und putriden Geschwüren schon längere Zeit benutzt und besonders von dem Physiologen MOLESCHOTT empfohlen, wurde es zuerst von MOSETIG v. MOORHOF in Wien als Verbandmittel bei der Resektion tuberkulöser Gelenke angewandt. Die schnelle Heilung ohne Zurückbleiben von Fisteln sprach für eine spezifische antituberkulöse und sichere antiseptische Wirkung. Aber es war ein unheilvoller Gedanke, daß es erforderlich sei, die ganze Wundhöhle mit Jodoformpulver auszufüllen, um diese Wirkung zu erzielen. In der BILLROTHschen Klinik (MIKULICZ 81. II. 358) wurde das Verfahren erprobt und bald auf die verschiedensten größere Wundhöhlen und Wundflächen zurücklassende Operationen ausgedehnt, doch wurden die Wunden nur mit einer dünnen Schicht Jodoform bestreut. Der Einfluß des Jodoforms auf tuberkulöse Prozesse schien nur ein ganz lokaler und temporärer zu sein, im übrigen waren die Erfolge besonders bei Operationen in der Mund-Rachenhöhle so ausgezeichnete, daß MIKULICZ trotz zweier zur Vorsicht mahnender Fälle von Jodoformvergiftung bei Kindern die Einführung des Jodoforms in die Chirurgie in jugendlicher Begeisterung „als den vielleicht größten Fortschritt bezeichnete, den die Wundbehandlung seit Bekanntwerden der LISTERschen Methode gemacht hat".

Zur Diskussion ergriff nur GUSSENBAUER-Prag das Wort (I. 4). Er bestätigte nach seinen Erfahrungen an 19 Operationen die Angaben von MIKULICZ. Einmal bekam er vorübergehende Intoxikationserscheinungen, nachdem die Resektionswunde mit nicht weniger als 200 g Jodoform ausgefüllt worden war.

Im nächsten Jahre (82. I. 137) rief ein nicht in den gedruckten Verhandlungen erschienener Vortrag von LANGENBECK über die Bedeutung des Jodoforms für die Wundbehandlung eine lebhafte Diskussion hervor, in der die Jodoformvergiftung und vor allem die Jodoformpsychosen besprochen wurden, die inzwischen in den verschiedenen Kliniken Schlag auf Schlag in erschreckender Häufigkeit aufgetreten waren. SCHEDE bekam bei 500 größeren Wunden 11 mal leichtere und 12 mal schwere Geistesstörungen, die in 9 Fällen zum Tode führten, darunter einmal durch Suicidium. KÖNIG hatte bei 33 Fällen von Vergiftung 8 Todesfälle, 4 davon betrafen Patientinnen mit Mammacarcinom, bei denen Jodoform in die Operationswunde eingerieben worden war. Bei solchen Erfahrungen ist es verständlich, daß KOCHER die Jodoformanwendung polizeilich verboten wissen wollte.

Eine oder die andere üble Erfahrung wird jeder Chirurg in damaliger Zeit gemacht haben, auch wenn er sich von den MOSETIGschen Übertreibungen fernhielt. Als ich zu Ostern 1882 als Nachfolger von BUSCH von Rostock nach Bonn kam, fand ich dort die Jodoformgaze als fast ausschließlich benutztes Verbandmaterial vor. Nach der Resektion eines Sarkoms des Humeruskopfes machte die Blutstillung Schwierigkeiten, ich stopfte die Wunde mit der bereitstehenden Gaze aus und legte einen leicht komprimierenden Verband an. Die Patientin wurde akut maniakalisch und starb nach wenigen Tagen. Ich habe das Jodoform als Verbandmittel dann bald fast vollständig aus der Klinik verbannt.

Die Injektion von Jodoformemulsion in tuberkulöse Abscesse und Gelenke ist bekanntlich nur wenig gefährlich, aber auch auf diesem Wege habe ich psychische Störungen zustande kommen sehen. 1890 behandelte ich in Bonn eine Frau mit tuberkulöser Kniegelenksentzündung mit Jodoforminjektionen. Einige Wochen nach Beginn der Behandlung bekam sie Heimweh, Schlaflosigkeit und schwere melancholische Verstimmung. Es quälte sie die fixe Idee, daß sie sich ihr Leiden durch das Tragen ·von zu engen Stiefeln zugezogen und dadurch eine schwere Schuld auf sich geladen habe. Da sich der Zustand nach dem Ablassen von weiteren Injektionen nicht besserte, resezierte ich das Kniegelenk mit den darin befindlichen etwa kirschkerngroßen Depots von Jodoform, und nach sehr kurzer Zeit hatte die Frau ihre natürliche rheinische Heiterkeit wiedererlangt.

1883 (II. 284) empfahl KÜSTER, bei der vaginalen Uterusexstirpation und der Exstirpation hoher Mastdarmcarcinome die vorfallenden Darmschlingen vorsichtig mit Jodoform zu überstreichen und die Peritonealhöhle mit Tampons von Jodoformgaze zu verschließen, erlebte dabei aber ebenfalls einige tödliche Psychosen.

ZELLER, Assistent von LANGENBECK, stellte Tierversuche an (82. II. 219) und fand, daß die Resorption von Jodoform vom Darm aus langsam erfolgt, und ungefährlich, dagegen von Wunden aus unberechenbar ist. Bei tödlicher Vergiftung fand sich wenig Jod im Harn, aber viel im Blut.

Über wichtige Untersuchungen berichteten auf dem Kongreß 1887 DE RUYTER (I. 124), Assistent von BERGMANN, und P. BRUNS-Tübingen (II. 27). Ersterer arbeitete z. T. zusammen mit Stabsarzt BEHRING, dem später berühmt gewordenen Tetanusforscher. Er kam im Gegensatz zu HEYN und ROVSING in Kopenhagen zu dem Ergebnis, daß das Jodoform zwar außerstande ist, die Eiterkokken zu töten, daß ihre Ptomaine aber das Jodoform zersetzen und dadurch Produkte schaffen, die den Nährboden in einer für die Kokken ungünstigen Weise beeinflussen. Und BRUNS bestätigte die antituberkulöse Wirkung des Jodoforms. Er injizierte Jodoformemulsion in kalte Abscesse und entnahm wiederholt Stückchen der Absceßmembran. An diesen konstatierte der pathologische Anatom NAUWERCK das Verschwinden der Tuberkelbacillen und den Stillstand der Tuberkelwucherung.

O. v. BÜNGNER experimentierte (95. II. 538) im Institut von MARCHAND in Marburg an der Bauchhöhle von Meerschweinchen mit kleinen Schwammstückchen, die mit Jodoform imprägniert waren. Es zeigte sich, daß das Jodoform eine entzündungserregende Wirkung mit Bildung eines fibrinös-eitrigen Exsudats hat, daß es die Entstehung von Adhäsionen und Strangbildungen in der Peritonealhöhle begünstigt, und daß es daher ein Fehler ist, Jodoform bei aseptischen Operationen in der Bauchhöhle unterschiedslos anzuwenden.

1896 empfahl KÖLLIKER-Leipzig statt des Jodoforms das Jodoformin, eine Verbindung des Jodoforms mit einem Derivat des Formaldehyds. Es hat einen hohen Schmelzpunkt und läßt sich daher durch Hitze sterilisieren. — Die große Reihe der während der ersten 25 Jahre unserer Gesellschaft empfohlenen Antiseptica wurde geschlossen durch das zitronensaure Silber (Itrol) von CREDÉ-Dresden (96. II. 126). CREDÉ, der Sohn des Leipziger Gynäkologen, der das salpetersaure Silber als Heilmittel bei der Ophthalmia neonatorum eingeführt hat, wiederholte die Versuche unseres späteren Ehrenmitgliedes HALSTED in Baltimore mit Auflegen von dünnem Blattsilber auf frische Wundflächen, die eine antiseptische Einwirkung des Silbers ergeben hatten. CREDÉ fand, daß sich bei nicht aseptischen Wunden milchsaures Silber bildet, ein in Wasser leicht lösliches Salz, das eine 4mal so große bakterienschädigende Kraft besitzt als Sublimat. Um vor Giftwirkung auch beim Aufstreuen des Mittels in Pulverform sicher zu sein, suchte CREDÉ nach einem weniger leicht löslichen Silbersalz, das er in dem zitronensauren Silber, dem Itrol fand, das in Lösung von 1 : 4000 alle Spaltpilze in 10 Minuten tötete und sich in 1400 Fällen vollständig bewährte.

Die von CREDÉ hergestellten Verbandstolfe, Silbergaze, -seide, -catgut, würden wohl eine allgemeinere Verwendung gefunden haben, wenn nicht inzwischen das alte antiseptische Verfahren sich mehr und mehr in das moderne ohne chemische Antiseptica arbeitende sogenannte aseptische umgewandelt hätte.

Diese Entwicklung setzte ein, nachdem ROBERT KOCH

und seine Mitarbeiter GAFFKY und LÖFFLER ihre Untersuchungen über die Verwendbarkeit heißer Dämpfe zu Desinfektionszwecken in den Mitteilungen des Gesundheitsamtes veröffentlicht hatten (1881). Sie ist mit den Namen NEUBER, v. BERGMANN, SCHIMMELBUSCH eng verknüpft, aber auch Andere haben unabhängig von diesen in derselben Richtung gearbeitet.

Die Dampfsterilisation habe ich wohl als Erster benutzt. Im Frühling 1882 trat ich mein Amt in Bonn an, die dortige neue chirurgische Klinik war erst im Rohbau fertig, so daß ich früh genug kam, um die Aufstellung eines mit der Dampfheizung in Verbindung stehenden Sterilisators für die Verbandstoffe und Instrumente bei dem Ministerium zu beantragen. Damalige Zuhörer von mir werden sich des Apparates in einer Nische des Operationssaales und des wütenden Zischens erinnern, mit dem der gespannte Dampf in den zylindrischen Kessel einströmte. Das Sterilisieren der Instrumente mußten wir allerdings wieder aufgeben, da sie sich schnell mit Rost überzogen, auch kamen die Verbandstoffe in nassem Zustande wieder zum Vorschein, aber im übrigen bewährte sich das Verfahren vollständig. Käufliche mit Antisepticis imprägnierte Verbandstoffe habe ich, soweit ich mich erinnere, seitdem gar nicht mehr angewandt.

In der Kieler Klinik wurden nach der Angabe von SCHLANGE (87. II. 141) 1884 erst die Torfkissen mit Dampf sterilisiert. SCHIMMELBUSCH gibt in seiner 1892 erschienenen Anleitung zur aseptischen Wundbehandlungen, v. BERGMANN sterilisiere mit strömendem Dampf seit über 6 Jahren, also seit 1885 oder 1886.

1887 (II. 141) berichtete SCHLANGE über bakteriologische Untersuchungen, die er in der BERGMANNschen Klinik mit käuflichen antiseptischen Verbandstoffen angestellt hatte. Sie hatten ergeben, daß ein Drittel der Päckchen Jodoform-, Carbol-, Salicyl-, Sublimat-Watte und -Gaze nicht steril war, sondern Pilzkolonien lieferte, allerdings unschädlicher Natur, zumeist Schimmel. Versuche mit blutdurchtränkter Sublimatgaze und Pyocyaneus bewiesen, daß das Sublimat sich mit dem Eiweiß des Serum zu Quecksilberalbuminat verbindet und dadurch unwirksam wird. Zur sicheren Sterilisierung wurde der Sterilisationsapparat von RIETSCHEL und HENNEBERG benutzt. — VOLKMANN (I. 118) beschränkte sich beim Verband jetzt darauf, mehrere Lagen gekrüllter Jodoformgaze auf die Wunde zu legen und darüber Mooskissen, die weder sterilisiert waren noch Sublimat enthielten. Es komme auf sorgfältige primäre Desinfektion der Wunde an.

In seinem Vortrag über **antiseptische Wundbehandlung** sagte NEUBER 1892 (II. 77), er sei in den Jahren 1884 bis 1886 von der antiseptischen zur aseptischen Wundbehandlung übergegangen. Nur das auf der Wunde direkt aufliegende Verbandzeug brauche sterilisiert zu werden. Aber er könne die Gefahr der Luftinfektion nicht für so gering halten wie SCHIMMELBUSCH. Von Bedeutung sei es, in der Klinik außer dem Hauptoperationssaal noch 2 besondere Operationsräume für septische und für „hochaseptische" Fälle zur Verfügung zu haben und die in die Operationsräume eintretende Zimmerluft durch Filter möglichst zu sterilisieren, wie er das in seinen Kieler Privathospitälern durchgeführt hatte.

In der Diskussion (I. 69) empfahl SCHLEICH zur Händedesinfektion seine gesiebten Marmorstaub enthaltende Seife, die bakteriologisch geprüft sich als sehr wirksam erwiesen habe und das Bürsten der Hände überflüssig mache. SCHIMMELBUSCH vertrat NEUBER gegenüber die allgemein mehr und mehr zur Geltung gekommene Ansicht, daß die Gefahr der Luftinfektion eine sehr geringe sei. Bei vielen 100 Versuchen mit Exposition von Gelatineplatten in dem Operationssaal der BERGMANNschen Klinik sei nur einmal Bacillus pyocyaneus, ein sicherer Staphylokokkus kein einziges Mal aufgegangen. BARDELEBEN sah einen Beweis für die Bedeutungslosigkeit der Luftinfektion in den ausgezeichneten Operationsresultaten, die er in dem alten Operationssaale der Charité erziele, in dem die Kokken verschiedenster Art seit vielen Jahrzehnten gehaust hätten.

Die erwähnte Schrift von SCHIMMELBUSCH und die nach seinen Angaben von dem Fabrikanten LAUTENSCHLÄGER hergestellten, bald überall benutzten zweckmäßigen Apparate zur Sterilisation der Instrumente und Verbandstoffe haben viel zum Verständnis und zur Verbreitung des aseptischen Verfahrens beigetragen und den Namen des begabten, der Wissenschaft in jungen Jahren entrissenen Forschers rühmlich bekannt gemacht.

In dem Büchelchen bedarf aber ein Satz dringend der Berichtigung, der auf die alte Antisepsis ein ganz falsches Licht wirft. Auf Seite 48 sagt SCHIMMELBUSCH: „Man hielt ein einfaches selbst kurzes Eintauchen der Hände in 2—3 proz. Carbolsäure für völlig ausreichend, um sie für desinfiziert anzusehen. In einer der bekanntesten Anleitungen zur antiseptischen Wundbehandlung, der von WATSON CHEYNE 1882, lesen wir sogar, daß das Waschen der Haut mit Seife und Wasser dabei ein Luxus sei. Heutzutage denkt man anders." Gemeint ist ein Passus, der sich gar nicht auf die Händedesinfektion, sondern auf die Desinfektion der Haut des Kranken an der Stelle der Operation bezieht und nicht richtig verstanden ist. Hören wir WATSON CHEYNE selbst! In seinem Buch Antiseptic Surgery (1882) heißt es auf Seite 67: „The skin over the tumour — — is thoroughly purified from any active dust by washing it well with a solution of carbolic acid 1 : 20. The surgeon and his assistants also wash their hands in 1 : 40 carbolic lotion." Dann heißt es weiter auf Seite 69 von der Haut des Kranken: „It is not necessary to wash the skin with soap and water or with alcohol or aether as is often done in Germany. The carbolic acid has a wonderful power of penetrating grease or epidermis and if time be given for it to act it is unnecessary to wash off the grease before." Dann wieder über die Händedesinfektion: „At the same time the operator and his assistants purify their hands. This must also be done thoroughly and the folds of skin about the nail more especially must be well cleansed by the lotion. — This purification of the hands is only too apt to be a sham, no care being taken about the nails and folds of skin." Also an der Haut des Kranken hält WATSON CHEYNE es nicht für nötig, das Fett auf der Haut durch Wasser und Seife, Alkohol oder Äther zu beseitigen, eine gute Waschung mit Carbollösung, die dem Carbol Zeit lasse zu wirken, sei genügend, weil das Carbol das Fett durchdringe, die Waschung der Hände mit Carbollösung müsse sehr gründlich gemacht werden, und besonders auf die Nägel und die Haut an ihren Rändern sei zu achten, sonst sei die Desinfektion eine Täuschung. Daß die Hände vorher auch mit Wasser und Seife gewaschen werden, wird als selbstverständlich nicht erwähnt. Der angeführte Satz von SCHIMMELBUSCH ist von BRUCK (vgl. S. 55) zugunsten von SEMMELWEIS gegen LISTER in das Feld geführt worden. —

Im nächsten Jahre (93. I. 111) berichtete SCHIMMELBUSCH über Tierversuche zur Prüfung der Wirksamkeit der Antiseptica in infizierten Wunden. Bei Mäusen wurde in eine kleine Wunde am Schwanz etwas Milzsaft aus Mäusen gebracht, die an Anthrax gestorben waren. Keines der Mittel, mit denen die Wunde sofort desinfiziert wurde, Sublimat, Carbolsäure usw., konnte die geimpften Tiere retten, alle starben an Milzbrand. Versuche an Kaninchen mit Streptokokkenkulturen ergaben dieselben Resultate, die Schnelligkeit der Resorption vereitelte jeden Erfolg der Desinfektion.

HENLE (94. I. 133), Assistent von MIKULICZ, der Sohn des Anatomen, bestätigte die schnelle Resorption von frischen Wunden aus nach Versuchen mit Zinnoberkörnchen. Dagegen hatte bei Infektion von Kaninchenwunden mit Streptokokkeneiter die Desinfektion mit Sublimat noch bis zu 2 Stunden Erfolg, was BERGMANN (I. 135) wegen der Vieldeutigkeit der Streptokokken nicht für beweisend ansah.

MESSNER-München (94. II. 436) gelang es sogar noch nach 18 Stunden, bei Kaninchen durch Desinfektion mit Carbolsäure progrediente Eiterungsprozesse hintanzuhalten.

Die Versuche wurden später bekanntlich von FRIEDRICH wieder aufgenommen. Bei Infektion mit Gartenerde und

Treppenstaub konnte er dem malignen Oedem durch Abtragen des infizierten Gebietes noch nach 6—8 Stunden zuvorkommen. — Bei den SCHIMMELBUSCHschen Versuchen handelte es sich um viel größere Bakterienmengen als in praxi in Frage kommen können. —

Über die verschiedenen Verfahren zur Desinfektion der Instrumente, Schwämme und Hände sprach KÜMMELL 1885 (II. 430) in einem Vortrag über die **Bedeutung der Luft- und Kontaktinfektion für die Chirurgie.** Bakteriologische Untersuchungen hatten die Vorteile der von ESMARCH eingeführten Instrumente mit glatten Metallgriffen erwiesen und neben Dampf, Carbolsäure und Sublimat auch die alten Reinigungsmittel, Seife und heißes Wasser, wieder zu Ehren gebracht.

LAUENSTEIN (96. II. 162) prüfte in ähnlicher Weise die **Haut des Patienten auf anhaftende Bakterien vor und nach der Desinfektion.** Es ergab sich, daß völlige Keimfreiheit schwer zu erreichen war, am besten durch das Verfahren von FÜRBRINGER, kombiniert mit Terpentin- oder Ätherbehandlung. —

Blicken wir von dem festen Standpunkt der heutigen aseptischen Wundbehandlung auf das alte LISTERsche Verfahren zurück, so sehen wir, daß weder von der Theorie, auf die LISTER seine Methode der Wundbehandlung aufbaute, noch von dieser selbst viel mehr übriggeblieben ist als der Grundgedanke, daß die Wundeiterung die Folge einer von außen eindringenden Schädlichkeit, einer Infektion ist, und daß sich durch Zerstören oder Fernhalten dieser Schädlichkeit die Eiterung verhüten lassen muß. Die Stelle der PASTEURschen Fäulniskeime haben Staphylokokken und Streptokokken eingenommen, die Luftinfektion ist in ihrer Bedeutung gegenüber der Kontaktinfektion ganz in den Hintergrund getreten, LISTERs Carbolsäure und Chlorzink sowie alle übrigen Antiseptica sind dem Dampfe gewichen, der Kampf in der Luft und in der frischen Wunde gegen Infektionskeime ist ganz eingestellt worden.

Man hat das Verdienst LISTERs um die Chirurgie deshalb neuerdings herabzusetzen und SEMMELWEIS als den eigentlichen Begründer der antiseptischen und aseptischen Wundbehandlung hinzustellen versucht, weil dieser schon 20 Jahre vor LISTER den Kampf gegen die Kontaktinfektion geführt habe (FR. BRUCK: SEMMELWEIS, der Begründer der Anti- und Aseptik, ein Mahnruf an die Chirurgen Deutschlands, 1921). Dem Mahnruf, der sich speziell auch an meine Adresse wendet, bedauere ich auf die Gefahr hin, von dem Autor jener Schrift zu den Geschichtsfälschern gerechnet zu werden, nicht folgen zu können.

Die Lehre von SEMMELWEIS, die er in seinem Werk „Die Ätiologie, der Begriff und die Prophylaxis des Kindbettfiebers" (1861) niedergelegt hat, ist kurz zusammengefaßt folgende: Das Puerperalfieber ist keine aus unbekannten Ursachen in Epidemieen auftretende miasmatische Krankheit, sondern wird hervorgerufen durch Resorption von Leichengift oder irgendeinem zersetzten tierisch-organischen Stoffe von der resorbierenden Fläche des Uterus aus, infolge der Resorption tritt eine Entmischung des Blutes ein, die dann zu Exsudationen führt. Die Infektion wird am häufigsten durch die untersuchenden Finger in den Uterus hineingebracht, besonders von Studierenden, wenn sie vorher auf der Anatomie beschäftigt gewesen sind. Waschungen der Hände mit Chlorwasser oder Chlorkalklösung verhüten eine solche Infektion. Das Puerperalfieber und die Pyämie sind eine und dieselbe Krankheit.

Aber die Kontaktinfektion ist nach SEMMELWEIS keineswegs die einzige Art der Übertragung des zersetzten Stoffes. „Wenn in einem Zimmer eine oder mehrere kranke Wöchnerinnen sich befinden", heißt es auf Seite 258, „und wenn die Krankheiten, ob Puerperalfieber oder eine andere Krankheit, zersetzte Stoffe exhalieren, so werden diese exhalierten zersetzten Stoffe, wenn selbe mit der atmosphärischen Luft des Wochenzimmers in die Genitalien der gesunden Wöchnerinnen eindringen, bei denselben das Kindbettfieber erzeugen." Und auf Seite 60 berichtet er von einem „Individuum mit verjauchender Caries des Kniegelenks", das die Luft des Wochenzimmers mit „den jauchigen Exhalationen" in so hohem Grade schwängerte, daß beinahe sämtliche in den Zimmern befindliche Wöchnerinnen starben. SEMMELWEIS hat als Erster die große Bedeutung der Kontaktinfektion als Ursache des Puerperalfiebers erkannt, in bezug auf die Möglichkeit der Luftinfektion hielt er aber noch an den von altersher überlieferten Anschauungen fest. Da die Luft nur ausnahmsweise Gelegenheit findet, in den Uterus einzudringen, konnte die Luftinfektion hier nicht dieselbe Rolle spielen wie bei der Pyämie in chirurgischen Fällen, über die sich SEMMELWEIS aber überhaupt nicht näher äußert.

Daß das große Verdienst, das sich SEMMELWEIS, „der Retter der Mütter", um die Menschheit erworben hat, zu seinen Lebzeiten nicht voll anerkannt worden ist, daß Männer wie VIRCHOW, ROSER, SIMPSON seine Lehre verworfen haben, daß er von hervorragenden Fachgenossen persönlich zurückgesetzt und angefeindet wurde, ist ebenso wie sein tragisches Ende sehr zu beklagen.

Ehre seinem Andenken! Aber die antiseptische Chirurgie hat er nicht geschaffen. Mit dem grundlegenden Prinzip derselben, der Verhütung jeder Eiterung in offenen Wunden, so daß ein offener Knochenbruch ebenso reaktionslos zur Heilung kommt, wie der geschlossene, hat er sich überhaupt niemals beschäftigt. Umsonst sucht man in seinem Buch nach einer Andeutung in dieser Richtung, umsonst nach einer Angabe über irgendeine chirurgische Operation, an der er Beobachtungen über den aseptischen Verlauf gemacht hätte. Auch seine Versuche an Kaninchen beziehen sich nur auf das Puerperalfieber.

Daß seine Lehre sich zum Teil als richtig, zum Teil unrichtig erwiesen hat, ist ein Geschick, das er mit LISTER teilt. Beide konnten nicht über den Horizont ihrer Zeit hinausblicken. Staphylokokken und Streptokokken waren noch nicht entdeckt. Die Theorie von der Entmischung des Blutes durch Resorption eines zersetzten tierisch-organischen

Stoffes hat sich als ebenso unrichtig erwiesen wie die Annahme von LISTER, daß es die PASTEURschen in der Luft schwebenden Fäulniskeime seien, die die Wundeiterung hervorrufen.

Aus der SEMMELWEISschen Lehre hätte sich vielleicht eine aseptische Chirurgie entwickeln können. Diese Entwicklung ist aber ausgeblieben. Es hätte dazu eines neuen Anstoßes bedurft, wie er durch den zuerst von LISTER ausgesprochenen Gedanken gegeben wurde, daß jede Eiterung einer offenen Wunde auf eine von außen eingedrungene Infektion mit Bakterien zurückzuführen ist.

Drittes Kapitel.
Pyämie und Septicämie.

Lange bevor die Namen Pyämie und Septicämie erfunden sind, waren die alten Chirurgen, wie z. B. PARÉ, zu der Überzeugung gekommen, daß diese Wundkrankheiten mit Fäulnisvorgängen in ursächlichem Zusammenhang ständen und auf ein von außen in den Körper hineinkommendes giftiges Etwas zurückzuführen seien. Das hypothetische Gift suchte man bis in die neuere Zeit vornehmlich in der verdorbenen Hospitalluft, in der aura puris, die sich in zu dicht mit eiternden Kranken belegten Räumen ansammle. Durch die Atmung in den Körper aufgenommen, rief sie bei subcutanen, sonst ohne Eiterung heilenden Verletzungen Eiterung hervor, z. B. nach der Sehnendurchschneidung und im Auge nach der Staroperation mit der Nadel. Und wenn bereits eine eiternde Wunde oder ein Geschwür vorhanden war, konnte sie unter Umständen zur Pyämie führen. Das purulente Kontagium haftete aber auch an leblosen Gegenständen, an den Zimmerwänden, an den Betten oder Verbandstücken und war schwer zu tilgen (STROMEYER).

Schon im 18. Jahrhundert traten diesen Anschauungen entsprechend in England und in Frankreich, wo im Hôtel Dieu und in der Charité die Pyämie ungezählte Opfer forderte, Bestrebungen hervor, diesem Hauptfeinde der Chirurgie durch Verbesserungen im Krankenhausbau und -betriebe wirksam entgegenzutreten, man schlug vor, statt der großen Krankenhäuser mehrere kleinere zu bauen und sie vor die Tore der Stadt zu verlegen, die Krankensäle mit größeren Abständen der Betten voneinander zu belegen, sie häufiger zu wechseln und leerstehen zu lassen, Ventilationsvorrichtungen anzubringen usw.

Damals wurden von PRINGLE (1750) und W. ALEXANDER (1771) auch schon Untersuchungen über Fäulnis des Blutes, und von HALLER die ersten Tierversuche mit faulenden Substanzen angestellt (G. FISCHER), später besonders von GASPARD (1818), PANUM, C. O. WEBER, BILLROTH u. A. Man suchte zu ergründen, welche bei der fauligen Zersetzung gebildeten chemischen Substanzen, wie das putride Gift von PANUM und das Sepsin von BERGMANN und SCHMIEDEBERG, die Symptome der Septicämie hervorrufen. Als Ursache der Zersetzung nahm man ein chemisch wirkendes Ferment an.

Die Theorie eines Contagium animatum der Infektionskrankheiten wurde bekanntlich von HENLE (1840) aufgestellt. Ihre Richtigkeit zu beweisen, war, wie HENLE selbst hervorhob, nicht möglich, da die vorhandenen Untersuchungsmittel nicht ausreichten, die fraglichen kleinen Organismen von den Zellen und Zellkernen der Gewebe, von Detrituskörnchen, Fett und dergleichen zu unterscheiden. Die Entdeckung der Milzbrandbacillen durch POLLENDER (1849) und Davaine (1850), sowie die Übertragungsversuche an Tieren von BRAUELL (1857) und DAVAINE (1863) verliehen der Theorie eine wesentliche Stütze. Der Befund von eigenartig geformten Bakterien im Blut blieb aber bis zur Entdeckung der Recurrensspirillen durch OBERMEIER (1873) der einzige seiner Art und ließ noch verschiedene Deutungen zu. (Bei Versuchen, auch den Cholerabacillus ausfindig zu machen, wurde OBERMEIER, einer meiner Studiengenossen, nicht lange nach seiner wichtigen Entdeckung ein Opfer seines Forschungstriebes.)

Die beiden Auffassungen, die chemische und die parasitäre, blieben bis zu ROBERT KOCHs epochemachenden beiden kleinen Schriften „Zur Ätiologie des Milzbrandes" (1876) und „Über die Ätiologie der Wundkrankheiten" (1878), in denen KOCH seine neuen Untersuchungsmethoden bekannt machte, und noch einige Zeit darüber hinaus gleichberechtigt und unvermittelt nebeneinander bestehen. Auf beiden Seiten wurde an den wissenschaftlichen Fragen mit Eifer gearbeitet. Aber auch mancher unreife Apfel wurde gewaltsam vom Baum heruntergeschüttelt. Ich brauche nur an HALLIER und an LETZERICH und ihre Flora von pathogenen Spaltpilzen zu erinnern.

Die anatomischen Befunde von Bakterien als Entzündungserreger in inneren Organen waren 1870 noch sehr spärliche, und auch diese nicht allgemein anerkannt. Nachdem TRAUBE den Blasenkatarrh auf eine Einschleppung von Pilzkeimen mit dem Katheter zurückgeführt hatte, fand KLEBS bei Pyelonephritis die Pilzkeime in der Niere, RINDFLEISCH fand Vibrionenherde im Herzfleisch bei Pyämie, und v. RECKLINGHAUSEN und WALDEYER erklärten die sogenannten capillären Embolieen bei Pyämie für Bakterienkolonieen (KLEBS).

Von den älteren Mitgliedern unserer Gesellschaft hatte sich ROSER in einem Aufsatz „Zur Verständigung in der Pyämiefrage" im Archiv der Heilkunde (1867) als „Zymotiker" bekannt und die Pyämie für eine spezifische endemisch und sporadisch vorkommende Infektionskrankheit erklärt. Er begrüßte den „Pyämiepilz" von RECKLINGHAUSEN daher mit besonderem Interesse (vgl. S. 21).

Von den jüngeren Chirurgen war es CARL HUETER, der sich ganz auf den „monadistischen" Standpunkt stellte und ihn in Rede und Schrift mit gleicher Gewandtheit und mit dem Selbstgefühl eines nicht ganz verstandenen Propheten vertrat. Seine 1873 erschienene und in schneller Folge wiederholt neu aufgelegte „Allgemeine Chirurgie" hat anregend gewirkt wie wenige Lehrbücher. Aber dem kühnen Gebäude der „monadistischen Pathologie" fehlte die Hauptsache, das solide Fundament, die Kenntnis der Monaden. Die Phantasie trieb ihr Spiel mit unbekannten Größen. Als Muster wissenschaftlichen Arbeitens durfte das Buch der nachwachsenden Generation nicht dienen. Sein fester Glaube an die Monaden hat indessen HUETER nicht getäuscht, und im allgemeinen hat er die Entwicklung der Pathologie richtig vorausgesehen. Auf den ersten Kongressen hat er häufig das Wort zu seinem Lieblingsthema ergriffen. Wenn THIERSCH, VOLKMANN, BILLROTH u. A. ihm nicht entgegentraten, wo sie mit seinen Ausführungen nicht einverstanden waren, so geschah es, wie aus einigen Stellen in Briefen ersichtlich ist, um des lieben Friedens willen. „Wir vermeiden chirurgische Gespräche. Er ist doch wissenschaftlich gar zu unruhig", schrieb BILLROTH an LANGENBECK, als HUETER in Wien zu Besuch war.

Der vielseitig begabte, als akademischer Lehrer sehr verehrte, für die Chirurgie begeisterte Mann, im geselligen Verkehr ein belebendes Element, erschien 1881 zum letzten Mal in unserer Gesellschaft. Er starb im Frühjahr 1882, erst 44 Jahre alt. —

Die Verhandlungen über Pyämie und verwandte Fragen setzten schon auf dem 2. Kongreß 1873 ein.

MARTINI (73. II. 99) Prosektor, später Chirurg am Hamburger Krankenhause, ein vortrefflicher Mann, der leider 1880 einer im Berufe erlittenen Infektion erlag, teilte seine Beobachtungen über Mikrokokkenembolieen innerer Organe mit, die die Befunde von RECKLINGHAUSEN bestätigten. In Leichen von Kranken, die an puerperaler Endokarditis, Pyämie oder ähnlichen Infektionen zugrunde gegangen waren, fand er in der Niere, in der Leber und in den Papillarmuskeln des Herzens die kleinsten Arterien durch Pfröpfe verstopft, die als alleinigen Bestandteil Mikrokokken zeigten, und in der Umgebung die beginnende Absceßbildung. Bei der Osteomyelitis acutissima wimmelte das erkrankte Knochenmark von Mikrokokken. In einem Fall von Sinusthrombose konnte MARTINI beobachten, wie die Mikrokokken in die Wand der Arteria basilaris eingedrungen waren und eine Abscedierung in derselben hervorgerufen hatten.

MAX WOLFF, der spätere Direktor der Poliklinik für Lungenkrankheiten in Berlin (I. 88), hielt die Präparate von MARTINI nicht für beweisend. Weder die oscillierende Bewegung noch der starke Glanz sei für Mikrokokken charakteristisch, körniger Detritus könne dieselben Erscheinungen darbieten. Auch die mikrochemische Unterscheidung von Mikrokokken und Fettkörnchen sei unsicher. Er habe bei Züchtungsversuchen aus gleichem Material von einer pyämischen Leiche ein negatives Resultat bekommen. —

BERGMANN (73. I. 39), damals noch in Dorpat, brachte einen experimentellen Beitrag zur Lehre von den septischen Entzündungen. Er hatte Hunden Fettembolieen der Lunge beigebracht mit flüssigem Fett, das er vorher mit dem pulvrigen Niederschlag aus Bakterienkulturen in Cohnscher (ungiftiger) Lösung mineralischer Salze verrieben hatte. Nur wenige Tropfen in die Jugularis injiziert, riefen embolische, sich weiter ausbreitende Pneumonieen hervor, während Embolieen von reinem Fett keine Pneumonie machten.

MAX WOLFF (I. 42) äußerte Zweifel. Durch Injektion von konzentrierter bakterienhaltiger Flüssigkeit in die Luftwege habe er keine Pneumonie hervorrufen können. WEGNER vermißte an der von BERGMANN demonstrierten Hundelunge die für die septische Pneumonie charakteristische begleitende Pleuritis sicca. Er glaube, daß man eine solche Pneumonie auch durch Injektion einer öligen Emulsion mit beliebigen indifferenten fein pulverisierten Körperchen, z. B. Sand, erzeugen könne, was HUETER nach Versuchen am Frosch bestritt. —

HUETER (I. 55) hielt einen Vortrag über die Veränderungen der roten Blutkörperchen durch Sepsis und durch septische Infektion. An Kaninchen mit jauchiger Wundinfektion war ihm die Konstanz und Masse von stachelförmigen gezackten roten Blutkörperchen aufgefallen, bei starker Vergrößerung hatte er in diesen kleine Körnchen von der „ungefähren Größe der Monaden-Mikrokokken" gesehen, und bei verschiedenen Versuchen mit Mischung von Blut und monadenhaltiger Flüssigkeit im Reagenzgläschen erwiesen sich diese Körnchen, wie HUETER glaubte, mit Sicherheit als Monaden, die in die Blutkörperchen eingedrungen waren. M. WOLFF (I. 57) hielt das körnchenartige Aussehen der Oberfläche der durch Exosmose geschrumpften Blutkörperchen für den optischen Ausdruck der von oben gesehenen Zacken, wozu dann vielleicht auch körnige und kristallinische Niederschläge im Innern der Blutkörperchen kommen könnten. —

Auf festerem Boden als die HUETERschen stehen die Untersuchungen über Ätiologie der Wundkrankheiten, über die auf dem nächsten Kongreß LEOPOLD LANDAU (74. II. 192), damals Assistent der gynäkologischen Klinik in Breslau, berichtete. Nach der von TRAUBE und GSCHEIDLEN bei Tierversuchen angewandten Methode fing er Aderlaßblut von Kranken in desinfizierten Röhrchen auf und beobachtete, ob das Blut in den Röhrchen faulte oder nicht, woraus sich auf die Anwesenheit oder Abwesenheit von Fäulnisbakterien schließen ließ. Es ergab sich, daß das Blut von Wundfieberkranken, Septicämischen, Pyämischen nach Wochen und Monaten nicht in Fäulnis überging, Fäulnisbakterien also nicht als die direkte Ursache der Wundkrankheiten angesehen werden können. „Der Versuch, auf diesem Wege die ätiologische Einheit aller Wundkrankheiten zu deduzieren (KLEBS, HUETER), ist ein verfehlter". In einer zweiten Versuchsreihe untersuchte LANDAU in gleicher Weise das Blut von Recurrens-, Typhus-, Scharlach- und Pockenkranken, um festzustellen, ob die in solchem Blut nachgewiesenen (Recurrens) oder sicher anzunehmenden spezifischen Bakterien Fäulnis bewirken. Auch diese Versuche ergaben ein negatives Resultat. Die Tatsache, daß das Blut von Fieberkranken nicht fault, spreche also nicht gegen das Vorhandensein spezifischer von den Fäulnisbakterien zu unterscheidenden Bakterien.

MAAS-Breslau (I. 69) machte zusammen mit H. FISCHER die gleichen Versuche und konnte bestätigen, daß das Blut Pyämischer nicht fault. —
Der Vorsitzende überreichte demselben Kongreß (74. I. 2) das der Gesellschaft gewidmete Werk von BILLROTH über „Coccobacteria septica", die Frucht mehrjähriger mühevoller Arbeit. BILLROTH war über die „Beziehungen der kleinsten pflanzlichen Organismen zur Eitergärung, zur Diphtherie und Pyämie" zu anderen Anschauungen gekommen als KLEBS und HUETER. Seiner Überzeugung nach „gab es bis jetzt keinerlei morphologische Kennzeichen irgendeiner Mikrokokkus- oder Bakterienform, aus welcher man schließen könnte, daß sie sich nur bei einer bestimmten Krankheit im oder am lebenden Körper entwickelten". Das Vorkommen von Bakterien im Blut gesunder und kranker Menschen und Tiere sei bisher nicht bewiesen. Alle die kleinsten pflanzlichen Organismen in faulenden Flüssigkeiten, Sekreten usw. seien nur verschiedene Vegetationsformen einer und derselben zu den Algen gehörigen Pflanzengattung Coccobacteria septica (Dauerspore — Mikrosporen — Mikrokokkos — Bakteria — Dauerspore). „Damit sich Coccobacteria in den Gewebssäften kräftig entwickeln kann, muß sich in letzteren meist erst der chemische Stoff bilden, von welchem die Sporen von Coccobacteria leben, ihn in sich und an sich fixieren und ihn bei ihrer eigenen Vegetation vermehren, nur dadurch werden sie selbst zum Ferment —." Bei der akuten Entzündung läßt BILLROTH ein „phlogistisches Zymoid" sich bilden, „welches dem Fäulniszymoid verwandt ist, dies ist wahrscheinlich ein sehr günstiger Nährstoff für Kokkobakterien, seine Beimischung zu Eiter verleiht diesem letzteren Zymoide phlogistische, infektiöse Eigenschaften mit spezifischem, z. B. diphtheritischem oder septischem Charakter". Eine künstlich aufgebaute Theorie. Der Rückblick auf die BILLROTHsche Arbeit gibt ein Bild von der Unzulänglichkeit der bakteriologischen Untersuchungsmethoden vor ROBERT KOCH.
Für den nächsten Kongreß hatte KLEBS als Gast einen

Vortrag über die Ursachen der Infektionskrankheiten, namentlich der in chirurgischer Beziehung wichtigeren Formen derselben angekündigt. THIERSCH, dem daran lag, „daß in bezug auf die Bakterien auch der entgegengesetzte Standpunkt zur Geltung käme" (Brief vom 1. 4. 1875), empfahl dem Vorsitzenden für einen zweiten Vortrag über das Thema den Stabsarzt HILLER in Berlin, der sich vor kurzem in mehreren Arbeiten als Gegner der von KLEBS und HUETER vertretenen Ansichten bekannt hatte. „Er wäre vielleicht der rechte Mann, um namentlich die vielen leichtfertigen Journalartikel über Bakterien auf ihren wahren Wert zurückzuführen, — — ein Vortrag etwa über Pseudobakterien würde zur allgemeinen Ernüchterung beitragen". v. LANGENBECK setzte den Vortrag von HILLER vor dem von KLEBS auf die Tagesordnung.

HILLER (75. II. 1) betitelte den von Demonstrationen begleiteten Vortrag: Ein experimenteller Beitrag zur Lehre von der organisierten Natur der Kontagien und von der Fäulnis. Bei seinen Tierversuchen hatte er sich als Ziel gesetzt, die Mikrokokken oder Bakterien ganz allein auf den Tierkörper einwirken zu lassen und jeden chemischen Einfluß auszuschließen. Er befreite deshalb die in der Pasteurschen Lösung oder verschiedenen faulenden Flüssigkeiten enthaltenen Fäulnisbakterien durch wiederholte Filtration durch Tonbecher, durch Auswaschen mit destilliertem Wasser und durch Ausfällen mittelst der BERGMANNschen Gefriermethode vollständig oder doch größtenteils von den anhaftenden chemischen Stoffen. Obgleich die so behandelten Bakterien sich in der Isolationsflüssigkeit vermehrten, also lebend blieben, waren Injektionen unter die Haut bei Tieren und unter HILLERs eigene Armhaut ohne jeden krankmachenden Einfluß. Er leugnete daher alle den Fäulnisbakterien zugeschriebene Entzündung, Fieber, Eiterung erzeugende Fähigkeiten, sie seien nur Begleiter der Wundkrankheiten und Träger des septischen Giftes, insofern sie sich in den zersetzten Substanzen mit den giftigen Stoffen imbibieren. Ob bei den Infektionskrankheiten etwa andere spezifische Bakterien in Frage kämen, und welche Rolle bei Milzbrand und Recurrens die Spirillen und Bakteridien spielten, darüber gäbe es bis jetzt kaum mehr als Vermutungen. Nach Versuchen an Hühnereiern bestritt Hiller auch die Pasteursche Lehre von der Fäulnis. Mit den isolierten Fäulnisbakterien geimpfte Eier blieben frisch, mit aus der Luft herabgefallenem Staub geimpfte faulten, er schloß daraus, daß die Luft nichtorganisierte Fäulnisfermente enthalte, wie sie auch von Liebig, Berthelot und Hoppe-Seyler als Ursache der Fäulnis angesehen wurden.

Der Vortrag von Klebs (I. 30) ist nicht in den Verhandlungen abgedruckt. Wie sich aus einem bei den Akten befindlichen, augenscheinlich an Gurlt gerichteten Brief ergibt, war Klebs verstimmt, weil er durch die Zulassung des Hillerschen Vortrages genötigt gewesen sei, ,,gegen unwissenschaftliche und unreife Mitteilungen zu opponieren, und seine eigne Darstellung daher einen anderen Charakter hätte erhalten müssen". In dem Archiv für experimentelle Pathologie, wo er den Vortrag drucken lassen wollte, ist dieser nicht zu finden. Sein Inhalt wird in die Reihe von Artikeln ,,Beiträge zur Kenntnis der pathogenen Schizomyceten" hineingebracht sein.

Die längere Debatte über die beiden Vorträge (I. 30), brachte keine neuen Gesichtspunkte und noch weniger eine Einigung. Hueter blieb bei seiner Ansicht, daß die Monaden die wesentlichen Erreger der Entzündung und des Fiebers seien, Maas wandte Hiller ein, daß seine Injektionsversuche mit den kleinen Dosen und mit ausgewaschenen und daher unwirksamen Fäulnisbakterien nicht beweisend seien, der Organismus habe nach Traube und Gscheidlen die Fähigkeit, kleine Dosen von Fäulniserregern ohne Schädigung aufzunehmen und wieder auszuscheiden. Max Wolff wollte das Vorkommen von Mikrokokken in inneren Organen durchaus nicht in Abrede stellen, aber aus ihrer Anwesenheit dürfe man nicht ohne weiteres schließen, daß sie die

„ätiologische Noxe" seien. KLEBS betonte den Vorteil der pathologisch anatomischen Untersuchung vor der klinischen, weil letztere das Objekt nur unvollständig untersuchen könne. —

Auf den Kongressen 1876 und 1877 besprach HUETER (76. I. 30 und 77. I. 32) ein von ihm und BALSER ersonnenes Verfahren, den Blutstrom in den Capillaren der palpebra tertia von Kaninchen, Hunden, Schafen mit dem Mikroskop direkt zu beobachten, wie bei Fröschen in der Schwimmhaut. An einem Hunde, der nach Einspritzung von faulendem Blut fieberte, zeigte er die von ihm für die febrile Blutzirkulation als charakteristisch angesehenen Erscheinungen, das „Klumpenwerfen" zusammengeballter roter Blutkörperchen und die „globulöse Stase", letztere besonders bei septicämischer Infektion, „während bei pyämischer Infektion die Dinge sich etwas anders gestalten". Er nahm für den Versuch in Anspruch, „daß er uns ungefähr auf die Bahn des Verständnisses des Fiebers bringt, wie eine solche Bahn vor 10 Jahren durch den COHNHEIMschen Entzündungsversuch für die Entzündung gewonnen ist".

Später gelang es HUETER, das Verfahren auch am Menschen anzuwenden. Er benutzte zur Untersuchung die Schleimhaut der Lippe und nannte sein Verfahren nun Cheilo-Angioskopie. 1881 (I. 21) zeigte er damit an einem skrofulösen Knaben, wie die weißen Blutkörperchen vermehrt waren.

Nach dem bald darauf erfolgten Tode des Erfinders ist die Cheilo-Angioskopie gänzlich in Vergessenheit geraten. In neuester Zeit ist das Verfahren, von OTFRIED MÜLLER in Tübingen zum zweitenmal erfunden, in vollkommenerer Gestalt wieder auferstanden und zu einem wichtigen Untersuchungsmittel geworden. (Vgl. OTFRIED MÜLLER: Die Capillaren der menschlichen Körperoberfläche in gesunden und kranken Tagen. 1922.)

1876 (I. 41) hatte HUETER noch den Uterus eines experimentell septisch infizierten Kaninchens (nach

SCHÜLLER) demonstriert. Entsprechend der Größe der Placenta saß eine diphtheritische Membran zwischen Uterus und Placenta, und Hueter sah darin einen schlagenden Beweis für einen Zusammenhang zwischen Sepsis und Diphtheritis. —

Der Vortrag von KOCHER auf dem Kongreß 1878 (II. 1) über Ätiologie der akuten Entzündungen wird bei der Krankheit besprochen werden, mit der er sich besonders beschäftigt, der akuten infektiösen Osteomyelitis. KOCHER sieht es als wahrscheinlich an, daß Osteomyelitis und Strumitis, vielleicht jede akute Entzündung tiefer liegender Organe durch das Eindringen von Infektionsstoffen zustande kommen, die an Mikroorganismen resp. an Coccobacteria septica gebunden sind.

Ebenso vorsichtig äußert sich TILLMANNS (78. II. 165) über die Mikrokokken bei Erysipel (vgl. Kapitel 5). —

Im nächsten Jahre sprach MAAS-Freiburg (79. I. 56) über das Resorptionsvermögen granulierender Flächen unter verschiedenen Bedingungen. M. WOLFF (I. 58) bemerkte dazu, daß nach seinen Untersuchungen auch corpusculäre Elemente von granulierenden Wunden zur Resorption gelangten. —

URLICHS (79. II. 1) berichtete über Pigment-Bakterien in Verbandstücken. Impfversuche (nach LÜCKE und GIRARD) in der BERGMANNschen Klinik in Würzburg ergaben, daß die chromogenen Bakterien, die blauen, roten und gelben, ineinander übergehen, in Pasteurschen Flüssigkeit gezüchtet farblos sind, auf granulierende Wunden gesetzt dann aber wieder Pyocyanin produzieren. —

Der Einfluß der Erstlingsarbeiten von ROBERT KOCH tritt zum erstenmal auf dem Kongreß 1880 hervor in dem trefflichen Vortrag über Abscesse von ALEXANDER OGSTON (II. 9), der zum zweitenmal aus Aberdeen zum Kongreß herübergekommen war (vgl. S. 28). Er hatte 70 akute, 4 subakute und 14 kalte Abscesse mit Hilfe der KOCHschen Methoden untersucht und in den akuten und subakuten immer Mikrokokken gefunden, während sie in den kalten

Abscessen fehlten. Dem entsprachen die Ergebnisse von 68 Impfversuchen an Meerschweinchen und Mäusen. „Es war augenfällig, entweder daß es verschiedene Arten Mikrokokken gibt, oder daß sie verschiedene Wachstumstypen darstellen." Besonders 2 Formen waren zu unterscheiden, die „Kettenform" und die „Gruppenform" („Weintraubenartige Massen"). Die Züchtung gelang am sichersten in Hühnereiern, der Zutritt der Luft beeinträchtigte die Virulenz. OGSTON schloß aus den gewonnenen Tatsachen, daß die Mikrokokken die häufigste Ursache der akuten Absceßbildung sind, daß die Mikrokokken Blutvergiftung zustande bringen können, und daß „zwischen einer einfachen lokalisierten Entzündung und den Fällen akutester Pyämie nur ein gradueller, ein quantitativer Unterschied besteht" — ein Satz von KOCHER, mit dem OGSTON seinen Vortrag schloß.

Bekanntlich hat dann ROSENBACH, Leiter der chirurgischen Poliklinik in Göttingen, durch seine Untersuchungen über „Mikroorganismen bei den Wundkrankheiten des Menschen" (1884) nachgewiesen, daß es zwei verschiedene Arten von Staphylokokken gibt, den Staphylococcus aureus und albu.

1883 (II. 167) sprach MAAS-Freiburg über giftige Fäulnisalkaloide, die er aus faulendem Muskelfleisch oder Gehirn dargestellt hatte. Eine wässerig-weinsaure Lösung der Fäulnisalkaloide, die sich in 1000 g faulenden Menschenfleisches gebildet hatten, riefen bei Kaninchen nach 20 Minuten alle Erscheinungen des Tetanus hervor. Da MAAS in seinem Vortrag erwähnt, „daß fauliges Muskelfleisch einer mit Erfrierung des Fußes behafteten Patientin, welche schnell an Tetanus starb, dem zum Faulen bestimmten Muskelfleisch einmal zugesetzt wurde", ist anzunehmen, daß jene Alkaloide aus dem Muskelfleisch der tetanischen Frau stammten, und daß MAAS also das später von BRIEGER gefundene Tetanotoxin vor sich gehabt hat, ohne aber den Zusammenhang ganz zu durchschauen. —

Auf dem nächsten Kongreß behandelte der pathologische Anatom NEELSEN-Rostock (84. II. 13) das Thema: Wie lassen sich die klinischen Begriffe „Septhämie" und „Pyämie" den neueren Erfahrungen der Pathologie adaptieren? Er unterschied 1. putride Intoxikation durch resorbierte Fäulnisprodukte, 2. Wucherung gifterzeugender Mikroorganismen, von ihm toxische Mykose des Blutes genannt, und 3. Gewebszerstörung in Gestalt einfacher Eiterung durch Eindringen „pyogoner" Organismen. Die 3 Formen seien meist miteinander kombiniert und lieferten dann das typische Bild der Septhämie. Die wahre Pyämie hielt er für eine spezifische Krankheit sui generis, die zu den 3 Formen als Komplikation hinzutreten könne, für sie sei die Annahme spezifischer Organismen als Erreger erforderlich. Letztere könnten, wie die akute Osteomyelitis zeige, auch ohne Wunde in den Körper eindringen. —

Nachdem es sichergestellt war, daß die phlegmonösen Eiterungen und die Abscesse durch Mikroorganismen hervorgerufen werden, entstand die Frage, ob diese allein imstande sind, Abscesse zu erzeugen, oder chemische Reizmittel ohne Mitbeteiligung von Mikroorganismen die gleiche Wirkung ausüben können. Versuche von ORTHMANN unter ROSENBACHs Leitung (1882) sprachen für die Wirksamkeit chemischer Reizmittel, Versuche von KLEMPERER, STRAUSS, SCHEUERLEN u. A. dagegen. ROSENBACH nahm die Frage wieder auf und berichtete über neue zusammen mit KREIBOHM angestellte Untersuchungen in einem Vortrag auf dem Kongreß 1888 (II. 194). Er machte seine Versuche nicht wie KLEMPERER, STRAUSS u. A. an Kaninchen, Meerschweinchen und Ratten, sondern an Hunden und kam wie früher wieder zu dem Ergebnis, daß steriles Quecksilber unter die Haut gebracht Abscesse hervorruft. Zu gleicher Zeit hatten auch GRAWITZ und DE BARY gefunden, daß Terpentinöl unter die Haut gespritzt nicht bei Kaninchen, aber bei Hunden zur Absceßbildung führt, ebenso Ammoniak, Argentum nitricum und auch ein Fäulnisalkaloid, das Cadaverin. ROSENBACH stellte es als sehr wahrscheinlich hin, „daß die klinischen Eiterungen, welche lediglich durch Infektion entstehen, demnach ihren Ursprung chemischen Körpern verdanken, nämlich den Ptomainen, welche durch Mikroorganismen gebildet werden". — MIKULICZ (I. 81) bemerkte zu dem Vortrag, daß er auch bei Menschen nach Injektion von 10—20proz. Höllensteinlösung zu therapeutischen Zwecken immer Eiterung bekommen habe. —

Durch die Annahme der Ausscheidung von giftigen Ptomainen von seiten der Mikroorganismen war die Brücke geschlagen zwischen den beiden sich bisher unnahbar gegenüberstehenden Theorien über die Ätiologie der Wundinfektion und der Infektionskrankheiten, der chemischen und der parasitären.

An der Erforschung dieser giftigen Mikrokokken-Ptomaine beteiligte sich von Chirurgen HOFFA, Dozent in Würzburg, der über die Ergebnisse seiner im physiologisch-chemischen Laboratorium von BRIEGER in Berlin angestellten chemischen Untersuchungen und Tierversuche auf dem Kongreß 1889 (II. 94) berichtete. Aus den toten Körpern von Kaninchen, die mit Reinkulturen der Bakterien der Kaninchensepticämie infiziert waren, hatte er das von BRIEGER zuerst dargestellte Methylguanidin gewonnen, das bei Kaninchen Vergiftung unter Symptomen hervorrief, die denen der Kaninchensepticämie sehr ähnlich waren. Es konnte danach kaum noch zweifelhaft sein, daß das von den Mikroorganismen produzierte giftige Ptomain bei der Kaninchensepticämie die Krankheitssymptome und den Tod hervorruft. —

1891 (I. 189) machte BRUNNER-Zürich eine kurze Mitteilung über Ausscheidung pathogener Mikroorganismen durch den Schweiß. Er hatte beim Menschen die Ausscheidung von Staphylokokken in einem Fall von malignem Furunkel der Lippe beobachtet und sie bei der Katze nach Einspritzung einer Aufschwemmung von Milzbrandbacillen in das Blut zustande kommen sehen. v. EISELSBERG (I. 190) konnte ebenfalls im Stirnschweiß von Pyämischen Staphylokokken nachweisen. —

Das Problem der Immunisierung durch prophylaktische Impfung (PASTEUR, CHAUVEAU) wurde auf dem Kongreß 1881 (II. 1) von GRAWITZ, dem damaligen Assistenten von VIRCHOW, besprochen. Er hatte Versuche mit Schimmelpilzen gemacht, die er vorher durch Umzüchtung in parasitische Schimmel umgewandelt hatte, und Ergebnisse bekommen, die die Aussicht auf praktische Erfolge bei Infektionskrankheiten eröffneten.

Zehn Jahre später sprach REICHEL, Assistent an der Klinik von SCHÖNBORN in Würzburg, (91. II. 1) über Immunität gegen das Virus von Eiterkokken. Es war ihm gelungen, Hunde durch wiederholte Injektionen kleiner Dosen von Staphylococcus aureus oder seiner Stoffwechselprodukte gegen die Wirkung sonst tödlicher Dosen zu immunisieren. Über die praktische Bedeutung dieser theoretisch bedeutsamen Tatsachen war der Redner in Zweifel. Geschichtlich interessant ist es, daß, wie THIERSCH (I. 194) bemerkte, schon 30 Jahre zuvor LINDWURM, Kliniker in München, eine große Reihe von ähnlichen Versuchen angestellt „und Menschen vollkommen gegen Überimpfung von Eiter immunisiert hat, allerdings nicht mit Reinkulturen".

Auf den Vortrag von GRAWITZ auf dem Kongreß 1892 (II. 100) über die Gewebsveränderungen bei der Entzündung und ihre biologische Bedeutung kann hier nicht eingegangen werden, ebensowenig auf die Arbeit von SCHNITZLER und EWALD-Wien (96. II. 436) über das aseptische Fieber (kein Fibrinferment die Ursache, sondern eine Nuclein- resp. Albumosenwirkung. Vgl. auch CRAMER-Wiesbaden (84. II. 1) über Fermentintoxikation, ausgehend von einer Blutcyste).

Viertes Kapitel.

Akute infektiöse Osteomyelitis.

Bei der nahen Verwandtschaft der akuten infektiösen Osteomyelitis mit der Pyämie wird es gerechtfertigt erscheinen, in die Reihe der den Wundkrankheiten gewidmeten

Kapitel eine Besprechung der Osteomyelitis einzuschieben. Die bisher ganz dunkle Ätiologie dieser Krankheit war der Gegenstand von 2 Vorträgen auf dem Kongreß der Jahres 1878, deren Titel den Inhalt nicht gleich erkennen läßt. W. Koch-Berlin (später Dorpat) sprach über embolische Knochennekrosen (II. 110) und Kocher über die Ätiologie der akuten Entzündungen (II. 1).

Embolische Knochennekrosen hatte man in einigen wenigen Fällen von septischer Endokarditis neben embolischen Abscessen in Lungen, Nieren und am Darm beobachtet. Koch gelang es bei großen Hunden, die Arteria nutritia der Tibia freizulegen. Die Unterbindung der Arterie machte keinen Infarkt, dagegen bekam Koch Nekrose und Epiphysenlösung am unteren Tibiaende, wenn er die Endäste der Nutritia durch Injektion von etwas mit Carbolsäure gereinigtem Quecksilber verstopfte. Er schloß aus den Versuchen, daß die Verstopfung der capillaren Gebiete mit chemisch indifferenten Massen dieselbe Wirkung ausüben könne wie die Einführung putrider an körperliche Elemente gebundener Stoffe. — Riedel (I. 115) wandte ein, daß Quecksilber kein indifferenter Stoff sei, und König konnte ebenfalls die Versuche nicht für beweisend halten. Gussenbauer-Lüttich erinnerte an die von ihm in Wien beobachteten Knochenmarkentzündungen bei Perlmutterdrechslern, die er als embolisch entstanden ansehe. — F. Busch (79. II. 7) wiederholte die Kochschen Versuche, aber mit ungereinigtem Quecksilber, so daß die mit Kochs Beobachtungen übereinstimmenden Ergebnisse nichts beweisen konnten.

Kocher wiederholte zunächst die Versuche der früheren Experimentatoren mit Schädigung des Knochenmarks durch physikalisch-chemische Einwirkungen aber unter antiseptischen Kautelen. Liquor Kali caustici, Cantharidentinktur, Crotonöl durch ein dann wieder knöchern verschlossenes Loch in die Markhöhle hineingebracht, riefen keine eitrige Entzündung und Nekrose hervor. Dagegen erzielte Kocher akute Osteomyelitis, selbst mit Tod des Versuchstieres, durch Injektion einer geringen Quantität von Fäulnisflüssigkeit (aus frischem Pankreas unter Luftabschluß bereitet), wenn die Flüssigkeit sich in einem bestimmten Fäulnisstadium befand und „Fäulnisorganismen enthielt, welche einer Fortentwicklung im tierischen Körper fähig sind" (verschiedene Formen der Coccobacteria septica). In einer zweiten Versuchsreihe injizierte er dann Liquor ammonii caustici in die Markhöhle und fütterte den Hund nach Vernarbung der Wunde mit der Faulflüssigkeit. Jetzt bekam er eine hochgradige entzündliche Verdickung der Corticalis. KOCHER hielt es danach für möglich, daß bei der infektiösen Osteomyelitis der Infektionsstoff dem Darmkanal entstamme und von hier aus an die durch Trauma oder Erkältung zur Aufnahme vorbereitete Stelle verschleppt werde, wie es auch bei der akuten Strumitis der Fall zu sein scheine.

In der Diskussion (I. 14) teilte KÖNIG mit, daß ROSENBACH bei einer experimentellen Arbeit zu ähnlichen Resultaten gekommen sei wie KOCHER. Sie werde demnächst zur Veröffentlichung kommen. LÜCKE hob hervor, daß die Krankheit auch als reine Periostitis ohne Beteiligung des Knochenmarkes auftreten könne, und sprach sich für eine spezifische Natur der Krankheit aus, wie das in CHASSAIGNACs Namen Typhus des os Ausdruck gefunden habe. Letzterem widersprach HUETER. Daß die Krankheit im wesentlichen nur bei Jugendlichen vorkommt, erklärte er mit der Sprossenbildung und dem lakunären Bau der Gefäße in den jüngsten Knochenschichten, was die Ansiedelung der „Noxen" begünstige. SCHEDE und MAX WOLFF waren in Zweifel, ob die Mikrokokken die veranlassende Schädlichkeit seien, da sie sich nicht in allen Fällen im Eiter nachweisen ließen. Daß auch chemische Reize bei sicherem Ausschluß von Mikrokokken Eiterung machen können, hatte WOLFF ebenso wie andere Untersucher feststellen können. KOLACZEK fand bei Pyämie reichlich Bakterien im Blut, spärlich mitunter auch in normalem Blut. Letztere könnten bei Eintreten einer lokalen Blutstase vielleicht zur Krankheitsursache werden. F. BUSCH kam auf seine im 8. Kapitel erwähnten Versuche zurück, die HUETER ihm unter antiseptischen Maßregeln zu wiederholen riet, und empfahl bei akuter Osteomyelitis nach dem Vorgang von OLLIER dem Eiter durch Trepanation Abfluß zu verschaffen.

Die Mitteilungen von KRASKE (86. II. 243) über Ätiologie und Pathogenese der Osteomyelitis standen schon auf viel festerem Boden. Inzwischen war die Nebelgestalt der Coccobacteria septica durch die auf ROBERT KOCHs neuen Methoden fußenden Untersuchungen von OGSTON, ROSENBACH, BECKER, F. KRAUSE, GARRÈ beseitigt und an ihre Stelle waren verschiedene sicher bestimmbare Bakterienformen getreten, mit denen sich im einzelnen reden und arbeiten ließ, der Staphylococcus pyogenes aureus und albus und der Streptococcus pyogenes, und GARRÈ hatte durch seinen bekannten Impfversuch auf dem eigenen Arm nachgewiesen, daß der Staphylokokkus der Osteomyelitis und des Karbunkels identisch sind.

KRASKE konnte Osteomyelitiseiter aus noch geschlossenen Abscessen von 5 Kranken untersuchen. 2 mal fand sich der Staphylococcus aureus allein, 3 mal zusammen mit Staphylococcus albus, Streptococcus pyogenes und verschiedenen Bacillen. Die durch Mischinfektion hervorgerufenen Osteomyelitiden zeichneten sich durch besonders schweren Verlauf aus. In einem tödlich verlaufenen Fall hatte sich die Osteomyelitis (Staphylococcos aureus) an einen Lippenfurunkel angeschlossen. Am Darm und in den Mesenterialdrüsen ließen sich niemals krankhafte Veränderungen nachweisen, so daß KRASKE KOCHERs Annahme einer Infektion vom Darmkanal aus nicht für richtig halten konnte. Bei einem Kinde war der Osteomyelitis eine Pneumonie vorhergegangen. Aus dem Blut ließ sich nur einmal der Staphylococcus aureus züchten.

In der Diskussion (I. 7) erwähnte ROSER, er habe schon vor Jahren von der Möglichkeit gesprochen, daß Karbunkel und Osteomyelitis durch dasselbe Gift hervorgerufen werden könnten, als er den Sohn eines Mannes mit Rückenkarbunkel an Osteomyelitis erkranken sah, bei einer Furunkelepidemie (1854?) seien aber keine Osteomyeliterkrankungen beobachtet worden. B. FRÄNKEL hatte die beiden Staphylokokkenarten nicht nur bei Angina, sondern auch im normalen Pharynx gefunden.

1896 (II. 237) machte LEXER, Assistent von BERGMANN, Mitteilung von neuen Tierexperimenten. In einer früheren Arbeit hatte er gezeigt, daß man bei 8—10 wöchigen Kaninchen durch Infektion des Blutes mit frischen Kulturen des Staphylococcus aureus eine akute tödliche Erkrankung mit multiplen Eiterherden in den Knochen und inneren Organen erzeugen kann, wie das schon RODET (1884) gelungen war. Jetzt hatte er sich das Ziel gesetzt, ein leichteres allgemeines Krankheitsbild zu erhalten, bei dem sich die Lokalisationen auf einen Knochen beschränken und hier bei längerer Lebensdauer ähnliche Veränderungen hervorbringen sollten wie bei der Osteomyelitis des Menschen. Es gelang in einigen Fällen durch Injektion von geringen Mengen abgeschwächter Kultur und noch besser durch Mischinfektion, indem er das Knochenmark durch einen von SCHIMMELBUSCH gezüchteten bei Kaninchen vorkommenden Eitererreger stark hyperämisch machte und 2—3 Tage später nur wenig Staphylokokken in die Blutbahn brachte. Der Staphylococcus albus ergab bei genügender Virulenz dieselben Resultate wie der aureus. Impfungen mit Streptococcus pyogenes ergaben sehr wechselnde Resultate, da die Empfindlichkeit der Tiere eine individuell sehr verschiedene ist. Da in der BERGMANNschen Klinik ein Fall von Pneumokokken-Osteomyelitis vorgekommen war, machte LEXER auch mit dieser Kokkenform Versuche, sie scheiterten an der zu großen Empfänglichkeit der Tiere, die schnell an Septicämie zugrunde gingen. Eine Reihe von Präparaten diente dem Vortrag zur Erläuterung. Zum erstenmal wird in ihm die Röntgenphotographie erwähnt. LEXER hatte damit die Auftreibungen der Knochen schon während des Lebens der Tiere feststellen können. —

Die Behandlung der akuten Osteomyelitis wurde zum Gegenstand einer eingehenden Besprechung auf dem Kongreß des Jahres 1894. 3 Vorträge über das Thema standen auf der Tagesordnung. KÜSTER-Marburg (II. 397) sprach über Frühoperation, KAREWSKI-Berlin (I. 56) über Abortivbehandlung bei Osteomyelitis und A. v. BERGMANN-Riga (I. 82) über Resektion des Darmbeins wegen Osteomyelitis. An die beiden ersten Vorträge schloß sich eine lebhafte Diskussion die aber zu keiner vollständigen Einigung über den Wert der Frühoperation führte.

TSCHERNING-Kopenhagen, THELEN, TILLMANNS hatten die möglichst frühzeitige Aufmeißelung und Ausräumung der Markhöhle empfohlen, einige englische und französische Chirurgen an den leicht zugänglichen Röhrenknochen sogar die Resektion der ganzen Diaphyse. Die meisten Chirurgen beschränkten sich auf die Absceßincision und ließen die Markhöhle uneröffnet. KÜSTER, der seit 1881 in 23 Fällen die Frühoperation gemacht hatte, stellte auf Grund seiner Erfahrungen den Satz auf: „Die vollständige Freilegung und Ausräumung der Eiterherde im Knochen ist eine unbedingt zu stellende Forderung." Man solle möglichst operieren, wenn die Eiterung eben erst oder noch gar nicht begonnen habe. Gelinge es, den ersten Herd früh zu beseitigen, so blieben die Metastasen in der Regel aus. „Die Aussicht auf eine in Zukunft erfolgreiche Behandlung der Osteomyelitis beruht unzweifelhaft einzig und allein auf dem Vorschieben der Operation bis in die ersten Tage, womöglich selbst die ersten Stunden nach der Erkrankung."

KAREWSKI stellte sich auf den gleichen Standpunkt wie KÜSTER. Er hatte 14 mal Gelegenheit, im Lauf der ersten 14 Tage zu operieren, einige Male, als noch kein Absceß da war, aber das Mark nach der Aufmeißelung hervorquoll und infolge kleinster gelblicher Einsprengungen verfärbt war. Auch er glaubte die Erfahrung gemacht zu haben, daß, von den Fällen foudroyanter Pyämie abgesehen, die frühzeitige Ausräumung des Herdes die Enstehung von Metastasen verhindere, wobei er ebenso wie KÜSTER unberücksichtigt ließ, daß die vermeintlich von dem zuerst in die Erscheinung getretenen Knochenherd ausgehenden „Metastasen", ebenso gut unabhängig von dem ersten Knochenherde entstandene nur etwas länger latent gebliebene Infektionsherde sein können, und die Beurteilung, ob ein Eingriff eine Krankheit coupiert oder nicht, um so schwieriger wird, je mannigfaltiger sich der Krankheitsverlauf bei abwartender Behandlung gestaltet. KAREWSKI hielt die Frühdiagnose bei Kindern nicht für schwierig, da Gelenkrheumatismus bis zum 10. Jahre sehr selten vorkomme. Er hatte keinen Todesfall (außer bei einem älteren Erwachsenen), die Heilung kam in 3 Wochen bis 6 Monaten ohne Wachstumsstörung oder sonstige Schädigung zustande.

Auch A. v. BERGMANN, der Rigaer Chirurg, trat für frühzeitiges radikales Vorgehen ein, begnügte sich aber nicht mit der Aufmeißelung, sondern befürwortete die Empfehlung der Franzosen, wenn die Spongiosa erweicht und mit miliaren Abscessen durchsetzt sei, die Diaphyse zu resezieren. Bei einem 11jährigen Mädchen habe er am 12. Tage der Erkrankung am einen Bein die Tibiadiaphyse mit gutem Erfolg reseziert, die dann befallene andere Tibia nur aufgemeißelt und auf dieser Seite eine Vereiterung von Fuß- und Kniegelenk bekommen, die die Amputation erforderlich machte. Er besprach dann eingehender die Osteomyelitis des Darmbeins. Von den 35 in der Literatur verzeichneten Fällen sind 18 gestorben. BERGMANN behandelte 7. Bei einem 16jähr. Knaben und einem 6$^{1}/_{2}$jährigen Mädchen resezierte er das in einem großen Absceß liegende Darmbein mit Ausnahme der noch nicht mit ihm verwachsenen Crista. Die Regeneration des Knochens ging gut vonstatten, die Kranken konnten bald ohne Stock rasch und sicher umhergehen.

In der Diskussion (I. 62) trat TSCHERNING wie in seinen früheren Veröffentlichungen entschieden für die Frühoperation ein. Von 30 im Kopenhagener Kommunehospital behandelten Fällen waren 10 ganz schwere, teils nach teils ohne Aufmeißelung, gestorben, 20 geheilt, von denen 6 Nachoperationen erfordert hatten. TSCHERNING hatte die Überzeugung gewonnen, daß die Frühoperation die Nekrose verhütet und die Prognose quoad valetudinem verbessert KÖRTE machte 20 Frühoperationen, von denen 6 infolge von schon vorhandenen Metastasen in inneren Organen tödlich verliefen. In solchen schweren Fällen könne die Aufmeißelung nicht viel leisten, sei aber bei dem starken Druck, unter dem der Eiter in der Markhöhle stehe, das richtige Verfahren. Bei den Fällen ohne Metastasen bewirke die Aufmeißelung Milderung der Schmerzen, glatteren Verlauf ohne Entstehung von großen Sequestern und von Epiphysenlösungen. NASSE sah in der BERGMANNschen Klinik erheblich größere Nekrosen bei den ohne Aufmeißelung behandelten Kindern. Dieselbe Erfahrung machte HEIDENHAIN in Greifswald, der die Operation unter Esmarchscher Blutleere zu machen riet, um die eitrige Infiltration des Markes besser unterscheiden zu können. Die übrigen Redner urteilten über die Frühoperation weniger günstig. SCHEDE war nach seinen Erfahrungen an 159 Fällen in Hamburg von seiner früheren Berliner Ansicht, die Osteomyelitis durch Frühoperation ganz beherrschen zu können, zurückgekommen. Auch in den günstigen Fällen erreiche man durch das Aufmeißeln keineswegs immer ein Nachlassen des Fiebers, was HEIDENHAIN bestätigte. LINDNER-Berlin bekannte sich als ausgesprochenen Pessimisten, er habe auch in den leichteren Fällen die Nekrose niemals verhüten können. SCHUCHARDT-Stettin hatte eine ganze Reihe von Frühoperationen machen können, aber nicht aufgemeißelt, sondern nur den subperiostalen Abszeß möglichst ergiebig gespalten und dabei auch keine Nekrose bekommen. SONNENBURG vermißte den Beweis, daß die von KAREWSKI vorgestellten milde verlaufenen Fälle nicht bei abwartender Behandlung ebenso günstig verlaufen sein würden. GUSSENBAUER-Prag bekam auch bei ganz früher Ausräumung des ödematösen Knochenmarkes Nekrose.

Ich selbst habe mich bei einigen wenigen Versuchen mit der Ausräumung von den Vorteilen dieser Behandlungsmethode nicht überzeugen können. Die ganz schweren Fälle sind verloren, in den leichteren ist auch, wenn man nur den subperiostalen Absceß rechtzeitig spaltet, die Knochennekrose eine wenig ausgedehnte, aus einer kleinen in die Knochenwand geschlagenen Öffnung läuft in den Epiphysengegenden von dem in der Spongiosa sitzenden Eiter nur wenig ab und die Ausräumung des ganzen Knochens ist ein ziemlich schwerer Eingriff.

Im nächsten Jahre (95. II. 140) berichtete FINCKE auf Veranlassung von GUSSENBAUER über eine Zusammenstellung von gegen 700 Osteomyelitisfällen der Wiener chirurgischen Klinik aus den letzten 50 Jahren. In $^3/_4$ der Fälle war Trauma oder Erkältung als Ursache angegeben. Nicht weniger als 8% der Fälle kam auf Erwachsene, 8 Fälle waren Rezidive nach 20 und mehr Jahren. Bei multipler Lokalisation zeigte der Krankheitsprozeß an den verschiedenen Herden eine verschiedene Intensität, führte an dem einen Knochen zur Eiterung und Nekrose und am anderen nur zu einer Verdickung des Knochens.

Fünftes Kapitel.

Tetanus.

Zu den wichtigsten Errungenschaften auf dem Gebiete der Wundkrankheiten gehört der Sieg über den Tetanus. Zur Zeit der Gründung der Gesellschaft herrschten meist noch die von altersher überkommenen Anschauungen über die Ätiologie der Krankheit. Die Generalärzte Friedrichs des Großen, denen nach den Schlachten in Böhmen eine erschreckende Anzahl von Verwundeten am „Hundskrampf" starb (auch im Kriege von 1866 forderte der Tetanus dort viele Opfer), suchten die Ursache in Erkältungen, besonders wenn die Verwundeten die Nacht über auf dem Schlachtfelde liegen geblieben waren, THEDEN spricht allerdings auch von der Einwirkung der schlechten Hospitalluft, dachte also schon an eine miasmatische Infektion. Trat der Tetanus bei Friedensverletzungen, bei komplizierten Frakturen, Verwundungen an Füßen und Händen mit Steckenbleiben von Holzsplittern usw. oder nach chirurgischen Operationen auf, so galt die Quetschung und Reizung von besonders empfindlichen Nerven als Krankheitsursache. Von den Operationen stand besonders die Kastration in üblem Ruf, wohl deshalb, weil der Tetanus häufig nach dem Verschneiden junger Hengste beobachtet wurde, die, wenn sie zur Operation auf den Erdboden des Hofes oder auf den durch Mist verunreinigten Fußboden des Stalles geworfen werden, der Infektion natürlich sehr ausgesetzt sind. LANGENBECK legte Wert darauf, daß bei der Kastration die den Nervus spermaticus quetschende, ohne Narkose sehr schmerzhafte Massenligatur des Samenstrangs unterlassen und die Gefäße einzeln unterbunden wurden. Als SPENCER WELLS bei 115 Ovariotomien 3 Tetanusfälle bekam, erklärte STROMEYER dieses als „begreiflicher Weise" durch die Quetschung des Stieles mit der Klammer veranlaßt. Welche bei den Operationen damals benutzten Instrumente oder Utensilien die Träger und Aufbewahrer der Tetanusbacillen und ihrer Sporen gewesen sind, wird sich nicht mehr feststellen lassen. Das nach langen Pausen unvermutete Auftreten einzelner Fälle von Tetanus nach Operationen war ebenso unverständlich wie unheimlich. Auch nach Einführung der Antisepsis verschwand die Wundkrankheit nur langsam aus den alten Hospitälern, die Carbolbehandlung hat sie nicht ganz beseitigen können. Ein bei LISTER vorgekommener Todesfall durch Tetanus nach Amputation ist schon erwähnt worden (vgl. S. 24). KÖNIG verlor 1880 (II. 7) 2 Resizierte an Tetanus, RANKE 1882 (II. 185) 2 Amputierte (bei Thymolbehandlung). Ich selbst erlebte im Rostocker Krankenhause eine sich im Laufe von wenigen Wochen abspielende Endemie von 5 Fällen mit 3 Toten (Exarticulatio genu, keilförmige Osteotomie bei Kniegelenksankylose, Leberabsceß, Neurektomie) und noch um die Mitte der achtziger Jahre verlor ich im Johannishospital in Bonn eine Kranke nach der Kniegelenkresektion an Tetanus.

ROSER war der Erste, der den Tetanus für eine primäre Blutkrankheit erklärte. Wahrscheinlich sei es eine Infektionskrankheit wie die Lyssa, man solle Übertragungsversuche mit dem Blut bei Hunden machen. BILLROTH und ROSE schlossen sich seiner Ansicht an. HUETER faßte die Krankheit als eine durch Monaden hervorgerufene wandernde Neuritis an. Licht kam erst in die Frage der Ätiologie, als es nach vergeblichen Impfversuchen Anderer an Hunden, CARLE und RATTONE, gelang, die Krankheit von Menschen auf Kaninchen zu übertragen, und NIKOLAIER im Institut von FLÜGGE die Entdeckung machte, daß Gartenerde, Kaninchen und Mäusen eingeimpft, Tetanus hervorrufen kann und dann immer die von ihm als Erreger der Krankheit angesprochenen ,,borstenförmigen" Bacillen enthält.

Auf dem 15. Kongreß sprach ROSENBACH-Göttingen (86. II. 104) über die ,,Ätiologie des Wundstarrkrampfs beim Menschen". Seine eigenen Untersuchungen knüpften an die Entdeckung von NIKOLAIER an und erweiterten sie in entscheidender Weise durch den Nachweis des beim Erdtetanus der Tiere gefundenen Bacillus auch beim klinischen Tetanus des Menschen. Aus einem Stückchen Haut von dem erfrorenen Fuß eines Tetanischen und aus Material, das er den Impfstellen damit geimpfter Meerschweinchen und Mäuse entnommen hatte, gelang es ROSENBACH, den NIKOLAIERschen Bacillus in anaerober Kultur zwar nicht ganz rein, aber in Gesellschaft von nur einem Saprophyten zu züchten. Auf dem Kongreß demonstrierte er seine mikroskopischen Präparate und einige mit der Kulturflüssigkeit tetanisch gemachte Kaninchen. Da die Krampferscheinungen bei den Tieren nicht wie gewöhnlich beim Menschen mit Trismus beginnen, sondern an den Muskeln in der Nähe der Impfstelle, hatte man die Identität des Impftetanus und des Tetanus beim Menschen bezweifelt. ROSENBACH hob dem gegenüber hervor, daß auch beim Menschen die tetanischen Erscheinungen nicht selten zuerst an der verletzten Extremität auftreten.

In der Diskussion (I. 9) bestätigte KÖNIG die Identität. Er war ein eifriger Reiter und großer Pferdefreund und erinnerte an das traurige Bild eines am Tetanus sterbenden

Pferdes, das dem der ROSENBACHschen Tiere sehr ähnlich sei. Aber auch beim Menschen komme die von der Extremität beginnende Form der Krankheit vor. SOCIN, der selbst auch Tierimpfungen mit positivem Ergebnis gemacht hatte, war derselben Ansicht.

Die Vermutung ROSENBACHS, daß die Tetanusbacillen durch ein von ihnen produziertes, dem Strychnin ähnliches Gift wirken, wurde bald zur Gewißheit. 1888 (I. 18) demonstrierte BRIEGER als Gast an einem Kaninchen die fast unmittelbar nach der Einspritzung auftretende Wirkung des salzsauren Tetanotoxins, einer Substanz, die er aus ROSENBACHschen Originalkulturen hergestellt hatte. Das Bild der tonischen und klonischen Krämpfe glich vollständig dem der vor 2 Jahren von ROSENBACH demonstrierten Kaninchen. Hunde hatten sich wieder als immun erwiesen. Die Demonstration von 2 weiteren von BRIEGER dargestellten außerordentlich giftigen Ptomainen, des Neurins und des Mytilotoxins (aus der Miesmuschel) schloß sich an. (Vgl. MAAS [83. II. 167], Über Fäulnisalkaloide. S. o. S. 68.)

1889 (II. 162) berichtete KITASATO über die im KOCHschen Institut gefundene Methode, die Tetanusbacillen ganz rein zu züchten. Sie erwiesen sich als sehr resistent gegen Chemikalien. 10 Stunden lang in 5 proz. Carbollösung eingetauchte sporenhaltige Seidenfäden wirkten noch virulent, was das erwähnte Vorkommen von Tetanuserkrankung unter dem Listerverbande erklärt.

v. BEHRINGS segensreiche Erfindung der Schutzimpfung gegen den Tetanus, die diese mörderische und grausame Wundkrankheit auch aus den Kriegslazaretten fast ganz verbannt hat, ist neueren Datums.

Sechstes Kapitel.
Erysipelas. Lymphangitis. Wunddiphtherie.

Während der Tetanus im allgemeinen an zufällige Verletzungen gebunden war, für die den Chirurgen keine Verantwortung traf, befiel das Erysipel mit Vorliebe Operationswunden und nicht selten mit einer solchen Häufung von Erkrankungen, daß es sich um eine förmliche Krankenhausendemie handelte. Wenn dann jeder dritte oder vierte Operierte sein Erysipel durchmachen mußte, und gelegentlich auch junge kräftige Menschen nach der Exstirpation eines Atheroms oder einem ähnlichen unschuldigen Eingriff der Infektion erlagen, so war es mit der Freude am Beruf für einige Zeit vorbei, und gern schränkte man die operative Tätigkeit auf die dringlichsten Fälle ein. Es hatte mitunter den Anschein, als wenn der Krankheitsstoff sich in einzelnen Räumen besonders angesiedelt hätte. In der alten Bonner Klinik, mit der sich mein Vorgänger BUSCH trotz unglaublich schlechter hygienischer Zustände hatte behelfen müssen, — er starb, ehe der ihm endlich bewilligte Neubau fertiggestellt war — stand ein Zimmer bei dem ganzen Personal in dem Ruf, daß jeder Operierte darin ein Erysipel bekomme, so daß man es lieber leer stehen ließ. Über die Häufigkeit der Erysipele in der Zeit vor LISTER finden sich Zahlen bei BILLROTH, der sich nicht scheute, Erfolge und Mißerfolge seiner ganzen chirurgischen Tätigkeit, statistisch verarbeitet, offen darzulegen, was im allgemeinen noch nicht Brauch war. In seiner Züricher Zeit wurden 3,5 Proz., in Wien 4,38 Proz. aller Behandelten von Erysipel befallen, und von den Befallenen starben in Zürich 6,94 Proz., in Wien aber 19,83 Proz. In den Jahren 1860 bis 1876 sah BILLROTH 381 Erysipele mit 57 Todesfällen, bei denen die an Komplikationen (Pyämie) Gestorbenen nicht mitgezählt sind.

In einem Vortrag auf dem Kongreß von 1878 berichtete TILLMANNS-Leipzig über experimentelle und anatomische Untersuchungen über Erysipelas. Seine sehr zahlreichen Versuche an Hunden und Kaninchen, über die die ausführliche Abhandlung in den Verhandlungen (II. 165) Auskunft gibt, hatten folgendes ergeben: Bei 25 Impfungen mit kokkenhaltigem serösen und eitrigen Inhalt von Erysipelblasen, der in Pasteur-Cohnscher Nährflüssigkeit im Brutschrank aufgehoben war, trat 5 mal ein unzweifelhaftes Erysipel auf. Wurde Carbolsäure hinzugesetzt, so wurden die Impfstoffe wirkungslos. Putride Stoffe, Eiter, Blut von septischen Tieren riefen kein Erysipel hervor. Das Vorkommen von Bakterien im Blaseninhalt und Blut war nicht konstant. Bei dem Kaninchenerysipel ließen sich Bakterien niemals auffinden. Bei der Mangelhaftigkeit der damaligen Untersuchungsmethoden konnte das Resultat der mühevollen Untersuchungen im wesentlichen nur ein negatives sein. „Bei dem heutigen Stande der Wissenschaft", sagte TILLMANNS zum Schluß", „ist es noch nicht möglich, die Frage bezüglich der Bedeutung der Bakterien bei Erysipelas mit Sicherheit zu entscheiden".

In der Diskussion (I. 103) sprach HUETER über die in der Greifswalder von Erysipelen stark heimgesuchten Klinik von ihm mit sicherem Erfolg angewandte Abortivbehandlung des Erysipels. Sobald nach einer Operation hohes Fieber mit oder ohne Frost und eine entzündliche Rötung der Haut am Wundrande eintrete, lasse er eine Injektion von 4—12 Spritzen 3proz. Carbollösung, je nach der Größe der befallenen Hautstelle, machen und, wenn dieses nachmittags geschehe, sei bei der nächsten Morgenvisite oft nichts mehr von dem Erysipel zu sehen. MAX WOLFF erinnerte an Versuche, die er 1869 als Assistent von KÖNIG in Rostock angestellt hatte. Fast jeder Operierte bekam damals ein Erysipel, die Erkrankungen hörten auf, als der Operationstisch mit seinem Lederüberzug, an dem sich eingetrocknete Flecke von Wundsekreten früher Operierter befanden, beseitigt worden war. WOLFF stellte ein wäßriges Extrakt aus diesem Lederüberzug her und bekam nach Impfung mit dem Extrakt bei 3 Kaninchen ein wanderndes Erysipel. Einige Jahre später angestellte Impfversuche mit dem Eiter eines unter einem Erysipel entstandenen Abscesses ergaben wie bei TILLMANNS ein negatives Resultat. Neuerdings machte WOLFF Übertragungsversuche bei alten, jeder Behandlung trotzenden Fußgeschwüren in der Hoffnung, sie durch ein Erysipel zur Heilung anzuregen. Das Auflegen von Membranstückchen von Erysipelblasen und das Bestreichen mit Blasenflüssigkeit hatte aber, auch wenn die Geschwüre vorher skarifiziert wurden, keinen Erfolg, das Erysipel blieb aus. Er stimmte der Ansicht von TILLMANNS bei, daß die Noxe des Erysipels noch nicht bekannt sei.

STRAHLER-Bromberg beobachtete eine ganze Kette von typischen Fällen von Erysipelübertragung bei der Kuhpockenimpfung. Von einem erysipelkranken Kinde wurde die Krankheit auf 22 Kinder übertragen, von denen 2 starben.

Im August 1882 gelang es dann FEHLEISEN, Assistent bei BERGMANN, den nach ihm benannten Mikrococcus des Erysipels in reiner Kultur zu züchten. Auf dem nächsten Kongreß (83. I. 46) stellte er einen Kranken mit tuberkulösen Lymphomen am Halse vor, bei dem er, um die therapeutische Wirkung zu erproben, (W. BUSCH hatte maligne Lymphome unter einem Erysipel zurückgehen sehen), 2 Tage zuvor mit den gezüchteten Mikrokokken geimpft hatte. Der Kranke hatte bei einer Temperatur von $40,7^0$ ein deutliches Erysipel. 7 anderweitige Versuche mit „nicht glänzendem", aber „ermutigendem" therapeutischen Erfolge versagten bezüglich der Erysipelübertragung nur 1mal bei einem Kranken, der gerade ein Erysipel überstanden hatte. Die Berechtigung zu solchen Versuchen wird man kaum zugeben können.

1887 (II. 75) besprach ROSENBACH die als Erysipelas chronicum, Erythema migrans bekannte, von ihm Erysipeloid genannte Entzündung an den Fingern und der Hand, die bei Köchinnen, Schlächtern usw. nach dem Hantieren mit altem Fleisch, Käse, Heringen u. dgl. beobachtet wird. Er züchtete den Krankheitserreger, ein dem Mäusesepsisbacillus ähnliches Mikrobion und brachte sich selbst am Arm durch Impfung eine wie ein Erysipeloid verlaufende Entzündung bei.

1891 (II. 66) brachte JORDAN-Heidelberg die Ätiologie des Erysipels nochmals zur Sprache. In dem damals herrschenden Streit, ob der FEHLEISENsche Mikrococcus und der von ROSENBACH entdeckte Streptococcus pyogenes identisch seien oder nicht, stellte er sich auf die Seite der Vertreter der Identität, und bekannte sich nach einer eigenen klinischen Beobachtung zu der Ansicht, daß auch der Staphylococcus pyogenes Erysipel hervorrufen könne, daß beide Kokkenarten in das Blut übergehen und Metastasen machen könnten, die Pyämie also keine spezifische Krankheit sei. —

Auf demselben Kongreß (I. 190) berichtete F. FISCHER-Straßburg über bakteriologische und anatomische Untersuchungen über Lymphangitis der Extremitäten. In exzidierten Lymphsträngen und in Drüsenabscessen fanden sich wechselnd die beiden Staphylokokkenarten und Streptokokken sowie auch Mischungen. In den Lymphgefäßen bilden sich Thromben, die dieselben Mikroorganismen enthalten, wie der ursprüngliche Eiterherd. Einen Unterschied zwischen dem Streptococcus erysipelatis und dem Streptococcus pyogenes konnte auch FISCHER nicht feststellen. —

1893 (I. 89) machte BRUNNER-Zürich eine kurze aber inhaltreiche Mitteilung über Wunddiphtherie. Sie war bisher nur an Tracheotomiewunden bei diphtherischen Kindern bekannt, BRUNNER beobachtete die Übertragung der Infektion auch auf entfernte Wunden desselben Individuums und auf Wunden anderer Personen. Er konnte die Löfflerschen Bacillen in 3 Fällen nachweisen, in einem Fall erwiesen sie sich als hochgradig pathogen. Die beiden anderen Fälle wollte PFUHL, Mitarbeiter von ROBERT KOCH (I. 90), nicht anerkennen, weil die Bacillen nicht virulent genug waren. —

Siebentes Kapitel.

Aktinomykose.

Die Aktinomykose kam auf dem Kongreß von 1879 zum erstenmal zur Besprechung. Im Jahr zuvor hatte JAMES ISRAEL seine grundlegende Abhandlung „Neue Beobachtungen auf dem Gebiete der Mykosen des Menschen" in Virchows Archiv veröffentlicht. In dem Eiter multipler Abscesse bei einem unter dem Bilde der Pyämie verlaufenen Krankheitsfall, sowie in 2 anderen mit den Kiefern in Beziehung stehenden Abscessen, hatte er die charakteristischen gelben Körnchen entdeckt, sie als Pilzanhäufungen erkannt und die Vermutung ausgesprochen, daß die Pilze von cariösen Zähnen aus eingedrungen seien. LANGENBECK, dem er seine Präparate zeigte, teilte ihm mit, daß er die gleichen Gebilde 1845 in einem spondylitischen Absceß gefunden habe. Der Vergleich einer von LANGENBECK aufgehobenen Zeichnung, die in ISRAELs Arbeit in einer Abbildung wiedergegeben ist, mit den von ISRAEL gesehenen Bildern ließ an der Identität der Befunde nicht zweifeln. Die nähere Bestimmung dieses pathogenen Pilzes wollte ISRAEL den Botanikern überlassen.

Jetzt hielt PONFICK als Gast einen Vortrag über eine **wahrscheinlich mykotische Form von Wirbelcaries** (79. I. 111). Er demonstrierte das frische Präparat einer ausgedehnten prävertebralen Phlegmone mit Caries der Wirbelsäule und Fistelbildung innerhalb der Rückenmuskulatur bei einem 45jährigen Manne. In dem die Fistelgänge auskleidenden gallertigen Granulationsgewebe und in dem spärlichen Eiter hatte er gelbliche Körner gefunden, die den von BOLLINGER bei der Aktinomykose des Rindviehs beschriebenen glichen. Er glaubte daher, daß es sich um einen Fall von Aktinomykose beim Menschen handle, und stellte weitere Untersuchungen mit künstlicher Züchtung und Impfung in Aussicht.

In der Diskussion (I. 112) hob J. ISRAEL hervor, daß ein wesentlicher Unterschied zwischen diesem Falle und den von ihm selbst beschriebenen nicht bestehe. Neuerdings beobachtete er einen tödlichen Fall von Lungenaktinomykose mit Verwachsung des befallenen linken Lungenlappens mit der Brustwand, Peripleuritis, Absceßbildung in der Achselhöhle, retroperitonealer Phlegmone und schließlich aufgetretenen Metastasen in den Nieren und in der rechten Lunge. Der Krankheitsverlauf, der sich über 6 Monate hinzog, entsprach dem Bilde einer Phthise mit hektischem Fieber. Die phlogogenen und pyrogenen Eigenschaften der Krankheitserreger seien augenscheinlich nur gering. Der primäre Herd der Infektion habe in der Tonsille gelegen, deren Taschen mit den charakteristischen Gebilden ganz angefüllt waren, und, da nach seinen Beobachtungen die Infektionsstoffe immer vom Munde oder Rachen einzudringen pflegten, glaubte er, daß die in dem PONFICKschen Falle vorhandene Kiefercaries der Locus invasionis gewesen sei. — v. LANGENBECK berichtete kurz über seine erste Beobachtung vom Jahre 1845, und ESMARCH konnte 2 neue Fälle beibringen, von denen der eine unter dem Bilde der Angina Ludwigii verlief und der andere ein Zungencarcinom vorgetäuscht hatte.

1886 (II. 36) lieferte ISRAEL einen weiteren wichtigen Beitrag zur Kenntnis der Aktinomykose. In einem dem 1879 erwähnten sehr ähnlichen Fall von Aktinomykose der linken Lunge mit Durchbrüchen durch die Brustwand fand er bei der Sektion in der aktinomykotischen Lungenhöhle ein über linsengroßes Fragment von einem cariösen Zahn. Seine früher ausgesprochene Ansicht, daß die Pilze aus der Mundrachenhöhle aspiriert werden, und daß hohle Zähne Niststätten für die Pilze sind, hatte damit Bestätigung gefunden.

ROTTER, Assistent von BERGMANN, stellte auf demselben Kongreß (86. I. 105) 3 Kranke mit Aktinomykose des Unterkiefers, des Oberkiefers mit drohender Perforation der Schädelbasis, und des Darmkanals, wahrscheinlich des Mastdarms, vor. Außerdem waren im Laufe der letzten 8 Monate noch 2 Fälle von Lungenaktinomykose in der Klinik zur Beobachtung gekommen. In bezug auf die Diagnose betonte ROTTER, daß sich häufig in den Körnern keine Kolben, sondern nur Pilzrasen finden.

ESMARCH (I. 111) hatte seit ISRAELs erster Veröffentlichung 10 Fälle in Behandlung gehabt, von denen 1 tödlich verlief. Er glaubte an eine direkte Übertragung von krankem Vieh auf den Menschen. Durch eine sehr energische chirurgische Behandlung, große freilegende Einschnitte, Ausschaben mit dem scharfen Löffel, Exstirpation der schwieligen Massen, Injektionen von Borsäure oder Sublimat, sei in den meisten Fällen Heilung zu erreichen. ROSER sagte, daß er Angina Ludwigii und Aktimomykose für etwas Verschiedenes gehalten habe, jetzt aber von der Identität überzeugt sei. KÖNIG fand die Zähne bei den Kranken mit Aktinomykose meist nicht cariös, aber abgeschliffen wie bei den Wiederkäuern, was für das Haftenbleiben der Pilze dieselbe Bedeutung habe.

LESER-Halle (89. II. 279) beobachtete 3 Fälle von **Aktinomykose der Haut**. ROTTER (I. 100) führte eine Reihe von Beobachtungen aus der Literatur an.

1890 (I. 80) konnten J. ISRAEL und M. WOLFF über die **gelungene Züchtung des Strahlenpilzes** auf Agar und in Hühnereiern und über erfolgreiche Übertragung der **Reinkulturen auf Tiere** berichten. Überimpfungen der Krankheit auf Tiere waren ROTTER (I. 83) früher bei über 100 Versuchen nur einmal gelungen.

Im nächsten Jahre (91. I. 148) vervollständigte M. WOLFF den Bericht auf Grund weiterer Untersuchungen und demonstrierte die bei anaerober und bei aerober Züchtung auf Agar und in Hühnereiern in Form von Knötchen gewachsenen Kulturen, die von einer geschlossenen retromaxillaren Aktinomykose stammten. Die Tiere wurden meist in die Bauchhöhle oder Leber geimpft und nach 4 bis 5 Wochen getötet. Ohne daß intra vitam Krankheitserscheinungen auftraten, fanden sich stecknadelkopf- bis pflaumengroße Tumoren auf dem Peritoneum parietale, auf den Därmen und im Netz. Nur bei einem Hammel und 2 Kaninchen blieb der Erfolg aus. Ein mit der 13. Kulturgeneration geimpftes Kaninchen wurde demonstriert. WOLFF bestätigte die Beobachtung von BERGMANN, daß die Aktinomykose Tuberkulinreaktion zeigt, aber ohne nachweisbare Heilwirkung.

In v. BERGMANNs Klinik und Poliklinik waren nach dem Bericht von SCHLANGE 1892 (II. 241) im Lauf von 6 Jahren 120 bis 130 Fälle beobachtet. Über 100 Aktinomykosen an Kopf und Hals waren mit Incision und Auskratzung ohne Resektionen und andere eingreifendere Operationen behandelt, 40 mal wurde definitive Heilung festgestellt, in keinem Fall trat Verschlimmerung ein, abgesehen von 2 Oberkieferaktinomykosen, von denen die eine unter meningitischen Erscheinungen zum Tode führte, und die andere bis zum Becken herunterwanderte und die beiderseitige Hüftgelenkresektion nötig machte. Von 3 Lungenaktinomykosen war 1 anscheinend ganz ausgeheilt, 1 Fall war hoffnungslos. Von 6 Darmaktinomykosen führte 1 zum Tode. Den anderen 5 Kranken ging es verhältnismäßig gut. Die Heilwirkung des Tuberkulins hielt SCHLANGE für zweifelhaft, da die Aktinomykose die Tendenz zeigte, auch spontan auszuheilen. Fast immer sei der Verlauf ein sehr chronischer, bis zu 13 Jahren und länger.

In der Diskussion (I. 45) bemerkte GARRÈ, daß die Behandlung sich auch in der Tübinger Klinik auf breite Spaltungen, die wahrscheinlich durch den Zutritt der Luft günstig wirkten, und auf Auskratzungen beschränke. Von BRUNS für unheilbar gehaltene und entlassene Kranke waren nach 5 bis 6 Jahren in gebessertem Zustande am Leben und einige ganz ausgeheilt. v. EISELSBERG vertrat, auf einen schon im vorigen Jahre erwähnten Fall Bezug nehmend, in dem nach 10 Kochschen Einspritzungen auffallend schnelle Heilung erfolgte, die Heilwirkung des Tuberkulins, die sich auch in einem Fall von KAHLER bewährt habe (vgl. die Diskussion über Tuberkulin 1891 im 24. Kapitel).

Achtes Kapitel.

Knochenwachstum, Callusbildung. Ostitis. Nekrose.

Die interessante Frage nach den physiologischen Vorgängen bei dem Knochenwachstum, der Knochenregeneration und der Callusbildung, die schon auf dem 1. Kongreß gelegentlich des WEGNERschen Vortrages (vgl. S. 18) gestreift wurde, ist während des ersten Dezenniums dann wiederholt Gegenstand lebhafter Erörterungen gewesen.

1876 (II. 323) berichtete MAAS über eine größere im COHNHEIMschen Institut in Breslau gefertigte experimentelle Arbeit, durch die er zu der Ansicht gekommen war, daß das Knochenmark nur die Fähigkeit der Knochenresorption, nicht aber der Knochenproduktion habe, und daß auch der innere Callus nicht von dem Mark, sondern von dem Periost gebildet werde, die periostale Knochenneubildung wachse durch die Frakturspalte in die Markhöhle hinein. Bohrte er z. B. bei Tieren einen Röhrenknochen an und räumte das Mark aus, so füllte sich die Höhle mit neuer Knochenmasse, verschloß er die Öffnung aber mit einem Platinplättchen, so blieb die Knochenneubildung aus. Unter die Haut oder in die Bauchhöhle eingepflanztes Mark produzierte ebensowenig wie in OLLIERs früheren Versuchen Knochensubstanz.

Zu anderen Resultaten war F. BUSCH-Berlin (76. II. 147) bei seinen Untersuchungen über Ostitis und Nekrose gekommen. Ihm gelang es, eine Anfüllung der Markhöhle mit neugebildeter Knochenmasse auch ohne Anbohren des Knochens zu erreichen, indem er durch Fortnehmen von Periost und Umbinden von Leinwand eine oberflächliche Nekrose der Corticalis hervorrief.

JULIUS WOLFF (I. 93) trat auf die Seite von BUSCH. Er hatte bei der Radiusfraktur einer Taube (bei intakter Ulna) einen reichlichen Markcallus entstehen sehen und konnte sich nicht vorstellen, wie die periostale Neubildung durch die kaum sichtbare Bruchspalte hindurchgewachsen sein sollte.

Der Streit um die Herkunft des inneren Callus fand sein Ende durch Versuche von P. BRUNS an jungen Hunden, über die dieser 1881 (II. 17) berichtete. Transplantation von Knochenmark von einem Tier auf das andre ergab negative Resultate, dagegen produzierte der der resezierten Tibia entnommene Markzylinder Knochen, wenn er demselben Tier unter die Haut verpflanzt war. Vom 14. Tage an zeigten sich Verknöcherungsherde, am 20.—24.

Tage waren sie zu einem größeren Knochenstück verschmolzen. — Die Diskussion (F. BUSCH, J. WOLFF) brachte nichts wesentlich Neues. —

1877 (II. 150) sprach F. BUSCH über die schon von DU HAMEL und HALLER über 100 Jahre zuvor bei Tierversuchen angewandte Methode der Krappfütterung, deren Zuverlässigkeit neuerdings vielfach angezweifelt war. Er brachte ausgewachsenen Hunden künstlich Knochennekrosen bei und bekam Färbung nur in der sich neubildenden Knochensubstanz, wenn er nicht mit zu großen Dosen fütterte, hielt die Methode also für beweiskräftig, was J. WOLFF (I. 51) wenigstens für Tauben nicht zugeben konnte, da er ihre Knochen schon nach 24 Stunden ganz gefärbt gefunden hatte. —

Einen Beitrag zur Frage des Knochenwachstums brachte P. VOGT-Greifswald (77. II. 165). Er stellte einen 20 jährigen Mann vor, der nach traumatischer Epiphysentrennung am Humeruskopf vor 10 Jahren eine Verkürzung des Oberarms von 13 cm bekommen hatte, und besprach Tierversuche zum Beweise des appositionellen Knochenwachstums von den Epiphysenscheiben aus. LANGENBECK (I. 51) hatte eine ähnliche Wachstumsstörung am Humerus nach Vereiterung der Epiphysenscheibe und nekrotischer Ausstoßung des Kopfes gesehen.

Der Vortrag von HELFERICH-Greifswald zur Biologie wachsender Röhrenknochen (94. II. 519) war nur eine vorläufige Mitteilung über eine große Reihe von Versuchen an der Ulna von jungen Kaninchen. Er resezierte den peripheren Intermediärknorpel und pflanzte ihn an derselben Stelle in normaler oder umgekehrter Richtung wieder ein, wobei sich zeigte, daß er sich in eingeschränktem Maße an dem Knochenwachstum weiterhin beteiligte. —

1884 (I. 10) zeigte JULIUS WOLFF seine schönen später in den Besitz der Gesellschaft gekommenen Schnittpräparate von geheilten Frakturen, rachitischen Verbiegungen und Genua valga und erläuterte daran ,,das Gesetz der Transformation der inneren Architektur der Knochen bei pathologischen Veränderungen der äußeren Knochenform".

An die Demonstration schloß sich ein lebhaftes Redeturnier zwischen den alten Knochenkämpen WOLFF und F. BUSCH (I. 14 und I. 33). BUSCH erinnerte an HERMANN MEYER in Zürich, der die typische Architektur der Spongiosa erkannt, und an KULLMANN, der die Architektur mathematisch erklärt hat, und bestritt WOLFF die Berechtigung, die Anschauung von der typischen Architektur der Knochen von dem normalen auf das pathologische Gebiet zu übertragen, wenigstens nicht als „Gesetz", wenn sich auch eine solche zweckmäßige Struktur bisweilen auch an pathologischen Knochen finden lasse. Für das Genu valgum fand WOLFF einen Sekundanten in MIKULICZ, der sich an den Präparaten jetzt von der Richtigkeit der WOLFFschen Ansicht überzeugt hatte.

Neuntes Kapitel.

Phosphornekrose.

Die von LORINSER in Wien 1845 zuerst beobachtete und beschriebene Phosphornekrose wurde vor WEGNERs Arbeit in Virchows Archiv (vgl. S. 18) für ein lediglich lokales, durch direkte Einwirkung der giftigen Dämpfe auf das Periost der Kiefer hervorgerufenes Leiden gehalten. v. BIBRA und GEIST hatten bei Tierversuchen keine Einwirkung auf das übrige Knochensystem nachweisen können.

Die erste klinische Beobachtung, die auf eine solche allgemeinere Wirkung hinwies, machte 1871 Stabsarzt PFLUGMACHER in Berlin, dessen Name unbilligerweise hinter dem WEGNERs später ganz zurückgetreten ist. Er behandelte in der Charité einen 18 jährigen Posamentier, der seit seinem 4. Lebensjahr bis vor kurzem in einer Zündhölzchenfabrik gearbeitet hatte, an einer Quetschwunde am Unterschenkel, an die sich eine gangränöse Periostitis der Tibia anschloß. Bei der notwendig gewordenen Amputation fiel auf, daß das Periost dem Femur nur ganz locker anlag und sich abnorm leicht ablösen ließ. Am Knochenstumpf entwickelte sich wieder eine gangränöse Periostitis, und der Kranke starb an Pyämie. PFLUGMACHER vermutete die Ursache der eigentümlichen Krankheitserscheinungen in einer chronischen Phosphorvergiftung, die zu einer Steigerung der Vulnérabilität der Gewebe geführt habe. WEGNER machte die Sektion und fand, von den pyämischen Veränderungen abgesehen, eine geringe Hyperostose am Schädel, leichte ossifizierende Periostitis an den Alveolarrändern der Kiefer bei intakten Zähnen und stärkere osteogenetische Auflagerungsschichten an Epi- und Apophysen der Extremitätenknochen. Die Tierversuche, die Beide gemeinsam begannen, setzte später WEGNER allein fort, da PFLUGMACHER bald als einer der ersten Pioniere der deutschen medizinischen Wissenschaft nach Afrika ging, und entdeckte nun die eigenartige Reizwirkung des Phosphors auf die osteogenen Gewebe, die überall da, wo sich sonst spongiöser Knochen bildet, kompakte Knochensubstanz entstehen läßt.

Erst 1887 wurde durch ROSEs Aufsatz „Über das Leben der Zähne ohne Wurzel" in der Dtsch. Zeitschr. f. Chirurgie ein zweiter, dem von PFLUGMACHER und WEGNER ähnlicher Fall von krankhaften Veränderungen am ganzen Skelett durch Phosphorwirkung bekannt. Durch glücklichen Zufall bekam ROSE die Leiche einer Frau in den Operationskurs, bei der er 12 Jahre zuvor Ober- und Unterkiefer wegen Phosphornekrose herausgenommen hatte, und fand, daß alle Röhrenknochen eine ganz abnorm dicke Corticalis und eine entsprechend verengte, wenn auch überall noch erhaltene, Markhöhle hatten. —

Da diese Veränderungen am Skelett latent bleiben, und sich bei dem seltener werdenden Leiden nicht häufig Gelegenheit zu Sektionen fand, konzentrierte sich das Interesse immer wieder auf die Kiefernekrose und ihre Behandlung.

1877 (II. 244) zeigte LANGENBECK auf dem Kongreß einen Schädel, den WOOD aus New York herübergeschickt hatte. Er stammte von einem jungen Mädchen, bei dem einige

Jahre zuvor wegen Phosphornekrose der ganze Unterkiefer in 2 Sitzungen entfernt worden war. Es hatte eine ergiebige Regeneration stattgefunden, aber, wenn LANGENBECK sagte, daß der Kiefer in allen seinen Teilen erhalten, wenn auch etwas kleiner sei, so ist das cum grano salis zu verstehen. Denn es fehlen, wie die Abbildung zeigt, die aufsteigenden Äste, die Anguli, der Alveolarfortsatz, das ganze Gebilde ist nicht viel mehr als eine große bogenförmige Knochenspange, die das Kinn während des Lebens allerdings wohl besser wird haben hervortreten lassen, als das nach solchen Operationen gewöhnlich der Fall war. Meist fand ich den regenerierten Knochen einem abnorm großen zweiten Zungenbein ähnlicher als einem Unterkiefer. LANGENBECK hatte die Totalexstirpation des Unterkiefers wegen Phosphornekrose 6 mal gemacht, gewöhnlich auch in 2 Sitzungen mit Zurücklassung der Osteophyten.

HUETER (I. 140) berichtete über einen Mann in Rostock, dem wegen Phosphornekrose der Unterkiefer und beide Oberkiefer herausgenommen waren. BILLROTH hob hervor, daß die Osteophytenbildung am Oberkiefer immer gering sei, und die Regeneration ausbleibe, während der Unterkiefer sich mitunter noch besser ersetze als in dem Fall von WOOD. Der 25. Kongreß brachte 2 Vorträge über Phosphornekrose von RIEDEL-Jena (96. II. 485) und BOGDANIK-Biala (II. 325). Die Krankheit war inzwischen infolge der sanitären Maßregeln seltner geworden, aber keineswegs ausgestorben. Bei der Herstellung der Vulkanstreichhölzer war der sonst von der unschädlichen amorphen Modifikation verdrängte gelbe oder weiße Phosphor noch immer in Gebrauch. In Deutschland hielt sich die Fabrikation als Hausindustrie besonders in der ärmlichen Gegend des Thüringer Waldes, vor allem in Neustadt am Rennstieg, so daß RIEDEL den 56 Fällen aus der Jenenser Klinik, die HÄCKEL 1889 seiner Arbeit im Archiv f. klin. Chirurgie zugrunde gelegt hatte, 24 eigene Beobachtungen anreihen konnte. HÄCKEL hatte bei den Phosphorarbeitern mehrfach eine hochgradige Knochenbrüchigkeit beobachtet, die sich in einem Fall sogar zeigte, ehe eine Kiefererkrankung zu bemerken war. Bei einem von RIEDELs Kranken brach der Unterkiefer bei einer Zahnextraktion durch, und zwar obgleich der Kranke seit 19 Jahren nichts mehr mit Phosphor zu schaffen gehabt hatte. RIEDEL erinnert an die beiden Fälle von WEGNER und ROSE und spricht die Vermutung aus, daß die pathologischen Veränderungen am ganzen Knochensystem sich bei Sektionen in den meisten Fällen vorfinden würden. Bei der Nekrose der Kiefer sei das Hinzutreten der Infektion von der Mundhöhle aus zu der chronischen Periostitis das Entscheidende für den Verlauf. ,,Man kann wohl ruhig den Satz aufstellen, daß Periostitis + Infektion stets den befallenen Knochen vernichten". —

In bezug auf die Behandlung der Phosphornekrose waren die Ansichten von jeher geteilt. LORINSER, BAUM, TRÉLAT u. A. warteten die vollständige Lösung des Sequesters ab, SCHUH, DUMREICHER, LANGENBECK empfahlen die frühzeitige subperiostale Resektion mit Fortnahme der Osteophyten, und BILLROTH, THIERSCH, ROSE legten Wert darauf, die Osteophyten zu schonen, subosteophytär zu resezieren, wie ROSE es nannte. RIED in Jena hatte immer frühzeitig subperiostal reseziert, und sein energischer Nachfolger folgte seinem Beispiel. Von RIEDELs 24 Operierten starb keiner, während RIED noch eine Mortalität von 14,3 Proz., BILLROTH eine Mortalität von 21 Proz. hatte, und die abwartende Methode, die die Kranken dem verderblichen Einfluß einer langdauernden Jauchung in der Mundhöhle überließ, 45,6 Proz. Mortalität ergeben haben sollte. RIEDEL machte 5mal die frühzeitige Exstirpation des ganzen Unterkiefers, 5mal des halben, mit nachträglicher Entfernung der anderen Hälfte in 2 Fällen. Die durch Erfahrungen im Kreise ihrer Mitarbeiter mit dem Verlauf der Krankheit vertrauten Patienten pflegten selbst zu einer frühzeitigen Radikaloperation zu drängen. Über die Regeneration des Unterkiefers nach frühzeitiger Resektion machte RIEDEL keine genaueren Angaben. Wenn sie vielleicht etwas weniger ergiebig sei als bei längerem Zuwarten, so müsse für die Wahl der Methode doch die Wirkung auf das Allgemeinbefinden und die Mortalitätsziffer entscheidend sein.

Mit noch größerer Entschiedenheit trat BOGDANIK für eine frühzeitige Radikaloperation ein. Er exstirpierte bei Phosphorerkrankung am Unterkiefer immer gleich den ganzen Knochen, und zwar von der Mundhöhle aus ohne äußeren Hautschnitt, und erzielte damit „ein weit besseres kosmetisches und funktionelles Resultat" als bei der partiellen Resektion, besonders wenn er in der Heilungszeit eine Prothese nach CLAUDE MARTIN einlegte. Bei partieller Resektion werde das Zurückgelassene bald wieder nekrotisch. Die Entfernung des Unterkiefers vom Munde aus gelinge ohne große Schwierigkeit, wenn man ihn mit der Kettensäge in der Mittellinie trenne. Die beiden vom Redner mitgebrachten auf diese Weise herausgenommenen Unterkiefer ließen erkennen, daß der nekrotisierende Prozeß noch sehr wenig vorgeschritten war.

Zehntes Kapitel.

Geschwülste.

Auf dem dritten Kongreß (74. I. 4) hielt VOLKMANN seinen bekannten Vortrag über Teer- und Rußkrebs. Ersteren beobachtete er bei Arbeitern in den Braunkohlenteer- und Paraffinfabriken der Hallenser Gegend. Der Teerkrebs entwickle sich auf dem Boden hyperplastischer und entzündlicher Zustände des Hautbodens, der sogenannten Teerkrätze, mit Vorliebe am Scrotum, mitunter multipel, befalle erst spät die Lymphdrüsen und scheine mit dem in England vorkommenden Ruß- oder Schornsteinfegerkrebs (PERCIVAL POTT) identisch zu sein.

In der Diskussion (I. 5) sagte BAUM, er habe vor kurzem den ersten Fall von Schornsteinfegerkrebs zu sehen bekommen, bis vor 10 Jahren habe man aber auch in Hannover nur mit Holz geheizt. ESMARCH und LANGENBECK teilten Beobachtungen über Mundschleimhautkrebse infolge von Tabakkauen mit. —

In seinen „Aphorismen über Krebs" (77. II. 196) teilte ESMARCH aus seiner reichen Erfahrung eine Reihe von Beobachtungen mit über die Entstehung von Carcinomen aus Atheromen, auf Lupusnarben, Beingeschwüren, Psoriasis linguae. Wo äußere Reize wie das Tabakrauchen nicht nachzuweisen seien, müsse eine gewisse Dyskrasie angenommen werden. Da mitunter bösartige Geschwülste auf energischen Gebrauch von Jodkali zurückgingen, sei auch an latente hereditäre Syphilis als ätiologisches Moment zu denken. Vor Verwechselung syphilitischer Ulcerationen und Geschwülste mit Carcinom und Sarkom sei zu warnen, die mikroskopische Untersuchung allein sei entscheidend. Mit gutem Erfolg habe er Arsenik angewandt, sowohl als Ätzmittel als auch innerlich in starken Dosen (vgl. KOCHER, 95. I. 94).

Über die Gummigeschwülste und ihre zu Verwechslungen führende Ähnlichkeit mit Sarkomen sprach LANGENBECK 1880 (II. 213). In der Diskussion (I. 107) brachte ESMARCH ein weiteres Beispiel von Heilung eines vermeintlichen Sarkoms durch Schmierkur. LANGENBECK sprach die Ansicht aus, daß die meisten Zungencarcinome auf dem Boden der Syphilis entständen, der Syphilidologe LEWIN (als Gast anwesend) widersprach dem, er habe niemals den Übergang von Zungengumma in Carcinom beobachten können.

1889 (II. 120) kam ESMARCH in seinem Vortrag über Ätiologie und Diagnose der bösartigen Geschwülste auf seine Hypothese zurück, daß die Entstehung von Geschwülsten, namentlich von Sarkomen, zusammenhänge mit einer von syphilitischen Vorfahren herrührenden Disposition. Zu den Gummata, die Sarkome vortäuschen können, hatten sich inzwischen auch die Aktinomykose und Tuberkulose gesellt, besonders die Tuberkulose der Zunge.

Und 1895 (II. 298) berichtete ESMARCH von 40 Fällen, die ihm als bösartige Geschwülste zugeschickt waren und sich als Syphilome entpuppt hatten. Als der Syphilis verdächtig erklärte er alle Geschwülste, die durch Impfungen mit Erysipel, durch das Coleysche Serum und ähnliche Mittel zur Heilung gebracht wurden. —

In demselben Jahre (95. II. 183) brachte TILLMANNS eine sorgfältige Zusammenstellung aller über Ätiologie und Histogenese des Carcinoms bis dahin festgestellten Tatsachen und erdachten Hypothesen. „Bisher", so lautet der Schlußsatz, „ist unser Wissen bezüglich der eigentlichen Ursachen des Carcinons nur Vermutung, streben wir immer mehr danach, die Hypothesen in Tatsachen umzusetzen." —

Die Versuche von HEINE, durch Injektion von Carbol- oder Chlorzinklösung Carcinome zur Heilung zu bringen, sind schon erwähnt (S. 20).

1880 (II. 51) machte VOGT-Greifswald ähnliche Versuche mit Wickersheimerscher Flüssigkeit in der etwas unklaren Absicht, das Geschwulstgewebe zu konservieren, nicht zur Nekrose zu bringen, aber an der Proliferation zu hindern. Er hatte die Versuche erst kürzlich begonnen, glaubte aber schon Erfolge beobachtet zu haben. LANGENBECK (I. 8) bemerkte dazu, daß er bei Lymphomen mit Einspritzungen von Tinctura Fowleri (CZERNY) ausgezeichnete Erfolge bekommen habe, und daß die Wickersheimersche Lösung wohl nur durch ihren Arsengehalt wirken könne.

THIERSCH erwähnt 1881 (II. 407), daß seine früheren Einspritzungen von Silbersalpeter bei bösartigen Geschwülsten erfolglos geblieben seien, bei phagedänischen Schankern hätten sie sehr gut gewirkt. —

Über Heilversuche mit Bakteriengiften bei bösartigen Neubildungen berichteten P. L. FRIEDRICH-Leipzig 1895 (II. 312) und W. PETERSEN-Heidelberg 1896 (II. 229).

Beide Arbeiten beschäftigen sich mit der Prüfung der auf Grund einer klinischen Beobachtung von W. BUSCH in der mit Erysipel besonders gesegneten alten Bonner Klinik zuerst von FEHLEISEN in BERGMANNs Klinik versuchten und dann von COLEY in New York weiter ausgebildeten Methode der Überimpfung von Erysipel oder Einspritzung von Bakterientoxinen, um bösartige Tumoren zur Rückbildung zu bringen.

FRIEDRICH machte auf der Klinik von THIERSCH Versuche an 13 Carcinomen und 4 Sarkomen, wie COLEY teils mit Sterilisation und Filtraten von Streptokokkenkulturen, teils von Mischkulturen mit Prodigiosus, die meist in die Geschwülste injiziert wurden. Öfters entstanden Nekrosen, die anatomische Untersuchung ließ an den von der Injektion nicht direkt betroffenen Stellen niemals Veränderungen erkennen, die im Sinne der Heilung hätten gedeutet werden können. Ein spezifischer Antagonismus zwischen den Toxinen und den Neubildungsprozessen konnte nicht nachgewiesen werden. FRIEDRICH nimmt an, daß in den wenigen berichteten Fällen von Heilung „der aktive Infektionsvorgang des Erysipels mit allen reaktiven Entzündungsäußerungen des befallenen Körpers es ist, welcher zur Geschwulsteliminierung und Heilung geführt hat". Der Infektionsinsult bei Anwendung der Toxine sei dem mit lebenden Keimen nicht zu vergleichen.

Zu im wesentlichen gleichen Resultaten kam PETERSEN in der Klinik von CZERNY bei Injektion von Streptokokkenfiltrat, Prodigiosussterilisat und Mischkultursterilisat, teils in den Tumor, teils subcutan, teils intravenös, wo es 10 mal stärker wirkte als subcutan. Bei 10 Carcinomen blieb jeder Erfolg aus, von 17 Sarkomen ging ein doppelfaustgroßes ulceriertes Rundzellensarkom der Parotisgegend bis auf einen walnußgroßen überhäuteten Knoten zurück, nach dessen Exstirpation kein Rezidiv auftrat. Eher noch schlechter waren die Erfolge mit dem Krebsserum von EMMERICH und SCHOLL, das nach PETERSEN einem Streptokokkenfiltrat in 4facher Verdünnung gleichzusetzen war. Besonders die Prodigiosustoxine erwiesen sich als ein starkes Herzgift, das in einem Fall zum Tode führte.

In den Diskussionen zu den beiden Vorträgen (95. I. 93 und 96. I. 21) teilte SENGER-Krefeld einen Fall von Sarkom der Scapula mit, bei dem ein Erysipel zur Vereiterung und vollständigen Heilung der sehr großen Geschwulst führte,

NIKOLADONI-Innsbruck einen Fall von Heilung eines Laryngoskleroms durch ein von der Tracheotomiewunde ausgehendes Erysipel. ROSENBERGER sah metastatische Sarkome am Bein nach Injektion von Coleyschem Serum erweichen und heilen, in einem von KOCHER beobachteten Fall ging ein großes Beckensarkom nach Injektionen von Streptokokkenserum sehr stark zurück, nahm dann aber wieder zu und führte zum Tode. Bei Carcinom wurde von keinem der Redner ein Erfolg erzielt.

Meine eigene Erfahrung über das Krebsserum von EMMERICH und SCHOLL beschränkt sich auf folgendes: In Bonn kam ein Zahnarzt mit weit vorgeschrittenem Zungencarcinom und einem schon ganz erweichten metastatischen Drüsentumor in meine Behandlung. Als ich dem armen Menschen mitteilte, daß ich zu einer Operation nicht raten könne, ging er nach München. Nach einiger Zeit bekam ich von dort den Separatabdruck eines Aufsatzes über das Krebsserum, in dem mein Patient ohne den inzwischen jedenfalls aufgebrochenen und durch Vereiterung zerstörten Drüsentumor als vermeintlich geheilt abgebildet war. Aber als ich einen mit derselben Post aus der Heimat des Kranken angekommenen Brief öffnete, enthielt dieser die Todesanzeige.

Einen Fortschritt in der Behandlung bösartiger Geschwülste bedeutete der Ersatz der Amputation durch **Ausräumung der Geschwulst oder partielle Knochenresektion bei myelogenen Knochensarkomen**. Bekanntlich hatte schon NÉLATON auf Unterschiede in der Malignität der Knochensarkome hingewiesen und die Myeloide oder Riesenzellensarkome direkt als tumeurs bénignes des os bezeichnet. Bei dieser Geschwulstform ist dann auch zuerst, und zwar in England (nach MIKULICZ' Angabe von LUCAS, MORRIS, BERKLEY HILL) statt der Amputation die Resektion mit gutem Erfolg gemacht worden. Später versuchte man auch bei anderen Knochensarkomformen mit der Resektion auszukommen.

1888 (I. 24) stellte LÖBKER-Greifswald eine Patientin vor, die 3 Jahre nach der Exartikulation eines Fingers wegen Sarkoms der I. Phalanx ein zentrales, den Knochen stark auftreibendes Sarkom in der rechten Unterkieferhälfte bekommen hatte. LÖBKER hatte sich darauf beschränkt, die vorgetriebene äußere Knochenschale zu entfernen, die Geschwulstmasse herauszulöffeln und die stehenbleibende innere Knochenschale mit dem Thermokauter zu behandeln. Nach 1½ Jahren war noch kein Rezidiv aufgetreten, obgleich es sich um ein kleinzelliges Rundzellensarkom handelte. BERGMANN (I. 25) sagte, er würde den Versuch nicht nachmachen, da er auch nach Entfernung des ganzen Mittelstückes des Kiefers in einem analogen Falle ein Rezidiv bekommen habe.

1889 (II. 197) teilte KRAUSE die Erfahrungen der VOLKMANNschen Klinik über Ausräumung schaliger myelogener Sarkome mit. In 3 Fällen von Unterkiefersarkom und 1 Fall von Oberkiefersarkom wurde ebenso operiert wie in dem Fall von LÖBKER und auch mit Erfolg. In 1 Fall traten 6 Rezidive in der Narbe auf. KRAUSE stellte einen Mann vor, bei dem die Ausräumung eines kindskopfgroßen Sarkoms im Tibiakopfe zur Heilung geführt hatte. Nach 2¾ Jahren war kein Rezidiv eingetreten.

1893 (II. 108) stellte NEUMANN eine Frau vor, der BRAMANN das obere Drittel der Tibia mit einem darin befindlichen großen Riesenzellensarkom durch Resektion entfernt hatte.

1895 (II. 350) behandelte MIKULICZ das Thema in einem ausführlicheren Vortrag. Er erinnerte an einen 1891 von BERGMANN auf der Naturforscherversammlung vorgestellten Fall von periostalem Sarkom, in dem 15 cm Tibia und Fibula reseziert waren, sowie an die vor 2 Jahren vorgestellte Frau, die noch rezidivfrei sei, und berichtete über seine eigenen Erfahrungen, die sich auf 2 Resektionen des Radius, 1 der Ulna, 1 der Tibia und 2 des Femur bezogen. Die beiden Femursarkome waren Spindelzellensarkome der unteren Hälfte des Knochens, und es wurden in jedem Falle 20 cm reseziert. In dem einen Fall wurde der Knochenstumpf des Femur in ein Bohrloch der Tibiaepiphyse eingefügt, und der Operierte bekam ein gehfähiges Bein, in dem andern wurde ein Elfenbeinstab eingefügt, und als die Heilung ausblieb, die Amputation gemacht. KÖNIG (I. 104) bemerkte dazu, daß er die Resektion bei Riesenzellensarkomen für berechtigt halte, in den beiden Fällen von Femursarkom aber die Exartikulation im Hüftgelenk gemacht haben würde. —

Über experimentelle Übertragung bösartiger Geschwülste wurde wiederholt berichtet.

WEHR (88. I. 52) impfte in der Lemberger Veterinärschule Stückchen von Carcinoma medullare aus der Scheide von Hündinnen in das Unterhautbindegewebe von Hunden über. Es bildeten sich an der Impfstelle Geschwulstknoten bis zu Bohnengröße, die dann aber wieder verschwanden. Eine Hündin aber (89 II. 86) bekam größere bleibende Geschwulstknoten und starb nach einem halben Jahre. Es fanden sich krebsig entartete Retroperitonealdrüsen (das mikroskopische Bild fehlt in der Veröffentlichung).

HANAU-Zürich (89. II. 276) impfte von einem verhornten Epithelialcarcinom der Vulva einer Ratte in die Tunica vaginalis von 2 Ratten. Die eine bekam 2 kleine Tumoren am Hoden, die andere starb an ausgedehnter Carcinose des Bauchfells nach 7 Wochen. Eine dritte von der zweiten abgeimpfte Ratte erkrankte in gleicher Weise und noch ausgedehnterem Maße. Die Geschwülste waren immer wieder verhornte Epitheliome.

Diskussion I. 10: RILLE-Greifswald versuchte ohne Erfolg Überimpfung von dem Rectumcarcinom eines Hundes auf 5 andere Hunde. HAHN überpflanzte bei einer Kranken mit disseminierten Carcinomknötchen in der Haut der Mamma einzelne Knötchen auf wunde Stellen der gesunden Haut und sah sie hier weiterwachsen. BERGMANN wiederholte den Versuch von HAHN mit gleichem Erfolg. HANAU nahm absichtlich alte Ratten zu seinen Versuchen.

GEISSLER-Berlin (95 I. 87) nahm die Versuche 6 Jahre später wieder auf, nachdem in der Zwischenzeit nur ganz vereinzelte Erfolge von Übertragung von Sarkomen bei

Maus und Ratte bekannt geworden waren (PFEIFFER und v. EISELSBERG). GEISSLER erreichte nach vielen vergeblichen Versuchen einen Erfolg bei einem Hunde, dem er Stückchen eines Carcinoms vom Präputium eines anderen Hundes unter die Haut und in die Scrotalhöhle implantiert hatte. Es entwickelten sich Tumoren in den Lymphdrüsen, auf Peritoneum und Pleura.

In der Diskussion (I. 91) betonten die pathologischen Anatomen HANSEMANN und O. ISRAEL, ohne die gelungene Übertragung bezweifeln zu wollen, daß die Präputialgeschwulst kein eigentliches Epithelialcarcinom sei. ROSENBACH gelang bei Ratten die Überimpfung eines Spindelzellensarkoms.

Der Pathologe JÜRGENS-Berlin, der 1896 (I. 84) über die Ätiologie der Sarkome sprach, war auf Grund seiner Experimente zu der Überzeugung gekommen, daß gewisse Sarkomformen, insbesondere das Melanosarkom zu den Infektionskrankheiten gehörten und durch Protozoen hervorgerufen würden. Das von der Leiche entnommene, z. T. schon durch Fäulnis zerstörte Impfmaterial hatte, in die Bauchhöhle gebracht, Sarkome im Peritoneum und metastatisch im Auge entstehen lassen, und die Geschwülste hatten sich auf andere Kaninchen weiterverimpfen lassen. Den Krankheitserreger glaubte er in einer Amöbe, so klein wie ein Kernkörperchen, gefunden zu haben, die er zu der Klasse der Coccidien rechnete.

Im nächsten Jahre (97 I. 154) zeigte JÜRGENS die Präparate eines 2½ Jahre nach der Impfung an Sarkom des Auges, wo die Impfung stattgefunden hatte, der Nieren und der Leber zugrunde gegangenen Kaninchens. —

In ätiologischer Beziehung interessant ist eine Mitteilung von SEYDEL-München (92. I. 107) über ein Sarkom, das sich bei einem in der Schlacht von Sedan Verwundeten um Knochensplitter und Geschoßteile herum im Oberschenkel entwickelt hatte. Der alte Schußkanal hatte andauernd geeitert.

RIEDEL-Jena zeigte 1896 (I. 105) das Präparat eines Dünndarmcarcinoms, das zwischen wahrscheinlich auf

Aktinomykose zurückzuführenden Verwachsungen aufgetreten war. Im Hoden fand sich bei der Sektion ein Actinomycesherd. — Es würde zu weit führen, über alle auf den Kongressen mitgeteilten Beobachtungen und Untersuchungen über einzelne Geschwulstformen zu berichten. Ein Teil davon wird bei der Chirurgie der Körperteile, die der Sitz der Geschwulst sind, erwähnt werden. Im übrigen muß ich mich auf eine bloße Aufzählung der Mitteilungen beschränken, wobei ich Zusammengehörendes nach Möglichkeit gruppenweise vereinige.
Exostosen: UHDE (76. II. 241), gegliederte Exostose. BERGMANN (76. I. 34), 2 Exostosen mit Gelenkkapseln darauf am unteren Femurende. FEHLEISEN (85. II. 380), Exostosis bursata. BESSEL-Hagen (89. II. 447), Knochen- und Gelenkanomalieen bei partiellem Riesenwuchs und bei multiplen cartilaginösen Exostosen. (Eingehende reichhaltige Arbeit mit besonderer Berücksichtigung der zuerst von VOLKMANN beobachteten Wachstumstörung bei den sich vererbenden Exostosen.) — Knochencysten: BRAMANN (87. I. 31), Fall von cystöser Degeneration des Skeletts. SCHLANGE (93. II. 198), Diagnose der solitären Cyste in den langen Röhrenknochen (im Femur dicht unter dem Trochanter). ISRAEL, ESMARCH, SONNENBURG (93. I. 44), ähnliche Fälle mit Spontanfraktur. — Knochensarkom: BORCK (90. II. 140), Heilbarkeit maligner Neubildungen des Oberschenkels durch Exarticulatio femoris (111 Fälle aus der Literatur, 6 von MADELUNG. Von keinem ist sicher konstatiert, daß er dauernd geheilt blieb). — Myositis ossificans: KÜMMELL (83 .II. 221), HELFERICH (87. I. 26). ZOEGE-v. MANTEUFFEL (96. I. 43). — Geschwülste der Schleimbeutel: RANKE (85. II. 523), Myxom aus Hygroma praepatellare, Sarkom aus der Bursa extensorum des Oberschenkels hervorgegangen). — Lymphangiome: WEGNER (76. II. 256); SENGER (94. I. 140), Lymphangiom am Fuß bis zu einer amniotischen Schnürfurche reichend. NARATH (95. II 396), retroperitoneale Lymphcysten. WAITZ (89. II.

89), Elephantiasis congenita. — BARDELEBEN (83. I. 96), Sarkome des Ischiadicus und seiner Äste. — BRUNS (91. II. 191), Rankenneurome. — REHN (90. I. 121), angeborenes Sarkom auf dem Fußrücken. — NARATH 95. II. 427), pulsierendes Angioendotheliom des Fußes. — GRAF (76. I. 85) Knochendefekt im Schädel durch Druckresorption durch ein Angiom.

Elftes Kapitel.

Narkose.

Dem zweiten Kongreß (73. 1. 91) machte NUSSBAUM eine für seine Art zu sprechen und zu schreiben bezeichnende briefliche Mitteilung über seine Erfahrungen mit der Lustgasnarkose, die, von DAVY 1799 erfunden, seitdem wiederholt empfohlen und wieder verworfen, in neuster Zeit von Zahnärzten viel benutzt wurde, und bei dem Münchner Publikum so beliebt war, daß „jede Woche mehrere Patienten in NUSSBAUMs Zimmer kamen, welche diese Narkose mit ganz bestimmten Worten verlangten". Er bereitete sich das Gas selbst durch Erhitzen von Ammonium nitricum. Die Narkose tritt in $1/2$—1 Minute ein, kein ekelerregender Geruch, kein Kopfweh, keine Übelkeit, eine Minute später ist der Patient wieder ganz wach und arbeitsfähig. „Das alles ist so hübsch verlockend, daß blonde sanfte Menschen, welche es in dieser Weise gekostet haben, nie mehr Chloroform nehmen möchten." Aber die Schattenseite! Bei manchen Menschen bewirkt das Gas überhaupt keine Narkose, sondern nur Aufregung und starke Cyanose. Bei 280 Fällen gab es 37 gänzliche Nichterfolge und 1 Todesfall. Dieser betraf einen Trinker, der 53 Tage hintereinander (!) zum Bougieren der Harnröhre mit Chloroform narkotisiert worden war. Am 54. starb er in der Stickstoffoxydulnarkose. „Alle Blutkörperchen waren zerstört, in eine schmierige Lackfarbe aufgelöst. — Als Resumé meiner Erfahrungen" schreibt NUSSBAUM, „versichere ich Sie, daß die Stickstoffoxydulnarkose für einzelne Menschen, namentlich für zarte Konstitutionen, eine gewisse Annehmlichkeit, für den Chirurgen aber eine Plage und ein unzuverlässiges und nicht ungefährliches Experiment ist." —

Von Bedeutung war der Vortrag von KAPPELER-Münsterlingen über Äther- und Chloroformnarkose auf dem Kongreß 1890 (II. 79) wegen seines Inhalts und, weil sich daran der Beschluß der Gesellschaft knüpfte, Material für eine Narkosenstatistik zu sammeln. In dem schon 43 Jahre alten Wettstreit zwischen Chloroform und Äther, der sich damals mehr zugunsten des Äthers zu wenden anfing, vertrat KAPPELER mit Entschiedenheit das Chloroform, die allgemeine Wiedereinführung des Äthers, sagte er, würde einen Rückschritt bedeuten. Dem von Physiologen wie SNOW, BERT, KRONECKER auf Grund von Tierversuchen gegebenen Rate folgend, die Chloroformnarkose mit Apparaten zu bewerkstelligen, die dem Kranken eine Luft von genau bestimmtem Chloroformgehalte zuführen, benutzte KAPPELER einen etwas veränderten JUNKERschen Apparat, an dem man je nach dem Stande des Chloroformflüssigkeitsniveaus bei 30 Pumpenstößen in der Minute die Konzentration der eingeatmeten Chloroformdämpfe ablesen konnte. Die eingepumpte Luft ging dabei nicht wie bei dem alten Junkerschen Apparat durch die Chloroformflüssigkeit, sondern über den Flüssigkeitsspiegel hinweg,. $9^{1}/_{2}$—12 Gramm Chloroform auf 100 Liter Luft erwiesen sich als zur Narkose genügend.

In der Diskussion (I. 14) traten BRUNS und STELZNER-Dresden, ZIELIWICZ-Posen für die Äthernarkose ein, BERGMANN für das Chloroform. Letzterer erwähnte 2 Todesfälle durch Angst und Schreck vor Beginn der Narkose. Auf seinen Antrag beschloß die Versammlung die schon erwähnte Sammelforschung.

GURLT übernahm die mühevolle Aufgabe, das von Mitgliedern und dann auch von Nichtmitgliedern eingehende Material zu sichten und statistisch zu verarbeiten, eine Arbeit, die er mit gewohntem Fleiß bis zum Jahre 1897, 1 Jahr vor seinem Tode, fortsetzte. 1891 (II. 46) konnte er über 24625 Narkosen berichten, und zwar 22656 Chloroformnarkosen mit 71 Asphyxien und 6 Todesfällen, 470 Äthernarkosen ohne üble Zufälle, und 1472 gemischte Äther-Chloroformnarkosen mit 5 Asphyxien, aber keinem Todesfall. Im Jahre 1897 (II. 202) war die Gesamtzahl auf 330429 angewachsen mit 136 Todesfällen, so daß auf 2429 Narkosen 1 Todesfall kam. Im einzelnen kam bei Pentalnarkosen 1 Todesfall schon auf 213 Narkosen, bei Chloroform 1 Todesfall auf 2075, bei der BILLROTH-Mischung auf 3370, bei Äther auf 5112, bei Bromäthyl auf 5396, bei Chloroform-Äther-Mischung 1 Todesfall auf 7613 Narkosen. Im letzten Berichtsjahre standen 6951 Äthernarkosen 20250 Chloroformnarkosen gegenüber. Über einen nachträglichen Todesfall durch Äther-Pneumonie war berichtet.

1892 (II. 367) sprach PHILIP, Assistent von GLUCK am Kaiserin-Friedrich-Kinderkrankenhause in Berlin über das Pental als Narkoticum. 200 Narkosen waren ausgezeichnet verlaufen. SCHEDE (I. 120) hatte damit eine schwere Asphyxie bekommen, und in ihrem Bericht über das nächste Jahr warnten SCHEDE und SICK wegen eines Todesfalles vor weiteren Versuchen. 1895 verschwand das Pental aus den Berichten.

In den 1893 eingegangenen Berichten hoben neben BRUNS und STELZNER auch KÜSTER, GARRÈ und TRENDELENBURG die Vorzüge der Äthernarkose hervor. JUILLARD-Genf teilte mit, daß er seit 1877 bei 4512 Äthernarkosen keinen Todesfall erlebt habe.

KÖNIG (93. I. 21) war dem Chloroform ganz treu geblieben. Bei einer Chloroformsynkope hatte sein Assistent MAASS den Kranken noch nach $^3/_4$ Stunden durch künstliche Respiration und rhythmische Stöße gegen die Brust in der Gegend der Herzspitze wieder zum Leben gebracht. Die Stöße sollen schnell, 80—100 in der Minute ausgeführt werden, ihre Wirkung ist dieselbe wie bei den Muskeln amputierter Gliedmaßen, die auf Schlagen noch nach $^1/_2$ Stunde zucken. BARDELEBEN und v. EISELSBERG hatten ebenfalls gute Erfolge mit dem Verfahren. — BARDELEBEN hatte 29 Jahre lang chloroformiert, bis er den ersten Todesfall bekam.

Wie bei dem Chloroform wurde man auch bei dem Äther bald darauf aufmerksam, daß die schädliche Wirkung, dort auf das Herz, hier auf die Bronchien und Lungen, von einer zu großen Konzentration der eingeatmeten Dämpfe herrührt. Die JUILLARDsche Maske wurde daher vielfach durch die von WANSCHER-Kopenhagen ersetzt, in der sich die Ätherdämpfe mit Luft mischen. GROSSMANN-Gießen zeigte auf dem Kongreß 1894 (I. 140) eine von ihm etwas abgeänderte WANSCHERsche Maske, die den Zweck der Mischung besser erfüllen sollte.

Der Pharmakologe DRESER-Bonn zeigte dann 1895 (I. 143) einen von ihm konstruierten, in der Klinik von TRENDELENBURG erprobten komplizierteren Apparat, der eine genaue Dosierung des verabreichten Ätherdampfes ermöglichte. Eine Stagnation der Luft in der luftdicht aufgesetzten Maske war durch eine leicht spielende Ventilvorrichtung unmöglich gemacht. Bei 30 Narkosen hatte es sich gezeigt, daß man mit 6 Proz. Ätherdampf anfangen kann, dann am besten rasch auf 8 Proz. steigt (in seltenen Fällen sind 9 Proz. erforderlich) und langsam auf 7—6 Proz. wieder heruntergeht. TRENDELENBURG (I. 154) bestätigte die Angaben von DRESER und empfahl den Apparat auch für Chloroformnarkosen. Bei Einatmen von 6proz. Ätherdampf trete gar kein Hustenreiz ein. LANDAU (I. 155) hielt die CLOVERsche und WANSCHERsche Maske für ausreichend, dagegen die JUILLARDsche für gefährlich. Dem widersprach DRESER. Ein Vorzug der JUILLARDschen Maske sei, daß sie nicht luftdicht abschließt, und jeder Atemzug daher die Luft in der Maske etwas erneuert. Bei Analysen der Maskenluft bei Narkosen mit den Masken von WANSCHER und GROSSMANN habe er Konzentrationen von Ätherdampf bis zu 16 Proz. gefunden.

SCHLEICH-Berlin (95. I. 144) sprach über den Siedepunkt der Narkotica und die Körpertemperatur. Ausgehend von der Anschauung, daß die Lunge die Wiederausscheidung des Giftes um so leichter übernehmen kann, je näher der Siedepunkt des Narkoticums der Körpertemperatur gelegen ist, stellte er 3 Mischungen von Chloroform, Aether Petrolei (nur zur Verdünnung des Chloroforms dienend) und Äther sulfuricus in verschiedenem Verhältnis dieser Bestandteile zueinander her, so daß die erste einen Siedepunkt von 38 Proz., die zweite von 40 und die dritte von 42 hatte. Die erste bestimmte er für kurzdauernde, die zweite und dritte für länger dauernde Operationen. 171 Narkosen verliefen vorzüglich, auch bei 4 Phthisikern und 2 Kindern mit Bronchopneumonie.

Zwölftes Kapitel.

Lokalanästhesie.

Die mit dem RICHARDSONschen Ätherspray hervorgerufene Lokalanästhesie der Haut war ein nur in sehr beschränktem Maße anwendbares Verfahren und ist es auch in der modernen Form des Äthylchloridspray noch heute. Als die anästhesierende Wirkung des Kocains auf die Schleimhäute durch KOLLER 1884 bekannt geworden war, lag es nahe, nach einem Verfahren zur Verwertung des Mittels auch zur Anästhesierung der Haut zu suchen. Der Anwendung von Einspritzungen unter die Haut waren durch die Giftigkeit des Mittels so enge Grenzen gesteckt, daß die Versuche zu keinen brauchbaren Ergebnissen führten. Den richtigen Weg zum Ziele gefunden zu haben, ist das bleibende Verdienst von SCHLEICH.

In seinem Vortrag auf dem Kongreß 1892 (I. 121) setzte SCHLEICH das Prinzip seiner Infiltrationsanästhesie auseinander und berichtete über seine Erfolge auch bei größeren Operationen. Bei Versuchen mit Einspritzungen nicht unter, sondern in die Haut an sich selbst und an seinen Assistenten fand er, daß die Infiltration der Haut mit Wasser oder schwacher Kochsalzlösung (Quaddelbildung) auch ohne Zusatz von Cocain nach schnell vorübergehender Schmerzempfindung Anästhesie hervorruft, und daß man bei Benutzung einer 0,2 proz. Kochsalzlösung mit einem Zusatz von Cocain im Verhältnis von 1 : 5000 auch die Injektion selbst zu einer ganz schmerzlosen machen kann. Wie auf die äußere Haut wirkte die Infiltration mit dieser Lösung auch auf die übrigen Gewebe anästhesierend, und es war SCHLEICH gelungen, bei 521 Kranken Operationen wie die Herniotomie, Sequestrotomie, Mammaamputation ohne Narkose schmerzlos durchzuführen.

Leider wurden die Verhandlungen im Anschluß an den Vortrag von einem Mißklang unterbrochen, wie er in den friedlichen Räumen unserer Gesellschaft noch nicht gehört worden war und nicht wieder gehört worden ist.

Nach den gedruckten Verhandlungen lauteten die Schlußsätze des Redners: „Ich halte mich (in den Verhandlungen gesperrt gedruckt) nach dem Stande der lokalen Anästhesie nicht mehr für berechtigt, die Chloroformnarkose oder ein anderes Inhalationsverfahren bei Operationen in Anwendung zu ziehen, wenn nicht vorher die prinzipiell angewandte Methode der Infiltrationsanästhesie versucht wurde. Erst wenn diese sich im Einzelfalle als unzureichend erwies, resp. erfahrungsgemäß für den Einzelfall nicht zugänglich ist, erst dann entsteht für die Narkose eine besondere Indikation. Aber Operationen in Narkose auszuführen, welche sicherlich auch mit dieser oder einer ähnlichen Form der lokalen Anästhesie durchführbar gewesen wären, das muß ich vom Standpunkte der Humanität und dem der moralischen sowie strafrechtlichen Verantwortlichkeit des Chirurgen aus bei dem heutigen Stande der Infiltrationsanästhesie für durchaus unberechtigt erklären."

Vorsitzender war BARDELEBEN, ein wohlwollender, gerecht denkender und ruhig urteilender, aber bei ernsterem Streit der Meinungen leicht aufbrausender Mann, wie sich auch bei anderen Gelegenheiten zeigte. In Greifswald war er in seiner Klinik Alleinherrscher gewesen, in Berlin mußte er das Regiment mit der Charitédirektion teilen. Ein oder das andere Mal führte der Unmut über ihm von der Bureaukratie in den Weg gelegte Hindernisse bei den geselligen Zusammenkünften auf den Kongressen zu unliebsamen Erörterungen mit dem Generalarzt MEHLHAUSEN, bei denen BARDELEBENs etwas cholerisches Temperament zutage trat.

Meiner Erinnerung nach waren die Worte SCHLEICHs schärfer als in der Wiedergabe in den Verhandlungen, das Stenogramm wird bei der üblichen Durchsicht etwas in milderndem Sinne abgeändert sein. Daß sie schärfer gewesen sein müssen, ergibt sich aus der folgenden Szene, die ohne eine solche Voraussetzung ganz unverständlich sein würde. Mit Bestimmtheit glaube ich mich zu erinnern, daß das drohende Wort „Staatsanwalt" gefallen ist. Wie dem auch sei, es ist bedauerlich, daß die Zurückweisung der nicht ganz bedachten überheblichen wenn auch nicht absichtlich herausfordernden Äußerungen des jugendlichen Redners nicht in ruhigerer und gemäßigterer Form geschehen ist.

BARDELEBEN erhob sich, zornige Röte überflog sein von dem weißwallenden Barte umrahmtes scharf geschnittenes Gesicht und mit erregter Stimme sagte er: „M. H. Wir stimmen nicht ab in unserer Gesellschaft. Wenn uns aber etwas Derartiges, wie es in dem letzten Satz des Vorredners enthalten ist, hier entgegengeschleudert wird, dann dürfen wir auch unsere Meinung äußern, denn es ist hier eine öffentliche Versammlung. Ich bitte diejenigen, welche durch den Redner überzeugt sind von dem Zutreffen und der Wahrheit der von ihm in dem letzten Satz zusammengefaßten Ansicht, die Hand zu erheben. M. H. Ich konstatiere, daß sich keine Hand erhoben hat (lebhafter Beifall). Wird eine Diskussion gewünscht? (Pause: Nein). Ich bitte diejenigen, welche eine Diskussion wünschen, die Hand zu erheben. Es erhebt sich keine Hand, es findet also keine Diskussion statt." So weit der gedruckte Bericht.

SCHLEICH, dem damit die Möglichkeit, sich zu verteidigen, entzogen war, verließ die Sitzung. In einem Schreiben an den Vorsitzenden sagte er, es könne keine Rede davon sein, daß er sich eine Richterschaft über seine Kollegen, die in bezug auf das Chloroform anderer Meinung seien, habe anmaßen wollen. „Ich habe einzig und allein meine persönliche Ansicht, wie sie für mein eigenes ärztliches Handeln auf Grund wissenschaftlicher Untersuchungen maßgebend geworden ist, zum Ausdruck bringen wollen. Sollte durch die Fassung dieses Ausspruchs die Auffassung berechtigt gewesen sein, als versuche ich mir ein derartiges Urteil über das ärztliche Handeln meiner Kollegen anzumaßen, so bedauere ich das auf das lebhafteste."

Bei SCHLEICH selbst (CARL LUDWIG SCHLEICH, Besonnte Vergangenheit, Lebenserinnerungen. 1923) sowie bei den zahlreichen Freunden und Verehrern des phantasiereichen, auch künstlerisch veranlagten, rede- und schriftgewandten Mannes hat der Zwischenfall auf dem Kongreß zu einem ungerechten Urteil über unsere Gesellschaft und ihre Vertreter geführt. Demgegenüber muß festgestellt werden, daß es sich um eine Ablehnung der Methode der Lokalanästhesie, etwa wie die Pariser Akademie vor Zeiten die Rhinoplastik für ein Märchen erklärt und sich gegen die Tracheotomie bei Croup ausgesprochen hat, sowie um eine Unterdrückung des jungen außerhalb der Fakultät stehenden Mannes durch die offiziellen Vertreter der Chirurgie oder Ähnliches in keiner Weise gehandelt hat. Der Vorgang kam so unvermutet und spielte sich so schnell ab, daß die „Abstimmung" als eine regelrechte Abstimmung und mit Überlegung zustande gekommene Meinungsäußerung nicht gelten kann. Über den Wert der neuen Methode hätten überhaupt nur Wenige ein bestimmtes eignes Urteil abgeben können.

Auf dem zweiten darauf folgenden Kongreß (94. I. 89) lud BERGMANN die Mitglieder zu einer Operation ein, die SCHLEICH unter Infiltrationsanästhesie in der Universitäts-Poliklinik vornehmen wollte. Auf Wunsch des Vorsitzenden ESMARCH berichtete er am folgenden Tage über den Verlauf der 2 von SCHLEICH ausgeführten Operationen, für die eine besonders empfindliche Körpergegend, der Anus gewählt war. Der eine Kranke hatte eine Fistula ani, der andere Hämorrhoiden. Das dicke Bozemansche Speculum ließ sich vollständig schmerzlos in den Mastdarm einschieben, und das

Verfahren bewährte sich überhaupt vollständig. BERG-MANN schloß seinen Bericht: „Der Referent kann demnach die Anwendung der SCHLEICHschen Infiltrations-Anästhesie für Operationen in gesunder Haut, die nicht zu umfangreich sind, empfehlen und muß anerkennen, daß Herr SCHLEICH sich um die Ausbildung seiner Methode ein nicht zu unterschätzendes Verdienst erworben hat."

Die Vorträge von HACKENBRUCH-Wiesbaden und HEINRICH BRAUN-Leipzig (jetzt Zwickau) im Jahre 1898 (II. 103 und 116) fallen nicht mehr in die Periode meiner Berichterstattung. Ich brauche nicht hinzuzufügen, daß BRAUN sich das größte Verdienst um die weitere Ausgestaltung der Infiltrationsanästhesie erworben hat und als der zweite Vater dieses wichtigen Hilfsmittels der operativen Chirurgie anzusehen ist.

Dreizehntes Kapitel.

Röntgendurchleuchtung.

Als gegen Ende des Jahres 1895 die staunenerregende Nachricht durch die Welt ging, daß RÖNTGEN in Würzburg unsichtbare Lichtstrahlen entdeckt habe, die durch feste Körper hindurchgehen könnten und auf die photographische Platte ebenso einwirkten wie das Tageslicht, war es klar, daß eine solche Entdeckung für die Chirurgie von der größten Bedeutung sein mußte. Die Herstellung von HITTORFschen Röhren wurde schnell ein wichtiger Industriezweig, in den Kliniken wurden überall Durchleuchtungen am Platincyanürschirm vorgenommen, und photographische Schattenbilder von Frakturen und Luxationen und von Fremdkörpern in der Hand hergestellt.

Schon auf dem nächsten Kongreß (96. I. 25) sprach KÜMMELL über die Diagnose der Knochenherde durch Röntgenstrahlen. Mit Hilfe eines Funkeninduktors von 25 cm Funkenlänge und einer gut ausgepumpten Röhre von MÜLLER in Hamburg war es ihm gelungen, die Expositionszeit bei den Aufnahmen, die zuerst 20 Minuten und länger betragen hatte, auf 10—45 Sekunden, bei der Aufnahme von Fingern sogar auf 3 Sekunden zu verkürzen und nicht nur eine dunkle Silhouette der Knochen zu bekommen, sondern ein zarter gezeichnetes Schattenbild, auf dem auch die Struktur des Knochengewebes deutlich zu erkennen war. Als Probebilder zeigte er einen Typhusherd in einer Phalanx, eine Spina ventosa, ein Gumma im Radius, einen Fremdkörper in der Hand. Am Durchleuchtungsschirm hatte er die Bewegungen des Zwerchfells und den Herzbeutel erkennen können. Der Apparat, mit dem er arbeite, sei allerdings eine ziemlich kostspielige Anlage. Er koste „mit Rheostat und zahlreichen dazu gehörigen Röhren immerhin etwa 1500 M." (Glückliche Zeiten!)

GEISSLER (I. 28) berichtete über die Erfahrungen der BERGMANNschen Klinik, die wegen des weniger wirksamen Apparates nicht ganz so günstig waren wie die Hamburger. Sehe man von den metallischen Fremdkörpern ab, so sei eine besondere Förderung für die Diagnose und den Operationsplan durch die Röntgenbilder bisher nicht gewonnen worden. Was die Augen direkt gesehen und die Finger gefühlt hätten, wäre noch allein maßgebend geblieben, aber für den klinischen Unterricht und zur Überzeugung von Richtern und anderen Laien wären die Bilder von Wert.

KRAUSE-Altona (I. 29) empfahl die ERNECKEschen Röhren mit 2 Anoden, von denen die eine aus dünnem Platinblech bestehe. Aufnahmen von Hand und Vorderarm könne man damit in wenigen Sekunden machen, allerdings koste diese Röhre 36 M.

FEILCHENFELD-Berlin (I. 30) warnte vor nachteiligen Folgen der Bestrahlung. Von einem Kollegen sei ein Kind mit Skoliose, um ein Bild der Wirbelsäule zu bekommen, 1 Stunde und nach 8 Tagen noch einmal 1½ Stunden lang bestrahlt worden und habe ein Eczema solare bekommen, ein Elektrotechniker ein Ekzem an den Händen, nachdem er sie häufig durchleuchtet hatte.

1897 wurden „einige interessante Röntgenbilder" in

einer Mappe der Bibliothek der Gesellschaft einverleibt. Im nächsten Jahr war die Zahl der gestifteten Photogramme 710, im Jahre 1900: 1069. 1902 schenkte KÜTTNER 86 Röntgenbilder von Schußverletzungen aus dem Transvaalkriege. Inzwischen hatten sich die meisten Kliniken und Krankenhäuser eigene Sammlungen angelegt, so daß unsere Sammlung nicht fortgesetzt wurde. Leider ist sie auch später bei dem Umzuge in das neue Heim nicht aufgehoben worden. Die alten Bilder würden für die Geschichte der Röntgentechnik von Interesse sein.

Vierzehntes Kapitel.

Künstliche Blutleere.

In den Verhandlungen des 2. Kongresses (73. I. 66) findet sich, nur 2 Druckseiten einnehmend, die erste Mitteilung von ESMARCH über seine Erfindung der künstlichen Blutleere bei Operationen, eine der wichtigsten Errungenschaften auf dem Gebiete der chirurgischen Technik, die den Namen des Erfinders bald in alle Länder trug. Der unmittelbare Eindruck des kurzen Vortrages entsprach nicht der Bedeutung seines Inhaltes, es fehlte an der Veranschaulichung des Verfahrens durch Demonstration, und ungünstig war, wie STROMEYER bemerkte (A. KÖHLER), daß der Vortrag erst an die Reihe kam, als die Zeit für das Tagespensum schon abgelaufen war, und den ermüdeten Zuhörern das Mittagessen winkte. Eine Diskussion fand nicht statt.

Wie ESMARCH in seinem Festvortrag am 25jährigen Jubiläum der Gesellschaft (96. II. 1) mitteilte, hatte er schon seit 1854 bei Amputationen zum Zweck der Blutersparnis das Glied vor Anlegung des Tourniquets immer bis zur Amputationsstelle mit leinenen Binden fest eingewickelt, um das Blut herauszupressen, und hatte dieses Verfahren 1862 im Verein baltischer Ärzte in Rostock empfohlen, ohne zu wissen, daß die alten Chirurgen z. T. schon ebenso oder ähnlich vorgegangen waren, so BRÜNINGHAUSEN 1818 und im

17. Jahrhundert FABRICIUS HILDANUS, nach R. KÖHLER (zitiert bei NEUBER 93. II. 164) auch CHARLES BELL, CLOVER und in neuerer Zeit SILVESTRI in Vincenza, letzterer sogar mit Gummibinden und Abschnürung mit einem Gummischlauch. Im allgemeinen hatte man früher auf die Blutersparnis wenig Wert gelegt, im 18. Jahrhundert sogar, wie z. B. WREDEN und PLATNER, um der Entzündung vorzubeugen, der Amputation den Aderlaß vorausgeschickt oder folgen lassen (G. FISCHER). In der LANGENBECKschen Klinik wurde zu meiner Zeit die Extremität nicht eingewickelt, aber auch auf das zu venöser Stauung führende Tourniquet verzichtet. Die Digitalkompression des Arterienstammes war das allein angewandte Verfahren, das allerdings geübte und zuverlässige Assistenz erforderte, besonders bei der Amputation im Oberschenkel, sowie bei den Exartikulationen im Hüft- und Schultergelenk. Bei guter Assistenz blieb der Blutverlust, abgesehen von dem in dem amputierten Teil zurückbleibenden Blut, ein mäßiger, und die Zahl der die Unterbindung erfordernden Gefäße war nicht groß.

Ganz neu und von größerer Bedeutung war der Gedanke ESMARCHs, die künstliche Blutleere auch bei anderen Operationen zu dem Zweck anzuwenden, nicht nur dem Blutverlust vorzubeugen, sondern vor allem auch das blutleer gemachte Operationsfeld dem Auge ganz freizulegen, wofür als Beispiel ESMARCH in seinem Vortrag auf die Nekrotomie hinwies.

Auf dem nächsten Kongreß (74. II. 1) berichtete ESMARCH über seine weiteren sehr günstigen Erfahrungen bei 200 Operationen, besonders auch bei Gelenkresektionen. Einen großen Fortschritt sah er darin, daß die Schwämme bei der Operation ganz überflüssig geworden seien, die trotz der Desinfektion mit Salzsäure der Wunde Infektionen zuführen könnten. Das LISTERsche Verfahren wende er übrigens bei Amputationen und Resektionen nicht an und habe bei 28 größeren Amputationen und 8 Resektionen nur 3 Todesfälle gehabt. Er habe die Tuberkelknötchen auf der Synovialis sehen und eingedrungene Nadeln in Hand und Fuß leicht finden können, auch das Auffinden der verletzten Stelle eines Arterienstammes und die Operation der Aneurysmen sei durch sein Verfahren sehr erleichtert. Lähmungen und Hautlappengangrän durch den Schlauchdruck sei ihm nicht vorgekommen. Auch bei der Exartikulation im Schulter- und Hüftgelenk sei die künstliche Blutleere anwendbar, bei der Exartikulation im Hüftgelenk solle man statt des Schlauches ein Kompressorium für die Aorta anwenden, wie er es in praktischer Form konstruiert hatte.

In der lebhaften Diskussion (I. 7), an der sich HASSE, LANGENBECK, BRYK, KÖNIG, H. FISCHER, THIERSCH beteiligten, wurden die Vorzüge des Verfahrens allgemein anerkannt, aber auch einige Bedenken geäußert. LANGENBECK sah 4mal Lähmung der Hand eintreten und benutzte daher jetzt am Oberarm statt des Schlauches eine zweite Gummibinde, KÖNIG war nicht sicher, ob nach länger dauernder Konstriktion nicht Lappengangrän am Amputationsstumpf eintreten könnte, BRYK glaubte, daß in einem Fall von Pyämie nach Amputation wegen Kniegelenkcaries mit Fisteln durch die Konstriktion jauchige Säfte in den Körper übergeführt seien, während THIERSCH und ESMARCH die Erfahrung gemacht hatten, daß auch bei Jaucheherden und bei foudroyanter Gangrän die Konstriktion ohne Bedenken angewandt werden kann, wenn sie nur oberhalb des Krankheitsherdes angelegt wird.

Weitere Mitteilungen und Diskussionen über die künstliche Blutleere brachten die Kongresse 1875 (ESMARCH II. 113. Disk. I. 12), 1876 (ESMARCH I. 54. Disk. I. 58), 1880 (ESMARCH II. 47. Disk. I. 5), 1881 (J. WOLFF II. 489. Disk. I. 127), 1885 (ESMARCH I. 104), 1893 (NEUBER II. 159. Disk. I. 90) und, wie schon erwähnt, 1896 (ESMARCH II. 1). Es handelte sich bei den Besprechungen, abgesehen von kleinen technischen Verbesserungen und Vorschlägen (statt des Gummischlauches eine elastische Binde aus Gummi oder aus vernickelten Messingspiralen, Hosenträger, verschiedene Verschlußstücke) besonders um zwei Fragen, wie die Konstriktion sich bei der Exartikulation im Schulter- und Hüftgelenk am besten herstellen läßt, und wie das Nachbluten aus den kleinen Arterien und aus den Capillaren infolge der vasomotorischen Drucklähmung vermieden werden kann.

LANGENBECK hielt bei der Exarticulatio femoris an dem alten Verfahren mit Digitalkompression fest, TRENDELENBURG und SCHEDE (1880) machten statt dessen die hohe Amputation mit nachfolgender Resektion. Statt des bei der hohen Amputation leicht abrutschenden Schlauches legte SCHEDE eine Gummibinde in Form der Spica coxae an. TRENDELENBURG machte zunächst die Resektion des Gelenkes, schob dann 2 Stäbe von der Wunde aus schräg nach innen durch die Weichteile und legte vorn und hinten nach Art der Sutura circumvoluta einen komprimierenden dünnen Gummischlauch um. 1881 (II. 121) besprach er ein anderes von ihm angewandtes Verfahren, das die ESMARCHsche Konstriktion mit dem alten LISFRANCschen Exartikulationsverfahren vereinigt. Ein in derselben Richtung wie nachher das LISFRANCsche Messer dicht vor dem Gelenkkopf durchgespießter Stahlstab mit abnehmbarer Spitze und ein nach Art der Sutura circumvoluta vorn umgelegter dünner Gummischlauch verhindern die Blutung aus den großen Gefäßen. Stab und Schlauch können nicht abrutschen, weil das Messer etwas weiter abwärts durchgestoßen wird. Dann Auslösung des Kopfes aus der Pfanne und Konstriktion der Weichteile hinter dem Gelenk in analoger Weise durch Stab und Schlauch. Das Verfahren hatte sich bei einem 15jährigen Mädchen mit einem Sarkom des Femur bewährt. —

Das nachträgliche Bluten, das die Vorteile der ESMARCHschen Konstriktion zum Teil wieder aufhob und die prima intentio in Frage stellen konnte, veranlaßte einige Chirurgen, z. B. HUETER und CREDÉ (94 II. 244), das Verfahren bei Amputationen wieder ganz aufzugeben. Um das Nachbluten möglichst einzuschränken, empfahl ESMARCH zunächst, den Schlauch nicht zu fest anzulegen und die Wunde vor seiner Abnahme mit eiskalter Carbollösung zu bespülen, WAITZ (1880) spülte nach dem Vorgang der Gynäkologen mit heißer Lösung, die MADELUNG aber unwirksam fand. Am meisten bewährte sich neben sorgfältiger Unterbindung sichtbarer Gefäße die Elevation der Extremität und Kompression der Wunde mit Carbolschwämmen oder Verbandmaterial nach beendeter Operation. Die Vorteile der Elevation wurden besonders von ESMARCH, KÖNIG und J. WOLFF hervorgehoben, WOLFF widmete 1881 diesem Verfahren einen längeren Vortrag. ESMARCH hatte 1880 durch sorgfältiges Unterbinden, tiefgreifende Nähte, Elevation und Kompression erreicht, daß der „Dauerverband" an 12 so behandelten Amputationsstümpfen 14 Tage liegen bleiben konnte. Bei Resektionen war ESMARCH sogar dazu übergegangen, den Schlauch erst nach Anlegung des komprimierenden Verbandes bei elevierter Extremität zu lösen, und hatte in 33 von 56 Fällen den Dauerverband 3—4 Wochen lang liegen lassen.

Fünfzehntes Kapitel.

Bluttransfusion.

Keine andere chirurgische Operation hat eine so wechselvolle Geschichte aufzuweisen wie die Bluttransfusion. Ursprünglich als direkte Überleitung von Blut von Mensch zu Mensch geplant, tritt sie in den Verhandlungen unserer Gesellschaft im Jahre 1874 in der Gestalt auf, in der sie 2 Jahrhunderte zuvor am Menschen zuerst ausgeführt worden ist, als Tierbluttransfusion. Es wird von Interesse sein, den mannigfachen Wandlungen, die sie in der Zwischenzeit durchgemacht hatte, und den Ursachen derselben nachzugehen.

Nach den Forschungen von PAUL SCHEEL, einem deutschen Arzt in Kopenhagen (Die Transfusion des Blutes usw. 1802. 1803), findet sich die Transfusion zuerst kurz erwähnt in Schriften aus der ersten Hälfte des 17. Jahrhunderts, von MAGNUS PEGELIUS in Rostock (1604), ANDREAS LIBA-

VIUS in Koburg (1615) und JOHANNES COLLE in Padua (1628), aber nicht als eine von Ärzten zu bestimmten Heilzwecken unternommene Operation, sondern als ein von ungenannten Scharlatanen angepriesenes Mittel, Greise mit dem Blute von Jünglingen wieder jung zu machen. Nach LIBAVIUS sollte das Blut durch ein silbernes Röhrchen von Arterie zu Arterie übergeführt werden. Nähere Angaben fehlen, und es bleibt zweifelhaft, ob es sich nur um geplante oder um vielleicht in aller Heimlichkeit wirklich zur Ausführung gekommene Operationen gehandelt hat.

Der Wunsch der alten Leute, wieder jung zu werden, ist wohl so alt wie die Menschheit und hat von den frühsten Zeiten an bis auf STEINACH manche wunderliche Blüte gegetrieben. Die Tontafeln aus Ninive erzählen in Keilschrift von dem Helden GILGAMESCH, wie er die stachliche Pflanze vom Grunde des Meeres heraufholt, die dem Greise, wenn er sie ißt, die Kraft der Jugend wiederbringt, und wie die Schlange sie ihm dann heimlich wegfrißt. Und der älteste ägyptische Papyrus medizinischen Inhalts enthält Zaubersprüche zur Verjüngung. Auch der Gedanke, sie durch Ersatz des verbrauchten Blutes durch frischeres zu erreichen, stammt schon aus alter Zeit. Aber es ist nicht richtig, wenn man die Verjüngungsprozedur, die bei OVID Medea an dem alten Vater des Jason vornimmt, als eine Bluttransfusion auffaßt (v. BERGMANN, Festrede 1883). Medea öffnet dem Greise die Kehle mit dem Schwerte und läßt das alte Blut ausströmen, füllt dann aber die Adern nicht mit dem Blut eines Jünglings, sondern mit ihren zuvor bereiteten Zaubersäften. Auch die Geschichte vom Tode Innozenz VIII. (1492) ist zweifelhaft, da es unklar bleibt, ob das Blut römischer Knaben dem sterbenden Papste in die Adern gebracht oder als Getränk verabreicht werden sollte.

Die erste sicher festzustellende Transfusion am Menschen ist von JEAN DENIS am 15. Juni 1667 ausgeführt. Er war Professor der Mathematik und Philosophie, später auch der Medizin in Paris. In den lateinischen Schriften seiner Zeit wird er DIONYSIUS genannt und darf nicht mit DIONIS (gest. 1718) verwechselt werden, der ein Gegner der Transfusion war.

Aber die eigentliche Geburtsstätte der Transfusion und ihrer Vorläuferin, der Infusion, ist Oxford und die dort 1645 als Privatgesellschaft gegründete, später nach London verlegte und zur Staatsanstalt erhobene Royal Society. Um 1660 war in Oxford Professor der Astronomie CHRISTOPHER WREN, der später als Architekt nach London übersiedelte und als Erbauer der stolzen St. Paul-Kathedrale berühmt geworden ist. Der vielseitige Mann machte zusammen mit seinem Freunde, dem Chemiker und Physiker ROBERT BOYLE, einem Mitbegründer der Royal Society, auch physiologische Tierversuche und wurde einer der Erfinder der Infusion, die er durch Injektion von Opium und anderen Medikamenten in die Venen von Hunden erprobte.

Das Verdienst, die Transfusion bei Tieren zuerst mit Erfolg ausgeführt zu haben, kommt RICHARD LOWER, Arzt in Oxford zu, der in einer in mehreren Auflagen erschienenen Schrift tractatus de corde item de motu et colore sanguinis et chyli in eum transitu (1. Aufl. London 1669) über seine eingehenden Untersuchungen auf dem Gebiete der Herz-Anatomie und -Physiologie und im Anschluß daran über seine Infusions- und Transfusionsversuche berichtet hat. Ein überzeugter Anhänger von HARVEY, widerlegt er zunächst die alte Lehre von dem Aufwallen des Blutes im Herzen als Ursache des Herzschlages. HIPPOKRATES erklärte das Aufwallen durch die Einwirkung der Wärme des Herzens auf das $\imath\chi\omega\varrho$, das unfertige Blut, CARTESIUS hatte neuerdings die Hypothese aufgestellt, daß im Blut ein Ferment enthalten sei, das mit einem anderen im Herz befindlichen schwefligen Ferment zusammengebracht die ebullitio des Blutes hervorrufe und das Herz zur Diastole ausdehne. Letztere, nicht die Systole, die nur ein Zusammenfallen sein sollte, galt bei den Alten als der aktive Teil der Herzbewegung. LOWER machte bei Hunden nach ergiebigem Aderlaß wiederholte Infusionen von Wein oder Bier und verdünnte das Blut auf diese Weise, bis es ganz blaß geworden war. Trotzdem arbeitete das Herz weiter, also, wie er schloß, unabhängig von der Blutbeschaffenheit durch eigne Muskelkraft.

Von der Infusion ging er zur Transfusion über und veranstaltete im Februar 1665 eine öffentliche Demonstration seiner Experimente. Dem Versuchshunde wurden in die Jugularis 2 silberne Röhrchen eingebunden, das eine zum Abfließen des eigenen Blutes, das andere zum Zuführen des fremden Blutes aus der Carotis. Als biegsames Verbindungsstück zwischen den Röhrchen diente ein Stück Ochsenarterie. Als Blutspender wurden 2 große Doggen genommen, die man sich nacheinander in den Versuchshund hinein verbluten ließ. Losgebunden sprang dieser vergnügt umher und wälzte sich im Grase, wie ein Hund, der in das Wasser geworfen war.

Im November und Dezember 1666 wiederholten zwei Mitglieder einer von der Royal Society eingesetzten Kommission, COXE und KING, das LOWERsche Experiment vor der versammelten Gesellschaft, indem sie in einen Hund das Blut eines anderen Hundes und in zwei weitere Hunde das Blut von zwei Schafen überfließen ließen.

Die Kunde der merkwürdigen Erfindung durcheilte schnell die gebildete Welt. An vielen Orten wurden die Versuche wiederholt, vor allem in Paris von DENIS (erster Versuch am Hunde im März 1667), und dieser entschloß sich dann, eine Transfusion am Menschen vorzunehmen, nachdem er die Urteile der geschicktesten Ärzte und Naturforscher der Stadt eingeholt und auf ihre Bedenken erwidert hatte. Am 15. Juni 1667 ließ er einem jungen Mann, der nach zweimonatlichem Fieber und über 20 Aderlässen an allgemeiner Schwäche und an Schlafsucht litt, nach einem Aderlaß von 3 Unzen (90 gr) etwa 9 Unzen Blut aus der Carotis eines Lammes in die Mediana überströmen, die Menge des Blutes wurde nach der Zeitdauer des Überfließens geschätzt. Der Erfolg war angeblich ein ausgezeichneter, Stumpfheit und Trägheit waren verschwunden.

Das Tierblut wählte DENIS, weil er arterielles Blut als das wirksamere benutzen wollte und die Öffnung einer größeren Arterie beim Menschen scheute. Auch schien es deshalb besonders empfehlenswert zu sein, weil die Tiere den menschlichen Leidenschaften nicht unterworfen seien.

Einige Monate später, am 23. November 1667, machte dann auch LOWER zusammen mit KING seine erste Lammbluttransfusion am Menschen. Ein überspannter Baccalaureus der Theologie (his brain was sometimes a little too warm) erbot sich, die Operation gegen Belohnung mit einer Guinee an sich machen zu lassen, und war auch zu einer Wiederholung gern bereit, blieb aber ebenso verdreht, wie er gewesen war.

Daß man es für möglich hielt, durch die Einführung fremden Blutes in den Kreislauf auf das seelische Verhalten und auf Geisteskrankheiten einzuwirken, ist bei den aus dem Altertum überkommenen, damals noch nicht ganz überwundenen physiologischen Anschauungen nicht zu verwundern. Blut galt von jeher als ein ganz besonderer Saft. Nach HIPPOKRATES ist das Blut der Hauptträger des Bewußtseins, nach ARISTOTELES das Herz der Sitz der Seele. Das Blut enthält das Πνεῦμα, den Lebensgeist, den die Arterien den Organen zuführen, um sie mit der dem Blute innewohnenden Wärme und dem Prinzip der Empfindung und Bewegung zu versorgen, wie die Gärten durch sich teilende Wasserbäche gespeist werden. An die Vorstellung, daß Charaktereigenschaften und Gemütsstimmungen durch die Beschaffenheit des Blutes bedingt werden, erinnern noch sprachliche Ausdrücke, wie kaltblütig, heißblütig, böses Blut machen, Vollblut, von Geblüt. In dem „Ich bin auch noch ein junges Blut" tritt das Blut sogar für den Begriff Person ein.

Aus den zahlreichen Schriften über die Transfusion, die von 1667 bis gegen Ende des Jahrhunderts erschienen sind, sieht man, daß die Frage, wie weit etwa fremdes Blut das psychische Verhalten beeinflussen könne, die Köpfe vielfach beschäftigte. Schon BOYLE warf in der Royal Society die Frage auf, ob der Versuchshund nach der Operation seinen Herrn wiedererkenne. Und SIGISMUND ELSHOLZ,

Kurfürstlich Brandenburgischer Medicus ordinarius, der, ohne selbst Erfahrungen mit der Transfusion gemacht zu haben, in einem Anhang zu seiner Schrift über Infusion (Clysmatica nova 1667) die Transfusion kurz bespricht, sagt, man solle versuchen, das Temperament des Melancholikers durch das Blut eines Sanguinikers und das Temperament des Phlegmatikers durch das Blut eines Cholerikers zu korrigieren, und denkt an die Möglichkeit, bei sich streitenden Ehegatten durch gegenseitige Bluttransfusion die Harmonie der Ehe wiederherzustellen. Als Heilmittel bei Geisteskrankheit, und zwar bei einem Fall von Erotomanie wurde die Transfusion sogar noch von DIEFFENBACH einmal versucht.

Nicht wenige der älteren Schriftsteller, besonders deutsche wie ELSHOLZ, MAGNUS MAJOR, Professor in Kiel, MERCKLIN 1679), HÖNN (1676) sprechen sich gegen die Benutzung von Tierblut aus oder bevorzugen wenigstens das menschliche Blut. ELSHOLZ und MERCKLIN bilden in ihren Schriften die direkte Transfusion ex homine in hominem von Armvene zu Armvene ab. Am Arm des Spenders liegt oberhalb der Aderlaßwunde die blutstauende Binde, die für den erforderlichen Druck zum Überführen des Blutes sorgt. Aber sie haben alle die Operation am Menschen nicht selbst gemacht. Man scheute die Gefahr der Phlebitis und Pyämie beim Spender, die schon bei dem gewöhnlichen Aderlaß nicht ausgeschlossen war und durch das Einbinden der Kanüle in die freigelegte Vene wesentlich gesteigert wurde. MAJOR wollte sich am Blutspender auf den Aderlaß beschränken, das Blut in einem silbernen tubulus (instrumentum transplantatorium) von 5—6 Unzen (150—180 gr) Inhalt auffangen, dessen spitzes Ende in die Mediana des Kranken geschoben wurde, nach Füllung des Tubulus schnell, ohne die Spiritus des Blutes entweichen zu lassen, einen Stempel in den Tubulus schieben und das Blut in die Vene hineindrücken. Man erkennt das Vorbild der Transfusionsspritzen von E. MARTIN u. a., wie auch die modernen Hilfsapparate zur direkten Blutüberleitung von Vene zu Vene ihre Vorgeschichte haben. Der Benediktiner ROBERT DE GABET, einer von den Männern, die schon vor LOWER und DENIS die Transfusion planten (1658), dachte sich die „kommunikative Zirkulation von einem Tier in das andere" so, daß die Röhrchen durch einen ledernen Schlauch mit Klappen (wie in den Venen) verbunden werden sollten, das Durchströmen des Blutes sollte durch Fingerdruck befördert werden. ERASMUS DARWIN, der Großvater von CHARLES, schaltete ein Stück Hühnerdarm von bekannter Kapazität ein, das er portionsweise vollaufen ließ und ausdrückte (1796).

Der Fülle der Schriften über Infusion und Transfusion aus dem 17. Jahrhundert entspricht keineswegs die Zahl der am Menschen vorgenommenen Operationen. Sieht man von den Wiederholungen bei denselben Kranken ab, so sind bis 1700 nur 16, bis zum Erscheinen des bekannten Buches von GESELLIUS (1873), in Summa nur 20 Tierbluttransfusionen bekannt geworden (von den Transfusionen mit Benutzung menschlichen Blutes im 19. Jahrhundert sehe ich zunächst ab). Jene 16 sind sämtlich in den Jahren 1667 und 1668 ausgeführt, 5 von DENIS und EMMEREZ, in Deutschland überhaupt nur 4. DENIS wurde von Mitgliedern der Pariser Fakultät heftig angefeindet, und, als ein Geisteskranker längere Zeit nach der Transfusion gestorben war, kam es in Paris zu einem Prozeß und zum Verbot der Operation ohne besondere Zustimmung der Fakultät. Auch in Rom wurde die Operation untersagt, wobei wohl kirchliche Bedenken mitgewirkt haben werden, da in den Schriften wiederholt auf die strengen Verbote im 3. Buch Moses, Kap. 17 hingewiesen wird. Das Blut war ein regale Dei, sollte nicht mit der Nahrung eingenommen und also auch nicht auf andere Weise in den Körper gebracht werden.

Das Ausbleiben von Heilerfolgen in den ziemlich planlos für die Operation ausgewählten Krankheitsfällen wird das übrige getan haben, die Transfusion in Verruf zu bringen. Handelte es sich doch in keinem der Fälle um einen das Leben bedrohenden Blutverlust, sondern immer um gallige Diarrhoe,

Lungenschwindsucht, Lähmung nach Schlagfluß, schwere Fieber, Lepra, Skorbut und dergleichen. Tödlich ist die Operation niemals verlaufen, blutige Färbung des Urins wird einige Male erwähnt. Bei der Unsicherheit der Messung kann es sein, daß die Menge des eingeströmten Tierblutes kleiner war als angenommen wurde, was das Ausbleiben von schweren Reaktionserscheinungen erklären würde.

In Deutschland waren der Regimentschirurgus BALTHASAR KAUFMANN aus Küstrin und sein Schüler GOTTFRIED MATTHÄUS PURMANN, der Verfasser des „chirurgischen Lorbeerkranzes" die einzigen, die die Transfusion am Menschen erprobten. Durch mehrmalige Überleitung von Lammblut aus der Carotis in die Vene nach vorherigem depletorischen Aderlaß heilten sie den an „schwerer Lepra" leidenden Sohn eines Berliner Kaufmanns. Bei zwei skorbutischen Soldaten und einem Fischer mit fressendem Ausschlag hatten sie weniger Glück, die beiden Soldaten „litten nach Jahr und Tag noch an ihrer Schafmelancholey". Daß PURMANN ein überzeugter Anhänger der Infusion war, zeigte die Operation, die er an sich selber vornehmen ließ. Nach einer Infusion von Aqua cochleariae mit etwas Spiritus theriacalis war seine Krätze nach 3 Tagen angeblich verschwunden.

Daß die Transfusion nach 1668 wieder so gut wie ganz verlassen wurde, haben einsichtige Männer, wie NUCK (1696), DE LA CHAPELLE (1749)., HEMMAN (1778), ROSA (1783), G. RICHTER (1785), HUFELAND (1799) bedauert, und Versuche in den Anatomieen und tierärztlichen Anstalten wiesen immer wieder darauf hin, daß sie bei Blutverlusten von großem Nutzen sein müßte. Die besonders von den deutschen Schriftstellern von jeher vertretene Ansicht, daß man nicht Tierblut, sondern Menschenblut transfundieren solle, gewann mehr und mehr Boden.

Der Physiologe und Geburtshelfer am Guyshospital in London BLUNDELL tat den entscheidenden Schritt vorwärts mit den ersten Transfusionen menschlichen Blutes, das er, bei dem Aderlaß in einem erwärmten Gefäß aufgefangen, möglichst schnell mit einer erwärmten Spritze in die Armvene einspritzte. Ein schon fast verhungerter Kranker mit Pyloruskrebs starb nach 56 Stunden, dann hatten aber BLUNDELL und seine Schüler DOUBLEDY und UWINS von 1825 ab eine Reihe von Erfolgen bei sich verblutenden Frauen aufzuweisen. Die Erfolge wurden allerdings von DIEFFENBACH und anderen angezweifelt, weil man nicht wissen könne, ob die Frauen ohne die Operation wirklich gestorben wären. Damit war die Transfusion besonders auch in bezug auf die Indikationsstellung in das richtige Fahrwasser gebracht. E. MARTIN, der Berliner Geburtshelfer, der 1857 nach einem eigenen Erfolge für das BLUNDELLsche Verfahren eintrat, fand in der Literatur schon 57 Transfusionen bei Neuentbundenen verzeichnet.

Aber der Transfusion standen noch weitere Irrwege bevor. Wurde die Operation nicht schnell genug ausgeführt, so verstopften sich die Spritzen durch Gerinnsel, was die Gefahr von Embolieen hervorrief. Es lag nahe, das Aderlaßblut zu defibrinieren, zu filtrieren und nur das Filtrat einzuspritzen, wie PRÉVOST und DUMAS es 1821 bei ihren physiologischen Experimenten zuerst machten. MAGENDIE hatte 1838 vor einem solchen Verfahren gewarnt, da er bei seinen Tierversuchen bei Verwendung defibrinierten Blutes schwere Krankheitserscheinungen bekommen hatte. Trotzdem wurde das Defibrinieren von 1850 ab das fast ausschließlich angewandte Verfahren. GESELLIUS zählte bis 1873 102 Fälle mit nur 36 Erfolgen. Physiologen wie JOHANNES MÜLLER, EULENBURG und LANDOIS traten dafür ein.

Die vielen Mißerfolge infolge des Freiwerdens giftiger Substanzen nach der Injektion defibrinierten Blutes ließen das Interesse für die Transfusion bei den Praktikern dann wieder sehr zurücktreten. Neu belebt wurde es durch HUETER, der mit seinem Verfahren der arteriellen Bluttransfusion (Einspritzen von defibriniertem Aderlaßblut in die Arteria radialis oder tibialis postica) die Operation wesentlich verbessert zu haben glaubte, weil das infundierte Blut langsamer und gleichmäßiger zum Herzen gelange, auch

129

Luftembolie sicher vermieden werde, und dann besonders durch die schon mehrfach erwähnte Schrift des Petersburger Arztes FRANZ GESELLIUS, „Die Transfusion des Blutes" (1873).
Mit großer Entschiedenheit tritt GESELLIUS gegen das Defibrinieren auf und verlangt Benutzung vollen arteriellen Blutes, das aber vom Menschen wegen der Gefährlichkeit des operativen Eingriffs nicht entnommen werden könne. Man solle daher zur Tierbluttransfusion zurückkehren, die man nur aus Kritiklosigkeit und blindem Autoritätsglauben verlassen habe. Von der Bedeutung seines Vorschlages, den auszuführen er keine Gelegenheit hatte, war er so überzeugt, daß er seine Schrift mit dem Satze schloß: „Die Lammbluttransfusion wird in der Medizin eine neue Ära, die blutspendende, inaugurieren".
Die Prophezeiung ist ebensowenig in Erfüllung gegangen, wie man von dem Triumphzug etwas gesehen hat, den HUETER seiner arteriellen Transfusion geweissagt hatte, aber „das weite Feld des Vermutens, Glaubens, Hoffens", wie DIEFFENBACH bei anderer Gelegenheit gesagt hatte, „tat sich in der Transfusion noch einmal auf, ohne daß sie durch die Erfahrung gerechtfertigt wäre", und in HASSE-Nordhausen fand sich der Mann, der das Feld mit genügendem Selbstvertrauen betrat, darin zu schürfen. In bezug auf Weitherzigkeit in der Indikationsstellung war er schon bei seinen 16 früheren Transfusionen mit defibriniertem Menschenblut (Berl. klin. Wochenschr. 1869, S. 371) in den Spuren seiner Vorgänger vor 200 Jahren gewandelt und war in seinem Wirkungskreis als Spezialist für Transfusion bekannt. So war es ihm nicht schwer, auch zur Tierbluttransfusion bereite Kranke zu finden.
Auf dem Kongreß 1874 (II. 110) sprach HASSE über sein Operationsverfahren, das sich im Prinzip von dem der alten Lammbluttransfusoren nicht unterschied. Statt der silbernen Kanülen nahm er Glasröhrchen, die mit $1/4$ proz. Sodalösung gefüllt wurden. Er ließ das Blut überströmen „bis die Reaktionserscheinungen bei dem Patienten sich so gestei-

gert hatten, daß die Abbrechung der Transfusion indiziert war". Die schweren Erscheinungen, Unruhe, Atemnot, Cyanose, heftige Kreuzschmerzen, Stuhldrang, unwillkürlicher Stuhlabgang, Ohnmacht hatten meist schon nach 1—2 Minuten ihren Höhepunkt erreicht. Zum Schluß ließ HASSE das Blut noch für 10 Sekunden durch das Röhrchen herausspritzen und fing es in einem Mensurglase auf, um nach der Zeitdauer des Überströmens die Menge des übergeströmten Blutes schätzen zu können, wie man es früher gemacht hatte. Die Schätzung ergab Quantitäten bis zu 200 ccm, die errechneten Zahlen werden aber zu hoch sein, weil der Widerstand in der Vene zu berücksichtigen ist.

Der kurze Vortrag behandelte nur die Technik der Operation. Einen ausführlichen Bericht über HASSEs Transfusionen enthält seine Schrift vom Jahre 1874. Unter den 15 Transfusionen mit Menschenblut und den 16 mit Lammblut findet sich kein einziger Fall von akuter, das Leben unmittelbar bedrohender Anämie durch Verblutung. Außer einem Fall von Pyämie, bei dem die Transfusion das Leben um 14 Tage verlängert haben soll, handelt es sich um chronische Krankheitszustände mit z. T. wenig bestimmter Diagnose, Lungenphthise, Anämie bei Chlorose, Amyloid der Leber mit Ascites u. dgl. Daß die Kranken nervös und hysterisch waren, wird wiederholt erwähnt. Die Kranke, bei der HASSE wegen ,,Paralysis agitans" transfundierte, und die nach Transfusion von ca. 72 ccm Blut in 108 Sekunden nach dem Aufhören des gewöhnlich folgenden Schüttelfrostes komatös wurde, in der Achselhöhle eine Temperatur von 42,8° hatte und 4 Stunden nach der Operation starb, war augenscheinlich eine Hysterica. HASSE zählte ,,10 Heilungen von schweren und meistens anderweit unheilbaren Übeln" und glaubte ,,eine wesentliche Hilfe gegen Phthisis pulmonum gefunden zu haben". Überzeugend wirkt das Durchlesen der Krankengeschichten nicht.

Auch KÜSTER hatte, durch HASSEs Veröffentlichungen und das Buch von GESELLIUS bestimmt und nach Wiederholung der GESELLIUsschen Tierversuche, im Laufe des

Winters 1873/74 eine Reihe von direkten Hammelbluttransfusionen vorgenommen und berichtete darüber auf demselben Kongreß (74. II. 90). Er benutzte dabei den HUETERschen Weg der Transfusion in das periphere Stück der Arteria radialis oder tibialis postica und wandte einen von SCHLIEP konstruierten, einer Magenpumpe ähnlichen Apparat, den Infusor, an, mit Hilfe dessen man die Menge des übergeleiteten Blutes messen konnte. Die Transfusion wurde abgebrochen, sobald die niemals ausbleibenden schweren Erscheinungen ihren Höhepunkt erreicht hatten, was nach Überströmen von 90, meist erst von 120—180 ccm Blut der Fall war. Dann blieb die Respiration zunächst noch mühsam, Flimmern vor den Augen, Ohnmachtsanwandlungen blieben selten aus. Nachher Gefühl von Behagen mit auffallend starkem Appetit. Die unverkennbare Besserung des Allgemeinbefindens hielt 8—12 Tage an, um sich dann wieder zu verlieren. Wiederholung der Transfusion schien eher zu schaden als zu nutzen. Obgleich ein unmittelbar tödlicher Ausgang der Operation nicht vorkam, lebten von 8 Kranken zur Zeit des Kongresses nur noch 2. Aber es hatte sich auch um hoffnungslose Fälle meist von Lungenphthise gehandelt.

Als Erster hat KÜSTER den von den Chirurgen des 17. Jahrhunderts nur theoretisch empfohlenen Weg der direkten Transfusion von Mensch zu Mensch betreten, allerdings nicht von Vene zu Vene, sondern von Arterie zu Arterie, was einen unbequemeren Nebenweg bedeutete, und in Fällen, in denen von einem dauernden Heilerfolg ebensowenig etwas zu erwarten war, wie bei seinen Hammelbluttransfusionen. So haben die zwei „doppeltarteriellen Menschenbluttransfusionen" nicht die Beachtung gefunden, die sie verdient hätten. In dem einen Fall trat der gewohnte Schüttelfrost auf, aber in dem anderen blieb er aus, und in beiden Fällen verlief die Operation selbst ohne jedes beunruhigende Symptom, obgleich 250 und 215 ccm Blut übergeleitet wurden, mehr als bei irgendeiner Hammelbluttransfusion.

In der Wahl ungeeigneter aussichtsloser Fälle sah

KÜSTER die Ursache seiner Mißerfolge und wollte die Transfusion in Zukunft nur bei akuten Anämieen und bei heilbaren Krankheiten angewandt wissen, ließ ihr aber innerhalb dieser Grenzen einen sehr weiten Spielraum.

Mehr auf Kritik eingestellt war der dritte Vortrag von BERNS, Assistenten von CZERNY in Freiburg, über Transfusion bei fieberhaften Zuständen von Tieren und Menschen (74. II. 116). LÜCKE und besonders HUETER hatten die Transfusion bei akuter Septicämie befürwortet, in der Hoffnung, daß sie bei der septischen Vergiftung ebenso wirksam sein würde wie bei der Kohlenoxydvergiftung, und HUETER hatte über günstige Erfolge berichtet. 2 pyämisch gewordene Amputierte von CZERNY starben aber wenige Tage nach der Transfusion, ohne daß sich ein Einfluß der Transfusion auf den Verlauf bemerkbar gemacht hätte. Auch die Versuche von BERNS an 26 septisch infizierten Kaninchen und 5 Hunden ergaben ein negatives Resultat. Die Kontrolltiere lebten sogar durchschnittlich um ein weniges länger als die mit Transfusion behandelten. Sehr bewährte sich dagegen die Transfusion bei einem 13jährigen Knaben, der bei der Exartikulation im Hüftgelenk wegen eines Sarkoms infolge Versagens der ESMARCHschen Konstriktion fast verblutet war. Nach Einspritzung von 150 g defibrinierten Menschenblutes kehrten Puls und Bewußtsein schnell zurück. Zu weiteren Versuchen mit der Transfusion bei fieberhaften Zuständen konnte BERNS daher nicht raten, um so dringender empfahl er sie bei Blutverlusten, besonders bei erschöpfenden Metrorrhagien.

In der Diskussion (I. 35) nahm HUETER die Defibrination in Schutz und wies auf die von den Physiologen, besonders von LANDOIS nachgewiesene Auflösung der roten Blutkörperchen durch fremdartiges Blutserum hin, am harmlosesten sei Pferdeblut. Die Transfusion von Arterie des Menschen zu Arterie des Menschen halte auch er für die beste Methode, es werde nur oft schwer sein, den Blutspender zu finden, der sich die Pulsader durchschneiden lasse. Die Versuche von BERNS hielt er nicht für beweisend. Bei Kaninchen sei das Verhalten der Temperatur kein maßgebendes Symptom für das Fieber. Er habe mit der Transfusion einem septischen Menschen das Leben gerettet, der bei 40⁰ bis 41⁰ schon komatös war, und von dem man mit Sicherheit sagen konnte, daß er nach 1 bis 2 Stunden tot sein würde. — SANDERS-Barmen teilte mit, daß er 7 Lammbluttransfusionen bei Phthisikern gemacht habe, aber Temperatursteigerungen bis zu 42,8⁰ und im letzten Fall so schwere Nacherscheinungen mit Ausscheidung von Blut und Eiweiß durch die Nieren bekommen habe, daß er den Mut zu weiteren Versuchen verloren habe. — A. MARTIN als Gast berichtete über die sehr befriedigenden Resultate, die das Transfusionsverfahren seines verstorbenen Vaters in der Berliner geburtshilflichen Klinik ergeben habe. P. RUGE transfundierte mit Erfolg bei einer Cholerakranken im asphyktischen Stadium. THIERSCH hielt die ganze Frage noch nicht für spruchreif und erinnerte daran, daß gesund aussehende Lämmer krank sein könnten, was HASSE bestätigte.

HASSE verteilte auf dem Kongreß gedruckte Formulare, in denen die Anhänger der Lammbluttransfusion ihre Beobachtungen über die einzelnen bei derselben auftretenden Symptome eintragen sollten. Ob diese Formulare überhaupt benutzt worden sind, ist mir sehr zweifelhaft. Aus den Verhandlungen hatte man den Eindruck bekommen, daß es sich bei der Operation um ein interessantes, aber nicht ungefährliches physiologisches Experiment am Menschen handelte, dessen Verwendung als Heilmittel auf ernste Bedenken stoßen mußte. Ein boshaftes Witzwort ging um, nach dem dazu immer 3 Lämmer gehören sollten.

In der Literatur der nächsten Jahre finden sich nur wenige Lammbluttransfusionen verzeichnet (STEIN, THURN, RÜHLE, REYMANN, v. CUBE), meist bei Phthisikern vorgenommen. REYMANN in Kiew transfundierte wie dereinst PURMANN bei Skorbut und damit verbundener Melancholie, angeblich mit besserem Erfolg, den er durch Beseitigung der Hirnanämie erklärte. Der Einzige, der eine größere Reihe von Lammbluttransfusionen machte, war

HEYFELDER in Petersburg (Sommer 1874). Er teilte sie in 3 Kategorieen ein, Transfusio demonstrativa, palliativa und curativa und zählte zu der ersten Kategorie nicht weniger als 6 seiner Fälle. Man sieht, wie leicht auch er es mit der Indikationsstellung nahm. Ein Unglücksfall kam nicht vor, vorübergehende Belebung blieb auch bei den Palliativoperationen nicht aus. In 2 Fällen machte HEYFELDER nach dem Vorgang von KÜSTER eine direkte Transfusion von Mensch zu Mensch, und zwar aus der Arteria brachialis in eine Armvene. Wieder blieben die schweren Reaktionserscheinungen aus. Doch hielt er Tier- und Menschenblut für gleichberechtigt. —

Kurz erwähnt finden wir die Transfusion in einer Diskussionsbemerkung von HUETER zu dem Vortrag von MAAS über den Einfluß rapider Wasserentziehung auf den Organismus, besonders bei Hitzschlag, auf dem Kongreß 1881 (I. 2). MAAS hatte gefunden, daß es dabei zu einem Zerfall der roten Blutkörperchen komme, und HUETER schlug als Gegenmittel die Transfusion vor. —

Inzwischen war die Transfusion wieder ganz in den Hintergrund gedrängt worden, da Tierversuche von KRONECKER und SANDER erwiesen hatten, daß bei dem Verblutungstode das Leerlaufen der Herzpumpe eine sehr wichtige Rolle spielt, und die Auffüllung des Gefäßinhaltes durch Infusion einer Kochsalzlösung lebensrettend wirken kann. COHNHEIM fand, daß bei Verblutungen bis zu 4,5 Proz. des Körpergewichts die wiederbelebende Kraft eine dauernde ist, und erklärte, man könne verbluteten Tieren keine gefährlichere und die Rekonvaleszenz ungünstiger beeinflussende Flüssigkeit beibringen als Blut. „Nur eine Transfusion" sagte BERGMANN 1883, „ließe sich vielleicht rechtfertigen": die Überführung des Blutes aus der Arterie eines Menschen unmittelbar in die Vene eines anderen Hilfsbedürftigen, er wollte es dahingestellt sein lassen, ob ein solcher Eingriff jemals zu allgemeiner Verbreitung kommen würde.

LANDERER-Leipzig sprach auf dem Kongreß 1886 (II. 280) über eine Kombination von Transfusion und

Kochsalzinfusion. Er infundierte eine Mischung von 1 Teil defibrinierten Blutes mit 3—4 Teilen physiologischer Kochsalzlösung und bekam Erfolge bei Tieren nach Blutverlusten von über 5 Proz. des Körpergewichts. THIERSCH injizierte nach einem depletorischen Aderlaß 1000 ccm dieser Mischung bei einer schweren Nitrobenzolvergiftung, es traten keine üblen Erscheinungen auf, und anscheinend verdankte der Kranke nur der Infusion seine Rettung. Die Verdünnung neutralisierte nach LANDERERs Ansicht das Fibrinferment. — Die Kochsalzinfusion, die ihm ebensowenig wie MAYDL und SCHRAMM ganz das geleistet hatte, was man sich davon versprochen hatte, versuchte LANDERER dann zu ersetzen durch Infusion einer 3proz. Zuckerlösung und hatte bei einer sich verblutenden Frau mit der Infusion von 300 ccm einen prompten Erfolg. Die Zuckerlösung wählte er wegen ihres Nährwertes und der Eigenschaft, Wasser an sich zu ziehen. In die Gefäße gebracht, sollte sie den Übertritt der Parenchymsäfte in das Blut befördern und das Gefäßsystem wieder aufzufüllen helfen. —

Unserem Jahrhundert war es vorbehalten, die Transfusion ganz zu Ehren zu bringen. Die neuere Geschichte der Operation zu erörtern, gehört nicht zu meiner Aufgabe. Ich möchte nur noch darauf hinweisen, daß die Tranfusion in der modernen Form, in der sie dank den Arbeiten von CRILE und MAYO, von ENDERLEN, HOTZ, SAUERBRUCH, SCHÖNE, OEHLECKER, O. ZELLER u. a. zu einem sicher wirksamen und so gut wie ganz ungefährlichen Heilmittel geworden ist, sich auf dem alten grundlegenden Tierversuch von LOWER aufgebaut hat und im wesentlichen der transfusio ex homine in hominem entspricht, wie sie von DENIS' Zeitgenossen ELSHOLZ, MERCKLIN und Anderen geplant war.

Sechzehntes Kapitel.
Operationen an Arterien und Venen.

Überblicken wir die zahlreichen Mitteilungen über Operationen an den Arterien auf den 25 Kongressen, so finden wir nur wenig, was nicht schon früher geübt, versucht oder geplant wäre. Aber der Gewinn, den die Antisepsis gebracht hat, ist auch auf diesem Gebiete ein großer. Er lag in der Sicherheit, mit der jetzt nach Unterbindung der Gefäßstämme Blutungen aus der Unterbindungsstelle verhütet werden konnten, die früher drohten, bis der aus der Wunde heraushängende Ligaturfaden sich glücklich abgestoßen hatte. Trat eine solche Blutung ein und führte sie nicht gleich zum Tode, so mußte höher oben noch einmal unterbunden werden, nicht selten mit dem Erfolg, daß die Blutung trotzdem wiederkehrte, oder an der neuen Unterbindungsstelle die Eiterung und Nekrose zu einer noch profuseren tödlichen Blutung führte. Einen weiteren wichtigen Fortschritt brachte die ESMARCHsche Blutleere, die es ermöglichte, ein Loch in der verletzten Arterienwand mit derselben Gemütsruhe aufzusuchen, mit der man ein anatomisches Präparat macht, und ohne die die Arteriennaht kaum denkbar war. Auch die Exstirpation des Aneurysma arterioso-venosum und größerer Aneurysmen der Kniekehle konnte mit Sicherheit nur mit Hilfe der künstlichen Blutleere gemacht werden.

Die Arteriennaht wurde zuerst von GLUCK ins Auge gefaßt. 1882 (II. 198) demonstrierte er 2 Präparate von traumatischen Aneurysmen der Aorta descendens. Das eine, ein durch Revolverschuß entstandenes Aneurysma spurium kommunizierte mit der Aorta durch ein nur 2 Linsen großes Loch, und GLUCK stellte sich die Frage, ob man dieses Loch hätte durch Naht verschließen und so das Aneurysma zur Heilung bringen können, ein Gedanke, den, wie ich aus einer kurzen Bemerkung von G. FISCHER sehe, schon im 18. Jahrhundert LAMBERT gehegt hat. GLUCK machte an der Iliaca communis von Hunden und an der Aorta von Kaninchen eine Reihe von Versuchen mit der Naht von Längswunden der Gefäßwand, die aber zum größten Teil mißlangen, weil die zarte Gefäßwand beim Zuschnüren der Fäden einriß. Bessere Erfolge erzielte er mit der seitlichen Anlegung von kleinen mit feinen Nadelspitzen versehenen Klemmen aus Elfenbein. Ein Präparat von der Iliaca eines Hundes zeigte, wie die Heilung der Arterienwunde ohne Thrombenbildung erfolgt, und der kleine Fremdkörper eingeheilt war.

Erst 23 Jahre später ist der LAMBERT-GLUCKsche Plan, sackförmige Aneurysmen durch Vernähen der Kommunikationsöffnung zur Heilung zu bringen, in der Arterioplastik von MATAS zur Ausführung gekommen.

Im Anschluß an die GLUCKschen beiden Fälle sei kurz erwähnt, daß TILLMANNS (90. I. 40) über 2 spontane Aneurysmen der Aorta ascendens berichtete, die er mit Elektropunktur behandelte, in dem einen Fall mit dem Erfolg einer wesentlichen Verkleinerung.

Wohl die erste Arteriennaht am Menschen ist von ZOEGE v. MANTEUFFEL-Dorpat gemacht worden, nachdem die Ausführbarkeit der Naht durch Tierversuche von JASSINOWSKY (Dorpater Dissertation 1889) nachgewiesen war. ZOEGE v. MANTEUFFEL (95. I. 167) hatte mit einem irrtümlich für ein Osteoidsarkom gehaltenen, mit der Umgebung verwachsenen z. T. verknöcherten Aneurysma der Femoralis profunda zu tun und schloß zwei bei der Exstirpation in der Wand des Femoralis superficialis entstandene Löcher durch seitliche Naht mit feinen Seidenfäden. Günstiger Verlauf.

Die meisten der kasuistischen Mitteilungen auf den Kongressen betreffen Operationen bei Aneurysmen. Auf alle Einzelheiten kann hier nicht eingegangen werden.

Über ein traumatisches Aneurysma der Subclavia unterhalb des Schlüsselbeins, das wider Erwarten nach Digitalkompression zur Heilung kam, sprach BERGMANN 1884 (I. 100).

In der Diskussion (I. 107) berichtete LANGENBECK aus dem reichen Schatz seiner Erfahrungen über eine große Reihe von Verletzungen und traumatischen Aneurysmen an den verschiedenen Arterienstämmen und trat für möglichst frühzeitige Unterbindung der Arterie oberhalb und unterhalb der Verletzung ein. Nur wenn die Unterbindung nach ANTYLLUS nicht möglich sei, habe die HUNTERsche

Unterbindung dafür einzutreten. In einem Fall von Verletzung der Subclavia mit enormem Hämatom durchsägte er die Clavicula, um besser an die Arterie heranzukommen.

Über je einen Fall von Aneurysma arterioso-venosum sprachen CZERNY (80. II. 179) BRAMANN, Assistent von BERGMANN (85. II. 273) und NISSEN, Assistent von BRAMANN (91. I. 176). In dem letzten Fall war durch Verletzung in der Orbita ein arteriell-venöses Aneurysma der Carotis cerebralis und des Sinus cavernosus mit beiderseitigem pulsierenden Exophthalmus entstanden, das nach Unterbindung der einen und Kompression der anderen Carotis communis bis zu fast völligem Verschwinden der Störungen zurückging (Knabe von $4^1/_2$ Jahren).

CZERNY und BERGMANN exstirpierten ein die Kommunikationsstelle umfassendes Stück der Arterie und der Vene, CZERNY an der Temporalis, BERGMANN an der Axillaris. In der Literatur fand BRAMANN 159 Fälle von arteriell-venösen Aneurysmen, von denen 56 vom Aderlaß, 29 von einer Schußverletzung herrührten. Nur in 9 Fällen war bisher die Exstirpation vorgenommen, vor Einführung der ESMARCHschen Blutleere nur 1 mal von GREEN (1827). — Auch das vorhin erwähnte Aneurysma der Femoralis von ZOEGE v. MANTEUFFEL sah dieser als arteriell-venöses an.

Die Behandlung des Aneurysma cirsoideum wurde auf dem Kongreß 1891 von P. BRUNS (I. 110), GUSSENBAUER, HELFERICH, MADELUNG, KÖRTE, ESCHER und THIERSCH besprochen. Die Unterbindung der Carotis communis führte wiederholt durch Hirnembolie oder Thrombose der Basilaris zum Tode. Meist wurde die Carotis externa einseitig oder auf beiden Seiten unterbunden und der Tumor durch keilförmige Excisionen und Galvanopunktur zum Verschwinden gebracht. THIERSCH empfahl, es zunächst mit Alkoholinjektionen zu versuchen.

Bei Aneurysmen der Anonyma unterbanden BERGMANN (83. I. 67) und BARDELEBEN (A. Köhler, 92. I. 52) nach der Methode von BRASDOR-WARDROP die Subclavia und die Carotis, die Aneurysmen wurden kleiner und die

Pulsationen schwächer. MEINHARD SCHMID-Cuxhaven (92, II. 188) exstirpierte bei einem 36 jährigen Mann ein doppelseitiges Aneurysma popliteum. Auf der einen Seite mußte ein Stück der mit der Geschwulst verwachsenen Vene reseziert werden, was aber keinen Schaden brachte. In der Literatur fand SCHMID nur 12 Fälle von Exstirpation eines Kniekehlenaneurysma mit 1 Todesfall.

KÜSTER (I. 97) exstirpierte ebenfalls ein solches Aneurysma mit einem Stück der Vene mit gutem Erfolg, während REHN und BERGMANN in je 1 gleichen Falle Gangrän bekamen. BERGMANN, der die Operation im ganzen 5mal ausführte, riet, bei traumatischen Aneurysmen nur einen Teil des Sackes zu exstirpieren und den Rest mit Jodoformgaze zu tamponieren. Ebenso verfuhr WAGNER-Königshütte.

CZERNY zeigte 1880 (II. 179) das Präparat eines durch HUNTERsche Unterbindung geheilten Aneurysma popliteum $1^{1}/_{2}$ Jahre nach der Operation. Früher faustgroß, war es zu einer nur dattelgroßen Auftreibung der hier mit Fibrin ausgefüllten Arterie zusammengeschrumpft. —

Auf dem 3. Kongreß (74. I. 14) stellte HUETER Kranke vor, an denen er bei Elephantiasis der unteren Extremität infolge von Beingeschwür und wiederholtem Erysipel die Unterbindung der Iliaca externa gemacht hatte. Vor ihm hatten CARNOCHAN, BUTCHER und BRYANT zu dem gleichen Zweck die Femoralis unterbunden. Einer von HUETERs Operierten, ein Potator, starb, bei den 3 übrigen wurde ein wesentliches Zurückgehen der Geschwulst erreicht. Aber BRYK (I. 17) bekam in seinen 3 Fällen Rezidive, und BARDELEBEN erreichte vorübergehende glänzende Erfolge auch durch Kompression der Arterie und Einwicklung des Beins mit Gummibinden. Während HUETER in einem Fall, in dem es zur Amputation kam, die Lichtung der Arteria tibialis antica und postica auf ein Minimum reduziert fand, stellte MARTINI bei einer Sektion 7 Jahre nach der Unterbindung fest, daß die Lichtung der Femoralis unterhalb der Unterbindungsstelle ebenso weit war wie oberhalb.

Wegen Blutungen aus der Arteria femoralis in einer septisch gewordenen Wunde der Inguinalgegend unterband KÜMMELL (83. II. 319) die Iliaca externa und, als dieses nicht zum Ziele führte, die Iliaca communis. Das Bein wurde gangränös, die Amputation rettete dem Kranken das Leben. Aus der Literatur konnte KÜMMELL 55 Unterbindungen der Iliaca communis mit 41 Todesfällen zusammenstellen. 9 Fälle von Unterbindung der Aorta descendens, die bei KÜMMELLs Kranken bei Wiederkehr der Blutung in Frage gekommen wäre, waren sämtlich tödlich verlaufen. —

Eine ähnliche Entwicklung vollzog sich auf dem Gebiete der Venenchirurgie. Hier war es in früherer Zeit das Gespenst der Phlebitis und Pyämie, das über jedem blutigen Eingriff schwebte und besonders gewissenhafte Chirurgen bestimmte, jede nicht durchaus notwendige Operation an Venen, wie z. B. die Operation der Varicocele, für ganz unerlaubt zu erklären. Von der Operation der Unterschenkelvaricen heißt es bei DIEFFENBACH: „Diese in vielen Fällen zweifelhafte, selten nur durch den Drang der Umstände gebotene Operation ist nach den verschiedenen Methoden, welche man empfohlen hat, leichter auszuführen, als der Kranke gegen die nachteiligen Folgen derselben zu schützen."

Wie die Unterbindungen bei Aneurysmen, und in noch höherem Maße, sind die Varicenoperationen ungefährliche Eingriffe geworden, und neben die Arteriennaht stellte sich als neue Errungenschaft der antiseptischen Zeit die seitliche Venennaht.

Ein anderer Fortschritt, der in den Verhandlungen der Gesellschaft nicht zum Ausdruck gekommen ist, lag in der Feststellung der bisher der Beobachtung entgangenen eigenartigen Blutdrucks- und Strömungsverhältnisse in den Unterschenkelvaricen, die ich in meiner Arbeit „über die Unterbindung der Saphena bei Unterschenkelvaricen" nachgewiesen habe. (BRUNS' Beiträge, 7. Bd., S. 195. 1891. — Die erste Operation der Art hatte ich schon 1880 vorgenommen) Einen Vortrag habe ich darüber nicht gehalten und auch meinen grundlegenden Versuch mit Kompression des Saphenastammes sowie die PERTHESsche Modifikation desselben, die das Auspumpen der Varicen durch tiefere Venen mit unversehrten Klappen im Gehen bei komprimierten Saphenastamm ad oculos demonstriert, habe ich auf den Kongressen nicht vorgeführt. Jeder Chirurg konnte die Versuche daheim an einem Varicenkranken wiederholen und sich von dem „privaten kleinen Kreislauf" im kranken Bein überzeugen, der, solange der Kranke steht, den Capillaren des Fußes venöses Blut wieder zuführt, das die Capillaren schon einmal passiert hat. Das Zurückfluten bis in die Capillaren hinein läßt sich nach MAGNUS-Jena (1921. I. 56) jetzt auch mit dem Hautmikroskop von OTFRIED MÜLLER in der Haut hinter dem inneren Knöchel direkt beobachten, und, sobald der bis dahin stehende Kranke sich hinlegt, sieht man das Capillarblut wieder in umgekehrter Richtung fließen. „Der Lagewechsel wirkt wie ein Stromwender." Die Kenntnis dieser abnormen Strömungsverhältnisse machte die Entstehung der varikösen Hautgeschwüre sowie den überraschenden Einfluß der verschiedenen, die Kontinuität der varikösen Venen unterbrechenden Operationen auf die Heilung der Geschwüre, vor allem der kleinen hartnäckig rezidivierenden Geschwüre hinter dem inneren Knöchel, und eigentlich auch den Nutzen der Bindeneinwicklung erst ganz verständlich. Und in praktischer Beziehung war sie von Bedeutung, weil sie die Möglichkeit bot, die chirurgischen Eingriffe auf den Stamm der Saphena zu verlegen und dadurch einfacher und wirksamer zu gestalten.

Die Ursache der Varicenbildung hatte man bis dahin immer in einem mechanischen Hindernis für den venösen Blutstrom gesucht, z. B. die Tatsache, daß die Varicocele häufiger links vorkommt als rechts, durch die rechtwinklige Einmündung der linken Venae spermaticae in die Renalis oder durch einen Druck der mit Kot gefüllten Flexur auf die Venen erklären wollen. Daß ein mechanisches Hindernis für den Blutstrom bei schwachen Venenwandungen variköse Erweiterungen herbeiführen kann, beweisen die während der Schwangerschaft sich bildenden Varicen. Aber in den schweren

Fällen von hochgradiger, schon in der Jugend aufgetretener Varicenbildung im Gebiete der Saphena mit Erweiterung des Stammes spielen ebensowenig wie bei den ausgeprägten Hämorrhoiden und bei der Varicocele solche mechanische Ursachen eine Rolle, das wesentliche ätiologische Moment ist die Vererbung, die ich bei Varicen am Bein durch 4 Generationen verfolgen und auch bei Hämorrhoiden oft feststellen konnte. —

Auf dem 8. Kongreß (79. II. 83) stellte SCHÄDEL, Assistent von LANGENBECK (später in Flensburg), einen 23jährigen Mann vor, der nach einer vor 6 Jahren plötzlich eingetretenen Schwellung des einen Beines ausgedehnte Phlebektasieen am Mons veneris, in der Inguinalgegend und an der Bauchwand bekommen hatte. Ob eine Thrombose der Vena cava die Ursache war, blieb zweifelhaft.

Anknüpfend an diese Beobachtung gab GARSON-Edinburg 2 Jahre später (81. II. 25) einen kurzen Bericht über anatomische Studien an den Venen der vorderen Seite des Rumpfes, die er unter Leitung des Leipziger Anatomen BRAUNE angestellt hatte. Durch Injektion gefärbter Leimmasse von den Arterien aus durch die Capillaren hindurch in die Venen wurde der Verlauf der Hauptvenen und durch Injektion von Flüssigkeit in die einzelnen Venen die Stellung der Klappen und die Stromrichtung bestimmt.

Ähnliche Untersuchungen hatte BRAUNE bekanntlich schon vorher an dem Stromgebiet der Vena femoralis angestellt und war zu dem Resultat gekommen, daß wegen der ungünstigen Klappenverhältnisse in den Venenästen nach Unterbindung des Stammes der Vena femoralis immer Gangrän des Beins zu fürchten sei. Diese noch strittige Frage besprach MAAS-Freiburg auf demselben Kongreß (81. I. 119). Er mußte bei einem Peniscarcinom mit Lymphdrüsenmetastase die vena femoralis von der Eintrittsstelle der Saphena bis zum Poupartschen Bande exstirpieren, bekam aber zunächst keine Gangrän. Diese trat erst ein, nachdem 12 Tage später wegen arterieller Nachblutung auch die Arteria femoralis unterbunden war. Bei der Sektion ließen sich von dem peripheren Teil der Vena femoralis aus die Venen bis zum rechten Herzen injizieren. MAAS zog aus seiner Beobachtung den Schluß, daß der Stamm der Femoralis ohne Gefahr der Gangrän unterbunden werden könne, und daß die gleichzeitige Unterbindung der Arterie eher schädlich als nützlich sei. Letzteres bezog sich auf den von LANGENBECK früher auf Grund einer eigenen Beobachtung gegebenen Rat, bei Blutungen aus der Vena femoralis auch die Arterie zu unterbinden, da die Unterbindung beider Gefäßstämme „weniger störend einzuwirken scheine" als die Unterbindung der Vene allein, „indem Abfluß und Zufluß des Blutes sich das Gleichgewicht halten könnte" (Arch. f. klin. Chir. I. 1). LANGENBECK hatte sogar empfohlen, bei Blutungen aus der Jugularis, um die Gefahr der Venenthrombose zu vermindern, statt der Jugularis die Carotis zu unterbinden.

In der Diskussion (I. 120) hob BRAUNE hervor, daß die Frage nur durch klinische Erfahrungen zu entscheiden sei. GUSSENBAUER, KÜSTER und W. BUSCH bekamen bei Unterbindung beider Gefäßstämme zusammen Gangrän.

Ein Jahr später (82. II. 233) wurde dasselbe Thema von BRAUN-Heidelberg in der ihm eigenen gründlichen Weise behandelt. Er fand in der Literatur 37 Beobachtungen über Unterbindung der großen Schenkelgefäße. Von 17 Unterbindungen der Vene allein führten nur 3 zur Gangrän, von 15 Fällen gleichzeitiger Unterbindung von Vene und Arterie 7. Bei Leichenversuchen fand er, daß die Venenklappen nur in 15 Proz. der Fälle einem verstärkten Injektionsdruck Widerstand leisteten, und nahm an, daß die Verhältnisse für das Zustandekommen eines Kollateralkreislaufs im Lebenden noch günstiger lägen. Bei Blutung aus dem Stamm der Vena femoralis solle also, wenn Tamponade oder wandständige Ligatur nicht ausreichen, die Vene unterhalb und oberhalb der Verletzung unterbunden werden, die Ligatur der Arterie sei immer von nachteiligem Einfluß auf die Zirkulation und dürfe nur ausnahmsweise vorgenommen werden, wenn die Blutstillung durch die Unterbindung der Vene nicht zu erreichen sei.

In einem zweiten Vortrag (82. II. 277) besprach BRAUN den seitlichen Verschluß von Venenwunden, ein schon von TRAVERS, WATTMANN und anderen älteren Chirurgen geübtes Verfahren, das aber nicht vor Nachblutungen, Thrombose und Pyämie geschützt hatte und später von den meisten Chirurgen wie MALGAIGNE, LANGENBECK, ROSE, BILLROTH ganz verworfen war. Versuche an der Jugularis von Hunden, die BRAUN anstellte, ergaben, daß seitlich angelegte Ligaturen bei aseptischem Verlauf immer zu unmittelbarer Verheilung ohne Thrombose führen, und daß der Verschluß der seitlichen Venenwunde auch durch Anlegen von Klemmzangen für einige Tage erreicht werden kann, wie es schon WATTMANN und später besonders PÉAN gemacht hat. Frühere Tierversuche von BLASIUS (1871) hatten bestenfalls Heilung mit Thrombose ergeben.

In der Diskussion (I. 9) machte SCHEDE die Mitteilung, daß er in einem Fall von Verletzung der Vene mit der Operationsschere die Wunde mit Catgut zngenäht und ungestörte Heilung erreicht habe. Es ist dieses der erste sichere Fall von gelungener Venennaht am Menschen. Einige Versuche an Tieren sind älteren Datums. Eine Naht der Jugularis in eiternder Wunde, die CZERNY 1881 ausgeführt hatte, war durch Pyämie tödlich verlaufen. LANGENBECK riet, bei Wunden der Vena jugularis, wenn man die Vene mit einem Hautlappen decken könne, es zunächst mit einem leicht komprimierenden Verbande zu versuchen, wie er es bei der Exstirpation einer auf der Venenscheide festsitzenden Dermoidcyste im Jahre 1850 mit Erfolg gemacht habe. —

Das Thema der Varicenbehandlung wurde zum erstenmal auf dem Kongreß 1879 berührt, als MARION SIMS als Gast (I. 135) in englischer Sprache eine kurze Mitteilung über Binden aus reinem Gummi ohne Gewebe machte, die sich in Amerika statt der üblichen elastischen Strümpfe sehr bewährt hatten, besonders bei der Behandlung großer Beingeschwüre.

1884 (I. 114) empfahl MADELUNG-Rostock nach den Erfahrungen bei 11 Operationsfällen seine Methode der radikalen Ausschälung des ganzen varikösen Venenplexus und des Stammes der Saphena. LANGENBECK (I. 117) glaubte nach solchen Exstirpationen eine wirkliche Neubildung von Venen beobachtet zu haben, die das Entstehen eines Rezidivs vermittelten. SCHEDE hatte sein früheres Verfahren der percutanen Umstechung wegen der unsicheren Erfolge verlassen und operierte wie MADELUNG, STARCKE in der Charité desgleichen.

Das unblutige Behandlungsverfahren der Varicen, über das im Jahre 1891 (II. 292) LANDERER-Leipzig vortrug, schloß sich eng an ein 1874 von RAVOTH, einem Schüler DIEFFENBACHS, und vor ihm von COLLES in Dublin angewandtes Verfahren an. KEY, CURLING, MORTON, RAVOTH hatten die Beobachtung gemacht, daß das Tragen eines Leistenbruchbandes mit federnder Pelotte einen sehr günstigen Einfluß auf die Varicocele ausübe. LANDERER bekam bei mehreren Versuchen einen vollen Erfolg, die Varikositäten schwanden, und der atrophische Hoden erlangte angeblich seine normale Größe wieder. LANDERER übertrug das Verfahren dann auf die Varicen im Bereich der Saphena, indem er die Kranken eine strumpfbandartige Bandage mit einer den Saphenastamm komprimierenden, mit Wasser gefüllten Pelotte tragen ließ, übersah dabei aber, daß schon COLLES und RAVOTH denselben Gedanken durch Anlegen eines Schenkelbruchbandes mit „Ergänzungsfeder" zur Ausführung gebracht hatten. Bei etwa 80 Kranken sah LANDERER einen guten palliativen Erfolg.

In der Diskussion (I. 163) sagte BARDELEBEN, er habe viele von RAVOTHS Varicocelepatienten gesehen, aber keinen, bei dem die vermeintliche Heilung standgehalten habe. Über die Heilung von Varicen äußerte er sich überhaupt sehr skeptisch, auch nach Excisionen gebe es Rezidive.

In bezug auf die Deutung des durch Kompression des Venenstammes zu erreichenden günstigen Einflusses auf die Varikositäten im Bereiche der Verästelung hatte LANDERER, obgleich er meine nicht lange zuvor erschienene Arbeit zitiert, ebensowenig wie RAVOTH eine klare Vorstellung. RAVOTH nahm an, daß die Vene durch die Pelotte vom Druck des

Blutes entlastet werde, zugleich aber durch den Reiz eine Zirkulationsbeschleunigung erfahre in ähnlicher Weise, wie Splanchnicusreizung auf die Zirkulation in der Vena cava wirke. Er ließ das Schenkelbruchband für die Saphena daher auch nachts liegen, was keinen Sinn hat. Auch LANDERER spricht von dem Reiz, den der Druck der Pelotte vielleicht auf die Ringmuskulatur ausübe, wenn er es auch für wahrscheinlicher hält, daß die Pelotte wie eine Art Venenklappe wirkt und das Wurzelgebiet der Vene von dem Druck der Blutsäule entlastet. —

Zu erwähnen ist aus dem Gebiete der Venenchirurgie noch ein erst mehrere Jahre später zur Ausführung gekommener Vorschlag von GLUCK, der sich in den „Verhandlungen" an einer Stelle findet, wo man ihn nicht suchen würde, in dem Vortrag über Transplantation, Regeneration usw. auf dem Kongreß 1881 (II. 142). GLUCK sah in der LANGENBECKschen Klinik zwei tödliche Fälle von septischer Thrombose und Pyämie infolge von Lippenfurunkel und von eitriger Otitis und bemerkt dazu, es würde richtig gewesen sein, die befallenen Venenstücke zu exstirpieren und die Jugularis communis zu unterbinden. ZAUFALS Veröffentlichung ist aus dem Jahre 1884. —

Siebzehntes Kapitel.

Hautüberpflanzung. Hautplastik.

„Wer sich einmal mit Wundheilung beschäftigt hat, für den behält dieses anziehende Thema ein bleibendes Interesse, und so wie sich von irgendeiner Seite etwas mehr Licht verbreitet, kehrt er, wenngleich mit der gedämpften Leidenschaft späterer Jahre, zu seiner ersten Liebe zurück. So lag auch für mich in der schönen Erfindung REVERDINs eine Aufforderung, meine früheren Untersuchungen über Wundheilung wieder aufzunehmen." Mit diesen Worten leitete THIERSCH auf dem 3. Kongreß (74. II. 69) seinen ersten Vortrag über das Thema der Hautverpflanzung ein. Es war in erster Linie ein theoretisches Interesse, das ihn bei seinen Untersuchungen geleitet hatte, aber diese führten dann zu einer so wesentlichen Vervollkommnung des REVERDINschen Verfahrens, daß der praktische Gewinn überwog, und die THIERSCHsche Methode der Hautverpflanzung zu einer der wertvollsten Gaben wurde, die der praktischen Chirurgie aus dem Schoße der jungen Gesellschaft geschenkt sind.

Der Genfer JACQUES L. REVERDIN hatte den glücklichen Gedanken gehabt, durch Aufsetzen von ganz kleinen, der Epidermis mit der Aderlaßlanzette entnommenen Hautstückchen auf eine granulierende Wundfläche Vernarbungszentren zu bilden, Narbeninseln, wie man sie, von selbst entstanden, auf alten Beingeschwüren und auf granulierenden Wundflächen nach Verbrennungen seit JOHN HUNTER kannte. Der Versuch, den er an einer großen granulierenden Wunde am Vorderarm am 24. und 27. November 1869 auf der Station seines früheren Lehrers GUYON im Hospital NECKER in Paris anstellte, gelang vollkommen, die 3 nur 1—4 qmm großen Läppchen heilten an und waren schon nach 48 Stunden von einem zarten Narbensaum umgeben. 1872 berichtete er in den Archives générales über Erfahrungen mit seiner greffe épidermique an 50 Kranken. Gegenüber OLLIER, der 10—15 mm lange Hautstreifen mit dem Starmesser abgeschält hatte, blieb er bei den ganz kleinen Stückchen, um möglichst viel Hautrand zu gewinnen. Mit Erfolg hatte er auch Epidermis von anderen Individuen, von Negern und von frischen Leichen transplantiert und hatte auch die merkwürdige Erscheinung beobachtet, daß die Narbenbildung am Rande der Insel einen beschleunigenden Einfluß auf die Narbenbildung an benachbarten Stellen des Geschwürsrandes ausübt, so daß eine Narbenbrücke entsteht, während daneben die Epithelbildung langsamer vor sich geht. Überall wurden die Versuche wiederholt und ihre Ergebnisse bestätigt.

THIERSCH hatte bei einem Brauknecht eine durch Verbrühung entstandene große granulierende Wundfläche durch das REVERDINsche Verfahren zur Heilung gebracht. Die Narbe zerfiel aber wieder und der Kranke entschloß sich zur Amputation des Beines. THIERSCH benutzte den Fall zur Untersuchung des Aufheilungsvorgangs, indem er 3 Wochen vor der Amputation anfangend in gewissen Zeitabständen 1 qcm große von dem Fettgewebe sorgfältig befreite Stücke aus der Haut in ihrer ganzen Dicke (Cutis und Epidermis) auf die Geschwürsfläche aufsetzte, das letzte 18 Stunden vor der Amputation, und das amputierte Glied dann mit GERLACHscher Injektionsmasse injizierte. In solchen Injektionen war er schon als Prosektor in Erlangen Meister, seine mikroskopischen farbenprächtigen Injektionspräparate wurden auch im Ausland zu Unterrichtszwecken viel benutzt. An dem Vorgang der Anheilung interessierte THIERSCH besonders das Verhalten der Gefäße. Er fand, daß schon nach 18 Stunden durch Vermittelung intercellulärer Gänge eine „Inosculation" der Gefäße der Granulationen und der aufgepfropften Haut stattgefunden hat, die das Blut in die Gefäße der Haut eintreten und wieder zurücktreten läßt, und daß sich die intercellulären Gänge z. T. allmählich in eigentliche Gefäße umwandeln, z. T. veröden.

Was die Technik der Hautüberpflanzung anbetrifft, so empfahl THIERSCH, das Material dem „Überhäutungsrande" zu entnehmen, und zwar durch flache Schnitte mit dem Rasiermesser, die am Rande entstehenden Lücken ersetzten sich in 2—3 Tagen. Das oberflächliche lockere und hinfällige Granulationsgewebe mache unter der aufgeheilten Haut oft keine genügende Narbenschrumpfung durch, was zur Wiederablösung der Haut führe. Es bleibe dann nichts übrig, als den oberflächlichen Teil der Granulationen auszuschalten, indem man mit flach geführten Schnitten den straffen Untergrund freilege und die Hautstückchen nach gestillter Blutung auf diese aufsetze. Seine Versuche in dieser Richtung seien noch unvollständig. Mitunter komme es vor, daß die aufgesetzte Haut nach 6—8 Tagen abfalle, nach weiteren 8—14 Tagen aber trotzdem Epithel zum Vorschein komme. Er vermute, daß dieses Epithel ein Produkt der angewachsenen Schweißdrüsen sei, denn er gehöre zu denjenigen, die es für sehr wahrscheinlich halten, daß die Überhäutung von granulierenden Flächen nur von schon vorhandenem Epithel aus stattfinden kann.

Die für die Pathologie und Embryologie gleich wichtige Frage nach der Entstehung des Epithels war noch strittig. Vor kurzem (1869) hatte ARNOLD durch seine Versuche am harten Gaumen von Hunden beweisen zu können geglaubt, daß Epithelinseln auf granulierenden Flächen unter vollständigem Ausschluß zurückgebliebenen alten Epithels entstehen könnten, ein Ergebnis, das BILLROTH nach eigenen gleichen Versuchen allerdings bestritt, ohne aber die Ansicht, daß das Narbenepithel aus den Granulationszellen hervorgehe, deshalb aufzugeben. REVERDIN konnte an seinen Präparaten nichts finden, was für eine Proliferation der Epithelzellen am Rande der Epidermisstückchen gesprochen hätte. Er stellte sich den Vorgang so vor, daß die aufgepfropfte Epidermis durch ihre Anwesenheit vermöge einer den katalytischen Erscheinungen analogen Einwirkung (action catabiotique) die embryonalen Zellen der Granulationen bestimme, sich in Epithelzellen umzuwandeln, sie liefere den Elementen der Wunde, die das nötige Material zur Epithelbildung haben, das Modell, die Schablone, le patron, qui s'était peu à peu altéré et perdu à mesure que la cicatrice s'eloignait des bords de la plaie. —

Über die Aussichten des Verfahrens der Hautpfropfung für die Zukunft äußerte sich THIERSCH sehr zurückhaltend. Sie sei ein ausgezeichnetes Mittel, die Vernarbung zu beschleunigen, als Ersatz der natürlichen Vernarbung, wenn diese zum Stehen gekommen sei, dagegen von zweifelhaftem Werte. Ähnlich lauteten die Urteile der meisten anderen Chirurgen. Auf dem Kongreß kam es zu keiner Aussprache. —

3 Jahre später (77. I. 75) führte der Rostocker Ophthalmologe ZEHENDER einen Knaben vor, bei dem er ein narbiges Ectropium des oberen Auglides zur Heilung gebracht hatte, indem er das Lid ablöste und in den frischen Wunddefekt ein 3 zu 6 cm großes aus der ganzen Dicke

der Haut des Armes herausgeschnittenes Stück frei überpflanzte. Nach dem Vorgang des Augenarztes WOLFE in Glasgow (1876) hatte er die Wundfläche des Lappens mit der COOPERschen Schere sorgfältig von allem Fettgewebe und Unterhautbindegewebe befreit, der Lappen sah aus wie ein Stück weißes weiches Handschuhleder. Das von ZEHENDER überpflanzte Hautstück zeichnete sich durch seine Größe aus, einige andere Operateure in Amerika und in Frankreich, überwiegend Ophthalmologen, die nach WOLFE operiert hatten, z. T. auch die Priorität des Verfahrens in Anspruch nahmen, hatten die Wundfläche mit mehreren kleinen Läppchen gedeckt, so auch SCHEDE (Disk. I. 77) der 6 je nur 1qcm große Stücke benutzte. Was die Vorbereitung der WOLFEschen Lappen anbetrifft, so hat, wie oben erwähnt, schon THIERSCH bei seinen ersten Versuchen 1 qcm große Stücke aus der Haut in ihrer ganzen Dicke herausgeschnitten und das Fettgewebe von der Wundseite abpräpariert, die Stücke aber dann nicht auf eine frische Wundfläche, sondern auf eine Geschwürsfläche aufgelegt.

1885 (I. 107) berichtete ESMARCH über 4 Fälle, in denen er größere Defekte im Gesicht nach derselben Methode mit freien Lappen aus dem Oberarm gedeckt hatte, und LANGENBECK (I. 109) über einen weiteren Fall, in dem er den Hautlappen mit seinem Panniculus adiposus, aus dem Oberschenkel entnommen, in den Defekt eingepflanzt hatte. Die oberflächlichste Schicht stieß sich ab, aber die Hauptmasse heilte ein und zeigte nachher eine glatte Narbenfläche. Das Ectropium der Unterlippe war beseitigt. ESMARCH benutzte einmal mit Erfolg Haut vom amputierten Bein eines anderen Kranken.

So war ein uraltes plastisches Verfahren wieder zu Ehren gebracht, das, in neuerer Zeit wiederholt erprobt, nur in ganz vereinzelten Fällen (BÜNGER in Marburg 1818) einen Erfolg ergeben hatte und im allgemeinen für aussichtslos gehalten wurde. —

Auf dem 15. Kongreß (86. I. 17) besprach THIERSCH, wie sich das REVERDINsche Verfahren unter seiner Hand umgestaltet hatte. Er entnahm jetzt der Haut, gewöhnlich des Oberarms, mit dem Rasiermesser dünne Streifen bis zu 10 cm Länge und 2 cm Breite und deckte damit den ganzen Geschwürsboden. Das früher nur für Ausnahmefälle empfohlene Abschneiden oder Abschaben der Granulationen war zur Regel geworden. Das Ziel war nicht mehr die Schaffung von Vernarbungsinseln, sondern die sofortige Deckung der Geschwürsfläche mit einer Epidermisschicht. Ein weiterer sehr großer Gewinn war die Erfahrung, daß man auf dieselbe Weise auch große frische Wundflächen, z. B. nach der Amputatio mammae überhäuten konnte. THIERSCH stellte einen Kranken vor, bei dem er so einen großen zur Stomatoplastik bestimmten gestielten Lappen aus der Schläfenhaut vor dem Einsetzen in den Defekt auf der Wundseite ganz überhäutet hatte. In der Diskussion (I. 22) berichtete CZERNY über 2 Fälle von wahrscheinlicher Übertragung von Tuberkulose durch überpflanzte Hautläppchen, die amputierten Gliedern von anderen an Caries leidenden Personen entnommen waren.

1888 (I. 66) stellte THIERSCH dann eine Frau vor, bei der er nach Entfernung eines in den Knochen vorgedrungenen Hautkrebses den ganzen Defekt einschließlich der Spongiosa des Knochens durch Hautverpflanzung überhäutet hatte. Die Hautstücke wurden wegen der Schwäche der alten Frau ausnahmsweise dem Oberschenkel eines jungen Mannes entnommen. —

In der Diskussion (I. 67) bestätigte SOCIN die guten Erfolge des THIERSCHschen Verfahrens und empfahl statt des Rasiermessers die Mikrotomklinge, mit der er vom Oberschenkel 20 cm lange und 4—5 cm breite Hautlappen gewonnen habe. Um das mosaikartige Aussehen der Narbenfläche zu vermeiden, solle man die Lappen nicht aneinander, sondern dachziegelförmig etwas übereinander legen. — THIERSCH machte es neuerdings ebenso.

(Über Hauttransplantation bei Lupus vgl. Kap. 24.)

Auf demselben Kongreß (88. II. 166) sprach WÖLFLER-Graz über die Technik und den Wert von Schleimhautübertragungen und zeigte das Präparat einer männlichen Harnröhre, an der er nach Excision einer callösen Striktur die Wundfläche mit zarten, mittelst eines Rasiermessers einem prolabierten Uterus entnommenen Schleimhautstreifen ausgekleidet hatte. Der Kranke war $^1/_2$ Jahr später an Nephritis gestorben. In dem Präparat schien die frühere Lücke in der Harnröhre durch Schleimhaut ersetzt zu sein, doch war noch keine mikroskopische Untersuchung vorgenommen. Bei einer Blepharoplastik benutzte WÖLFLER zum Ersatz Schleimhaut von dem Rectumprolaps eines Kindes und brachte auch die Schleimhaut von Tieren, sogar die Magenschleimhaut des Frosches „zum Haften" auf Granulationsflächen. Der Redner bat aber, gewiß mit gutem Grund, die Mitteilungen nur als vorläufige anzusehen. — THIERSCH (I. 47) benutzte die Gelegenheit, auf eine vor 2 Jahren gemachte Bemerkung zurückzukommen und sie zu berichtigen. Er hatte sich inzwischen davon überzeugen können, daß auf Weiße überpflanzte Negerhaut weiß, und weiße Haut auf Neger überpflanzt schwarz wird, ein Beweis, daß das Pigment nicht in den Zellen des Rete Malpighi entsteht, sondern ihnen durch Wanderzellen fertig überliefert wird. Ferner teilte er mit, daß ein von ihm vor 21 Jahren in die Mundhöhle geschlagener, aus der ganzen Dicke der Wange gebildeter Lappen auf der Hautseite noch jetzt Haare produziere, die Epidermis werde also unter den veränderten Bedingungen nicht schleimhautähnlich.

Die Transplantation freier, die ganze Cutis enthaltender Hautlappen wurde auf dem Kongreß 1893 von F. KRAUSE-Altona (II. 46) und von HIRSCHBERG-Frankfurt a. M. (II. 52) wieder zur Sprache gebracht. KRAUSE operierte wie WOLFE und ZEHENDER, aber mit Hautlappen von so überraschender Größe, daß die Operation ein wesentlich anderes Gesicht bekam, und die frei transplantierten Lappen überhaupt bald allgemein als KRAUSEsche Lappen bezeichnet wurden. Er verfügte über 21 Fälle mit über 100 Lappen, die eine Länge bis zu 25 cm und eine Breite bis zu 8 cm aufweisen. Nur 4 davon starben ganz ab. Strenge

Asepsis, möglichst trocknes Operieren, sorgfältige Blutstillung, leicht komprimierender Verband erwiesen sich als die Hauptbedingungen des Erfolges. Angewandt wurde die Methode bei großen frischen Wunden und bei großen Geschwürsflächen, besonders in Fällen, wie den von MAAS und BRAMANN mit gestielten Lappen behandelten (s. u.). Der ganze Boden des Geschwürs wurde mit dem Messer herausgeschnitten, bei Beingeschwüren gelegentlich auch die Tibia abgemeißelt, um gesundes Gewebe als Unterlage zu gewinnen. Oberflächliche Schichten der Lappen stießen sich oft nekrotisch ab, was den Erfolg aber nicht beeinträchtigte (über die histologischen Vorgänge bei der Anheilung vgl. BRAUN-Altona 99. II. 217, und HENLE, ENDERLEN 99. I. 136).

HIRSCHBERG ahmte das Verfahren der alten Inder nach, die die Gesäßhaut mit dem Pantoffel klopften und zum Schwellen brachten, ehe sie ihr den Lappen für die Rhinoplastik entnahmen. Er peitschte die Außenseite des Oberarmes 2—3 Minuten lang mit einem mehrfach zusammengelegten Gummischlauch. An dem ausgeschnittenen Hautlappen ließ er im Gegensatz zu WOLFE und KRAUSE den ganzen Panniculus adiposus sitzen, nähte den Lappen sorgfältig in den Defekt ein und erreichte in 4 Fällen seine Anheilung. Nur die oberflächliche Epidermisschicht stieß sich ab, wie in dem erwähnten Fall von LANGENBECK. Die Größe der so gedeckten Defekte im Gesicht (nach Geschwulstexstirpationen) wurde von HIRSCHBERG nicht angegeben.

Bei den Diskussionen über die beiden Vorträge (I. 62 und I. 65) hob ADOLF SCHMITT-München die Vorteile der Methode von THIERSCH gegenüber dem neuen Verfahren hervor, das unsicherer und wegen der zurückbleibenden tiefen Narben an den Stellen der Lappenentnahme eingreifender sei. Er zeigte einen Patienten, bei dem er vor über Jahresfrist ein großes Beingeschwür nach THIERSCH zur Heilung gebracht hatte. Seiner Behauptung, daß die nach THIERSCH aufgepflanzte Haut, wie der vorgestellte Fall beweise, wieder fast vollständig beweglich werde, widersprachen KRAUSE und KÖNIG. Auch KARG-Leipzig trat für die Methode seines Lehrers ein, wenn bei Beingeschwüren Rezidive auftreten, so liege das an den Varicen, nicht an Mängeln der Transplantation. KRAUSE sagte, daß er seine Methode bei Beingeschwüren nur in den allerschwersten Fällen anwende. Wie widerstandsfähig aber die in ganzer Dicke überpflanzte Haut sei, habe er nach Deckung eines großen Defektes an der Wade und Ferse mit z. T. freiliegendem Calcaneus gesehen. Der Kranke arbeite seit Monaten als Schiffsarbeiter, ohne daß die Stellen wieder aufgebrochen seien. NEUBER-Kiel erwähnte, daß er mehrfach bei eingezogenen Narben zu kosmetischem Zweck vollkommen abgelöste Stückchen Fettgewebe bis zur Größe einer Mandel subcutan eingeheilt habe. Versuche mit größeren Stücken mißlangen.

Die plastischen Operationen im Gesicht mit Überpflanzung von gestielten Hautlappen aus der Nachbarschaft des zu deckenden Defektes werden im Kapitel 25 besprochen werden.

Über Plastik mit gestielten Hautlappen aus entfernten Körperteilen bei Defekten an den Extremitäten machte MAAS-Freiburg auf dem Kongreß 1885 (II. 456) Mitteilungen, die sich an eine frühere Arbeit im Archiv für klinische Chirurgie anschlossen. Große von Traumen zurückgebliebene granulierende Hautdefekte am Unterschenkel und an der Ferse brachte er dadurch zur Heilung, daß er nach Abtragung der Granulationen gestielte Hautlappen von dem anderen Bein in den Defekt einfügte und die beiden Beine durch Gipsverband aneinanderschloß. Für einen Defekt am Ellbogen entnahm er den gestielten Lappen der Thoraxwand. Der Stiel wurde nach 12, 9 und in einem Fall sogar schon nach 6 Tagen durchschnitten.

Zwei Jahre später (87. II. 94) stellte WAGNER-Königshütte 2 Kranke vor, bei denen er das Verfahren bei noch größeren Defekten an den Armen mit ausgezeichnetem Erfolg angewendet hatte. Die überpflanzten Lappen hatten eine Größe bis zu 17 cm im Quadrat. Ebenso wie MAAS legte er besonders Wert darauf, daß der Lappen dem Defekt fest aufgedrückt wird.

v. BRAMANN (93. II. 310) brachte in seinen Mitteilungen über 4 gleiche Fälle nichts wesentlich Neues. Seine Thoraxlappen hatten eine Länge bis zu 33 cm und eine Breite bis zu 10 cm. Er hob hervor, daß bei ausgedehnten Hautdefekten an den Extremitäten die THIERSCHschen Transplantationen nicht ausreichen, weil die neue Haut nicht widerstandsfähig genug ist.

Achtzehntes Kapitel.
Nervennaht. Nervenüberpflanzung.

Die Nervennaht ist bekanntlich eine Operation der Neuzeit. Zwar wurde die Frage der Nervenheilung und Nervenregeneration schon im 18. Jahrhundert experimentell studiert, in Deutschland von zwei Schülern von AUGUST GOTTLOB RICHTER in Göttingen, MICHAELIS (1785) und ARNEMANN (1787), von denen der erstere für die Regeneration eintrat, während der andere ihr Zustandekommen bestritt; aber die ersten Nervennähte am Menschen sind erst von BAUDENS 1836 und von NÉLATON 1864 gemacht worden. Was die Chirurgen von Versuchen mit der Nervennaht so lange zurückgehalten hatte und was auch BAUDENS bestimmte, die Nähte nicht durch die Nerven, sondern nur durch das umgebende Gewebe zu legen, war besonders die Furcht vor dem Tetanus. BAUDENS nähte die durchschnittenen Nervenstämme in der Achselhöhle, aber ohne Erfolg, NÉLATON den Medianus nach Entfernung eines Neuroms mit zweifelhaftem Erfolg.

Einer der ersten Fälle von sicher beobachteter Wiederherstellung der Leitung nach der Nervennaht ist der von GUSTAV SIMON (1876), in der Zusammenstellung von TILLMANNS (81. II 197) unter Nr. 16 aufgeführte. Es handelte sich um Resektion und Naht am Medianus und Ulnaris im Bereich des Oberarms 10 Monate nach der Durchschneidung; die ersten Bewegungen in den gelähmten Muskeln zeigten sich nach Ablauf eines halben Jahres. Die früheren Operateure, mit der Ausnahme von JESSOP Franzosen, hatten sich meist vorzeitig durch Scheinerfolge täuschen lassen und andererseits die Operierten nicht lange genug unter Augen behalten. Man operierte unter der Voraussetzung der physiologischen prima intentio nervorum. Daß die Regeneration durch Hineinwachsen von Nervenfasern aus dem zentralen Nervenende in die alte durch Degeneration im peripheren Stück freiwerdende Bahn zustande kommt, und daß für einen solchen Vorgang eine bestimmte, der Länge des Weges entsprechende Zeit erforderlich ist, wie das durch die Versuche von VANLAIR festgestellt worden ist, war noch nicht bekannt.

Die Mitteilungen über Nervennähte in der ersten Zeit des Bestehens unserer Gesellschaft stehen noch ganz unter dem Einfluß der alten Anschauungen. Sie berichten immer von beginnender Wiederherstellung der Funktion nach wenigen Wochen. Nun fehlt es zwar auch in neuster Zeit nicht an vereinzelten Beobachtungen von einer solchen schnellen Heilung (vgl. PERTHES: Nervenverletzungen in Schjernings Handbuch der ärztlichen Erfahrungen im Weltkriege II. 2. S. 582), aber es sind dieses seltene Ausnahmen, und die Regelmäßigkeit der Angaben über eine so schnelle Wiederkehr der Funktion zwingt zu der Annahme, daß es sich in jenen Mitteilungen auf den Kongressen um Täuschungen gehandelt hat, wie sie besonders im Gebiet des Ulnaris, Medianus und Ischiadicus leicht zustande kommen.

Auf dem 5. Kongreß (76. I. 106) führte LANGENBECK einen Kranken vor, bei dem er $2^{1}/_{2}$ Jahre nach der Verletzung (Fall auf ein Beil) die Enden des getrennten Ischiadicus aus der Narbe gelöst und wieder vereinigt hatte. Obgleich erst 2 Monate seit der Operation verstrichen waren, schien sich die Sensibilität am Fuß gebessert zu haben. LANGENBECK war geneigt, die Möglichkeit einer unmittelbaren Wiederherstellung der Leitung anzunehmen, und riet dringend, die Naht in geeigneten Fällen nicht zu unterlassen. — HUETER

(I. 110) bemerkte dazu, er habe bei einer frischen Durchschneidung des Ulnaris am Ellbogen genäht, wegen Tetanusbefürchtung paraneurotisch, und in der 2. Woche „sei es ganz zweifellos geworden, daß die Interossei funktionierten". — W. BUSCH und KÜSTER warnten unter Hinweis auf die von LÉTIÉVANT nachgewiesenen Kollateralbahnen vor Täuschungen bei wiederkehrender Sensibilität.

Auch der von LANGENBECK 4 Jahre später (80. I. 50) besprochene Fall von Naht des aus einer Narbe ausgelösten Radialis mit scheinbarem Beginn leichter Streckbewegungen nach 14 Tagen wird vor der Kritik nicht bestehen können. ESMARCH (I. 52) glaubte in einem ähnlichen Fall ebenfalls schon 3 Wochen nach der Anfrischung und Naht eine Wiederkehr der Motilität zu bemerken, deutlich wurde diese aber erst nach 5 Monaten (vgl. die Krankengeschichte bei TILLMANNS), an der Heilung ist hier also nicht zu zweifeln.

Ebenso berichtete TILLMANNS (81. II. 197) aus der Klinik von THIERSCH über eine erfolgreiche frische Naht des dicht über dem Handgelenk durchschnittenen Ulnaris und eine ebenfalls gleich nach der Verletzung angelegte Naht am Ulnaris und Medianus in der Mitte des Vorderarms. Er sprach sich gegen die Annahme einer prima intentio aus und riet, die direkte Naht mit der paraneurotischen zu kombinieren. In der ausführlichen, in die „Verhandlungen" aufgenommenen Arbeit finden sich aus der Literatur 42 Fälle von direkter und 7 Fälle von paraneurotischer Nervennaht zusammengestellt, von denen 14 als erfolgreich gerechnet werden konnten. Eine vollständige restitutio ad integrum wurde nur selten beobachtet.

W. BUSCH (81. II. 465) besprach 2 Fälle von gelungener Radialisnaht, und einige Jahre später CZERNY (84. I. 122) die Beseitigung einer Radialislähmung nach Humerusfraktur durch Resektion des auf den Nerven drückenden Knochenvorsprungs. J. ISRAEL (I. 124) verfuhr ebenso mit gutem Erfolg. F. KRAUSE-Halle (87. I. 17) stellte in Fällen von Gangrän einer Extremität an dem amputierten Teil Untersuchungen an über die Degeneration der

Nerven oberhalb der Stelle ihrer Zerstörung und kam zu dem Ergebnis, daß auch in diesem zentralen Nervenabschnitt ein sehr beträchtlicher Teil der Fasern zugrunde geht. Andererseits blieb nach Nervenresektionen bei Tieren im peripheren Abschnitt ein Teil markhaltiger Fasern erhalten. Das Vorhandensein erhalten gebliebener Fasern sei nicht ohne Bedeutung für die Regeneration nach der Nervennaht, die selbst sehr lange Zeit nach der Verletzung noch Erfolg verspreche.

Ein Hauptvertreter der prima intentio nervorum war GLUCK, der sich schon als Student, durch eine Preisaufgabe der Berliner Fakultät angeregt, mit Tierversuchen über Nervenregeneration befaßt hatte. Die gekrönte Preisschrift „Experimentelles zur Frage der Nervennaht und Nervenregeneration" findet sich im 72. Bande des Virchowschen Archivs (1877). Durchschnitt GLUCK einen 3—4 Tage zuvor genähten Ischiadicus eines Huhnes oberhalb der Nahtstelle, so rief nicht nur elektrische, sondern auch mechanische Reizung des oberen Nervenstückes Zuckung hervor. Auch etwas kompliziertere Versuche mit Durchschneidung und Naht der beiden Vagi schienen für die prima intentio zu sprechen.

Auf dem 9. Kongreß 1880 (II. 22) hielt GLUCK, jetzt Assistent von LANGENBECK, einen Vortrag über Neuroplastik auf dem Wege der Transplantation und demonstrierte Hühner, an denen er 3—4 cm lange Defekte des Ischiadicus durch Stücke von Kaninchennerven ersetzt hatte. Obgleich nur wenige Wochen seit der Operation verstrichen waren, glaubte er eine Wiederherstellung der Funktion bis zu einem gewissen Grade feststellen zu können. Die Tiere konnten seiner Meinung nach ebenso gut gehen wie solche, denen der Ischiadicus durchschnitten und wieder zusammengenäht war, während Hühner, bei denen ein großes Stück vom Ischiadicus ohne Ersatz und Naht reseziert war, die Symptome einer totalen Ischiadicuslähmung zeigten. Die Demonstration, die durch die Angst der durcheinander flatternden und gackelnden Hühner erschwert wurde, wirkte nicht überzeugend.

Auf die Mitteilungen von GLUCK hin wurde eine solche Heterotransplantation von LANGE-New York (82. I. 55) auch beim Menschen, und zwar am Radialis mit einem Stück Ischiadicus vom Hunde versucht. Nach ³/₄ Jahren war aber noch keine Spur von Wiederherstellung der Funktion zu bemerken. — Bei Tieren haben in neuerer Zeit KILVINGTON und HUBER mit der Heteroplastik positive Resultate erzielt (vgl. PERTHES l. c., S. 599).

Zu erinnern ist an die älteren Versuche der Physiologen PHILIPEAUX und VULPIAN, die in einen Defekt des Hypoglossus ein Stück Lingualis von demselben Hunde einheilten und Wiederherstellung der Leitung nach 71 Tagen feststellten (1861).

Auch der Vortrag von GLUCK über Transplantation, Regeneration und entzündliche Neubildung auf dem nächsten Kongreß (81. II. 138) handelte zum Teil von der Nerventransplantation. GLUCK hatte nach Resektion eines Nervenstückes zwischen die Schnittenden Streifen dänischen Leders, Knochendrains, zopfartig zusammengeflochtene Catgutfäden eingenäht, mit dem Gedanken, die sich vom zentralen und peripheren Ende vielleicht entgegenwachsenden Fasern sollten sich „an dem Fremdkörper wie der Wein am Rebstocke emporranken." Diese Erwartung ging nicht in Erfüllung. Dagegen glaubte GLUCK nach Überpflanzung von überlebenden Nervenstücken, die bis zu 21 Stunden in der feuchten Kammer gelegen hatten, einen vollständigen Erfolg erreicht zu haben.

Die erstgenannten Versuche sind von Bedeutung gewesen, weil sie die Grundlage wurden für die erfolgreichen, für das Verständnis der Nervenregeneration wichtigen Tierversuche von VANLAIR (1882) und von ASSAKY (1886), die unter dem Namen der suture tubulaire und suture des nerfs à distance allgemein bekannt sind. VANLAIR hat die Priorität des Gedankens GLUCK rückhaltlos zuerkannt.

1885 (II. 213) trug TILLMANNS über die operative Behandlung von Substanzverlusten an peripheren Nerven vor, besprach die verschiedenen zum Ersatz der Defekte vorgeschlagenen Verfahren und unterzog die Hühnerversuche von GLUCK einer ablehnenden Kritik. Er selbst hatte mit der von LÉTIÉVANT angegebenen Läppchenbildung an beiden Nervenstümpfen einen Erfolg erzielt. Medianus und Ulnaris waren drei Finger breit oberhalb des Handgelenks durch einen Sensenhieb durchschnitten, die Distanz zwischen den in die Narbe eingebetteten Nervenenden betrug nach Auslösung und Anfrischung $4^{1}/_{2}$ cm, die gestielten Läppchen wurden mit feinen Catgutnähten vereinigt, 9 Wochen nach der Operation begann die aktive Beweglichkeit in den vom Ulnaris versorgten Muskeln sich wieder herzustellen, nach 1 Jahr war die Gebrauchsfähigkeit der Hand so gut wie vollständig wieder hergestellt.

GLUCK trat 1890 (II. 316) in einem längeren Referat über den Ersatz von Defekten höherer Gewebe nochmals für die prima intentio nervorum ein, die schnelle Wiederherstellung der physiologischen Leitung (am Ischiadicus von Hühnern nach 72—100 Stunden), die man aber nicht mit der Wiederherstellung der Gebrauchsfähigkeit ad integrum verwechseln dürfe.

In der Diskussion, die sich im übrigen auf andere in dem Vortrag zur Sprache gekommene Dinge, Muskel-, Sehnen-, Knochentransplantationen u. dgl. bezog, sprach sich KÖLLIKER-Leipzig für die Möglichkeit einer prima intentio nervorum aus, sie komme aber nur ausnahmsweise zustande. Er empfahl die Methoden von VANLAIR und ASSAKY. GLUCK bezeichnete sie als die seinigen. —

1881 (I. 41) stellte LANGENBUCH 2 Kranke vor, bei denen er mit Erfolg die Nervendehnung wegen Rückenmarksleiden und Epilepsie vorgenommen hatte.

Neunzehntes Kapitel.

Überpflanzung von Muskeln und Sehnen.

Auch Muskeln zusammen mit dem zugehörigen Nerven hatte GLUCK bei Tieren mit vermeintlichem Erfolge frei überpflanzt, z. B. die Gastrocnemii eines Huhnes mit einander vertauscht oder Hühnermuskeln durch Kaninchenmuskeln ersetzt.

HELFERICH-München (82. II. 212) machte dazu die Probe am Menschen. Wegen eines Fibrosarkoms exstirpierte er den Biceps humeri bis auf einen dünnen Muskelstreifen am Außenrande und nähte zum Ersatz ein 12 cm langes 7 g schweres Stück vom Biceps femoris eines Hundes ein. $^1/_8$ davon stieß sich nekrotisch ab, der Rest heilte ein, wurde täglich elektrisch behandelt, um den fehlenden funktionellen Reiz zu ersetzen, und bewahrte, wie der Kliniker v. ZIEMSSEN mit dem Induktionsstrom festgestellt zu haben meinte, seine Contractilität. HELFERICH selbst glaubte aber, wie er in der Diskussion (I. 55) bemerkte, nicht an eine dauernde Erhaltung des Muskelgewebes. LANGE drückte Zweifel aus, GLUCK sagte, daß es bei seinen Versuchen zwar auch zu partieller fibröser Entartung gekommen sei, daß in vielen Fällen das implantierte Muskelstück aber seine Struktur und Contractilität behalten habe (vgl. dagegen die neueren Untersuchungen von LÄWEN und WREDE, 1912. I. 37).

Mitteilungen von GLUCK über Sehnenplastik, d. h. Ersatz verlorengegangener Sehnen durch Einpflanzen von frischen Sehnenstücken oder von „Catgutseidenbündeln", ähnlich wie bei der Überbrückung von Nervendefekten nach GLUCK (suture à distance von ASSAKY) finden sich in den erwähnten Vorträgen vom Jahre 1881 und 1890, wozu noch eine Demonstration von Geheilten, von Präparaten und Abbildungen auf dem Kongreß 1892 (I. 115) kommt. Es handelte sich um Ersatz von Beugesehnen der Finger. Die vorgestellten Fälle wurden von BERGMANN, KÖNIG, RIEDEL nicht als beweisend angesehen. SCHLANGE, Assistent von BERGMANN (92. I. 118) bestritt, daß die Flexionsbewegungen bei einigen der Patienten mit der plastischen Operation in Zusammenhang stünden. Ihm selbst seien infolge einer Sehnenscheidenphlegmone beide Sehnen eines Fingers gangränös geworden, und er könne den Finger auch ohne GLUCKsche Operation jetzt deutlich flektieren, wenn auch nur unvollkommen.

Großen Wert legte GLUCK bei allen seinen Transplantationen auf den „funktionellen Reiz", der mit dazu gehöre, das transplantierte Gewebe lebendig zu erhalten (81. II 153) bei Einpflanzung von Sehnenstücken also auf frühzeitige Bewegungen. (Vgl. LEXER: „Die Verwertung der freien Sehnentransplantation" 1912. II. 76.)

Zwanzigstes Kapitel.

Überpflanzung von Knochen. Einheilen von Elfenbein und Ähnlichem. Knochenplombierung.

Das Kapitel führt uns zunächst wiederum zu GLUCK zurück. Er lebte der Überzeugung, daß die Regenerationsfähigkeit des tierischen und menschlichen Organismus und die Lebensfähigkeit abgetrennter und eingepflanzter Gewebsstücke eine viel größere sei, als man gewöhnlich annehme, und versuchte diese Erkenntnis nach allen Seiten für die chirurgische Praxis zu verwerten. Manches aus dem Füllhorn seiner Veröffentlichungen — Weniger wäre mitunter Mehr gewesen — hat der Kritik nicht standhalten können, und nicht Alles, was dem unermüdlichen ideenreichen Experimentator an Zukunftschirurgie vorgeschwebt hat, ließ sich verwirklichen. Aber die Chirurgie hat durch seine Arbeiten mannigfache Anregung erfahren, von den Fachgenossen nicht Beachtetes oder Bezweifeltes hat zum Teil später Anerkennung und Bestätigung gefunden.

GLUCK ging zunächst von der Annahme aus, daß das eingepflanzte Knochenstück am Leben bleibe, nach den Untersuchungen von BARTH ließ sich diese Ansicht nicht festhalten, was aber für den praktischen Erfolg keine Bedeutung hatte. Auch der absterbende und allmählich durch Substitution von neuem Knochengewebe ersetzte Knochen tat seine Schuldigkeit durch vorläufige Fixation der Frakturenden oder zur Deckung der Schädelhöhle nach der Trepanation, sowie durch „Steigerung der osteogenen Eigenschaften" der knochenbildenden Gewebe.

Während Versuche mit Überpflanzung lebender Knochenstücke vor und gleichzeitig mit GLUCK auch von anderen Chirurgen und Experimentatoren gemacht worden sind (vgl. MARCHAND: Wundheilung. 34. Kapitel), ist der Gedanke, Elfenbeinstücke nicht nur zu vorübergehendem, sondern zu dauerndem Ersatz von Knochendefekten, und aus Elfenbein hergestellte künstliche Gelenke zum Ersatz resezierter Gelenke zu benutzen, von GLUCK ausgegangen. Er berichtete darüber 1890 und ausführlicher in einem Vortrag im Jahre 1895 über Osteoplastik und einheilbare Prothese, der aber nicht in die gedruckten Verhandlungen aufgenommen ist. Ein Autoreferat findet sich im Zentralblatt für Chirurgie, Bd. 22, S. 30. Er hob darin den praktischen Nutzen der Implantation von Elfenbein und Knochen, sowie von unveränderlichem Material wie Celluloid, Hartgummi, vernickeltem Stahl, Aluminiumbronze und dergleichen in Knochendefekten nochmals hervor. Wenn Elfenbein und Knochen auch allmählich von dem neuen sich bildenden Knochen umwachsen, resorbiert, substituiert würden, so dienten sie doch als innere Schiene und als Reiz für die Knochenneubildung und erzwängen die Regeneration in der zweckmäßigen Bahn. Die anorganischen Fremdkörper, auch künstliche Gelenke, könnten für lange Zeit, vielleicht dauernd, einheilen und reizlos funktionieren.

Dem Vortrag folgte eine reichhaltige Demonstration von Präparaten und Modellen von Elfenbeinmetallprothesen und Mitteilungen über klinische Beobachtungen. Einem großen Hunde war ein Metallscharnierapparat eingeheilt. PÉAN implantierte als Ersatz des resezierten Schultergelenks ein Gelenk aus Platiniridium und Hartgummi, das seit $2^{1}/_{4}$ Jahr tadellos funktionierte.

Erwähnt zu werden verdient, daß GLUCK auch daran dachte, natürliche, Leichen entnommene Gelenkteile, wohl desinfiziert, zum Ersatz von Gelenken einzuheilen (90. II. 349). Im übrigen muß in bezug auf Einzelheiten auf die Originalarbeiten verwiesen werden.

Über einige der in den Vorträgen erwähnten Patienten

berichtete GLUCK auf dem Kongreß 1921, als er die Ergebnisse seiner Arbeiten auf dem Gebiete der Osteoplastik nochmals zusammenfaßte. Ein Patient, dem er vor 31 Jahren ein Drittel der Ulna wegen Osteomyelitis reseziert und durch einen Elfenbeinstab ersetzt hatte, erfreute sich einer tadellosen Funktion der Hand, ebenso ein anderer, bei dem er die ganze Radiusdiaphyse durch Elfenbein ersetzt hatte. Bei einem dritten hatte er 1893, als der Kranke 5 Jahre alt war, wegen septischer Osteomyelitis und ausgedehnter Nekrose des Periostes die ganze Tibiadiaphyse durch ein Elfenbeinstück ersetzt. Dasselbe wurde durch einen normal wachsenden mächtigen Knochen substituiert, so daß keine Verkürzung eintrat, und der Mann den Krieg mitmachen konnte. (Vgl. die späteren, GLUCKs Beispiel folgenden Operationen von FRITZ KÖNIG, REHN, v. BECK [1912. I. 41. 45. 46] und KÖNIG [1921. I. 278] sowie den bekannten Vortrag von LEXER [1908. II. 194] über freie Knochenplastik und Gelenktransplantation.) —

In entscheidender Weise wurden die histologischen Vorgänge bei der Implantation von lebenden Knochenstücken und von toten Fremdkörpern in Knochendefekte klargestellt durch die Untersuchungen, welche BARTH-Marburg in dem Institut von MARCHAND angestellt hat. Er berichtete darüber auf dem Kongreß 1893 (II. 234).

Bisher hatte man allgemein angenommen, und eine kürzlich erschienene experimentelle Arbeit von ADOLF SCHMITT-München schien diese Ansicht zu bestätigen, daß ein dem lebenden Körper entnommenes in den Knochendefekt wieder eingefügtes Knochenstück bei der nun erfolgenden Einheilung als solches bestehen und am Leben bleibe. Unter anderem hatte v. BERGMANN (81. I. 97) sich an drei Präparaten aus dem Russisch-türkischen Kriege und durch Versuche von JAKIMOWITSCH in der Würzburger Klinik davon überzeugen zu können geglaubt, daß vollständig ausgelöste Splitter anheilen, am Leben bleiben und bei jungen Tieren sogar wachsen können. Durch eine Reihe von mikroskopischen Untersuchungen an wieder eingesetzten Trepanationsscheiben bei Hunden in verschiedenen Zeitabständen nach der Operation kam BARTH zu der Überzeugung, daß diese Ansicht nicht richtig ist, daß das implantierte Knochenstück vielmehr der Nekrose anheimfällt, was sich schon nach 5 Tagen am Zerfall der Knochenkörperchen nachweisen läßt, und daß der abgestorbene Knochen durch eine Art Metaplasie allmählich von der Dura und dem Periost am Defektrande aus durch neugebildeten Knochen substituiert wird. An den Extremitätenknochen ist der Vorgang analog. Ob das eingepflanzte Knochenstück sein Periost behalten hat oder nicht, ist gleichgültig. Bei macerierten Knochenstücken ist der Vorgang ganz derselbe wie bei lebenden.

In der Diskussion (I. 128) wurde den Ausführungen BARTHs von KÖRTE, JULIUS WOLFF und ADOLF SCHMITT widersprochen. KÖRTE glaubte aus der Tatsache, daß eine wiedereingeheilte Trepanationsscheibe nach einem halben Jahre stark blutete, als er sie bei einer zweiten Operation durchmeißelte, auf die Erhaltung der Vitalität schließen zu müssen, WOLFF aus der Rötung des eingepflanzten Knochens bei Krappfütterung. KÖNIG und BARTH konnten beide Beobachtungen nicht als Gegenbeweise anerkennen, auch neu hineingewachsenes Knochengewebe werde bluten und sich durch Krapp färben lassen. BARTH zeigte an einem Präparat, daß sich auch eine in Kalilauge macerierte, also sicher tote Knochenscheibe nach der Einheilung bei Krappfütterung rot färben kann. SCHMITT hob hervor, daß sich zum Ersatz von Knochendefekten, sobald von dem überpflanzten Stück eine Funktion verlangt werde (wie an den Extremitäten), nicht Elfenbein, sondern nur lebender Knochen von demselben Individuum eigne, und daß dieser, nach den klinischen Tatsachen zu schließen, am Leben bleibe.

Im nächsten Jahre, 1894 (II. 201), vervollständigte BARTH seine Darlegungen auf Grund von im ganzen 65 Tierversuchen und zog die praktischen Konsequenzen. OLLIER gegenüber, der auf dem internationalen medizinischen Kongreß in Berlin (1890) das Thema der „chirurgischen Osteogenese" behandelt hatte, betonte er, daß die Unterscheidung zwischen Autoplastik, Homoplastik und Heteroplastik bedeutungslos sei, weil ein prinzipieller Unterschied im Heilungsmodus tatsächlich nicht bestehe. Immer sterbe das eingepflanzte Knochenstück ab und werde durch neugebildetes substituiert. Bei der Implantation mitgenommenes Periost habe nur dann eine Bedeutung, wenn es, wie bei der WAGNERschen osteoplastischen Schädelresektion eine genügend breite Ernährungsbrücke behalten habe. Ebenso wie Knochengewebe werde auch Elfenbein durch lebenden Knochen substituiert, nur langsamer. Das Material, welches das ossificationsfähige Gewebe zur Knochenbildung anregen solle, müsse eine gewisse Widerstandsfähigkeit besitzen, dürfe nicht zu schnell resorbiert werden, wie z. B. die von SENN zur Knochenplombierung empfohlene entkalkte Knochensubstanz. Der Fremdkörper müsse den Defekträndern gut anliegen, den Defekt möglichst ausfüllen. Bei Versuchen mit der Einheilung von carbolisierten Schwammstücken in Knochendefekte zeigte es sich, daß diese schnell von jungem Bindegewebe durchwachsen waren, und daß schon nach 3 Wochen eine Ossifikation des Bindegewebes um die (nicht resorbierbaren) Schwammfasern begonnen hatte.

Wie im vorigen Jahre stieß BARTH auf Widerspruch. v. BRAMANN (I. 127) konnte an die Substitution nicht glauben, da seiner Meinung nach dann erheblich schwerere Veränderungen der Gestalt und Größe des implantierten Knochens eintreten müßten, als er in zwei klinischen Fällen (Trepanation, Pseudarthrose des Humerus mit Ersatzstück aus der Tibia) gefunden habe. BIDDER-Berlin dagegen, der vor Jahren die ersten histologischen Untersuchungen an eingeheilten Elfenbeinstiften gemacht hatte, stimmte BARTH vollständig zu.

(Vgl. die Kapitel Trepanation, Frakturen und Pseudarthrosen.) —

1893 (I. 104) sprach SONNENBURG über Knochenplombierung und zeigte Präparate, die er bei Tierversuchen zusammen mit O. MAYER aus St. Franzisko gewonnen hatte.

Die Anregung zu den Versuchen war von einer Veröffentlichung von DREESMANN ausgegangen, in der dieser über einige von ihm und TRENDELENBURG mit Erfolg ausgeführte „Plombierungen" kleiner cariöser Knochenhöhlen mit Gips berichtet hatte (vgl. Beiträge zur klinischen Chirurgie, 9. Bd S. 804. 1892). Den Gedanken, pathologische Knochenhöhlen mit Kitt aseptisch auszufüllen, hatte schon vorher GLUCK ausgesprochen. SONNENBURG wollte die Plombe nicht nur aseptisch sondern auch antiseptisch gestalten und wählte als Material zur Plombierung das von Zahnärzten benutzte Kupferamalgam, dessen entwicklungshemmende Kraft sich an Bakterienkulturen nachweisen ließ (vgl. auch STACHOW, Bruns Beiträge. 12. Bd., S. 389.1894. Preisschrift der Bonner Fakultät).

Einundzwanzigstes Kapitel.

Kriegschirurgie.

Wichtige Beiträge zur Kriegschirurgie brachte der 2. Kongreß 1873. W. BUSCH-Bonn hielt seinen grundlegenden Vortrag über die Schußfrakturen, die das Chassepot-Gewehr bei Schüssen aus großer Nähe hervorbringt (II 22), und eröffnete damit die stattliche Reihe experimenteller Arbeiten (KOCHER, P. BRUNS, REGER, SCHJERNING u. a.), denen wir unsere Kenntnisse von der Wirkung der Geschosse auf den menschlichen Körper verdanken. Er hatte eine Anzahl von Schießversuchen gemacht, bei denen Beine von Leichen vor einer Wand von weichem Ton aufgehängt und aus einer Entfernung von 10—20 Schritten so beschossen wurden, daß die Kugel die Gegend der Tuberositas tibiae traf, in der bekanntlich bei Fernschüssen leicht Lochschüsse ohne Splitterung zustande kommen. BUSCH bekam bei Nahschüssen die bekannten ausgedehnten Splitterungen und Weichteilzerreißungen, die im Kriege 1870 den Verdacht aufkommen ließen, es seien Explosivgeschosse benutzt worden. Es zeigte sich, daß die

Kugel durch die gewaltige mechanische Kraft und, wie BUSCH glaubte, auch durch die beim Aufschlagen auf den Knochen erzeugte Wärme in größere und kleinere Teile zerlegt war, die in einem breiten Zerstreuungskegel durch das Glied gegangen waren. Als Beweis einer sehr starken Erhitzung der Kugel zeigte er eine Anzahl in der Tonwand vorgefundener Bleistückchen, an denen der Schmelzungsvorgang zu sehen sei.

Von den Diskussionsrednern (I. 9) bestritten VOLKMANN und SIMON, daß man an den Bleisplittern Spuren von Schmelzung erkennen könne. SCHÄDEL, damals Assistent von SIMON, hatte Versuche mit leicht schmelzenden Legierungen von Wismut gemacht, mit denen er gegen Eisenplatten schoß, und keine Schmelzspuren an den Kugelsplittern finden können. Auch hatten die Bleisplitter, beim Abprallen in Pulversäckchen hineinfliegend, diese nicht zur Explosion gebracht.

In historischer Beziehung möchte ich daran erinnern, daß eine Erhitzung der Kugel, und zwar durch die Pulvergase, schon nach der Erfindung der Feuerwaffen angenommen wurde, und die Schußwunden daher als verbrannt galten. BARTHOLOMEO MAGGI, Professor in Bologna (1477—1552), schoß in Pulversäcke hinein, um zu zeigen, daß die Kugel nicht heiß sei. —

Als 19 Jahre später die Gesellschaft das neu erbaute Langenbeck-Haus bezog, hatte der Vorsitzende BARDELEBEN dem Gedächtnis LANGENBECKs zu Ehren als einleitendes Thema die **kriegschirurgische Bedeutung der neuen Feuerwaffen** auf die Tagesordnung gesetzt und als Referent P. BRUNS (92. II. 1), als Korreferent Oberstabsarzt REGER (II. 19) gewählt, die beide sich mit Schießversuchen beschäftigt hatten. Seit den Versuchen von BUSCH waren die Handfeuerwaffen wesentlich verändert und verbessert worden. Das Kaliber war herabgesetzt, das Gewicht des Geschosses auf 15 g vermindert, Anfangs- und Rotationsgeschwindigkeit sehr gesteigert, das Bleigeschoß mit dem Kupfer- oder Bleimantel umgeben, die Durchschlagskraft hatte enorm zugenommen. Die Hypothese vom Schmelzen des Bleies hatte in der Zwischenzeit keine Bestätigung gefunden, als wichtiges Moment für das Zustandekommen der explosionsartigen Geschoßwirkung war die hydraulische Pressung erkannt. Auf den Inhalt der Vorträge näher einzugehen, würde zu weit führen.

In der Diskussion (I. 14) teilte MESSNER-Wiesbaden mit, daß er sich die Frage gestellt habe: „Wird das Geschoß durch die im Gewehrlauf stattfindende Erhitzung sterilisiert?", und daß Schießversuche mit infizierten Kugeln auf Blechbüchsen mit Nährgelatine sie in negativem Sinne entschieden hätten. LANGENBUCH machte, gestützt auf einige Versuche in der Friedenspraxis, den Vorschlag, Ein- und Ausschußöffnung in geeigneten Fällen sogleich mit Pflaster hermetisch zu verschließen oder zuzunähen. KÖNIG, ESMARCH, TRENDELENBURG widersprachen, THIERSCH erinnerte daran, daß LANGENBUCH in SIMON einen berühmten Vorgänger habe, denn dieser habe schon 1849 Schußwunden angefrischt und genäht. „Später kam er nicht mehr auf diese Methode zurück, und ich denke, wir werden auch am besten daran tun, die Schußwunden, wie bisher, offen zu lassen und die Diskussion zu schließen."

Der letzte Satz gehört zu den geflügelten Worten, die die eigenartige Persönlichkeit von THIERSCH in unserer Gesellschaft wachzuhalten geholfen haben. THIERSCH schwieg mehr als er redete, aber wenn er das Wort nahm, wußte man, daß es sich lohnte, aufzumerken, sei es, daß er knapp und sachlich über eigene wissenschaftliche Arbeit berichtete, sei es, daß er zum Schluß einer längeren Diskussion, pro und contra bedächtig gegeneinander abwägend, das Ergebnis zusammenfaßte. Gestalt und Rede erinnerten dann an den Chorführer in der antiken Tragödie. Und immer waren die Zuhörer in gespannter Erwartung der Blitze, die in der Wolke olympischer Ruhe schlummerten. —

Kehren wir wieder zum 2. Kongreß zurück! v. LANGENBECK (73. II. 106) hielt einen bedeutsamen Vortrag über Schußverletzungen des Hüftgelenks, der in den

Verhandlungen, durch tabellarische Zusammenstellung von 132 Fällen aus dem deutsch-französischen Kriege ergänzt, als eine das Thema nach dem damaligen Stande der Chirurgie erschöpfende musterhafte Monographie vorliegt. Von den 132 Verwundeten wurden 25 (von LANGENBECK selbst 8) durch konservative Behandlung geheilt, während 63 konservativ behandelte starben, von 31 mit einer Ausnahme (BECK) sämtlich sekundär resezierten wurden nur 4 geheilt, von 13 mit Exartikulation des Femur behandelten kam kein einziger mit dem Leben davon. In den früheren Kriegen waren die Ergebnisse noch schlechter gewesen. Nach PIROGOFFS Angabe waren im Krimkriege alle Hüftgelenksschüsse tödlich verlaufen, aus dem italienischen und dem amerikanischen Kriege sind nur vereinzelte, z. T. nicht ganz sichere Fälle von Heilung (DEMME, HOFF, OTIS) berichtet. Vortrefflich ist LANGENBECKs Schilderung der diagnostischen Symptome. Die Diagnose soll möglichst bald festgestellt werden. Leichtere Fälle, besonders Kapselschüsse ohne nachweisbare Knochenverletzungen sollen konservativ behandelt, dagegen Schußfrakturen des Kopfes und Halses mit wenn möglich primärer Resektion. Für die schwersten Schußfrakturen des Hüftgelenks und Oberschenkels muß an der von manchen Kriegschirurgen ganz verworfenen Exartikulation festgehalten werden, aber sie soll ebenfalls möglichst vor Ablauf der ersten 12 —24 Stunden zur Ausführung kommen. 2 von LANGENBECK im Schleswigschen Kriege 1848 primär Exartikulierte waren zur Heilung gekommen.

In der Diskussion (I. 18) wies HUETER auf die sich mitunter geltendmachende Schwierigkeit der Differentialdiagnose zwischen Hüftgelenkseiterung und periartikulärer Eiterung hin. Die Resektion sollte möglichst unmittelbar nach der Verwundung gemacht werden, was aber nach der Instruktion der Sanitäts-Detachements nicht möglich sei. KÖNIG, SCHINZINGER, BAUM, KÜSTER, RICHTER, HEPPNER, ROTH, MAAS, VOLKMANN, BERGMANN, SIMON, W. BUSCH, BILLROTH, LÜCKE, SOCIN, GRAF berichteten über einzelne Fälle aus ihrer Kriegserfahrung. In bezug auf die Frage, ob bei der Resektion der Trochanter major stets mit zu entfernen sei oder nicht, gingen die Meinungen auseinander. TRENDELENBURG (73. I. 51) zeigte ein Präparat von Schußfraktur des Femurkopfes, das als Beispiel für die Schwierigkeit der Diagnose von Interesse war. —

In einem zweiten reichhaltigen Vortrag auf demselben Kongreß (73. II. 183) über die Endresultate der Gelenkresektionen im Kriege widerlegte LANGENBECK die von HANNOVER in Kopenhagen auf Grund seiner Beobachtungen an dänischen Kriegsinvaliden aufgestellte Behauptung, daß die Resultate der von den deutschen Chirurgen ausgeführten Gelenkresektionen sehr mangelhafte seien, und daß die Verwundeten nach konservativer Behandlung oder nach der Amputation besser darangewesen sein würden. Abbildungen von geheilten Kranken und Präparaten dienten zur Erläuterung. Im Anschluß schilderte LANGENBECK eingehend sein Verfahren der subperiostalen Resektion an den verschiedenen Gelenken. Die Anregung dazu hatte er durch die schönen Präparate von subperiostalen Resektionen an Hunden erhalten, die er 1840 bei BERNHARD HEINE in Würzburg gesehen hatte Die Versuche von FLOURENS und OLLIER waren späteren Datums. Nach einigen gelungenen subperiostalen Resektionen an Knochen und Gelenken von Fingern machte LANGENBECK 1859 die erste Operation der Art an einem der großen Gelenke, und zwar bei einem jungen Mann mit Caries humeri. (Beschrieben von LÜCKE, Archiv für klinische Chirurgie, Bd. 3.)

In der Diskussion (I. 64) sprachen ESMARCH und DANZEL die Ansicht aus, daß bei den Angaben von HANNOVER die politische Antipathie eine große Rolle gespielt habe, die dänischen Ärzte hätten auch nach dem Kriege von 1849 gegen die Resektion Opposition gemacht. Bei den z. T. ebenfalls ungünstigen Berichten deutscher Militärärzte sei zu berücksichtigen, daß sie meist aus den Invaliditätslisten herrührten, und bei der Feststellung des Grades der Invalidität das Mitleid mitspiele.

In seinem Vortrag über Schußverletzungen des Hüftgelenks hatte LANGENBECK immobilisierende Verbände für wünschenswert erklärt, welche auf dem Schlachtfelde mit Leichtigkeit angelegt werden könnten. ESMARCH besprach auf dem nächsten Kongreß (74. II. 158) von ihm konstruierte elastische Extensionsverbände für Schußfrakturen des Oberschenkels und des Hüftgelenkes, bei denen die Gewichtsextension durch die Elastizität von eingeschalteten Kautschukringen ersetzt war. —

Von ESMARCHs Verdiensten um die Einführung der Antisepsis in die Kriegschirurgie ist schon in dem Kapitel über Wundheilung die Rede gewesen. Im Anschluß an seinen Vortrag im Jahre 1876 über die antiseptische Wundbehandlung in der Kriegschirurgie wurde über die Frage diskutiert, (I. 3), wie weit es überhaupt möglich sei, im Kriege zu listern, und wie man vor allem den Listerverband mit der Immobilisierung kombinieren könne. W. BUSCH glaubte, daß zur Zeit die ungenügende Schulung der Militärärzte die Verwendung des Listerschen Verfahrens im Felde unmöglich mache, HEINEKE-Erlangen hob hervor, daß die Hauptschwierigkeit in der Immobilisierung liege, auf die bei den Schußfrakturen nicht verzichtet werden dürfe, und die sich mit dem häufigen Verbandwechsel nicht vertrage. VOLKMANN sah das Eigentümliche des antiseptischen Verfahrens gerade darin, daß eine strenge Immobilisierung der frakturierten Glieder nicht notwendig sei, und berief sich auf seine komplizierten Frakturen, 12 Kniegelenkresektionen und 33 Osteotomieen, die ohne Gipsverbände auf Schienen alle reaktionslos geheilt seien. HUETER wollte bei freier Wahl immer lieber auf die Immobilisierung verzichten als auf den Listerverband. TRENDELENBURG hatte ähnlich wie BURCHARDT (76. II. 123) versucht, das Sekret der antiseptisch behandelten Wunde durch eine rings um die Wunde luftdicht auf die Haut aufgeklebte Drainagevorrichtung abzuleiten, wodurch der häufige Verbandwechsel vermieden werden sollte, hatte aber keine genügend sichere Resultate bekommen.

Auf demselben Kongreß (76. I. 70) führte HÜPEDEN-

Hannover einen Patienten vor, dem er ¼ Jahr nach der Verwundung das Hüftgelenk resezieret hatte. Es war nach GURLT neben einem andern der einzige Fall von Heilung nach Hüftgelenkresektion in der deutschen Armee. Der Verwundete hatte in den ersten Wochen gar keine Erscheinungen von Gelenkverletzung dargeboten, so daß man einen Konturschuß angenommen hatte.

HUETER empfahl 1877 (I. 5) für Schußverletzungen des Fuß- und Ellbogengelenkes die partielle Resektion, während er bei Caries die totale Resektion bevorzugte, und glaubte die Vorzüge an den statistischen Zahlen erkennen zu können.

Gurlt (I. 15) bestritt Letzteres, bei seiner mit größeren Zahlen rechnenden Statistik von 1222 Resektionen des Ellbogengelenks komme die gleiche Mortalität von 23—24% auf die partielle und auf die totale Resektion. LANGENBECK regte eine Besprechung der damals für besonders wichtig gehaltenen Frage an, ob man bei der Hüftgelenkresektion den Trochanter major mit fortnehmen oder zurücklassen solle. LÜCKE und SCHEDE waren (wie nach HUETER auch SAYRE) des besseren Sekretabflusses wegen für Fortnahme, KÖNIG nur in den Fällen von Coxitis mit Contractur und ausgedehnter Fistelbildung. —

1880 (II. 33) hielt BORNHAUPT, Militärarzt in Petersburg, einen Vortrag über den Mechanismus der Schußfrakturen der großen Röhrenknochen. An Präparaten, die Reyher im russisch-türkischen Kriege gesammelt hatte, studierte BORNHAUPT den Verlauf der Fissuren bei Lochschüssen und vollständigen Schußfrakturen und kam zu dem Resultat, daß die Fissuren ihre Entstehung nicht der Erschütterung des Knochens, sondern einfacheren mechanischen Momenten verdanken, der Keilwirkung der Kugel, ihrer Druckwirkung auf die getroffene Stelle und der Biegung des Röhrenknochens. — Bei der Behandlung verwarf er das primäre Debridement, Schorfheilung sei anzustreben.

In der Diskussion (I. 44) bemerkte LANGENBECK, daß bei Schußfrakturen mit vielfacher Splitterung der antisep-

tische Okklusivverband nicht ausreichen, vielmehr Spaltung, Splitterextraktion und Desinfektion notwendig sein würde. SCHMIDT-Grodno und ESMARCH stimmten BORNHAUPT zu.
Der von v. BRAMANN 1893 gehaltene Vortrag über Behandlung der Schußverletzungen des Abdomen ist nicht in die Verhandlungen aufgenommen. Ein Selbstreferat findet sich im Zentralblatt. — BRAMANN behandelte 7 Fälle von Revolverschuß in den Bauch. In 3 Fällen war nach Lage des Schusses eine Verletzung von Magen oder Darm wahrscheinlich, es wurde deshalb 4—7 Stunden nach der Verletzung die Laparotomie gemacht, blutende Gefäße wurden unterbunden, Magen und Darm genäht. Heilung. Das gleiche Vorgehen sei auch im Kriege anzustreben. Bei der Diskussion (I. 99) zeigte SONNENBURG das Präparat eines bei abwartender Behandlung geheilten Revolverschusses durch Pleura, Zwerchfell und Milz.

Zweiundzwanzigstes Kapitel.

Schädel und Gehirn.

v. WAHL-Dorpat, demonstrierte auf dem Kongreß 1888 (I. 82) eine Sammlung von Schädelbasisfrakturen und knüpfte daran eine lehrreiche Erörterung des Mechanismus bei dem Zustandekommen der Schädelfrakturen, wobei er auf die experimentellen Untersuchungen von V. v. BRUNS und MESSERER Bezug nahm. Um sich die Zusammensetzung der Bruchformen aus vertikalen und aus horizontalen Bruchlinien, aus Berstungs- und aus Biegungsbrüchen klarzumachen, empfahl er das in der Osterzeit beliebte Stoßexperiment an Eiern zu benutzen.

ROSER (76. II. 204) beobachtete 4 in Genesung endende Fälle von Austritt von Cerebralflüssigkeit und etwas Hirnmasse aus dem äußeren Ohr nach stumpfer Gewalteinwirkung auf den Kopf, und konnte in einem Fall nachweisen, daß das Trommelfell unverletzt geblieben, dagegen die häutige Auskleidung des Gehörgangs oben eingerissen war.

Anatomische Untersuchungen an Schädeln ergaben, daß die obere Wand des äußeren Gehörgangs mitunter abnorm dünn ist, was die Entstehung einer Fissur an dieser Stelle erklärt. — Die Meinungen über die Behandlung der Brüche am Schädelgewölbe waren schon im Altertum geteilt. In omni vero fisso fractove osse protinus antiquiores medici ad ferramenta veniebant, quibus id exciderent. Sed multo melius est, ante emplastra experiri quae calvariae causa componuntur, sagt AULUS CORNELIUS CELSUS (De medicina VIII, 4). Er wendet sich damit gegen die hippokratische Schule, die die Lehre von der prophylaktischen Trepanation vertrat. Wenn irgendwelche Hirnerscheinungen bestanden, also bei jeder Hirnerschütterung, sollte auch bei fehlender Hautwunde eingeschnitten, die Knochenhaut heruntergeschabt, nach Fissuren gesucht und, wenn eine solche gefunden war, trepaniert werden, um der Ansammlung von Blut im Schädel zuvorzukommen. Um eine feine Fissur sicher zu erkennen, wurde Tinte aufgegossen, die in die Fissur eindringt, von der Knochennaht abläuft. Fand sich auf der Seite der Verletzung keine Fissur, so wurde die Kopfschwarte auf der anderen Kopfseite untersucht und im Falle einer örtlichen ödematösen Schwellung an dieser Stelle eingeschnitten und nach einer Fissur durch Contrecoup gesucht. Dies alles und das Verfahren der Trepanation bei Frakturen mit Depression beschreibt CELSUS ziemlich eingehend, andererseits aber auch den Verlauf der Heilung bei abwartender Behandlung unter täglich gewechselten Verbänden und Fomentationen sowie die sekundäre Trepanation, wenn hohes Fieber und sonstige Störungen eintreten. In der Indikationsstellung für die Trepanation war er augenscheinlich viel zurückhaltender als seine Vorgänger.

Auch in späterer Zeit haben einzelne gut beobachtende und nicht in blindem Autoritätsglauben befangene Chirurgen, wie der treffliche Basler Wundarzt FELIX WÜRTZ (1596) vor dem übertriebenen Trepanationseifer eindringlich und nicht ohne Erfolg gewarnt. Im 18. Jahrhundert aber wurde die prophylaktische Trepanation durch PERCIVAL POTT wieder zu Ehren gebracht. Später verfiel man in das andere Extrem. Dieffenbach „scheute die Trepanation mehr als die Kopfverletzungen, welche ihm vorkamen", und Stromeyer, der in den miteinander verkeilten Knochenstücken einen wichtigen Schutz des Hirns und seiner verletzten Häute gegen das Eindringen der schädlichen Luft sah, zumal der verdorbenen Hospitalluft, ließ überhaupt nur noch 2 Indikationen zur Trepanation gelten, die Entfernung einer im Schädel steckengebliebenen Messerspitze und die Eröffnung eines Hirnabscesses, wenn ein solcher zu diagnostizieren sei. Er beschränkte sich darauf, ganz lose Splitter und bei Schußfrakturen eine leicht erreichbare Kugel herauszunehmen und wartete dann bei energischer Antiphlogose die Eiterung und Abstoßung nekrotisch gewordener Bruchstücke ab. Viktor v. Bruns dagegen riet in seinem Handbuch, trotz der auch von ihm anerkannten Schädlichkeit der Lufteinwirkung in schwereren Fällen bei Depressionen von über $^1/_4$ Zoll (6 mm) Tiefe, bei deutlicher Splitterung der Tabula interna, bei lokalem Hirndruck oder Hervorquellen von Hirnmasse zur Elevation der Fragmente, wenn nötig mit Benutzung des Trepans (vgl. den Vortrag von F. Busch auf S. 16).

Die Trepanation ist bekanntlich eine der ältesten chirurgischen Operationen, vielleicht die älteste. Denn ihre Spuren findet man schon an prähistorischen Schädeln, deren früheren Inhabern wir wünschen wollen, daß sie bewußtlos gewesen sind, während sie mit dem Feuersteinmesser bearbeitet wurden. Soweit die Geschichte zurückreicht, ist die Technik der Operation immer dieselbe gewesen wie um 1870. Das Hauptinstrument war schon zu den Zeiten von Hippokrates und Celsus der Kronentrepan. Bei Hippokrates heißt er τρύπανον, mit dem Zusatz ἀβάπτιστον, wenn die Krone mit einer Hülse versehen war, um das plötzliche Hineinrutschen in den Schädel beim Bohren zu verhüten, oder πρίων χαρακτός (gezähnter Bohrer), bei Celsus χοινίκιον oder modiolus. Im Zentrum der Krone befand sich der clavus, der herausgezogen wurde, wenn der Bohrer richtig gefaßt hatte. Außer dem Modiolus beschreibt CELSUS noch 2 andere terebrae, von denen das eine Instrument wie ein gewöhnlicher Tischlerbohrer, das andere wie ein Zentrumsbohrer geformt war, später Perforativ- und Exfoliativtrepan genannt. Bei PARÉ finden sich die verschiedenen Trepane und die zahlreichen Hilfsinstrumente, Rouginen, Elevatorien, Brückensäge, Tirefond usw. abgebildet, und in derselben uralten Form lagen sie in dem Trepanationsbesteck, das bis in die neuere Zeit zu der unentbehrlichen Ausrüstung des Chirurgen gehörte, einem meist mit Plüsch ausgeschlagenen Mahagonikasten, in dem auch eine kleine Bürste zum Befreien der Sägezähne am Rande der Krone von anhaftenden blutigen oder eitrigen Sägespänen nicht fehlen durfte. Ein besseres Asyl für Streptokokken und Staphylokokken als ein solches Instrumentarium, auch wenn es blank und wohlgepflegt aussah, hätte es kaum geben können. Kein Wunder, daß Schädelfrakturen und Trepanation wegen der Pyämiegefahr in besonders üblem Rufe standen. Klagte doch schon PARÉ, der wie HIPPOKRATES bei jeder glücklich aufgefundenen Fissur trepanierte, über das häufige Auftreten von tödlichen Leberabscessen mit Schüttelfrösten gerade nach Kopfverletzungen.

In den Verhandlungen unserer Gesellschaft findet sich die Benutzung von Trepan und Trephine außer in dem schon besprochenen Vortrag von F. BUSCH auf dem 1. Kongreß noch erwähnt 1888 von H. FISCHER (I. 22) und 1889 von KÜSTER (I. 89). Mehr und mehr ging man jetzt zum Gebrauch von Meißel und Hohlmeißelzange über, die dem Chirurgen in bezug auf Form und Ausdehnung der erforderlichen Resektion am Schädeldach einen viel freieren Spielraum ließen als der Trepan. Bei frischen Verletzungen gestaltete man unter dem Schutze der Antisepsis die äußere Wunde möglichst so, daß Knochendefekt und Dura mit einem gestielten Hautlappen gedeckt, und Heilung per primam intentionem erreicht werden konnte (z. B. BERGMANN 81. I. 12). Übrigens hat auch CELSUS schon bei der

Trepanation neben den bohrenden Instrumenten von Meißel und Hammer ergiebigen Gebrauch gemacht. Ein spatelartiges, zwischen Schädel und Dura eingeschobenes Instrument ($\mu\eta\nu\iota\gamma\gamma o\varphi\acute{\upsilon}\lambda\alpha\xi$) schützte das Gehirn. —

Ein Übelstand bei der alten Trepanation war das Zurückbleiben einer nur durch Narbe geschlossenen Schädellücke. MERREM in Gießen, derselbe vorausschauende Experimentator, der an Hunden die Ausführbarkeit der Pylorusresektion nachgewiesen hat, stellte Versuche an, die ausgebohrte Knochenscheibe wieder einzuheilen, indem er die Haut darüber vernähte. Obgleich Eiterung eintrat, fand er bei einem Hunde das Knochenstück nach 55 Tagen mit der umgebenden Knochenmasse vereinigt. Auch ein zweiter Versuch bei einer Katze gelang. (Animadversiones quaedam chirurgicae experimentis in animalibus factis illustratae 1810.) PH. v. WALTHER (1821) und WATTMANN (1825) wiederholten den Versuch am Menschen mit Erfolg. In WALTHERs Fall stieß sich zwar die Tabula externa nekrotisch ab, aber die Interna heilte fest ein.

Auf dem Kongreß 1889 zeigten GERSTEIN-Dortmund und KÜSTER (I. 89) anatomische Schädelpräparate mit wieder eingeheilten Knochenstücken.

Über die von MÜLLER-Göttingen vorgeschlagene, von KÖNIG zuerst angewandte Deckung eines Schädeldefektes mit einem Hautperiostknochenlappen sprach SCHÖNBORN 1891 (II. 225). Es handelte sich in seinem Fall um einen 14 cm langen, 2—4 cm breiten übernarbten Defekt im Stirnbein nach schwerem Trauma, den er mit einem großen Lappen aus der Parietalgegend, die äußere Tafel mitnehmend, mit gutem Erfolge deckte. Auch J. WOLFF (I. 135) konnte von einer erfolgreichen Operation berichten.

v. EISELSBERG-Wien (91. I. 136) machte die interessante Mitteilung, daß ihm die Deckung durch Einheilen einer Celluloidplatte nach FRÄNKEL gelungen sei. A. FRÄNKEL selbst berichtete über sein Verfahren 1895 (II. 85). Bei 3 Fällen erreichte er 2 mal Einheilung. Einen Hauptvorteil gegenüber dem KÖNIGschen Verfahren sah er, besonders für die Trepanation bei Epilepsie, in dem Ausbleiben von Verwachsungen der Celluloidplatte mit der Dura.

Auf demselben Kongreß hielt v. EISELSBERG (II. 583) einen Vortrag über die Behandlung von erworbenen Schädeldefekten, in dem er die verschiedenen autoplastischen, homoioplastischen (Stücke aus der Tibia) und heteroplastischen Verfahren (decalcinierter Knochen von SENN und KÜMMELL, Celluloid) eingehender besprach. Von 3 Celluloidplatten heilten ihm 2 ein und saßen nach $4^1/_2$ und $1^3/_4$ Jahr noch vollständig fest. Von Vorteil sei es, den Rand der Platte in einen Falz der Diploe fest einzufügen. WÖLFLER (I. 15) sah nach 4 Jahren eine knöcherne Einkapselung der Platte zustande kommen. CZERNY (I. 13) implantierte mit Erfolg dünne Scheiben aus der Tibia, hatte mit Celluloid keinen Erfolg. (Vgl. 1908. I. 46 FUNKE-Wien. Einheilung einer handtellergroßen Celluloidplatte, sowie Kapitel 20).

Einen wesentlichen Fortschritt brachte die von W. WAGNER-Königshütte, unserem langjährigen zweiten Schriftführer, 1889 angegebene temporäre Schädelresektion. Überraschend war die Wirkung der Druckentlastung des Gehirns bei Hirntumoren (vgl. die Mitteilungen von HAHN, EGON HOFFMANN und TROJE 93. I. 46. 55), und lebensrettend wurde die Operation, rechtzeitig angewandt, bei versteckter Blutung aus der Meningea media. Zwar war auch früher schon in einzelnen Fällen durch Ausräumen der Hauptmasse des geronnenen Blutes von einer Trepanationsöffnung aus Heilung erreicht worden, aber es war dann ein Geschenk des Zufalls gewesen, wenn die Blutung zum Stehen gekommen war. Jetzt konnte man die Dura im ganzen Gebiet der Meningea freilegen, die blutende Stelle aufsuchen und das Gefäß durch Unterbindung oder Umstechung verschließen, also ebenso verfahren wie bei jedem anderen traumatischen Aneurysma.

Die Befürchtungen, bei der ganz mit dem Meißel ausgeführten temporären Schädelresektion könnte das Hämmern wie in den bekannten Tierversuchen von W. KOCH und PHILENE (74. II. 11) Hirnerschütterung oder sonstige

Hirnstörungen hervorrufen, bestätigten sich nicht (vgl. BRAUN und WAGNER 93. I. 138). Der Schlag auf den schräg aufgesetzten schneidenden Meißel wirkt ganz anders als der stumpfe Hammerschlag gegen den Schädel bei jenen Versuchen. Doch benutzte man später zum Ausschneiden des osteoplastischen Lappens statt des Meißels vielfach kleine durch einen Motor getriebene Kreissägen mit einer Schutzvorrichtung für die Dura (vgl. ARENDT 93. I. 136, v. BERGMANN 95. II. 1, DOYEN 95. I. 12). Ein Vorläufer dieser Apparate war das alte Osteotom von HEINE mit Handbetrieb des Räderwerks und der kleinen Kettensäge ohne Ende, ein kostspieliges und empfindliches Instrument, das sich niemals eingebürgert hat. —

Daß die Hirnchirurgie, abgesehen von der Extraktion oberflächlicher Knochensplitter und Fremdkörper und der Eröffnung unter der Dura sichtbarer Abscesse, ausschließlich eine Schöpfung der antiseptischen Ära ist, braucht kaum gesagt zu werden. Vordem schien die „Entzündbarkeit" der Meningen noch größer zu sein als die des Peritoneums und verbot jeden Eingriff an der unverletzten, die Meningen und das Hirn schützenden Dura. Dazu kam das Versagen der Diagnostik, mit Hilfe deren bestenfalls festgestellt werden konnte, ob ein vermuteter Tumor oder Absceß in der rechten oder linken Hemisphäre seinen Sitz habe, aber nicht mehr.

Die ersten Lichtstrahlen in das Dunkel warf die Entdeckung der motorischen Centra in der Großhirnrinde. Es war an einem Abend im Winter 1869 auf 70, als HITZIG im Berliner klinischen Verein, einem geschlossenen Kreise junger Mediziner, meist klinischer Assistenten, NAUNYN, QUINCKE, RIESS, ALBIN HOFFMANN, FRITSCH, DÖNITZ, SCHÖNBORN, NENZKI und anderen uns seine Experimente zuerst demonstrierte. Er war damals noch nicht als Dozent habilitiert und betrieb eine ausgedehnte neurologische Praxis. Wenn er des Abends mit dem Elektrisieren in der Sprechstunde fertig war, wurden die Kaninchen aus dem Keller seiner Wohnung heraufgeholt. Um seiner Entdeckung für

das menschliche Gehirn eine möglichst sichere anatomische Basis zu schaffen, vereinigte er sich dann mit dem Anatomen FRITSCH zu gemeinsamer Arbeit, und die Ergebnisse derselben veröffentlichten Beide zusammen in dem bekannten Aufsatz über „die elektrische Erregbarkeit des Großhirns" in dem Archiv für Anatomie und Physiologie.
Die Kenntnis der motorischen Centra ermöglichte in vielen Fällen aus den Ausfallserscheinungen auf den Sitz des Krankheitsherdes im Gehirn zu schließen, die temporäre Schädelresektion machte den Weg zum Schädelinnern frei wie die Laparotomie den Weg zur Bauchhöhle, und so waren die Bedingungen für eine Chirurgie am Gehirn gegeben. Daß diese nur vereinzelte ganz befriedigende Erfolge zuwege bringen kann und hinter der Bauchchirurgie in bezug auf ihren Nutzen für die Menschheit weit zurücksteht, ist die unabänderliche Folge der unendlich viel zarteren und empfindlicheren Struktur des Gehirns im Vergleich zu allen übrigen Organen des Körpers. —
Die allmähliche Entwicklung der Hirnchirurgie während der ersten 25 Jahre unserer Gesellschaft spiegelt sich in folgendem wider.
Auf dem Kongreß 1881 (II. 526) hielt E. ROSE, früher Schüler, jetzt Nachfolger von WILMS im Berliner Krankenhaus Bethanien, einen Vortrag über Hirnabscesse, der manche interessante Einzelbeobachtungen enthält, aber wie auch andere von ROSEs Veröffentlichungen die wünschenswerte Übersichtlichkeit und Klarheit vermissen läßt. Die Erörterungen schließen sich an einen durch Trepanation geheilten Fall, in dem sich um eine abgebrochene im Schädel steckende Messerklinge im Lauf einiger Wochen ein Absceß entwickelt hatte. ROSE betont die Schwierigkeit der Diagnose bei Hirnabscessen und das Vorkommen von spontaner Heilung oder sehr langem Latentbleiben derselben. (Weitere Fälle von traumatischem Absceß bei HANS SCHMID, Stettin 90. I. 86 und GLUCK 92. II. 114, Absceß mit Kugel darin).
In der Kasuistik in V. v. BRUNS' Handbuch finden sich

mehrere Fälle von Hirnabsceß bei Otitis, in CRUVEILHIERS Atlas ist ein solcher abgebildet, aber einen klaren Einblick in den Zusammenhang dieser Abscesse mit der Ohreiterung brachten erst in neuerer Zeit die Arbeiten von SCHWARTZE, MACEWEN, KÖRNER u. a. In unserer Gesellschaft lieferten kasuistische Beiträge H. FISCHER (88. I. 22) und GLUCK (82. II. 206 und 92. II. 114). Sie trepanierten mit Erfolg.

Im Jahre 1895 (II. 1) machte v. BERGMANN die otitischen intrakraniellen Eiterungen zum Hauptgegenstand eines vortrefflichen zusammenfassenden Vortrags „Über einige Fortschritte in der Hirnchirurgie". Ein Fortschritt sei durch die exploratorische Trepanation gegeben, für die er die temporäre Resektion mit kleiner Kreissäge empfahl, aber „Viel Kritik und noch mehr Vorsicht" müsse die Devise der Hirnchirurgie sein. In bezug auf das Übergreifen der Entzündung vom Ohr auf das Schädelinnere stellte er nach den Erfahrungen der Ohrenärzte den Satz auf: „Die otitischen Erkrankungen des Hirns, der Hirnhäute und der Blutleiter beginnen in der Regel an der Stelle, wo die ursächliche Eiterung im Schläfenbein bis zum Schädelinhalte vorgedrungen ist." Mehr als $^2/_3$ der Hirnabscesse sitzen im Schläfenlappen, BERGMANN gab an, wie der Knochenlappen zur Freilegung dieses Hirnteils am besten angelegt werde. — Als zweiten Fortschritt nennt BERGMANN das bekannte Verfahren von ZAUFAL bei Sinusthrombose.

Über dieses sprach dann der Otiater JANSEN (I. 10). In der Berliner Klinik kamen jährlich 10—12 Fälle zur Beobachtung. Die Jugularis wurde nur unterbunden, wenn der Bulbus auch befallen war, sonst lediglich der Sinus ausgeräumt. Bei 24 Operierten 11 Heilungen. Extradurale Abscesse lagen im Gegensatz zu den Hirnabscessen meist in der hinteren Schädelgrube. —

VOLKMANN (GENZMER 77. II. 32) unternahm den kühnen Versuch, ein fast faustgroßes Spindelzellensarkom der Dura zu exstirpieren, das das Hinterhauptsbein durchbrochen hatte, verlor die Kranke aber während der Operation durch Lufteintritt in den Sinus longitudinalis. THIERSCH (79. I. 120), v. LANGENBECK (81. 1. 16), MIKULICZ (TIETZE 92. I. 30) entfernten von der Stirnhaut ausgegangene Epithelialcarcinome, die rezidiviert waren und die Dura ergriffen hatten. Obgleich in dem Fall von THIERSCH eine dünne Schicht der Hirnoberfläche bei der Ätzung mit Chlorzink zerstört war, und auch in dem Fall von LANGENBECK unter dem antiseptischen Verbande eine dünne Schicht sich abstieß, traten keine Hirnerscheinungen oder sonstige Störungen auf. MIKULICZ deckte den Duradefekt mit einem Hautknochenlappen. Auch PAULY-Posen (83. II. 233) erreichte unter dem antiseptischen Verbande die Überhäutung der Gehirnoberfläche mit zarter Narbe, nachdem er das Rezidiv eines Fibrosarkoms im Stirnbein mit einem großen Stück der Dura entfernt hatte.

Die weitgehendste Operation dieser Art machte H. BRAUN in Königsberg bei einem 14jährigen Mädchen, das er 1892 (II. 439) geheilt vorstellte. Ein üppig wucherndes kleinfaustgroßes jauchendes Narbencarcinom auf der Stirn hatte die Schädelwand durchbrochen, was schon vor der Operation an der Pulsation zu erkennen war. Die Geschwulst wurde abgetragen und in einer zweiten Operation entfernt, wobei ein 6,5 cm breiter Defekt im Knochen entstand, und ein ebenso großes Stück der Dura mitgenommen werden mußte. Das Carcinom war aber auch schon in das Gehirn vorgedrungen, und BRAUN schnitt deshalb mit dem Thermokauter ein 3—4 cm breites $\frac{1}{2}$ cm dickes Stück aus der Gehirnoberfläche heraus. Jodoformgazeverband, vorübergehender Hirnprolaps, kleines Rezidiv am Gehirn excidiert, schließlich osteoplastische Deckung.

Ein Cystosarkom des Gehirns, und zwar des Stirnlappens, das den Schädel ausgedehnt und usuriert hatte, bei einem 12jährigen Kinde beschrieb 1880 (II. 174) SONNENBURG, Assistent von LÜCKE in Straßburg. Die Diagnose blieb zweifelhaft. Sektionsbefund. —

Die erste Mitteilung über die Operation eines auf Grund

der Symptome (epileptiforme Anfälle, stärkere Lähmung des rechten Armes, schwächere des rechten Beins, motorische Sprachstörungen) diagnostizierten und richtig lokalisierten Hirntumors machte FISCHER-Breslau auf dem Kongreß 1889 (I. 83). Unter Assistenz des Klinikers BIERMER trepanierte FISCHER, fand an der freigelegten Stelle aber keine Geschwulst. Als die zunächst zurückgegangenen Symptome dann wieder zunahmen, ging er nach 5 Monaten durch die Narbe noch einmal ein und konnte die sich nun sofort präsentierende Geschwulst mit dem Finger herausschälen und stückweise herausziehen. Die eintretende Besserung hielt nur 2 Monate an, dann wuchs der Tumor, der wohl nicht ganz entfernt war, zur Trepanationsöffnung heraus, und der Kranke starb im Koma.

Von großem Interesse waren die Bemerkungen, die VICTOR HORSLEY in der Diskussion (I. 84) über sein Vorgehen bei der Operation von Hirntumoren machte. Die Öffnung im Schädel, sagte er, muß sehr groß gemacht werden, — was von FISCHER augenscheinlich versäumt war — am besten mit einer kleinen Kreissäge, der Tumor soll mit dem Messer, nicht mit dem Thermokauter herausgeschnitten werden, bei einem Carcinom sollen die Schnitte um 1 cm über den Tumor hinausgehen, aber mit sorgfältiger Unterbindung der Gefäße. Chok läßt sich durch Übergießen der Wunde mit heißem sterilisierten Wasser verhüten. „Aber die Technik ist nichts, die Diagnose ist alles." Die Fälle kommen meist zu spät zum Chirurgen. — Auch bei Verdacht auf Hirnsyphilis soll man sich nicht zu lange mit Jodkalibehandlung aufhalten. Die Exploration des Gehirns ist nicht viel gefährlicher als der Bauchschnitt.

In einem eigenen Vortrag (89. I. 5) sprach HORSLEY über die Methoden zur Erkenntnis von Schädigungen der motorischen Rindengebiete. Er erinnerte an die grundlegenden Untersuchungen von FERRIER, MUNK, BEEVOR, ohne aber (wohl unabsichtlich) HITZIG zu erwähnen, und berichtete über seine zusammen mit BEEVOR am Gehirn von niederen Affen und einem Orang-Utan angestellten Untersuchungen über erregende und über zerstörende Läsionen der verschiedenen motorischen Felder der Hirnrinde, besonders auch mit Rücksicht auf die Epilepsie.

1892 (II. 519) stellte v. Bramann, der nach Volkmanns Tode der Kollege von Hitzig in Halle geworden war, einen Kranken vor, bei dem er im Beisein von Hitzig durch temporäre Resektion die Dura freigelegt und eine Cyste in der Gegend der Rolandschen Furche durch Kreuzschnitt entleert hatte. Die mikroskopische Untersuchung eines kleinen Stückchens der Cystenwand ergab aber hinterher, daß es sich um ein Cystosarkom handelte, und Bramann klappte deshalb nach 4 Wochen den Schädel wieder auf und exstirpierte den Tumor. Krämpfe traten nicht wieder auf, die Lähmungen gingen zurück. In einem zweiten Fall hatte Bramann ein fast faustgroßes 280 g schweres Sarkom des Stirnlappens mit Glück exstirpiert. Der Tumor war gut abgekapselt, die große Höhle, die er zurückließ, wurde zunächst mit Jodoformgaze lose tamponiert. Bramann kam in seinem ausführlichen Vortrag zu dem Schluß, daß man jeden Hirntumor exstirpieren solle, wenn sein Sitz zu diagnostizieren sei, aber nur dann. — Czerny (Disk. I. 33) sah auch bei einem diffusen Gliosarkom nach zweimal wiederholter Operation einen guten Erfolg und in einem Fall von leichter Verdickung des Schädels und Abflachung der Hirnwindungen infolge eines Trauma nach der bloßen osteoplastischen Schädelresektion das Zurückgehen psychischer Störungen. Seydel-München (I. 32) fand bei der Durchsicht von 8488 Sektionsprotokollen des Instituts von Bollinger, daß von den 100 Fällen von Hirntumor (Tuberkel eingerechnet) nach strenger Indikationsstellung nur 3 operabel gewesen wären.

Es ist zu fürchten, daß die Operation der Hirngeschwülste für alle Zeiten zu den unerfreulichen Aufgaben der Chirurgie gehören wird. —

Horsley kam in der oben erwähnten Diskussion (89. I. 86) auch auf die Trepanation bei ideopathischer

Epilepsie zu sprechen und empfahl die Operation, wenn bei den Anfällen ein „Signalsymptom" zu sehen sei. Dann solle man das betreffende Zentrum mit dem faradischen Strom mittels feiner Platin-Elektroden aufsuchen und entfernen. HORSLEY demonstrierte im physiologischen Institut die Reizung der Hirnrinde an einem Affen.

In je einem Fall von JACKSONscher Epilepsie bekam Stabsarzt BENDA (91. I. 113) und BRAUN (I. 117) einen, wie es schien, dauernden, BRUNS (I. 116) einen vorübergehenden Erfolg. v. BERGMANN hielt die Operation nur bei deutlicher JACKSONscher Epilepsie für berechtigt, nämlich, wenn nach dem Anfall in den vorher zuckenden Gliedern vorübergehend Paralyse oder Parese sich einstellt. —

v. BERGMANN (88. I. 96) operierte bei einem kleinen Kinde eine Encephalocele frontalis. Wie er es bei SCHMITZ in Petersburg hatte machen sehen, trug er den Inhalt des Sackes, einen Teil des Stirnlappens, ab, und das Kindchen machte nach der Heilung denselben vergnügten Eindruck wie vorher. In einem Fall von Encephalocele occipitalis fand sich kein Fortsatz des Cerebellum im Innern. In ätiologischer Beziehung von Interesse war, daß in dem einen Fall eine schräge Gesichtsspalte bestand (Amnionstränge). ALBERTI-Potsdam (88. I. 94) beseitigte eine Meningocele occipitalis bei einem Neugeborenen durch Abbinden des inneren Stiels nach Punktion des Sackes. —

Die Kraniektomie von LANNELONGUE bei Mikrocephalie fand Nachfolge in 2 Operationen von TILLMANNS (94. I. 178), die keine wesentliche Besserung erzielten. —

In bezug auf die Pathologie des Gehirns sind noch zu erwähnen der Vortrag von W. KOCH (74. II. 11) über seine bekannten zusammen mit PHILEHNE angestellten Tierversuche über Hirnerschütterung und ein Vortrag von BERGMANN (85. II. 101) über den Hirndruck, in dem er besonders das Irrtümliche der kürzlich von ADAMKIEWICZ aufgestellten Theorie von der Kompressibilität der Nervenmasse des Gehirns nachwies. Ferner sprach über die Mechanik des normalen und pathologischen Hirndrucks auf Grund eigener Versuche mit Druckmessungen in den Sinus bei Hunden ZIEGLER-München (96. II. 133). Kasuistische Beiträge zur Frage des Einheilens von Geschossen im Gehirn brachten 1882 (I. 114) KÜSTER, KRASKE, v. BERGMANN, v. LANGENBECK. Ein Patient von BARDELEBEN wurde später im statistischen Bureau in Breslau als Rechner verwendet! — LEDDERHOSE-Straßburg berichtete 1895 über einen Fall von kollateraler Hemiplegie bei intraduralem Bluterguß (I. 6).

Dreiundzwanzigstes Kapitel.
Kiefer. Retromaxillargeschwulst.

1875 (I. 101) demonstrierte LANGENBECK einen Fall von Retromaxillartumor und besprach die pathologische Anatomie dieser von ihm als besondere Geschwulstform von den Nasenrachenfibromen unterschiedenen Geschwulst sowie die von ihm zur Beseitigung derselben angegebene osteoplastische Oberkieferresektion. Den Ursprung der Geschwulst verlegte LANGENBECK in das Foramen sphenopalatinum und die Fossa pterygopalatina.

Mit der Ansicht meines verehrten Lehrers, daß der Retromaxillartumor etwas anderes sei, als ein Nasenrachenfibrom mit retromaxillarem Fortsatz, habe ich mich nach den Fällen, die ich selbst gesehen habe, nicht befreunden können. Wie die Nasenrachenfibrome bricht der Retromaxillartumor in die Keilbeinhöhlen und in die Schädelhöhle durch und hat mit jenen die merkwürdige Eigenschaft gemeinsam, daß er nur bei männlichen jugendlichen Individuen bis zum 21. Jahre vorkommt und bis zu diesem Zeitpunkt rezidiviert, nachher aber nicht mehr.

Aus der Diskussion (I. 103) gewinnt man den Eindruck, daß auch W. BUSCH die Retromaxillargeschwulst zu den Nasenrachenfibromen rechnete. Die genial erdachte Operation von LANGENBECK hatte er ohne Schwierigkeit ausführen können. HAGEDORN fand sie am Lebenden leichter ausführbar als an der Leiche. HEINE hatte sie etwas modifiziert und als Voroperation zur Resektion des zweiten Trigeminusastes benutzt. —

In Bonn habe ich noch einige typische sogenannte Retromaxillargeschwülste zur Operation bekommen, nach 1895 meiner Erinnerung nach keinen einzigen mehr, was die Folge davon gewesen sein wird, daß die Patienten mit Nasenrachenfibromen jetzt allgemein viel früher in chirurgische und spezialistische Behandlung kamen. —

Um nach der totalen Oberkieferresektion dem Operierten das Schlucken gleich nach der Operation zu erleichtern, fügte HELFERICH (85. I. 128) in den Defekt eine improvisierte Drahtprothese, die aus einem mit Jodoformgaze umkleideten Drahtgestell bestand, durch einige Nähte an den Weichteilen befestigt wurde und bis zu 14 Tagen liegen blieb.

BARDENHEUER (92. II. 123) ersetzte bei der Oberkieferresektion die verlorengehende Hälfte des harten Gaumens sofort durch einen Wangenschleimhautlappen, auf den von oben her auch noch ein großer Stirnhautlappen gelegt wurde. — Auch in den Defekt nach partieller Resektion des Unterkiefers pflanzte BARDENHEUER einen Stirnhautlappen ein, WÖLFLER (I. 68) ein Stück vom Schlüsselbein, in einem langen Halslappen zum Ersatz herangeholt, das aber nekrotisch wurde. Auch bei den Operationen von BARDENHEUER wird der Nutzen der Größe des Eingriffs nicht entsprochen haben. —

1876 (I. 89) sprach W. BUSCH-Bonn über Unterkieferresektionen und zeigte die Photographie eines Mannes, dem er 1859 wegen eines rezidivierenden Epithelioms der Mundschleimhaut den ganzen Unterkiefer herausgenommen hatte. Um ein so gutes Resultat wie bei diesem Operierten ohne Herabsinken der Unterlippe in Form einer „schaufelförmigen Mulde" zu erhalten, sei es notwendig, den Facialis beiderseits zu schonen und die in der Mitte gespaltene und wieder vernähte Unterlippe mit den abgetrennten Genioglossi zu vernähen. —

Ein wesentlicher Fortschritt wurde in der Behandlung der Unterkieferfrakturen durch die von dem Zahnarzt SAUER-Berlin konstruierten Schienen erreicht.

1881 (I. 56) zeigte LANGENBECK einen solchen aus einer Reihe zusammenhängender jeden einzelnen Zahn umfassender Klammern bestehenden Retentionsapparat, mit dem der durch Hufschlag verletzte Patient sofort wieder wie ein Gesunder hatte kauen können.

1885 (I. 54) stellte RUDOLPHI-Neu-Strelitz einen Kranken vor, bei dem der Zahnarzt WARNEKROS-Berlin den gebrochenen Kiefer durch „Überkappungen" der Zahnreihe in normaler Stellung immobilisierte. Im Anschluß an die Demonstration sprachen SAUER und v. BERGMANN über Schienen zum provisorischen Ersatz des Mittelstückes des Unterkiefers nach Geschwulstexstirpation (vgl. NASSE 90. I. 129). —

Die Resektion des Unterkieferköpfchens bei Ankylose des Kiefergelenks, die, wenigstens in Deutschland, zuerst von KÖNIG 1878 ausgeführt worden ist und deshalb seinen Namen trägt, ist in dem Zeitraum bis 1895 4 mal in der Gesellschaft besprochen worden. HAGEDORN (80. I. 62) machte die Operation genau nach KÖNIGs Angabe, RANKE (85. II. 26) und KÜSTER (88. II. 180) modifizierten sie etwas. Um ein Rezidiv der Ankylose sicher zu verhüten, interponierte HELFERICH (94. II. 504) in die Knochenlücke einen gestielten Lappen aus dem Schläfenmuskel. Um ihn ohne Spannung und Druck herunterschlagen und einfügen zu können, resezierte er auch den Processus zygomaticus. Mit diesem den Pseudarthrosen infolge von Interposition von Weichteilen abgelauschten Verfahren hat HELFERICH ein neues Prinzip in die Chirurgie eingeführt, das für die Mobilisierung ankylotischer Gelenke von allgemeiner Bedeutung geworden ist.

In geschichtlicher Beziehung ist zu bemerken, daß DIEFFENBACH empfohlen hat, bei Kieferankylose eine Pseudarthrose anzulegen. V. v. BRUNS führte diese Operation bei einem Knaben mit Nomadefekt der Wange und Ankylose

aus, erreichte aber keinen bleibenden Erfolg (1855). Besseren Erfolg hatten ESMARCH und WILMS (1858). —
BRYK-Krakau (80. II. 99) beobachtete ein ungewöhnlich großes folliculäres Zahncystom des Unterkiefers bei einem 32jährigen Manne, der im 6. Lebensjahre durch Hufschlag eine Fraktur des Kiefers etwa in der Mitte erlitten hatte. Die Geschwulst, die das ganze Mittelstück einnahm, ließ auf der einen Seite nur den Gelenkfortsatz frei. Das durch Resektion entfernte Stück wog 1½ kg.

Eine ähnliche Geschwulst demonstrierte NASSE (90. I. 129). Das paraodontäre zentrale Adenocystom nahm die eine Unterkieferhälfte ein und wurde von BERGMANN durch Resektion entfernt.

Vierundzwanzigstes Kapitel.

Lupus des Gesichts. Tuberkulinbehandlung.

Über die Natur und Ätiologie des Lupus herrschten zur Zeit der Gründung unserer Gesellschaft noch sehr unklare, verworrene Vorstellungen. ROSER nahm eine besondere lupöse Diathese an, STROMEYER ließ den Lupus auf dem Boden der skrofulösen Diathese entstehen, fahndete aber auch auf einen Zusammenhang mit erworbener oder ererbter Syphilis. Die Behandlung bestand, außer Schmierkur und Zittmannschem Dekokt bei Verdacht auf Syphilis, in lokalen Ätzungen mit dem Höllenstein- oder dem Ätzkalistift. In der LANGENBECKschen Klinik hatten wir den Lupus stets vor Augen. Zu dem Pflegepersonal — von Schwestern war noch keine Rede — gehörte eine als Patientin in die Klinik gekommene und dann dort verbliebene Lupuskranke mit verstümmelter Nase, wie erzählt wurde, früher eine Schönheit in ihrem Dorf, eine tüchtige und zuverlässige Person, die auch von den Kranken sehr geschätzt wurde, wenn sie sich erst an den traurigen Anblick, die näselnde Sprache und den etwas fötiden Atem gewöhnt hatten. Von BILLROTH an hatte einer nach dem anderen unserer Vorgänger an ihr den nie endenden Kampf mit den Rezidiven aufgenommen. Jedem Besucher der Kieler Klinik bekannt war auch der lupuskranke Operationsdiener, auf den ESMARCH große Stücke hielt.

Im 63. Kapitel seiner operativen Chirurgie schreibt DIEFFENBACH über Hauttransplantation zur Heilung örtlicher und allgemeiner Krankheiten: „Dieses — — ist auch bei bösartigen Krankheiten, z. B. dem Herpes exedens der Fall. Der in das Zentrum des kranken Bodens eingesetzte gesunde Hautteil macht den besten Arzt, die mit dem Messer abgeschälte verwitterte herpetische Nase, welche mit der gesunden Haut überzogen wird, heilt die kranken und difformen Wangen. Ich sah bei dergleichen Operationen keine Rezidive, wiewohl solches bei einer von mir in Paris bei Herpes exedens unternommenen Rhinoplastik vorgekommen sein soll." STROMEYER verwarf die Rhinoplastik bei noch floridem Lupus, als etwas Neues empfohlen wurde sie wieder von HUETER.

Auf dem dritten Kongreß (74. I. 20) stellte er einen Knaben vor, dem er bei ausgedehntem Lupus mit Zerstörung der Nase die neue Nase inmitten des Lupus eingepflanzt und dann noch die Cheiloplastik hinzugefügt hatte. Bei jeder plastischen Operation heile der Lupus auch fern von der Operationsstelle, der Lupus sei als eine entzündliche Erkrankung aufzufassen, und die Operation wirke antiphlogistisch. — Der heilende Einfluß der plastischen Operation auf die lupöse Haut in der Umgebung wurde in der Diskussion von LANGENBECK, KÖNIG und BARDELEBEN nach ihren Erfahrungen bestätigt. Sie hatten aber Rezidive bekommen und waren deshalb von dem Verfahren zurückgekommen. Es wird die von den Wundrändern ausgehende Entzündung gewesen sein, die den heilenden Einfluß ausübte, ähnlich wie ein Erysipel und wie die Entzündung durch Tuberkulin zur Vernarbung des Lupus führen kann.

11 Jahre später (85. I. 26) wurde bei der „Diskussion der Erfahrungen über Tuberkulose" wieder über Lupus ver-

handelt. Inzwischen war seine Zugehörigkeit zur Tuberkulose durch FRIEDLÄNDER, der die Tuberkelknötchen im Lupus auffand, und dann endgültig durch den Nachweis der KOCHschen Tuberkelbacillen erwiesen. Für jene Diskussion hatte VOLKMANN „Thesen und Kontroversen" dem Kongreß vorgelegt, die sich im Manuskript gedruckt bei den Akten befinden, aber nicht in die gedruckten Verhandlungen aufgenommen sind. Darin heißt es: „Der Lupus ist eine echte Hauttuberkulose, jedoch als eine besondere Form derselben zu betrachten, die häufiger auch bei wenig oder nicht hereditär belasteten Individuen vorkommt, usw." VOLKMANN unterscheidet davon die tuberkulösen (früher skrofulösen) Geschwüre der Haut und die besonders bei kleinen Kindern vorkommende subcutane Zellgewebstuberkulose (Gommes tuberculeuses). In der Diskussion hob er nochmals hervor, daß trotz der ätiologischen Identität der Lupus und das tuberkulöse Geschwür klinisch doch etwas Verschiedenes seien. Der Dermatologe DOUTRELEPONT-Bonn stimmte VOLKMANN bei, während LASSAR-Berlin die ätiologische Identität nicht als bewiesen ansah. Die Bacillen seien in den Lupuspräparaten sehr spärlich, und um jedes Knötchen herum finde man ein mächtiges Konvolut von erweiterten Venen, wie das sonst bei tuberkulösen Affektionen wohl nicht vorkomme. KÖNIG, LANGENBECK, ESMARCH, BERGMANN sprachen sich für die Identität aus, z. T. mit Hinweis auf Fälle, in denen Lupuskranke später an allgemeiner Tuberkulose starben. —

Während bisher wohl kein Chirurg sich mit besonderer Vorliebe mit der Behandlung des Lupus befaßt hatte, trat diese Krankheit plötzlich ganz in den Vordergrund des Interesses, als sie nach KOCHs staunenerregenden Mitteilungen über die Wirkung seines Tuberkulins auf das tuberkulöse Gewebe allgemein das Demonstrations- und Testobjekt bei den Untersuchungen und Nachprüfungen wurde. Es war ein Taumel der Begeisterung, der in jenen Herbsttagen des Jahres 1890 durch die Welt ging. Hoffte man doch die Menschheit mit dem Tuberkulin von aller Tuberkulose befreien zu können. Ärzte aus aller Herren Ländern reisten nach Berlin, um dort die Wunder zu schauen, überall tauchten Lupuskranke auf und baten um Aufnahme in die Kliniken, die elendesten Phthisiker schöpften neuen Lebensmut. Als die Bonner Zeitung die Nachricht gebracht hatte, die geheimzuhalten nicht gelungen war, daß in der Klinik das KOCHsche Mittel aus Berlin eingetroffen sei, war mein Hörsaal so gepfropft voll, wie ich ihn noch nicht gesehen hatte. Alle Fakultäten schienen vertreten zu sein, und auch an Zeitungsreportern fehlte es wohl nicht. Alles wollte die erste Einspritzung sehen, an der doch nicht mehr zu sehen war als an einer Morphiumeinspritzung. Aber wir ließen die Neugierigen gehörig zappeln. Ich hielt meine Klinik ab wie gewöhnlich und stellte zuletzt einen Menschen mit einem Paar tüchtiger Bäckerbeine vor. Von der Osteotomie nach MAC EWEN versprach ich mir einige Wirkung auf Juristen, Theologen und Zeitungsschreiber. Dem Meißeln hielten die meisten noch stand, aber als die Knochen krachten, sah man bleiche Gesichter, an der Ausgangstür entstand ein auffallendes Gedränge, es gab Luft. Dann wurden ein paar Einspritzungen gemacht, der Schwarm verlief sich, und wir konnten wieder ungestört an die Arbeit gehen.

Die Beobachtungen, die KOCH mit dem Tuberkulin an Lupuskranken gemacht hatte, Schwellung und Rötung der Haut nur an den kranken Stellen schon wenige Stunden nach der Injektion, Frostanfall und Fieber, Krusten- und Borkenbildung, Abfall der Kruste nach 2—3 Wochen unter Zurücklassung einer glatten Narbe, fanden bald allerorts ihre Bestätigung. Bald zeigte sich aber auch, daß KOCH mit der Angabe recht gehabt hatte, das Tuberkulin töte nicht die Tuberkelbacillen, sondern nur das tuberkulöse Gewebe. Rezidive zeigten sich schon nach kurzer Zeit, und besonders bei Fällen von Larynxtuberkulose kam es mitunter zu rapidem Umsichgreifen der Erkrankung und zu allgemeiner Miliartuberkulose, so daß man den Eindruck gewann, die Bacillen seien durch die Zerstörung des Gewebes frei geworden und in den Stand gesetzt, in die Lymph- und Blutbahnen einzudringen.

Als unsere Gesellschaft zu Ostern 1891 zusammentrat, war der ersten Begeisterung schon die Ernüchterung gefolgt. Der Vorsitzende THIERSCH hatte eine Besprechung der KOCHschen Entdeckung auf die Tagesordnung gesetzt und v. BERGMANN um ein einleitendes Referat ersucht. Auf die Einzelheiten des vortrefflichen, alle wichtigen Punkte berücksichtigenden Referates (91. I. 10) einzugehen, würde zu weit führen. Hervorgehoben sei, daß nach BERGMANNs Erfahrungen sich die allgemeine Reaktion außer bei Tuberkulose auch bei Aktinomykose, gelegentlich auch bei Sarkomen einstellte, die lokale Reaktion dagegen nur bei Tuberkulose, daß bei 3 Fällen von Larynxtuberkulose nach den Injektionen frische peribronchitische Herde und allgemeine Miliartuberkulose auftraten, und bei einem Fall von Lupus eine floride Phthise, sowie daß nach Untersuchungen von SCHIMMELBUSCH eine vollständige Abtötung der Zellen des tuberkulösen Gewebes nicht stattfand. Die Erfolge bei Gelenktuberkulose waren zweifelhaft und nicht so gut wie bei Jodoformbehandlung. BERGMANN schloß mit den Worten: „Die Einwirkung des KOCHschen Mittels auf tuberkulös erkrankte Körperteile im Sinne einer Entzündung ist unzweifelhaft. Aber trotzdem — — sind wir doch noch nicht so weit gekommen, einen wesentlichen und vollends den erhofften großen Gewinn für unsere Kranken aus dem neuen Verfahren zu ziehen". — KÖNIG (I. 32) kam in einem längeren Vortrag etwa zu demselben Resultat. Man solle die Versuche, das Tuberkulin zu einem Heilmittel zu gestalten, noch nicht aufgeben und andererseits vor allem bei Gelenktuberkulose auch trotz der Erfolge mit Jodoforminjektionen nicht aufhören zu operieren. Der nächste Redner SCHEDE (I. 41) urteilte günstiger. Er habe keine Miliartuberkulose infolge der Tuberkulinbehandlung gesehen, ein lokales Umsichgreifen der Tuberkulose vielleicht in einem Fall von Kehlkopftuberkulose, von 17 Lupusfällen seien 3 anscheinend vollkommen geheilt, die anderen wesentlich gebessert, bei

Spondylitis habe er sehr gute Erfolge gehabt und befriedigende auch bei Gelenktuberkulose. v. EISELSBERG (I. 62) berichtete über einen Fall von Aktinomykose der Bauchwand, in dem das Infiltrat nach 8wöchentlicher Behandlung vollständig entschwunden war. — KÜSTER (I. 62) sah eine lokale Reaktion bei einem Lipom eintreten, das er infolgedessen für einen tuberkulösen Absceß gehalten hatte.

Ihre Erfahrungen über Lupusbehandlung mit Tuberkulin teilten mit LESER (I. 83), WILLIAM LEVY (I. 88), HAHN (I. 106), ROTTER (I. 106 und 157). Alle beobachteten Rezidive, Kombination der Tuberkulinbehandlung mit Auslöffeln erwies sich als empfehlenswert. —

In der Klinik von THIERSCH wurde der Lupus seit einigen Jahren mit ergiebiger Excision und nachfolgender Hauttransplantation behandelt. URBAN (91. I. 85) stellte eine Kranke vor, die an einem sehr ausgedehnten Lupus der ganzen linken Gesichtshälfte gelitten hatte und mit dieser Behandlung geheilt war. Die ganze tuberkulös entartete Haut wurde mit dem subcutanen Fettgewebe, in das die Tuberkulose auf dem Wege der Schweißdrüsenknäuel vordringt, in der Dicke von 0,5—1,0 cm herausgeschnitten, und auf den Defekt Haut in dünnen Lamellen aufgesetzt. Bei jugendlichen Individuen findet, wie THIERSCH (I. 87) bemerkte, nachher ein Dickenwachstum der Haut statt, so daß das kosmetische Resultat ein verhältnismäßig gutes ist. SCHMID-Stettin (I. 87) hatte dieselbe Erfahrung gemacht und hielt das THIERSCHsche Verfahren für das beste. Bei nachträglicher Tuberkulinbehandlung zeigten sich in einem Falle allerdings wieder lupöse Knötchen, und ein Teil der aufgesetzten Haut zerfiel wieder (vgl. auch FRIEDRICH 95. I. 139).

Der Pharmakologe LIEBREICH (91. I. 70) sprach (als Gast) über seine in der BERGMANNschen Klinik angestellten Versuche mit Einspritzungen von cantharidinsaurem Natron. Er glaubte an den Lupuskranken eine Heilwirkung beobachtet zu haben, die aber von BERGMANN bestritten wurde.

Fünfundzwanzigstes Kapitel.
Rhinoplastik. Stomatoplastik. Nase und Nebenhöhlen der Nase.

Bei den ziemlich häufigen Kongreßverhandlungen über die Rhinoplastik handelte es sich meist um das schwierige Problem, durch totale Rhinoplastik eine Nase zu bauen, die nicht einsinkt und nicht einschrumpft und die sich nach einigen Jahren noch ebenso gut sehen lassen kann wie bald nach der Operation, wo das Kunstwerk mit Vorliebe auf Versammlungen gezeigt wird.

v. LANGENBECK hatte das luftige Gebäude durch Knochensparren aus der Umgebung der die Apertura pyriformis repräsentierenden Öffnung zu stützen gesucht, VOLKMANN und nach ihm HUETER (74. I. 20 u. 79. I. 70) bildeten aus der Narbe und dem Periost in der Gegend der Nasenwurzel federnde Stützlappen, auf die dann der Stirnlappen zu liegen kam.

THIERSCH (79. I. 67) bildete bei einem jungen Mann, dem die knorplige Nase weggeschlagen war, beiderseits einen Wangenlappen mit der Basis am Defektrande, rollte die Lappen ein und vereinigte sie in der Mitte zur Bildung eines Septum sowie zur Stütze des Stirnlappens. Die sofortige Deckung der Stirnwunde mit kleinen quadratischen Hautstückchen war gegen früher ein Fortschritt. HELFERICH (88. II. 108) modifizierte in einem gleichen Falle das Verfahren von THIERSCH so, daß er ohne einen Stirnlappen auskam.

MADELUNG (84. II. 172) schlug bei totalem auf die Wange übergreifenden Defekt der Nase zwei große Stirnlappen nacheinander in den Defekt herunter, ließ die zunächst überschüssige Haut einschrumpfen und bildete dann erst die Nase aus dem Hautklumpen, der sich gebildet hatte.

1886 beschrieb KÖNIG (II. 41) seine Methode der Aufrichtung eingesunkener Nasen: Herunterschlagen eines schmalen Haut-Periost-Knochenlappens (Haut nach innen, Wundfläche nach außen) zur Bildung des Nasenrückens, darüber ein der seitlichen Stirnpartie entnommener etwas größerer Hautlappen, der den beim Herunterholen der Nasenkuppe entstandenen Defekt ausfüllt.

ISRAEL (87. II. 85) modifizierte das Verfahren in der Weise, daß er den heruntergeschlagenen Haut-Periost-Knochenlappen granulieren und sich übernarben ließ und die Seitenwandungen der Nase dann aus der Haut des alten Nasenrückens herstellte, wodurch ein zweiter Stirnlappen entbehrlich wurde. Die Nase hatte auch ein Jahr später (88. I. 50) ihre gute Form noch vollständig bewahrt. Ähnlich ROTTER (89. I. 146).

KÖNIG verwendete den Haut-Periost-Knochenlappen dann auch bei der totalen Rhinoplastik als Stütze für den Hautlappen aus der Stirn. Auf die Bildung eines Septum cutaneum verzichtete er (88. I. 51 u. 95. I. 137), weil es die Atmung behindert und die Kranken mit einem größeren Nasenloch besser daran sind.

JULIUS WOLFF (93. I. 121) benutzte bei Sattelnase einen Periostknochenlappen, ohne die äußere Haut mit in den Lappen zu nehmen, wodurch das Zurückbleiben einer breiten Stirnnarbe vermieden wird.

Einen weiteren Fortschritt in der totalen Rhinoplastik brachte das Verfahren von SCHIMMELBUSCH (95. II. 342). Er verzichtete auf den Stützlappen, versah statt dessen aber den ganzen großen rhinoplastischen Stirnlappen mit einer dünnen Knochenschale, die er mit scharfem Meißel von der Oberfläche des Schädels mitnahm. Splitterung des Knochens war dabei nicht zu vermeiden, aber die Splitter ließen sich durch Catgutnähte am Lappen festhalten. Der Haut-Periost-Knochenlappen wurde in Jodoformgaze eingewickelt der Granulation überlassen, nach 6—8 Wochen der Länge nach eingesägt und zur Nase geformt, mit der Haut nach außen in den Defekt hineingesetzt. Neu war auch die Behandlung der großen Stirnwunde. SCHIMMELBUSCH deckte sie nicht, wie bisher üblich, durch THIERSCHsche Transplantation, sondern durch ausgedehnte Lappenverschiebung aus den seitlichen Stirngegenden und den Schläfen. Die großen Lappen gewann er jederseits durch einen kühnen bogenförmigen Schnitt an der Haargrenze entlang und zum Ohr herunter. Meister DIEFFENBACH würde sich gefreut haben, wenn er an der Stätte seiner Wirksamkeit die 7 stattlichen Nasen hätte sehen können, die SCHIMMELBUSCH vorführte.

Die Methode von TAGLIACOZZA wurde bei partieller Rhinoplastik angewandt von KÜSTER (94. II. 423), FRIEDRICH-Leipzig (95. I. 139) und von HANS SCHMIDT-Stettin (94. I. 44). Einige Variationen der Rhinoplastik wurden von F. KRAUSE (94. I. 46 u. 95. I. 138), CZERNY (95. II. 214) und CRAMER, Assistent von BARDENHEUER (95. I. 134) angegeben. —

GUSSENBAUER (77. II. 11 u. 78. II. 77) demonstrierte seine Methode der Stomatoplastik, die er an einem Knaben mit beiderseitigem narbigen Defekt der Wangenschleimhaut und Kieferklemme infolge von Quecksilberstomatitis erprobt hatte. Er hoffte, daß die in die Mundhöhle hineingeführten Lappen aus der Wangenhaut allmählich den Charakter von Schleimhaut annehmen würden, THIERSCH (77. I. 130) wies aber darauf hin, daß nach seiner Erfahrung solche Hautlappen in der Mundhöhle nicht aufhören Haare zu produzieren. J. ISRAEL (87. II. 89) entlehnte deshalb einen entsprechend langen Lappen der haarlosen Hals- und Supraclaviculargegend. Beiträge zur Stomatoplastik lieferten außerdem BARDENHEUER (91. II. 106) und LAUENSTEIN (93. I. 58). Den ergiebigsten Gebrauch von großen, in die Mundhöhle hineingeschlagenen Hautlappen bei der Uranoplastik, zum Ersatz des exstirpierten Gaumensegels, bei der Oberkieferresektion und anderen Operationen machte BARDENHEUER (vgl. auch 92. II. 123).

Im Jahre 1887 (I. 95) wurde im Anschluß an einen Vortrag von GENZMER-Halle über die Verbiegungen der Nasenscheidewand und ihre Behandlung diskutiert. GENZMER war der Ansicht, daß es sich in sehr vielen Fällen dabei um geheilte Frakturen des Septum handle, während VOLKMANN auf die anatomischen Untersuchungen von WELCKER hinwies und sowohl die Verbiegungen als auch die winkligen Knickungen des Septum für Wachstumsstörungen erklärte. TRENDELENBURG stimmte ihm zu, er hatte neben der Difformität des Septum meistens Asymmetrieen der beiden Hälften des harten Gaumens und sogar des ganzen Gesichtsschädels gefunden, die nur durch Entwicklungsstörungen zu erklären waren. Daß aber auch traumatische Verbiegungen vorkommen, sei nicht zu bezweifeln.

Während früher die hervorstehende Partie des Septum vielfach mit der bedeckenden Schleimhaut fortgenommen wurde, so daß ein Loch in der Nasenscheidewand zurückblieb, machte VOLKMANN eine kleine submuköse Resektion, wie sie auch von GENZMER, HEYMANN u. A. angewandt wurde. LANGE-New York (I. 97) bog das Septum zwischen den Armen einer Sequesterzange gerade und sicherte den Erfolg durch Einspießen einer Nadel, die den Buckel des Septum nach der anderen Seite hinüberdrängte.

1889 (I. 82) beschrieb TRENDELENBURG sein Verfahren der subcutanen Osteotomie bei schiefer Nase, für Fälle bestimmt, in denen nicht nur das Septum verbogen, sondern das knöcherne Gerüst der Nase infolge einer Entwicklungsstörung schief angelegt ist, so daß die ganze Nase in entstellender Weise nach links oder nach rechts sieht. Mit einem schmalen Meißel, der in das Nasenloch eingeführt und auf den Rand der Apertura pyriformis aufgesetzt wird, meißelt man in der Richtung nach dem Canthus internus zu den Processus frontalis des Oberkiefers jederseits subcutan durch, macht eine ganz kleine Incision an der Nasenwurzel, meißelt die Nasenbeine dicht unterhalb ihres Ansatzes an das Stirnbein, ebenfalls subcutan, quer durch, trennt das stark verbogene Septum durch und kann nun durch einen kräftigen seitlichen Druck mit dem Daumen das mobil gewordene Nasengerüst leicht in die normale Stellung bringen. Etwas schwieriger ist es, die beweglich gemachte Nase durch eine kleine an der Stirn angebrachte bruchbandartige Bandage in der korrigierten Stellung festzuhalten. Besonders wenn das Septum nicht ergiebig genug gespalten wurde, hat die Nase das Bestreben, in die frühere schiefe Stellung zurückzufedern.

Wie manche andere nur in dem ersten klein gedruckten Teil unserer Verhandlungen aufgenommene kurzgefaßte Mitteilung ist auch diese wenig beachtet worden. In Vergessenheit geraten, wurde die kleine Operation einige Jahre später von JOSEPH in Berlin noch einmal erfunden. JOSEPH benutzte statt des schmalen Meißels eine Stichsäge, was ich nicht für eine Verbesserung des Verfahrens halte. —

1889 (II. 273) stellte RYDYGIER eine Kranke mit Rhinosklerom vor. —

Für die Operation von Empyemen der Nebenhöhlen der Nase gaben MIKULICZ (86. II. 179) und CZERNY (95. II. 211) Modifikationen an. Ersterer perforierte mit einem dazu konstruierten Instrument die Highmorshöhle vom unteren Nasengang aus, und CZERNY bildete bei der Eröffnung der Stirnhöhle einen Hautknochenlappen, den er nach Erweiterung und Drainage des Kanals nach dem Nasengang dann wieder einfügte.

Der Anatom A. HARTMANN-Berlin (92. II. 402) besprach die anatomischen Verhältnisse der Stirnhöhle und ihrer Ausmündung. Er fand, daß die Sondierung des Ganges in etwa der Hälfte der Fälle gelingt. —

TILLMANNS trug 1885 (II. 72) über tote (spontan losgelöste) Osteome der Nasen- und Stirnhöhle vor, wie sie von DOLBEAU beschrieben sind, und berichtete über eine 53jährige Frau, bei der er 2 solche losgelöste Osteome aus der linken Stirnhöhle und ein drittes aus der rechten Nasenhöhle entfernt hatte. Ein Trauma, das das Abbrechen der Stiele hätte bewirken können, hatte nicht stattgefunden.

Sechsundzwanzigstes Kapitel.

Trigeminusneuralgie.

Die Neurotomie und Neurektomie bei Trigeminusneuralgie gehörte zur Zeit der Gründung unserer Gesellschaft noch nicht zu den ganz allgemein anerkannten Operationen. Schon über 100 Jahre zuvor in einzelnen Fällen angewandt, war die Durchschneidung der Trigeminusäste, besonders des Infraorbitalis, wegen der bald auftretenden Rezidive immer wieder in Mißkredit gekommen. CHARLES BELL, der Entdecker des BELLschen Gesetzes, erklärte, die Neurotomie sei überhaupt kein rationelles Verfahren, DIEFFENBACH, SÉDILLOT, STROMEYER verwarfen sie. „Die Operationen", sagt STROMEYER, „gehören in dieselbe Klasse von Mitteln, wie die Blasenpflaster, Schröpfköpfe, die Moxen, das Glüheisen, welche selbst in solchen Fällen eine palliative Wirkung haben, wo sie gar nicht indiziert sind". Je nach der vermeintlich zugrunde liegenden Ursache, Darmstörungen, Gicht, Rheumatismus, Syphilis, behandelte er die Neuralgieen mit inneren Mitteln, unter denen er Rizinusöl und Crotonöl besonders bevorzugte. Dagegen trat V. v. BRUNS für die der inneren Behandlung nicht weichenden Neuralgieen mit Entschiedenheit für die Operation ein. Mit gewohntem Fleiß hatte er aus der Literatur eine Kasuistik von 84 Fällen zusammengestellt mit 4 Todesfällen und 15 Heilungen für 1 Jahr und länger. 1868 hatte dann ALBRECHT WAGNER in Königsberg, ein früherer Assistent LANGENBECKs, der 44 Jahre alt als konsultierender Chirurg in Frankreich am Typhus gestorben ist, durch eine Arbeit im Archiv für klinische Chirurgie, in der er eine neue Methode zur Resektion des ganzen Nervus infraorbitalis angab, der Chirurgie am Trigeminus einen neuen Anstoß gegeben. Die erste Resektion des 3. Astes am Foramen ovale durch PANCOAST in Philadelphia fällt in das Gründungsjahr unserer Gesellschaft.

Die Entwicklung ging dann stetig voran, bis sie in der Exstirpation des Ganglion Gasseri zu einem gewissen Abschluß gelangte, und die deutsche Chirurgie hat nicht den geringsten Teil der Arbeit geleistet, die diese Fortschritte ermöglicht hat.

1875 (I. 47) besprach v. LINHART-Würzburg sein Verfahren zur Resektion des Nervus alveolaris inferior. VELPEAU hatte den Unterkieferkanal zur Freilegung des Nerven mit dem Trepan geöffnet, dabei waren aber profuse Blutungen aus der Arterie nicht zu vermeiden, SCHUH mußte einmal sogar die Carotis communis unterbinden. LINHART benutzte deshalb das HEINEsche Osteotom oder einen Meißel und legte den Nerven schonend so weit frei, daß er ein über $^1/_2$ Zoll langes Stück resezieren konnte. — CREDÉ-Dresden (80. I. 27) durchschnitt nach vorheriger Dehnung den 3. Ast an der Schädelbasis, nachdem er sich den Zugang zum Foramen ovale durch temporäre Resektion des Jochbogens nach LÜCKE-LOSSEN frei gemacht hatte. Es war dieses die erste Operation an der Schädelbasis in Deutschland. — Nachdem dann inzwischen KRÖNLEIN seine bekannte Methode der Resektion des dritten Astes am Foramen ovale veröffentlicht und an mehreren Fällen erprobt hatte, berichtete SALZER, Assistent von BILLROTH, 1888 (II. 37) über ein neues von ihm selbst mit Erfolg angewandtes Verfahren. Die Diskussion (I. 68) brachte eine ganze Reihe von bisher nicht veröffentlichten Operationen zutage, die meistens nach der Methode von KRÖNLEIN ausgeführt waren und ihren Wert bestätigten (SCHLANGE, KRÖNLEIN, ISRAEL, RYDYGIER, LANGENBUCH, v. BERGMANN). — MIKULICZ hatte sich den Weg zur Schädelbasis durch extrabuccale temporäre Resektion des Unterkiefers gebahnt und mit diesem Verfahren einen vollständigen Erfolg erzielt. Dasselbe blieb zunächst fast unbeachtet, nach einigen Jahren aber kam MADELUNG (92. I. 61) darauf zurück. Er konnte die MIKULICZsche von ihm etwas modifizierte Operation, die Knochennaht am Unterkiefer mit eingerechnet, in 20 Minuten vollenden, fand sie viel weniger schwierig als die von KRÖNLEIN und erreichte in 3 Fällen ein gutes Resultat. — Einen wesentlichen Fortschritt brachte das originelle, durch seine technische Leistungsfähigkeit überraschende Verfahren von THIERSCH, das er nach 6jährigen Versuchen auf dem Kongreß des Jahres 1889 (I. 44) bekannt gab. In der Überzeugung, daß die Trigeminusneuralgie, von der hysterischen abgesehen, peripheren Ursprungs sei, setzte er an die Stelle der partiellen Resektion die Extraktion des ganzen Nervenastes bis in die feinsten Verästelungen abwärts und bis zu den Wurzeln am Ganglion aufwärts. Das Verfahren sollte einen Ersatz für die mühsamen und nicht ungefährlichen Durchschneidungen an der Schädelbasis darbieten. Eine Reihe von anatomischen Präparaten extrahierter Nerven illustrierte den Vortrag. Auch das Ganglion Gasseri hatte THIERSCH „sich an der Leiche wiederholt auf die Möglichkeit einer Exstirpation angesehen", hatte aber die Überzeugung gewonnen, daß es wegen der festen Verwachsung mit der Dura mater schwierig, wenn nicht unmöglich, sein würde, das Ganglion ohne Nebenverletzung aus dem Cavum Meckelii herauszuholen. Er machte die Nervenextraktion an 17 Patienten 28mal. Rezidive an einem extrahierten Ast kamen, von einer Hysterica abgesehen, nicht vor. — In der Diskussion stimmte HORSLEY (I. 51) der Auffassung, daß die Neuralgie „eine peripherische Krankheit" sei, zu. Er operierte in 15 Fällen, von denen 13 geheilt wurden. Kürzlich eröffnete er einmal die mittlere Schädelgrube und durchschnitt die Äste an der inneren Seite des Foramen rotundum und ovale. Er beabsichtigte das Ganglion Gasseri herauszunehmen, mußte die Operation aber wegen starker Blutung aus einem Sinus unvollendet lassen.

1896 (II. 225) ist die THIERSCHsche Nervenextraktion von ANGERER-München nochmals besprochen worden. Er hatte im Lauf der Jahre 52 Nerven an 26 Kranken extrahiert. 7mal traten Rezidive auf, 17 Kranke waren schmerzfrei geblieben, von 12 Patienten, die vor mindestens 4 Jahren operiert waren, 7. ANGERER machte den Vorschlag, auch wenn die Neuralgie zunächst nur einen Ast befallen hat, gleich alle 3 Äste zu extrahieren, da die Anästhesie der Gesichtshälfte keine große Schädigung sei. HELFERICH (I. 16) hatte bei 10 bis 12 Nervenextraktionen ebenfalls gute Resultate, während KRAUSE (I. 18) der Ansicht war, man habe mit der alten Methode der bloßen Durchschneidung ebenso gute Resultate erzielt. KAREWSKI (I. 19) exstirpierte in 4 Fällen den ganzen Trigeminus und sah in $2^1/_2$ Jahren kein Rezidiv auftreten. —

Da trotz der im allgemeinen sicherer gewordenen Resultate sowohl nach der THIERSCHschen Extraktion als auch nach den Resektionen des 2. und 3. Astes an der Schädelbasis Rezidive nicht ausgeschlossen waren, blieb das Bestreben, die Operation in das Innere der Schädelhöhle und an das Ganglion Gasseri vorzuschieben, berechtigt. WILLIAM ROSE in London (1890) resezierte den Oberkiefer, bohrte am Foramen ovale mit der Trephine ein Loch in die Schädelbasis und holte durch dasselbe das Ganglion oder wenigstens den größten Teil desselben in mehreren Stückchen heraus, ein sehr eingreifendes Verfahren. HOSLEY (1891) ging ähnlich vor, aber ohne Oberkieferresektion, mit Benutzung des von PANCOAST und SALZER angegebenen Weges zur Schädelbasis, und in einem Falle öffnete er sich die Schädelhöhle durch Resektion der Schläfenbeinschuppe, durchschnitt die Dura, hob den Stirnlappen mit einem Spatel in die Höhe und durchschnitt den Trigeminusstamm hinter dem Ganglion. Die Kranke starb im Schock.

Es ist das Verdienst von FEDOR KRAUSE und FRANK HARTLEY-New York — beide operierten fast gleichzeitig und unabhängig voneinander in gleicher Weise —, eine rationelle und brauchbare Methode der intrakraniellen Operation am Trigeminus angegeben zu haben, zunächst zur Durchschneidung des 2. und 3. Astes. KRAUSE besprach sein bekanntes Verfahren mit Bildung eines osteoplastischen Lappens in der Schläfengegend auf dem Kongreß 1892 (II. 199). Drei Jahre später (95. II. 145) konnte er über 8 Exstirpationen des Ganglion Gasseri berichten, von denen 7 vollen Erfolg hatten, während ein 72jähriger Mann mit Arteriosklerose an Herzinsuffizienz gestorben war. Von den 8 Operierten waren 1901 (I. 49) 6—8¼ Jahre nach der Operation 5 noch am Leben. Von Rezidiv auf der operierten Seite des Gesichts waren sie frei geblieben, dagegen waren bei einer Frau, wie auch bei 2 anderen Operierten aus späterer Zeit, neuralgische Schmerzen auf der anderen Seite aufgetreten.

Zu erwähnen ist schließlich, daß SCHULZE-BERGE-Oberhausen (93. II. 64) eine hartnäckige Neuralgie im 3. Aste durch Dehnung des Facialisstammes zur Heilung brachte, wie SCHUPPERT und einige Chirurgen aus älterer Zeit durch Durchschneidung des Facialis. Die kurz dauernden Anfälle hatten sich dadurch ausgezeichnet, daß zuerst heftige Muskelzuckungen, und dann erst die intensiven Schmerzen aufgetreten waren.

Siebenundzwanzigstes Kapitel.

Hasenscharte.

Auf dem Kongreß 1881 (II. 13) teilte TH. KÖLLIKER-Leipzig die Ergebnisse seiner embryologischen Untersuchungen über die angeborenen Kieferspalten mit, nach denen das Os intermaxillare jeder Seite nur einen Knochenkern enthält, und die Spalte zwischen Intermaxillaren und Oberkiefer liegt. Demgegenüber hatte ALBRECHT behauptet, daß die Spalte im Zwischenkiefer selbst liege, weil sich der laterale Schneidezahn bei Spaltbildung im Oberkiefer vorfinde, die Spalte intraincisiv sei. Die Streitfrage hat bis zum Jahre 1886 zu lebhaften Erörterungen geführt, ohne vollständig entschieden zu werden. An den Diskussionen (81. I. 6., 84. I. 45., 86. I. 51) beteiligten sich die Anatomen MERKEL, STÖHR, KLEBS, von Chirurgen TRENDELENBURG. 1884 kam ALBRECHT aus Brüssel zum Kongreß und verteidigte seine Ansicht in einem längeren Vortrag (II. 127) mit Demonstration von Pferde- und Kälberschädeln mit

Kieferspalten. 1885 (I. 138) sprach ALBRECHT über sechsschneidezähnige Gebisse beim normalen Menschen, und 1886 (I. 44) BIONDI-Neapel „zur Hasenschartenfrage".

Ein Präparat von doppelseitiger schräger Gesichtsspalte zeigte MORIAN, Assistent von BERGMANN, 1886 (I. 49), und ANGERER-Würzburg 1889 (II. 270) das seltene Präparat einer seitlichen Nasenspalte. —

Wenn NUSSBAUM gelegentlich (85. I. 126) äußerte, daß die Mortalität seiner Hasenschartenoperationen vor der antiseptischen Zeit über 60 % betragen habe bei einem allerdings meist aus ungünstigen Fällen bestehenden Material, so kann ich das nach meinen Erinnerungen aus der Assistentenzeit kaum für übertrieben halten. Entzündung und Eiterung an der Wunde und in den Stichkanälen, Schlaflosigkeit und Behinderung der Nahrungsaufnahme durch die Schmerzen und Fieber brachten die Kinder immer sehr herunter, Magendarmkatarrhe und Pneumonieen gaben ihnen leicht den Todesstoß. Die chirurgische Sauberkeit, insbesondere die Sterilisierung der zur Naht benutzten Fäden, ist auch dieser kleinen Operation sehr zugute gekommen. Neben der Antisepsis haben noch zwei Erfindungen einen sehr günstigen Einfluß ausgeübt, erstens der Gummisauger an der Milchflasche, mit dem jedes Kind mit Hasenscharte und Wolfsrachen ohne Schmerzen selbständig trinken kann, weil es gar nicht zu saugen, sondern bloß den elastischen Gummisauger mit den Kieferrändern zusammenzudrücken braucht, und zweitens der SOXHLETsche Apparat. Mit dem Zustande der Milch für die Kinder sah es in den alten Krankenhäusern meist traurig aus. Jetzt ist wohl überall ein Todesfall nach der Hasenschartenoperation eine Seltenheit. —

Nachdem BARDELEBEN seine Verbesserung der BLANDINschen Keilexcision aus dem Vomer und Septum angegeben hatte, war es allgemein gebräuchlich geworden, bei doppelter Spaltbildung mit Prominenz des Bürzels die Ossa intermaxillaria nicht wegzuschneiden, sondern zurückzulagern. Das Wegschneiden erschien manchen als Versündigung an dem Geiste der konservativen Chirurgie. ROSER sprach 1883 (I. 47) aber die Ansicht aus, daß das Verfahren von BARDELEBEN sich nur selten in befriedigender Weise durchführen lasse. Das Zwischenkieferstück sei zu dick, um in der Spalte Platz zu finden, und wenn man es zustutze, fielen die Zähne heraus. Im allgemeinen sei das Wegschneiden vorzuziehen. In der Diskussion wurde von ESMARCH, LANGENBECK, BARDELEBEN zugegeben, daß die Einfügung der Ossa intermaxillaria in die Spalte nicht immer möglich sei, aber im allgemeinen bleibe es doch das allein richtige Verfahren.

Zwei Jahre später fand auf Anregung von VOLKMANN eine eingehende Besprechung über das Thema statt. CZERNYS Assistent GOTTHELF (85. I. 112) hatte das definitive Resultat bei 5 Kindern nachprüfen wollen, bei denen in der Heidelberger Klinik im Alter von unter 6 Monaten die Zurücklagerung des Bürzels gemacht worden war. Aber es ergab sich, daß sie inzwischen sämtlich gestorben waren, 4 schon innerhalb der ersten 3—4 Monate, das 5. $1^3/_4$ Jahre nach der Operation. Da der schwächende Blutverlust aus der Nasopalatina bei der Todesursache mitzuspielen schien, hielt GOTTHELF es für geraten, die Operation erst im 2. Lebensjahre oder noch später vorzunehmen. Dieselbe Erfahrung machte VOLKMANN (I. 116). Alle seine wegen komplizierter Hasenscharte mit prominentem Bürzel operierten Kinder waren inzwischen verstorben. PARTSCH (I. 117) fand, daß von 31 in der Breslauer Klinik 1870—1883 operierten Kindern nur noch 8 am Leben waren. Bei diesen war das Zwischenkieferstück zwar in den Alveolarbogen eingefügt, aber stark beweglich geblieben und meist so gedreht, daß die Vorderfläche der Schneidezähne nach unten sah. Eine Verwachsung kam auch nach Anfrischung und Naht niemals zustande. Der greise RIED, den in unserer Gesellschaft zu sehen wir leider niemals die Freude hatten, schickte aus Jena einen ausführlichen schriftlichen Bericht und Zeichnungen weggeschnittener und zurückgelagerter Zwischenkieferstücke (I. 121). Eine Verwachsung war niemals zustande gekommen, die meist schadhaften Zähne waren unregelmäßig gestellt und geformt. RIED hatte die Erhaltung des Zwischenkieferstücks daher schon lange ganz aufgegeben. Auch v. NUSSBAUM (I. 125) hatte sich schriftlich geäußert. Er hatte im Lauf von 27 Jahren 310 Hasenscharten operiert, wovon 222 „mit Zwischenkiefer kompliziert" waren. 107 mal schnitt er das Zwischenkieferstück ganz fort, 91 mal lagerte er es zurück, und 24 mal schälte er es aus mit Erhaltung von Periost und Schleimhaut, die dann mit Matratzennaht zusammengenäht wurden. Dieses hatte ihm die besten Resultate ergeben. Doch waren die Resultate bei keiner Methode „ermutigend", die Operierten sahen nach einem Jahre besser aus als nach 5 Jahren.

So gehörte diese Diskussion zu den nicht sehr zahlreichen, die ein bestimmtes Resultat ergeben haben. Es bestand in der Erkenntnis, daß die Zurücklagerung des Zwischenkiefers nach BLANDIN und BARDELEBEN viel weniger leistet als man geglaubt hatte, und daß die konservative Chirurgie hier nicht am Platze ist.

Achtundzwanzigstes Kapitel.

Staphylorrhaphie und Uranoplastik.

Daß Staphylorrhaphie und Uranoplastik deutschen Ursprungs sind, kann nicht bestritten werden. GRÄFE hat 1816 die erste Staphylorrhaphie gemacht (Hufelands Journal, Bd. 44, Jan. 1817) und KRIMER in Aachen 1827 die erste Uranoplastik (Gräfe und Walthers Journal, 10. Bd., S. 625).

In Frankreich, wo EUSTACHE die Staphylorrhaphie 1783 vorgeschlagen, DUBOIS sie aber als Referent der Akademie für unausführbar erklärt hatte, wurde sie von ROUX erst 1819 zum erstenmal vorgenommen. Die Angabe von ROUX, die sich dann durch die französische Literatur weitergeschleppt hat, GRÄFE habe mit seinen Operationen überhaupt keinen Erfolg gehabt, ist unrichtig, gleich der erste Fall kam zur Heilung. Später hatte allerdings ROUX bessere Erfolge, was mit der größeren Einfachheit seines Verfahrens zusammenhing. GRÄFE machte in seinen ersten Fällen die Spaltränder durch Bestreichen mit Salzsäure oder Cantharidentinktur wund, um „den plastischen Prozeß zu erregen" oder frischte mit einem besonderen meißelartigen Instrument, dem Uranotom, an und schloß die Nähte mit Hilfe eines Ligaturstäbchens und einiger silbernen Ligaturschräubchen, während ROUX 3 dicke Seidenfäden von hinten her durchlegte, die Spaltränder mit einer knieförmigen Schere anfrischte und die Fäden mit den Fingern knotete. Sein erster Patient Stephenson aus Kanada, zugleich einer seiner Zuhörer, beschrieb nach glücklicher Heilung die Operation unter dem bedenklichen Namen Velosynthesis in seiner Doktorarbeit. ROUX nannte sie Staphylorrhaphie und dieser Name hat die anderen Bezeichnungen Uranorrhaphe, Uraniskorrhaphe, Kionorrhaphe bald ganz verdrängt. Bei Spalten des weichen und harten Gaumens schnitt ROUX den weichen Gaumen jederseits vom Rande des harten Gaumens quer ab. Die Spalte im harten Gaumen wurde nach gelungener Naht des weichen Gaumens mit einem Obturator verschlossen.

In dem Wunsche, die Ehre der ersten Uranoplastik einem Franzosen zuzuweisen, teilte VELPEAU in seinen nouveaux éléments de médecine opératoire pag. 279 (1835) mit, ROBERT habe in seinen 1764 erschienenen mémoires folgendes berichtet: Un enfant avait le palais fendu depuis le voile jusqu' aux dents incisives. M. le Monnier, très habile dentiste, essaya avec succès de réunir les deux bords de la fente, fit d'abord plusieurs points de suture pour les tenir rapprochés, et les refraîchit ensuite avec l'instrument tranchant. Il survint une inflammation qui se termina par suppuration et fut suivie de la réunion des deux lèvres de la plaie artificielle. L'enfant se trouva parfaitement guéri. Aus der Schilderung des Verlaufes — Nähte, Anfrischung ohne Lappenbildung, Eiterung und trotzdem Heilung — ist es ohne weiteres klar, daß es sich nur um den sehr seltenen Fall einer ganz schmalen Spalte des harten Gaumens ohne Spaltung des weichen Gaumens gehandelt haben kann, und daß das depuis le voile nur heißen kann: von dem Ansatz des weichen Gaumens an den harten ab. Als Uranoplastik wird man diese Operation von LE MONNIER nicht rechnen können.

KRIMER berichtete in seinem Aufsatz in Gräfe und Walthers Journal über die Heilung einer bis dicht an den Zahnbogen reichenden breiten Spalte des harten und weichen Gaumens bei einem 18jährigen Mädchen. Er machte 4 Linien (ca. 9 mm) vom Spaltrande entfernt jederseits einen Längsschnitt bis auf die Knochenhaut. Beide Schnitte liefen vorne in einem stumpfen Winkel zusammen. Die von ihnen umgrenzten Schleimhautlappen wurden nach einwärts umgestülpt und durch 4 Nähte mit goldenen Schrauben vereinigt, die vom 10. Tage ab wieder entfernt wurden. Die Gaumendecke war vollständig geschlossen, die Sprache gebessert.

In ähnlicher Weise mit Umklappen von Schleimhautlappen, deren Basis an den Spalträndern lag, haben später VELPEAU, PANCOAST, TERLINK, BLANDIN operiert, in neuerer Zeit ist das Prinzip von DAVIES-COLLEY wieder aufgenommen und von ARBUTHNOT LANE, wie bekannt, in ausgedehnter Weise benutzt worden.

DIEFFENBACH versuchte auf 2 verschiedenen Wegen den Verschluß der Spalte des harten Gaumens zu erreichen. Nach Versuchen an Hunden, denen er mit Trepan und Säge Defekte im harten Gaumen beigebracht hatte, empfahl er 1826 in seiner Übersetzung von ROUXs mémoire sur la staphylorrhaphie und 1834 in seinen chirurgischen Erfahrungen Seitensincisionen neben dem Zahnbogen zu machen, in derselben Linie die Gaumenplatten mit Säge und Meißel nach vorn bis nahe an die Spalte durchzutrennen, die Knochenstücke nach innen zu drängen, und die angefrischten Spaltränder mit Nähten zu vereinigen. Bis 1834 scheint DIEFFENBACH diese Operation nicht gemacht zu haben, wohl aber später, wie sich aus der Beschreibung in der „operativen Chirurgie" (1845) ergibt. Die seitlichen Knochenspalten wurden mit Scharpie ausgestopft und heilten durch Granulation. Einen vollständigen Verschluß der Gaumenspalte scheint DIEFFENBACH nicht erreicht zu haben, aber eine wesentliche Verschmälerung, die dann die Staphylorrhaphie sehr erleichterte.

Die andere von DIEFFENBACH angewandte Methode bestand darin, daß Seitenincisionen durch die Bedeckung des harten Gaumens gemacht, die „länglichen Hautstreifen" mit einem kleinen Schabeisen oder den Skalpellstiel von dem Knochenrande heruntergehoben und von beiden Seiten in die Spalte hineingedrängt wurden. In dieser Lage wurden sie durch Drahtnähte festgehalten, doch so, daß die Spalte noch nicht geschlossen war. Die Nähte schnitten allmählich durch, eine Verschmälerung der Spalte war erreicht. „Diese Operation wurde von Zeit zu Zeit wiederholt, bis die Spalte geschlossen war." Daß es DIEFFENBACH in dieser Weise mitunter gelungen ist, eine Spalte des harten und weichen Gaumens zum Verschluß zu bringen, beweist die Abbildung auf Tafel 336 und 337 von FRORIEPS Kupfertafeln.

Das zuerst genannte Verfahren von DIEFFENBACH wurde von WUTZER (LAMBERZ, de palato duro et molli fisso ejusque operatione, Diss. Bonnae 1834) mit Erfolg bei einer allerdings nur durch die Ossa palatina sich erstreckenden Gaumenspalte angewandt, und BÜHRING brachte 1849 damit einen kleinen runden durch Syphilis entstandenen Defekt des harten Gaumens zum Verschluß.

Dieselbe Operationsmethode ist 1873 von FERGUSSON aufs neue erfunden und bis 1876 in über 50 Fällen, meist bei Spalten nur im Bereich der Ossa palatina, angewandt worden. Das nun als Osteouranoplastik bezeichnete Verfahren ist dann in England und Frankreich vielfach und gelegentlich auch von mir in Bonn (bei partiellen Spalten) mit gutem Erfolg benutzt, konnte sich aber gegenüber der LANGENBECKschen Uranoplastik auch in England auf die Dauer nicht halten.

Daß DIEFFENBACH mit seinem zweiten Verfahren des Hineindrängens der streifenförmigen Lappen in die Spalte nicht den sofortigen Verschluß erreichte, wird daran gelegen haben, daß er die Lappen besonders hinten nicht dreist genug ablöste.

Diesen Schritt vorwärts machte zuerst J. MASON WARREN in Boston 1848, der (aber ohne Seitenschnitte) den Überzug des harten Gaumens von den Spalträndern aus mit einem doppelschneidigen über die Fläche gebogenen Messer abpräparierte, den hinteren Gaumenbogen durchschnitt und den weichen Gaumen an seinem Ansatz an die Gaumenbeine von hinten her so ergiebig ablöste, daß nur die vordere Schleimhaut des weichen Gaumens erhalten blieb. (Vgl. H. H. SMITH, a system of operative Surgery. II. Edition. Vol. I. p. 401, 1856.)

Auch POLLOCK (1856), der im wesentlichen ebenso verfuhr, löste den Überzug des harten Gaumens von den Spalträndern aus vom Knochen ab. War zu starke Spannung nach der Naht zu fürchten, so machte er seitliche Entspannungsschnitte, die er aber möglichst vermied. Die Ablösung des weichen Gaumens machte er mit einem neben dem Hamulus eingestochenen Tenotom. Heilungen, wenn auch mit Zurückbleiben von Fisteln, wurden von POLLOCK, AVERY, FIELD und HULKE erreicht.

In Deutschland hat sich einige Zeit vor LANGENBECK PASSAVANT in Frankfurt a. M. mit der Uranoplastik beschäftigt. Er bildete brückenförmige, aber, um Gangrän zu vermeiden, nur kurze und möglichst breite Lappen, mit denen immer nur ein kleines Stück der Spalte geschlossen werden konnte, so daß eine Reihe von Operationen notwendig wurde. Bei 22 Patienten hatte er nur wenige Erfolge.

LANGENBECK, dessen Aufsatz „Die Uranoplastik mittelst Ablösung des mukös-periostalen Überzuges" im 2. Bande seines Archivs (1861) durch Klarheit der Darstellung und anatomische Begründung alle bisherigen Veröffentlichungen auf diesem Gebiete weit übertraf, gestaltete das Verfahren so, daß es nicht nur in seiner eigenen Hand sichere Resultate ergab, sondern auch bald das allgemein anerkannte Normalverfahren der Uranoplastik wurde.

In Frankreich pflegt man die Uranoplastik wohl als die Operation von BAIZEAU-LANGENBECK zu bezeichnen (vgl. die Diskussion in der Société de Chirurgie vom 1. Mai 1872). BAIZEAU (Gazette des hôpitaux 1858, p. 274) hat allerdings einen traumatischen Defekt im harten Gaumen mit brückenförmigen Lappen zum Verschluß gebracht, aber es handelte sich nur um ein rundes Loch von nicht mehr als 8 mm Durchmesser, und BAIZEAU sagt selbst, daß das Verfahren bei angeborenen Spalten nur wenig Aussicht auf Erfolg bieten würde.

Auf die Einzelheiten der allbekannten LANGENBECKschen Uranoplastik brauche ich nicht einzugehen. Erwähnen möchte ich nur, daß der Zweck, den LANGENBECK mit der sorgfältigen stumpfen Ablösung des ganzen Überzuges vom harten Gaumen mit Einschluß des Periostes von den Seitenschnitten aus verband, die Bildung eines knöchernen Verschlusses der Spalte, sich nicht hat erreichen lassen. Die knochenbildende Kraft des Periostes ist an den verschiedenen Körperteilen eine verschiedene, an dem Oberkiefer augenscheinlich eine sehr geringe, wie sich auch bei der Phosphornekrose gezeigt hat. Aber die Erhaltung des Periostes, von dem übrigens bei dem festen Zusammenhang der Gaumenschleimhaut mit dem Periost auch bei den Operationen von WARREN und POLLOCK nicht viel am Knochen zurückgeblieben sein wird, ist von Bedeutung wegen der Ernährung der brückenförmigen Lappen.

So viel zur Vorgeschichte der Staphylorrhaphie und Uranoplastik! —

Die zahlreichen Besprechungen der beiden Operationen in unserer Gesellschaft beginnen auf dem zweiten Kongreß, auf dem SIMON (73. I. 72) im Namen von PASSAVANT, dessen Nadelinstrument zur Staphylo-Pharyngorrhaphie vorzeigte. In der sich anschließenden Diskussion sagte BILLROTH, daß er von der Frühoperation im 2. und 3. Lebensjahre wieder zurückgekommen sei, weil die Sprache nicht besser geworden sei als bei größeren Kindern. LANGENBECK operierte nie vor Ablauf des 5. Jahres. VOLKMANN glaubte nicht, daß die Durchschneidung der Gaumenmuskeln bei den Seitenschnitten die spätere Beweglichkeit des Gaumensegels beeinträchtigen könne. BAUM operierte bei 3 Schwestern unter sehr ähnlichen Verhältnissen, bei der ältesten wurde die Sprache sehr vollkommen, bei den anderen nicht. SOCIN machte ähnliche Erfahrungen und glaubte, daß die verschieden gute Entwicklung der Muskulatur bei sonst gleichen Bedingungen den Unterschied herbeiführe. Auch trete der PASSAVANTsche Wulst bei verschiedenen Menschen sehr verschieden hervor. Von fortgesetzter Übung und rationeller Gymnastik, von der freilich auch die besten Sprachlehrer bis jetzt wenig verständen, sei manches zu erwarten. SIMON (I. 77.) stellte nach seiner Erfahrung an 40 eigenen und 20 fremden Operationen folgende Sätze auf: Die Sprache wird in den seltensten Fällen ganz rein, er beobachtete es nur einmal bei einem 16jährigen Mädchen. In einer großen Anzahl von Fällen wird die Sprache reiner, nachträgliche Übungen machen sie „artikulierter" und dadurch verständlicher, aber nicht „reiner". Bei starker Verkümmerung der Velumhälften kann auch die gelungenste Operation die Sprache nicht bessern. Bei zu kurzem Velum kann der Abschluß gegen den Nasenrachenraum nicht zustande kommen. Als Ersatz kann die PASSAVANTsche Operation oder der Obturator von SUERSEN dienen. Die Uranoplastik soll nicht vor dem 7. bis 8. Jahre gemacht werden. Bleibt bei verkümmertem Velum die Sprache nach der Operation schlecht, so kann man daran denken, das Velum wieder zu trennen und den Obturator anzulegen.

Wie man sieht, sind in dieser ersten Diskussion schon alle Fragen berührt, die für das auch heute noch nicht gelöste Problem, durch die Operation mit Sicherheit eine normale Sprache zu schaffen, von Bedeutung sind. Sie treten daher auch in den späteren Diskussionen immer wieder in den Vordergrund.

Vor allem die Frage: Wann operiert werden soll? In der ersten Zeit nach Erfindung der Staphylorrhaphie wurde diese Operation fast nur bei Erwachsenen gemacht. ROUX machte sie auch einmal im Alter von 13, 14 und 15 Jahren, die Spalte ging aber wieder auseinander, und er wartete deshalb wenigstens bis zum 16. Jahre. Die meistens schlechten funktionellen Erfolge erweckten bei ihm schon den frommen Wunsch, es möchte möglich sein, die Operation bei kleinen Kindern zu machen, ehe sie sich an die schlechte Sprache gewöhnt hätten. LANGENBECK operierte nicht vor Ablauf des 8. Lebensjahres, später setzte er die Grenze bis zum 5. herab. In meiner Assistentenzeit (bis 1874) operierte er wegen der Gefahr der Blutaspiration noch ohne Narkose, und Kinder hätten die bei dem Abheben des Periostes äußerst schmerzhafte Operation durch Widerspenstigkeit sehr erschwert. Die ersten Versuche mit der Frühoperation machten PASSAVANT, BILLROTH, C. O. WEBER, SIMON. Letzterer sogar bei einem erst 15 Tage alten Kinde, das aber ebenso wie ein 4 Wochen altes Kindchen von WEBER an Bronchitis starb. Sehr erleichtert wurde die Operation bei Kindern in der Narkose durch das von SMITH (1868) angegebene Speculum, das das Operationsfeld freilegte, wie es in der Narkose früher nicht möglich gewesen war.

Für die Frühoperation trat in unserer Gesellschaft mit der ihm eigenen Energie und Zähigkeit besonders JULIUS WOLFF ein (86. I. 62; 87. II. 290; 88. II. 276; 93. I. 28; 94. II. 461). Er behauptete, wie SIMON, nicht nur, daß die Operation bei ganz kleinen Kindern die besten funktionellen Resultate ergebe, sondern auch, daß sie durch Herstellung normaler Bedingungen für die Atmung und Nahrungsaufnahme lebensrettend wirke, wie das früher ebenso von HUETER von der Hasenscharten operation behauptet worden war. Widersprochen wurde ihm besonders von KÜSTER. Die meisten zogen es vor, in der Diskussion zu schweigen, da es an Beweismitteln in solchen Fragen fehlt.

Ich selbst habe die Ansicht von SIMON, WOLFF, LANE, BROPHY und anderen Frühoperateuren immer für eine Übertreibung gehalten. Die größere Sterblichkeit der nicht operierten Kinder ist in keiner Weise erwiesen, und gegen den vermeintlichen großen Einfluß der Altersstufe, in der die

Operation vorgenommen wird, auf den funktionellen Erfolg sprechen die ausgezeichneten Resultate, die man gelegentlich nach der Operation bei Erwachsenen gesehen hat, z. T. unmittelbar nach der Heilung und ohne besondere Sprachübungen (vgl. z. B. LANGENBECK 75. I. 84, SCHEDE 93. I. 31). Man sollte diese Beobachtungen, deren sich in der Literatur eine ganze Reihe vorfindet, nicht in Vergessenheit geraten lassen. Denn bei der jetzigen Vorliebe für die Frühoperation wird es in Zukunft an Gelegenheit zu weiteren Beobachtungen an Erwachsenen und auch an etwas größeren Kindern fehlen.

Daß die ganz frühe Operation in den ersten Monaten des Lebens, obgleich sie gefährlicher ist als die spätere, diese allmählich zu verdrängen droht, hängt nicht nur mit Verbesserungen der Technik, sondern vor allem mit der Unterstützung zusammen, die ein sehr früh operierender Chirurg in dem Wunsche der Mutter findet, die Difformität möglichst bald beseitigt zu sehen. ARBUTHNOT LANE, einer der neueren Vertreter der möglichst frühen Operation, sagt selbst, daß er sein großes Operationsmaterial (369 Operationen an 172 Patienten im Laufe von 2 Jahren mit 12,5 Proz. Mortalität) dieser Unterstützung verdankt. BROPHY in Chicago hatte es bis 1907 auf 1300 Operationen gebracht, darunter 400 bei Kindern unter 6 Monaten! Da haben dann die konservativen Chirurgen das Nachsehen. Wenn die Spießer weggeschossen werden, gibt es keine Rehböcke mehr.

Die LANGENBECKsche Uranoplastik und Staphylorrhaphie ist im Laufe der Jahre nach verschiedenen Richtungen hin verändert und z. T. verbessert worden. Die Anwendung der Narkose wurde erleichtert durch das von ROSE auf dem 3. Kongreß (74. II. 140) bekanntgegebene Verfahren der Operation am hängenden Kopf. Vermeiden ließ sich Blutaspiration auch schon vorher, wenn man darauf achtete, daß die Narkose keine ganz vollständige wurde und wenn man bei stärkerer Blutung vorübergehend in der Mundhöhle komprimierte. Durch das Verfahren von ROSE war die Gefahr der Aspiration beseitigt. Die Kompression, die von

WOLFF zum Zweck der Blutersparnis bei kleinen Kindern zu einem besonderen Verfahren ausgebildet wurde (85. I. 52), war ein wesentlicher Fortschritt gegenüber den von LANGENBECK geübten Spülungen mit Eiswasser. — Die tiefen Schnitte durch das Velum und die Durchschneidung der Muskeln des Velum nach FERGUSSON und LANGENBECK wurden allgemein verlassen. — Die Lappenbildung und Naht am harten Gaumen machte WOLFF (88. II. 276) zweizeitig mit einem Zwischenraum von 5—8 Tagen. Ich bin immer mit dem einzeitigen Verfahren ausgekommen und habe dabei keine seitlichen Fisteln entstehen sehen. — Das Ausspülen in ROSEscher Lage während der Nachbehandlung mehrere Male am Tage, wie es WOLFF (87. II. 305) empfohlen, später aber selbst wieder aufgegeben hat (94. II. 466), war eine überflüssige, eher schädliche als nützliche Komplikation. Die Heilung kommt am besten zustande, wenn man das Kind und seinen Gaumen ganz in Ruhe läßt. Ich pflegte in den ersten Tagen überhaupt nicht in den Mund hineinzusehen, man bringt die Kinder damit nur zum Schreien.

Besondere operative Versuche zum Zweck, einen besseren Abschluß des Nasenrachenraumes beim Sprechen zu schaffen und dadurch das bei gelungenem Verschluß der Gaumenspalten zurückbleibende Näseln zu beseitigen, sind zuerst von PASSAVANT in Frankfurt a. M. unternommen worden. Er machte auf den nach ihm benannten bei gespaltenem Velum, wenn der Kranke schluckt, direkt sichtbaren queren Schleimhautschwulst an der hinteren Rachenwand und seine Bedeutung für den Abschluß des Nasenrachenraums beim Schlucken und beim Sprechen aufmerksam. Beschrieben und richtig erklärt als durch die Zusammenziehung des paarigen M. constrictor superior hervorgerufen ist dieser Wulst von Anatomen schon früher. So fand ich ihn, wenn auch weniger scharf hervorspringend, abgebildet in der Schrift von E. SANDIFORT, dem Nachfolger ALBINS' in Leyden, Deglutitionis mechanismus verticali sectione narium, oris, faucium illustratus (1805) und folgendermaßen beschrieben: Postica pars faucium, quae ad ossa et ipsis appositos musculos per telam cellulosam cum mobilitate firmatur maxima, per constrictores pharyngis superiores contrahitur et palato apprimitur sic ut via ad nares penitus intercipiatur, und die Abbildung wurde von DZONDI (1831) in seine Abhandlung über die Funktionen des weichen Gaumens beim Atmen, Sprechen, Singen usw. übernommen.

PASSAVANTs Ansicht, daß der Constrictor pharyngis superior „ein zur Erzeugung einer wohlklingenden Sprache unentbehrlicher Muskel" sei, ist durch spätere Untersuchungen von LUSCHKA, MICHEL u. a. nicht bestätigt worden. Man vermißt bei rhinoskopischer Untersuchung den PASSAVANTschen Wulst beim Intonieren in den meisten Fällen, sogar bei Sängern (MICHEL). Für die mit Gaumenspalte Behafteten ist der obere Constrictor aber deshalb von großer Bedeutung, weil er nicht selten vikariierend für die gestörte Funktion des Gaumensegels eintritt und durch den verstärkten Gebrauch dann hypertrophisch wird. FERGUSSON hat eine abnorm starke Entwicklung des Muskels schon 1845 bei der Sektion einer alten Frau mit Gaumenspalte festgestellt.

Nachdem PASSAVANT seine Gaumenschlundnaht (73. I. 720 und 78. II. 128) in 12 Fällen ohne ganz befriedigendes Resultat angewandt hatte, versuchte er, ebenfalls ohne bleibenden Erfolg den nach ihm benannten Wulst durch einen vom Schlundkopf heruntergeschlagenen und zusammengeklappten Schleimhautlappen zu verstärken.

TRENDELENBURG nähte bei Versuchen an Leichen und an einem Hunde einen solchen Lappen in die (künstlich hergestellte) Spalte des weichen Gaumens ein, und SCHÖNBORN wandte dieses Verfahren der Staphyloplastik (78. II. 128; 85. II. 387 u. I. 49) in einer größeren Reihe von Fällen bei Gaumenspalten an. Er benutzte dabei die Tamponade der Trachea. Guten Erfolgen standen schlechte gegenüber, durch die Behinderung der nasalen Atmung bedingt (KÖNIG 85. I. 48). LOSSEN (79. I. 148) fand den Lappen nach einem Jahr zu einem bleistiftdicken Streifen zusammengeschrumpft.

KÜSTER (93. II. 84) suchte der abnormen Kürze des Gaumensegels dadurch abzuhelfen, daß er die Uvula durch eine kleine plastische Operation nach Art der MALGAIGNE-schen Läppchen bei der Hasenschartenoperation etwas verlängerte. — Die durchschnittlich mangelhaften funktionellen Erfolge der Uranoplastik und Staphylorrhaphie brachten dann die Obturatoren wieder zu Ehren. Die Not macht erfinderisch. In den 40er Jahren hatte sich ein junger Mediziner in Amerika STEARN einen sehr sinnreichen allgemein bewunderten Obturator konstruiert, bei dem eine der Länge nach gespaltene Kautschukplatte so in die Spalte des weichen Gaumens eingefügt war, daß die beiden Hälften die Bewegungen der Spaltränder mitmachten und den Zugang zum Nasenrachenraum beim Sprechen abschlossen, beim Atmen wieder öffneten. Nach demselben Prinzip war der später viel benutzte auch ziemlich komplizierte Obturator von KINGSLEY konstruiert. (Auf einfache Weise wußte sich ein Mann mit kreisrundem syphilitischen Defekt des harten Gaumens zu helfen, den wir in der Leipziger Klinik sahen. Er schob sich beim Sprechen den Zeigefinger tief in den einen Nasengang ein, so daß die Fingerkuppe den Defekt verschloß. Das benutzte Nasenloch war enorm erweitert.)

Der Zahnarzt SUERSEN hatte den glücklichen Gedanken, es dem gespaltenen Gaumen zu überlassen, sich das Wachsmodell des Obturators selbst zu formen, wobei besonders auch der PASSAVANTsche Wulst in Tätigkeit tritt. Die Leistungen des Obturators von SUERSEN waren so ausgezeichnete, daß nicht nur die Zahnärzte, sondern auch einzelne Chirurgen wie NÉLATON, MAISONNEUVE, HUETER glaubten, das Ende aller Uranoplastiken und Staphylorrhaphien sei gekommen.

Einen weiteren Fortschritt brachte der von WOLFF ersonnene SCHILTSKYsche Obturator (80. II. 136; 85. II. 387). Bisher hatten Operation und Prothese einen Konkurrenzkampf geführt, jetzt waren sie zu gemeinsamer Wirkung friedlich vereinigt. Der Obturator ersetzt das, was die Operation nicht schaffen konnte, und die Operation ermöglicht es, daß der bei SUERSEN starre Fortsatz des Obturators, nunmehr beweglich hergestellt, den Bewegungen des vereinigten Gaumensegels folgen kann, was der Sprache zugute kommt.

Auf die Bedeutung des Sprachunterrichts nach der Operation wurde bei den Diskussionen wiederholt hingewiesen. Nur SIMON (73. I. 77) hielt nicht viel davon. Was Willensenergie und konsequente Übung leisten können, zeigt das von MAAS (75. I. 89) erwähnte Beispiel eines Staatsanwalts mit Spaltung des harten und weichen Gaumens, der, obgleich er nie operiert worden war, ohne Obturator so gut sprach, daß er sein Amt versehen konnte. LANGENBECK und andere ließen ihre Operierten von Taubstummenlehrern unterrichten. WOLFF überwies sie ALBERT GUTZMANN (93. I. 28). Dieser zusammen mit seinem Sohn HERMANN hat den Sprachunterricht auf eine wissenschaftliche Basis gestellt. Interessante Beobachtungen über die Sprachstörungen bei Gaumenspalten und vikariierende Lautbildung finden sich schon bei KINGSLEY. —

Ob die neueren Methoden der Uranoplastik von LANE und von BROPHY bessere Resultate ergeben als die von LANGENBECK, möchte ich in Ermangelung eigener Erfahrungen dahingestellt sein lassen. Ich glaube es nicht und bin überzeugt, daß man schließlich immer wieder zu dem bewährten Verfahren der brückenförmigen LANGENBECKschen Lappen zurückkehren wird.

Neunundzwanzigstes Kapitel.

Zunge.

Die Operation des Zungencarcinoms, von jeher eine der undankbarsten Carcinomoperationen, suchten BILLROTH und LANGENBECK technisch zu vervollkommnen, indem sie das Operationsfeld freier zugänglich machten, als das mit Hilfe einer Spaltung der Wange nach JÄGER und HEYFELDER oder der Durchsägung des Unterkiefers in der Mittellinie nach SÉDILLOT möglich war.

BILLROTH (73. II. 1) griff auf ein schon 1838 von REGNOLI

angegebenes, aber wieder in Vergessenheit geratenes Verfahren zurück, das sich von der Regio suprahyoidea einen Weg in die Mundhöhle bahnt und die Zunge ähnlich wie bei einer Sektion unter dem Unterkiefer hervorholt. Bei 10 solchen Zungenexstirpationen bekam BILLROTH 4 Todesfälle, 1 Patient war nach 18 Monaten rezidivfrei, was BILLROTH als Dauerheilung ansehen zu können glaubte, da die Rezidive gewöhnlich sehr schnell auftreten.

In der Diskussion (I. 2) bemerkte LANGENBECK, daß er auch spätere Rezidive gesehen habe. Ein Patient von ESMARCH war nach 4 Jahren, ein anderer von SIMON, der mit dem Ecraseur operiert war, nach 12 Jahren noch rezidivfrei, VOLKMANN bekam immer bald Rezidive, BAUM erzielte nur 1mal Dauerheilung. Man hoffte auf Besserung der Resultate bei früherem und möglichst gründlichem Operieren mit besonderer Berücksichtigung der Lymphdrüsen, wie es später besonders von KÜTTNER methodisch durchgeführt worden ist (mit 17,2 Proz. Heilung für länger als 3 Jahre). Die Diskussion verlor sich dann in allgemeinen Fragen der Carcinompathologie.

Zwei Jahre später trug LANGENBECK (75. I. 111) über die Totalexstirpation der Zunge mittelst seitlicher Durchsägung des Unterkiefers vor, eine Methode, die er schon 1859 einmal zur Exstirpation eines Carcinoms der Tonsille angewandt und jetzt in 6 Fällen von Zungencarcinom erprobt hatte. Die Heilung war gut zustande gekommen, wenn auch die Konsolidation des mit Draht oder Elfenbeinzapfen wieder vereinigten Kiefers auf sich warten ließ. In 3 Fällen war bald ein Rezidiv da. In bezug auf Übersichtlichkeit des ganzen Operationsfeldes, Beherrschung der Blutung, günstige Gestaltung der Verhältnisse für den Sekretabfluß ließ die Methode nichts zu wünschen übrig.

GENZMER (79. I. 22) wandte sie mit Erfolg bei der Exstirpation eines Sarkoms der Tonsille an, bei der $^2/_3$ des Velum und ein Teil der Rachenwand mit fortgenommen werden mußte. In der VOLKMANNschen Klinik waren mit Hilfe der Methode 12 ausgedehnte Operationen in der Mund- und

Rachenhöhle in tiefster Narkose ausgeführt worden, und das Verfahren hatte sich, wie auch bei GUSSENBAUER, vollständig bewährt, wenn man von der Schwierigkeit, den Kiefer prompt zur Konsolidation zu bringen, absah.

Diese Schwierigkeit und die Erfahrung, daß die REGNOLI-BILLROTHsche Methode eine größere Sterblichkeit ergab als das alte Verfahren, führten BILLROTH und andere dazu, zu dem alten Verfahren der Exstirpation vom Munde aus, aber mit vorheriger Unterbindung der Linguales und mit nachheriger ergiebiger Drainage, zurückzukehren.

WÖLFLER berichtete 1880 (I. 72) über die Wiener Erfahrungen. BILLROTH hatte in 16 Jahren 47 Zungenexstirpationen gemacht und dabei nicht weniger als 32 Proz. Todesfälle gehabt. Von 18 jetzt mit der Hohlschere ohne Voroperation Operierten waren nur 2 gestorben. Die Wundfläche in der Mundhöhle wurde, nachdem jede Blutung aufgehört hatte, mit Krystallen von Kali hypermanganicum bestreut. Narkotisiert wurde z. T. durch die Nase.

Für die Amputation der Zunge empfahl LANGENBECK 1881 (II. 176) den Thermokauter wegen der Blutersparnis und der Möglichkeit, verdächtige Stellen der Wundfläche bis in die Tiefe zu zerstören. Das Speculum von WHITEHEAD ließ er entsprechend verändern. Auch LANGENBECK hatte sich von der Gefährlichkeit der komplizierteren Methoden überzeugen müssen (Halsphlegmonen, Schluckpneumonieen). Von 14 ausgedehnten Exstirpationen mit Kieferdurchsägung endeten 6 tödlich.

Diskussion (I. 122): KÜSTER sah Gutes von Chlorzinkätzung der Wundfläche, GUSSENBAUER zieht das Messer dem Thermokauter vor, weil dieser das Fühlen mit dem Finger behindert, BARDELEBEN betont, daß Äste der Lingualis trotz Glühhitze stark bluten können.

Daß die Bemühungen, die Technik der Operation zu verbessern, nicht ganz umsonst gewesen waren, zeigte sich auf dem Kongreß des Jahres 1889 (I. 12), als die Diskussion über Carcinomheilungen mit Krankendemonstrationen stattfand. LANGENBECK, SCHÜSSLER, KRAUSE (VOLK-

MANN), SCHEDE, ESMARCH, KÜSTER konnten zusammen auf eine ganz hübsche Zahl von Heilungen von Zungencarcinomen hinweisen, die nach Ablauf von 4 Jahren und länger festgestellt waren. SCHÜSSLER-Bremen schlug den Rekord mit 11 Jahren, sein Patient war dann frei von Rezidiv an Apoplexie gestorben, während andererseits PETERSEN noch nach 10 Jahren ein Rezidiv auftreten sah. Die wenigen zur Vorstellung erschienenen Geheilten sahen recht vergnügt aus, einen richtigen Eindruck von dem Werte der Operationen im allgemeinen hätte man aber nur gewonnen, wenn sich auch die große Schar der Schatten von denen hätte herbeizitieren lassen, die wenige Monate nach der Operation den Rezidiven erlegen waren. — Eine verhältnismäßig günstige Prognose schienen mir immer die auf dem Boden einer alten Leukoplakie entstandenen Carcinome zu haben, die auch von den Diskussionsrednern wiederholt erwähnt wurden. —

In seinen schon erwähnten (S. 192) „Thesen und Kontroversen über Tuberkulose" für die Diskussion auf dem Kongreß des Jahres 1885 hatte VOLKMANN angegeben, daß die Tuberkulose der Zunge teils in der Form von Geschwüren vorkommt, die „bald mehr den torpiden, bald mehr den fungösen Charakter haben, teils in der Form von tiefgreifenden Knoten, die allmählich zentral erweichen". Solitäre tuberkulöse Geschwüre mit etwas indurierter Umgebung würden bei älteren Induviduen leicht mit Krebs verwechselt, die knotige Form sei im Beginn kaum von gummösen Affektionen der Zunge zu unterscheiden. Im späteren Verlauf sei die käsig eitrige Einschmelzung und der aufbrechende Absceß charakteristisch. Die meisten seiner mit Auskratzung oder Keilexzision behandelten Kranken seien später an Lungentuberkulose gestorben.

In der Diskussion (85. I. 37) teilte MAAS mit, daß er in 2 Fällen von „gewaltiger Geschwulstbildung" mit Drüsenanschwellung die Diagnose vor der Operation auf Carcinom gestellt hatte und bei der mikroskopischen Untersuchung in der Tiefe zwischen den quergestreiften Muskelfasern ungewöhnlich große Massen von Tuberkelbacillen fand. RIEDEL exstirpierte ein vermeintliches haselnußgroßes Fibrom der Zunge, daß sich als tuberkulöse Geschwulst erwies, ähnliche „tuberkulöse Fibrome" hatten KÖNIG und RIEDEL auch am Septum und an den Muscheln der Nase beobachtet. —

In der bekannten Arbeit von WEGNER über Lymphangiome (76. II. 256) findet sich die Beschreibung des anatomischen Befundes bei 5 Fällen von Makroglossie. Nach seinen Untersuchungen nimmt WEGNER an, daß das Primäre bei der Geschwulstbildung eine Stauung der Lymphe infolge behinderten Abflusses, eine Entwicklungsstörung im Bereich der Lymphgefäße der Zunge oder des Halses ist.

Dreißigstes Kapitel.

Pharynx. Oesophagus.

Über die verhältnismäßig seltenen Carcinome des Pharynx und die Exstirpation des Pharynx hielt v. LANGENBECK 1879 (II. 115) einen das klinische Bild des Leidens und das einzuschlagende Operationsverfahren schildernden Vortrag. Er hatte die Exstirpation kürzlich 3 mal ausgeführt, die Patienten waren aber sämtlich gestorben, 2 an Schluckpneumonie und Lungengangrän, wie LANGENBECK annahm infolge der Durchschneidung beider Äste des Laryngeus superior.

In der Diskussion berichtete KOLACZEK-Breslau (I. 9) über einen geheilten Fall von FISCHER. Dieser hatte das bis zur Schädelbasis hinaufführende Carcinom durch die Pharyngotomia subhyoidea entfernt und das obere Ende des Oesophagus in den rechtsseitigen Winkel der Halswunde eingenäht. Die Kranke ernährte sich durch die Schlundsonde und mußte dauernd die Tracheotomiekanüle tragen. KÖNIG entfernte mit Erfolg ein Sarkomrezidiv von der hinteren Pharynxwand, nach Exstirpation eines Carcinoms der Tonsille und seitlichen Pharynxwand bekam er Schluckpneumonie. GUSSENBAUER ging es nicht besser. THIERSCH schlug vor, zunächst eine Magenfistel anzulegen, um die Kräfte des Kranken durch bessere Ernährung zu heben und nach der Operation das Erbrechen beim Einführen der Schlundsonde zu vermeiden. —

1889 (I. 22) stellte KÖRTE einen Herrn vor, der nach Exstirpation eines Carcinoms der Tonsille und des weichen Gaumens (vom Munde aus bei hängendem Kopf) und nach zwei ausgedehnten Drüsenrezidivoperationen mit Resektion der einen Jugularis interna jetzt 4 Jahre lang gesund geblieben war.

W. BUSCH zeigte 1877 (I. 115) einige Präparate von fibrösen Retropharyngealgeschwülsten, die sich nach Spaltung der Pharynxschleimhaut ziemlich leicht ausschälen lassen. Reichen sie, wie häufig, nach unten weiter als bis zum Kehlkopfeingang, so muß der Operation die Tracheotomie vorausgeschickt werden.

Ein der Schädelbasis aufsitzendes den Nasenrachenraum ausfüllendes Fibrom machte GUSSENBAUER (79. II. 51) sich dadurch zugänglich, daß er den harten Gaumen nach Ablösung seines Überzuges resezierte. Letzterer wurde nach Fortnahme der Geschwulst wieder vernäht. HUETER (I. 143) und LOSSEN wiesen darauf hin, daß Spaltung des Velum in solchen Fällen ausreicht und vorzuziehen ist. —

BRYK-Krakau (74. II. 228) berichtete über ein, wie er annahm, von der Tonsilla pharyngea ausgegangenes Rundzellensarkom, das die Schädelbasis durchwachsen hatte (Sektionsbefund). —

TILLMANNS (75. I. 27) zeigte Pharynx und Larynx eines Mannes vor, der an einem im Halse steckengebliebenen Fleischklumpen erstickt war. Der Mann war plötzlich niedergestürzt und in wenigen Augenblicken verschieden. WEGNER, LANGENBECK, BARDELEBEN, CZERNY, TRENDELENBURG teilten analoge Beobachtungen mit. Letzterer war durch Zufall in einer Restauration Zeuge eines solchen Unfalls und konnte dem plötzlich bewußtlos umgesunkenen Patienten durch Herausziehen des Fleischstückes aus dem oberen Abschnitt der Speiseröhre das Leben retten.

1873 (II. 71) sprach F. Busch über Perforation des Oesophagus durch fremde Körper (s. u. bei Pleura).
1885 (II. 73) stellte v. Langenbeck eine Frau vor, bei der er ein im Oesophagus fest eingekeiltes Gebiß durch Oesophagotomie entfernt hatte, und schloß daran die Mahnung, mit dieser Operation nicht zu zaudern, wenn die Extraktion eines Fremdkörpers nicht gelingt, und das Hinabstoßen in den Magen wegen der Gefahr von Zerreißungen auch nicht möglich ist. —

Bei Strikturen des Oesophagus empfahl Graser nach Erfahrungen in der Klinik von Heineke-Erlangen 1890 (I. 136), wenn das Bougieren Schwierigkeiten macht, eine temporäre Oesophagotomie zu machen, da das Bougie von der Fistel aus viel leichter seinen Weg durch die Striktur findet, und man dann den großen Vorteil hat, das Bougie längere Zeit liegen lassen zu können.

Petersen-Kiel (95. II. 278) erweiterte eine 4 Jahre alte narbige Striktur nach vorheriger Gastrostomie, indem er den Patienten einen Faden verschlucken ließ und an demselben die Oliven von unten nach oben durch die Striktur zog (Verfahren von Kraske).

Auf demselben Kongreß (95. I. 48) demonstrierte Körte eine Reihe von Fremdkörpern aus dem Oesophagus und das Präparat einer mit dem „Drainrohr ohne Ende" von Hacker erfolgreich behandelten Striktur. In einem Fall wurde der in einer tief gelegenen Striktur festsitzende Fremdkörper vom eröffneten Magen aus nach oben geschoben und aus dem Munde herausgeholt (Verfahren von Wallace). Eine Zahnplatte wurde durch Oesophagotomie entfernt. Von Interesse sind die Mitteilungen Körtes über diagnostische Schwierigkeiten bei den Fremdkörpern. Statt des erwarteten Knochenstücks fand sich in einem Fall eine Schraubenmutter, in einem anderen konnte der Arzt eine fünfmarkstückgroße Denkmünze nicht finden, weil seine weiche Schlundsonde daran vorbeiglitt. Röntgens Entdeckung war noch nicht gemacht! Einige Jahre später hatte in Leipzig ein Kind einen Bleisoldaten verschluckt, auf der Röntgenplatte konnten wir deutlich sehen, daß es ein Trommler war, der mit den zwei Stöcken eifrig das Kalbfell bearbeitete, nur die Regimentsnummer war nicht zu erkennen.

Einunddreißigstes Kapitel.
Larynx.

Die Chirurgie am Kehlkopf beschränkte sich zur Zeit der Gründung unserer Gesellschaft auf die Entfernung kleinerer gutartiger Geschwülste aus dem Kehlkopfinneren, 1845 war EHRMANN in Straßburg die Exstirpation eines Papilloms durch Spaltung des Schildknorpels gelungen, die Diagnose hatte er aus einem klappenden Geräusch bei erschwerter Atmung und aus kleinen ausgehusteten Geschwulststückchen gestellt. Nach der Erfindung des Kehlkopfspiegels hatte dann VIKTOR V. BRUNS 1861 an seinem eigenen Bruder einen Schleimpolypen am linken Stimmband vom Munde aus mittelst eines feinen Ecraseurs beseitigt und den Patienten von jahrelanger Stimmlosigkeit befreit. Durch diese Operation und seine verschiedenen Veröffentlichungen über laryngoskopische Operationen ist er der Begründer dieses Zweiges der Chirurgie geworden.

Die von EHRMANN inaugurierte Laryngotomie oder Thyreotomie trat gegenüber den Erfolgen des intralaryngealen Verfahrens zunächst in den Hintergrund, in ähnlicher Weise wie die Lithotripsie den Steinschnitt eine Zeitlang über Gebühr zurückgedrängt hat. Auf dem Kongreß 1881 (II. 562) hat ROSE sich das Verdienst erworben, die Vorzüge der Kehlkopfspaltung bei der Exstirpation von Polypen (er nennt die Operation „Bronchektomie") in das richtige Licht zu stellen. Er hob die Gefährlichkeit intralaryngealer Eingriffe bei bestehender, wenn auch leichter Dyspnoe hervor, 4 tödliche Fälle waren ihm bekannt, und zeigte den im Innern ganz normal aussehenden Kehlkopf eines Mannes, dem er vor 10 Jahren 5 kirschkerngroße harte fibröse Polypen unterhalb der Stimmbänder nach Kehlkopfspaltung entfernt hatte. ROSE operierte im ganzen in 5 Fällen, von denen einer durch Pneumonie tödlich verlief. Um die Aspiration von Blut zu vermeiden, operierte er in der letzten Zeit „am hängenden Hals" nach Analogie seiner Operationen „am hängenden Kopf".

Epochemachend war der Vortrag von GUSSENBAUER „über die erste durch TH. BILLROTH am Menschen ausgeführte Kehlkopfexstirpation" auf dem 3. Kongreß (74. II. 76). Schon 4 Jahre zuvor hatte CZERNY, ebenfalls Assistent bei BILLROTH, durch Versuche an Hunden die Ausführbarkeit und verhältnismäßig geringe Gefahr einer solchen Operation nachgewiesen. BILLROTH entschloß sich, die Kehlkopfexstirpation bei einem 36 Jahre alten Patienten vorzunehmen, nachdem die Ausräumung des Carcinoms durch Kehlkopfspaltung sich als ungenügend erwiesen hatte. Die Operation fand am 31. Dezember 1873 statt. Die Heilung erfolgte ohne wesentliche Störung, doch war es zur Zeit des Vortrags noch nicht ganz sicher, ob nicht ein Rezidiv im Anzug sei. GUSSENBAUER demonstrierte auch den nach seiner Angabe konstruierten künstlichen Kehlkopf und ahmte es nach, wie der Operierte mittelst des Apparates mit knarrender und monotoner Stimme, aber laut und deutlich sprach.

Der Gedanke, einen kranken Kehlkopf herauszuschneiden, war nicht so neu, wie man glaubt. In Gräfe und Walthers Journal (Bd. 13, S. 244) fand ich einen Aufsatz von H. ALBERS, Professor der Pharmakologie in Bonn, der aber auch über klinische Medizin, Psychiatrie und pathologische Anatomie gelesen hat, „Beiträge zur Physiologie des Kehlkopfes", in dem die Möglichkeit der Exstirpation des tuberkulösen Kehlkopfes besprochen und über Tierversuche berichtet wird. Der vielseitige Mann hat auch ein Buch über Pathologie und Therapie der Kehlkopfkrankheiten geschrieben (Leipzig 1829). Darin sagt er (S. 144): „Ich habe Tieren den halben und ganzen Kehlkopf weggeschnitten und sie lebten und atmeten wie früher. Ein Hund, dem der ganze Kehlkopf ausgeschnitten war, lebte noch 14 Tage, wo er endlich an Nahrungsmangel starb, indem die

Eiterung des Oesophagus eine bedeutende Öffnung in demselben gebildet hatte." Was ALBERS über ,,Fleischauswüchse des Kehlkopfes" in seinem Buch bringt, zeigt, wie wenig man damals über gutartige und bösartige Geschwülste des Kehlkopfes wußte.

Über die neue Operation der Kehlkopfexstirpation brachte schon der nächste Kongreß weitere Mitteilungen. Ein von MORITZ SCHMIDT-Frankfurt a. M. (75. I. 62) Operierter starb am 5. Tage an Kollaps, ein von HEINE-Prag (II. 222) Operierter nach einem halben Jahr an Rezidiv.

HEINE hatte ferner den Versuch gemacht, einem Patienten mit syphilitischer Larynxstenose wieder zu einer Stimme zu verhelfen, indem er die vordere Hälfte des Kehlkopfes resezierte und einen künstlichen Kehlkopf einsetzte. Von dem Gelingen der Operation und der guten, an eine Kindertrompete erinnernden Stimme konnte sich die Versammlung überzeugen. Leider bildeten sich dann aber neue Geschwüre am Kehlkopfseingang, dazu kam eine rasch fortschreitende Lungenphthise und der Kranke starb noch vor Ablauf des Jahres.

Mit besserem Erfolg brachte denselben Gedanken G. WEGNER (78. I. 99) zur Verwirklichung. Er spaltete bei einem 11jährigen Mädchen den durch diphtherische Zerstörung ganz verwachsenen Kehlkopf und setzte einen Stimmapparat ein, der sehr gut funktionierte.

Über Kehlkopfexstirpationen wegen Carcinoms berichteten ferner MAAS (76. II. 209), V. LANGENBECK (76. I. 79), P. BRUNS (81. II. 51), HAHN (84. II. 84), SCHEDE und KÜSTER (84. I. 90), BERGMANN-Riga (88. I. 27), HAHN (88. II. 72), V. BERGMANN (89. I. 22), HANS SCHMID-Stettin (89. I. 56), J. WOLFF (92, II. 483).

Die Resultate waren in der ersten Zeit so ungünstige, daß die Berechtigung der Operation auf dem Londoner internationalen Kongreß 1881 ernstlich in Frage gestellt wurde. FOULIS stellte fest, daß von 32 Operierten die Hälfte innerhalb der ersten 14 Tage gestorben war. Nur 3 waren noch am Leben, die anderen alle spätestens 9 Monate nach der

Operation gestorben. Der am längsten rezidivfrei gebliebene noch Lebende war erst vor 7 Monaten operiert. Drei Jahre später sah die Statistik (SCHEDE) schon etwas weniger deprimierend aus. Von den neu hinzugekommenen 36 Fällen waren innerhalb der ersten 25 Tage nur 8 tödlich verlaufen. 15 Operierte waren noch am Leben und frei von Rezidiv, davon 6 seit 1 bis 2 Jahren. 1888 stellte BERGMANN-Riga einen 3 Jahre rezidivfrei gebliebenen Operierten vor, HAHN zeigte das Präparat von einem Manne, der 8 Jahre rezidivfrei blieb, dann aber im nächsten Jahre doch noch ein Rezidiv bekam.

Für die halbseitige Kehlkopfexstirpation, von der die Ausländer in London nichts hatten wissen wollen, traten HAHN, SCHEDE und KÜSTER ein, ihre Operierten sowie ein von v. BERGMANN 1885 operierter nach $3^1/_2$ Jahren noch gesunder Patient konnten ohne künstlichen Kehlkopf sehr gut sprechen.

Verbesserungen an dem künstlichen Kehlkopf wurden angegeben von BRUNS und von J. WOLFF. BRUNS ersetzte die Metallzunge von GUSSENBAUER durch eine Gummizunge, WOLFF machte diese verstellbar und brachte an dem Apparat ein kleines silbernes Sieb zum Schutz gegen das Hineinfließen von Schleim an. Es rief Bewunderung hervor, wie ausgezeichnet der vorgestellte Patient sprach, er konnte sogar etwas singen.

Von großer Bedeutung für die weitere Entwicklung der Operation war die von GLUCK und ZELLER (81. I. 83) angegebene Maßnahme zur Verhütung der Pneumonieen durch Aspiration von Speichel und Wundsekret. GLUCK und ZELLER durchschnitten vor der Kehlkopfexstirpation bei Hunden die Trachea und nähten die beiden Enden getrennt voneinander in die Haut ein. Der richtige Gedanke, auf diese Weise jede Kommunikation zwischen Mundhöhle und Bronchien aufzuheben, fand zunächst wenig Beachtung, BARDENHEUER (90. II. 623) schloß die Mundhöhle gegen die Wundhöhle durch Naht und Plastik mit Zuhilfenahme der Epiglottis möglichst sicher ab und tamponierte dann die

Wundhöhle. Er verhütete dadurch nicht nur das Eindringen der putriden Sekrete in die Trachea, sondern ermöglichte dem Kranken auch das Schlucken, so daß die lästige Schlundsonde überflüssig geworden war (ähnlich v. HACKER-HOCHENECK, POPPERT).

Der Erfolg dieser rationelleren Gestaltung der Operationstechnik zeigte sich bald in einer sehr wesentlichen Abnahme der Mortalitätsziffern. v. BERGMANN (GRAF 97. II. 179) hatte bei der Totalexstirpation vorher 45,5 Proz., nachher nur 11,1 Proz. Mortalität, bei der halbseitigen Exstirpation vorher 36,4 Proz. und nachher 12,5 Proz. Mortalität. GLUCK (1900 I. 178) hatte bei 34 Operationen wegen maligner Geschwülste 3 Todesfälle, also eine Mortalität von nur 8,9 Proz.

Was den Ersatz der Stimme anbetrifft, so war schon lange bekannt und physiologisch erklärt, daß Kranke mit narbigem Verschluß des Kehlkopfes sich mit Flüsterstimme sprechend auf kleine Entfernungen gut verständlich machen können. Überraschend war es aber, die laute Stimme zu hören, mit der einige von den Kehlkopflosen ohne künstlichen Kehlkopf sprachen, wenn sie sich längere Zeit darauf eingeübt hatten. HANS SCHMID (89. I. 56) stellte einen solchen $2^1/_2$ Jahre zuvor Operierten vor. Große Tonsillen, breite Gaumenbögen, eine lange Uvula erleichterten es diesem, den an Stelle des Kehlkopfes zurückgebliebenen nach der Luftröhre zu ganz abgeschlossenen Hohlraum mit der sich hervorwölbenden Zunge abzuschließen und die Luft dann hervorzustoßen. Manche Operierte verzichteten gern auf den künstlichen Kehlkopf oder behalfen sich bei erhaltener Kommunikation mit der GUSSENBAUERschen Doppelkanüle ohne Stimmzunge. (Um die Konstruktion von Phonationsapparaten, die bei vollständigem Abschluß zwischen Trachea und Nasopharynx den Luftstrom und den Ton mittelst eines Gummirohrs von vorn in die Nase oder zwischen den Lippen in die Mundhöhle leiten, hat sich später besonders GLUCK verdient gemacht. 1900 I. 178).

Daß es Kehlkopfcarcinome gibt, die sich, wenn rechtzeitig diagnostiziert, auch auf laryngoskopischem Wege beseitigen lassen, zeigte ein Fall von B. FRÄNKEL (86. II. 98). Er entfernte 1881 mit der Schlinge ein bohnengroßes Cancroid des Stimmbandes und im Lauf der nächsten 3 Jahre 4 lokale Rezidive, auch eine infizierte Drüse wurde exstirpiert. Seit der letzten intralaryngealen Operation vor fast 2 Jahren war der Patient rezidivfrei geblieben. Der Fall spricht mehr für die relative Gutartigkeit der Geschwulst, die Geschicklichkeit des Laryngologen und die Geduld des Patienten als für die Berechtigung des Verfahrens.

Zweiunddreißigstes Kapitel.

Trachea.

Der Kongreß 1893 brachte interessante Mitteilungen über größere durch Diphtherie entstandene Defekte der Trachea und ihre Behandlung.

SCHIMMELBUSCH (I. 78) deckte einen solchen 6 cm langen, seit 10 Jahren bestehenden Defekt der vorderen Trachealwand mit einem Hautperiostknochenlappen vom Sternum, den er zunächst granulieren ließ und dann mit der Hautseite nach innen einpflanzte. Nach der Heilung war die verlorene Stimme wieder da und die Atmung ohne Kanüle vollständig frei.

SPRENGEL-Dresden (Disk. I. 81) und v. BERGMANN sprachen sich dahin aus, daß solche Defekte besonders bei der oberen Tracheotomie mit Durchschneidung des Ringknorpels vorkommen, BERGMANN machte auf das schädliche Ausstopfen der Trachea oberhalb der Kanüle aufmerksam, KÖRTE sah diphtherische Gangrän auch nach der unteren Tracheotomie. KÜSTER machte bei einem durch Trauma entstandenen narbigen Defekt der Trachea mit Stenose die Resektion und Naht der Trachea, aber mit nur unvollständigem Erfolg, ein Loch blieb zurück. —

W. KOCH-Berlin hielt 1876 (II. 214) einen Vortrag über die bekannten, das Dekanülement nach der Tracheotomie bei Kindern erschwerenden Granulationswucherungen in der Luftröhre. —

1888 berichteten THIERSCH (I. 53) und REHN (I. 62) über ihre (und des Assistenten von THIERSCH Dr. URBAN) Erfahrungen mit der Intubation des Kehlkopfes nach O'DWYER, einer Modifikation und Verbesserung des alten bis auf HIPPOKRATES zurückgehenden, von DESAULT und dann unter dem Namen tubage de la glotte von BOUCHUT empfohlenen, von der Pariser Akademie abgelehnten Verfahrens, das die Tracheotomie bei Diphtherie ersetzen sollte. THIERSCH und REHN empfahlen weitere Versuche mit der Intubation, deren Vorzüge sie in dem Wegfallen der leicht brandig werdenden Tracheotomiewunde sahen, während die Notwendigkeit einer andauernden ärztlichen Überwachung und die Behinderung beim Schlucken sich als Nachteile erwiesen hatten. Daß er schlechtere Resultate hatte als die Amerikaner, erklärte THIERSCH aus der besonders schweren Form der Leipziger Diphtherie. Von 31 intubierten Kindern mußten 17 hinterher tracheotomiert werden, sie starben sämtlich, von den 14 übrigen blieben auch nur 3 am Leben. REHN sah von 13 Fällen 4 zur Heilung kommen. ROSE (I. 65) teilte mit, daß auch im Berliner Bethanien früher Versuche mit der Tubage gemacht seien, aber mit unbefriedigendem Resultat. Von 1926 tracheotomierten Kindern kamen 27—28 Proz. zur Heilung.

Neue Tracheotomiekanülen demonstrierten v. BÜNGNER-Marburg (92. II. 171) und WOHLGEMUTH-Berlin (93. I. 139).

Die Tamponade der Trachea von TRENDELENBURG (vgl. S. 14) bewährte sich besonders bei der Kehlkopfexstirpation. Bei Oberkieferresektionen hat der Erfinder sie selber bald aufgegeben, da es sich zeigte, daß die Gefahr der Blutaspiration nicht groß ist, wenn man in halber Narkose operiert, wobei die Kranken wohl schreien, aber nachher von Schmerzen bei der Operation nichts wissen, und weil die Tracheotomie wegen der Erschwerung der Expektoration bei älteren Leuten und bestehender Bronchitis kein ganz gleichgültiger Eingriff ist. SCHÖNBORN wandte die Tamponade bei seinen Staphyloplastiken an, während TRENDELENBURG sie bei der Uranoplastik und Staphylorrhaphie niemals in Anwendung zog. Eine Einschränkung der Indikationsstellung erfuhr die Tamponade durch das 1874 (II. 140) veröffentlichte bekannte Verfahren des Operierens am hängenden Kopf von ROSE, das besonders bei der Oberkieferresektion allerdings den Nachteil einer stärkeren venösen Blutung hat.

Am eingehendsten hat sich MICHAEL-Hamburg mit der Tamponade der Trachea beschäftigt, sie nach dem Vorgang von TRENDELENBURG in Form der permanenten Tamponade, z. B. in einem Fall von Oesophagotrachealfistel, und ebenso bei der Nachbehandlung tracheotomierter Kinder zu desinfizierenden Ausspülungen des Kehlkopfs, des Rachens und der Nase, sowie bei diphterischer Lähmung zur Verhütung des Fehlschluckens benutzt (82. II. 161 und 83. I. 33). SCHÖNBORN bekam bei permanenter Tamponade einmal Druckgangrän der Schleimhaut (83. I. 39). ISRAEL half sich bei Glottislähmung mit Einschieben eines mit Glycerin getränkten und wieder ausgedrückten Wattebäuschchens zwischen die Stimmbänder (83. I. 44).

Die TRENDELENBURGsche Tamponkanüle mit ihrem Gummisäckchen war ein zartes Instrument, das bei seiner Anwendung Aufmerksamkeit und vorher eine Prüfung seiner Zuverlässigkeit verlangte, und nicht selten wurde geklagt, daß sie versagt habe. LANGE (bei MICHAEL 82. II. 165) nahm statt ihrer eine mit Zunder umwickelte Kanüle, MICHAEL umwickelte die Kanüle mit einem Schwammstück, das von einem Stück Condom umhüllt und, in die Trachea eingeführt, durch Einspritzen von Flüssigkeit zum Quellen gebracht wurde. HAHN nahm eine mit Schwamm umwickelte Kanüle ohne Umhüllung, und diese HAHNsche Kanüle fand vielfach Verwendung. Da der Gummibeutel der ursprünglichen Tamponkanüle die Luft nach einiger Zeit entweichen ließ, füllte MICHAEL ihn zur permanenten Tamponade nicht mit Luft, sondern mit Glycerin. ROSENBACH und RIEDEL (90. I. 125) brachten an dem Tampon einen kleinen außerhalb der Trachea bleibenden Nebenballon an, der anzeigte, ob der Tampon gehörig gefüllt ist.

Eine eigenartige Seelenwanderung machte die andere von TRENDELENBURG auf dem ersten Kongreß (s. S. 14) bekanntgemachte Methode zur Heilung von narbigen Trachealstenosen durch. Sie kam in einem Vortrag von M. GROSSMANN, einem Schüler von SCHRÖTTER, in Wien am 24. August 1874 als „Ei des Kolumbus" nochmals zur Welt (vgl. Berl. klin. Wochenschr. 1875, Nr. 26). An der Übereinstimmung in allen wesentlichen Punkten wird niemand zweifeln, der die Beschreibung meines Verfahrens im 13. Bande des Archivs für klin. Chirurgie (S. 335) mit der Schilderung des SCHRÖTTERschen Verfahrens vergleicht. Auf meine Prioritätsansprüche habe ich sofort aufmerksam gemacht (Berl. klin. Wochenschrift 1875 Nr. 33). W. HACK nennt mich 1878 (VOLKMANNS klinische Vorträge, Chirurgie Nr. 47) noch als Vater der Methode. Später lassen die spezialistischen Autoren den Chirurgen in der Versenkung verschwinden. MORITZ SCHMIDT kennt nur die SCHRÖTTERschen Zinnbolzen (Krankheiten der oberen Luftwege, S. 465) und in HEYMANNs Handbuch der Laryngologie (I. 545) heißt es nur: „Ein sehr sinnreiches und zweckmäßiges Verfahren zur Erweiterung von Kehlkopfstenosen bei tracheotomierten Patienten ist die SCHRÖTTERsche Zinnbolzenbehandlung." (Vgl. auch REYHER [75. II. 140] Zinnbolzen zur Erweiterung der Larynxstenose.)

Dreiunddreißigstes Kapitel.

Struma.

Die Kropfexstirpation gehört zu den Eingriffen, die erst durch die Einführung der Antisepsis ihre volle Berechtigung erlangt haben. In ganz vereinzelten Fällen war sie schon im 18. Jahrhundert mit Glück ausgeführt, so von VOGEL, FREITAG, THEDEN und DESAULT (G. FISCHER, Chirurgie vor 100 Jahren), im allgemeinen wurde sie als zu gefährlich verworfen. STROMEYER sagt, sie sei da, wo sie durch dringende Lebensgefahr wünschenswert wäre, ganz unausführbar. Veröffentlicht wurden bis 1856 nur 70 Operationen mit 41 Proz. Mortalität. Aus meiner Assistentenzeit habe ich nur einen Fall von Exstirpation eines sehr großen Kropfes in Erinnerung, er endete tödlich durch jauchige Mediastinitis.

Die Operation des Cystenkropfes und vielleicht auch die Ausräumung einzelner Kropfknoten wurde schon im Altertum vorgenommen, wie sich aus dem Kapitel im CELSUS, de bronchocele (VII. 13), ergibt. Diese zwischen Luftröhre und äußerer Haut gelegene Geschwulst, sagt er, enthalte entweder unempfindliches Fleisch oder eine wäßrige oder honigartige Flüssigkeit in einer tunica eingeschlossen. Bisweilen enthalte sie auch Haare und kleine Knochenstücke, womit Dermoidcysten am Halse und verkalkte Kropfcysten gemeint sein werden. (PAULUS AEGINETA spricht auch von einer $\beta \varrho o \gamma \chi o \varkappa \acute{\eta} \lambda \eta$ $\mathring{\alpha} \nu \varepsilon \nu \varrho \iota \sigma \mu \alpha \tau \acute{\omega} \delta \eta \varsigma$.) Man solle die Haut und die Sackwand mit Ätzmitteln durchätzen und den Inhalt herauslaufen lassen und mit den Fingern herausholen oder den Sack durch einen Schnitt freilegen und ihn mit den Fingern herausschälen, wenn dieses möglich sei. Sei es nicht möglich, so sei die Höhle mit Essig auszuwaschen und die Wunde dann mit einer Naht lose zu schließen.

PARÉ benutzte zum Öffnen der Bronchocèle außer Ätzmitteln und dem Messer auch das Glüheisen.

Nach Einführung der Gefäßunterbindung hatte das Durchätzen oder Durchbrennen der Cystenwand keinen Zweck mehr. Die Incision und weitere Behandlung wie bei der Hydrocele wurde das allgemein gebräuchliche Verfahren, das aber hier ebensowenig wie bei der Hydrocele gefahrlos war, besonders wenn der Sack ausgestopft wurde. STROMEYER empfahl, nur ein schmales Leinwandläppchen einzuschieben.

Ebenfalls nach der Analogie der Hydrocelenbehandlung behandelte man dann den Cystenkropf auch mit Injektion von Jodtinktur nach Entleerung des Sackes mit dem Troikart, ein Verfahren, das besonders von BILLROTH empfohlen wurde (1864).

Um eine parenchymatöse Struma zu verkleinern, zog man wohl ein Haarseil oder vorsichtiger einen Wollfaden durch die Geschwulst, der dann, durch weitere Wollfäden verstärkt, zu lokaler eitriger Einschmelzung und Schrumpfung der Geschwulst führte. — Allgemeinere Verbreitung fand das Verfahren der parenchymatösen Injektionen von Jodtinktur von LUTON und LÜCKE. Das Hineingeraten der Jodlösung in die Venen ließ sich bei der nötigen Vorsicht wohl vermeiden, ich habe keinen plötzlichen Tod erlebt, aber es war immer eine etwas unheimliche Prozedur, zumal wenn bei der Indikationsstellung weibliche Eitelkeit die Hauptrolle spielte. —
Über 2 Fälle von halbseitiger Kropfexstirpation berichtete auf dem 3. Kongreß (74. II. 238) BRYK-Krakau. Der eine Fall kam zur Heilung, der andere endete unter tetanischen Erscheinungen tödlich.
ROSE hat das Verdienst gehabt, zuerst mit Entschiedenheit für die Exstirpation großer das Leben bedrohender Kropfgeschwülste eingetreten zu sein. Sein Vortrag „Über den Kropftod und die Radikalkur der Kröpfe" auf dem 6. Kongreß (77. II. 75) und die ausführliche Ausarbeitung desselben in den gedruckten Verhandlungen mit ihrer „Zusammenfassung" in nicht weniger als 34 Punkten würden noch größeren Eindruck gemacht haben, wenn sie ebenso ein Beweis für die Geschicklichkeit des Redners und Schriftstellers gewesen wären wie die 4 geheilten Fälle von Totalexstirpation (bei 1 Todesfall) für die Geschicklichkeit des Operateurs. Wenn DIEFFENBACH sagt: „Die besten Chirurgen haben immer am besten geschrieben, an ihrem Stile sind sie zu erkennen", so war ROSE entschieden eine Ausnahme von der Regel. Und im Eifer des Redens konnte es ihm passieren, daß der plötzliche „Kropftod" bei einer Operation, den er sehr dramatisch schilderte, von den Zuhörern nicht auf den Kranken, sondern nur auf den kurz zuvor erwähnten Assistenten bezogen werden konnte, was ein ebenso plötzliches Lachen hervorrief. Die Arbeit ist reich an guten Beobachtungen und originellen Gedanken. Den „Kropftod"

erklärt ROSE bekanntlich aus dem Zusammenklappen der durch „entzündliche Druckatrophie" erweichten Luftröhre. Ihm soll durch die Exstirpation des Kropfes rechtzeitig vorgebeugt werden. Für den Gang der Operation werden bestimmte Regeln aufgestellt. Bei Kröpfen mit Behinderung der Atmung soll bei der Exstirpation die Tracheotomie gemacht werden, nicht nur zur Vermeidung des Kropftodes, sondern auch zur „orthopädischen Heilung der Luftröhrenerweichung". Sie verhindert auch die eitrige Mediastinitis nach der Operation, die ihre Entstehung der Aspiration von Wundsekreten infolge der „forcierten Atemmechanik" verdankt.

Es waren dann besonders KOCHER, BILLROTH, V. v. BRUNS, P. BRUNS und eine Reihe von Schweizer Chirurgen, KAPPELER, die beiden REVERDIN, BOREL u. a., die die Kropfexstirpation ausgeübt haben. Von 1877 bis 1883 wurden 240 Fälle (bei nicht maligner Struma) bekannt mit 28 Todesfällen, also 11,6 Proz. Mortalität.

KOCHERs Name wird so lange unvergessen bleiben, wie Kröpfe behandelt werden. Auf dem Kongreß 1883 (II. 1) hielt er seinen bekannten Vortrag „Über Kropfexstirpation und ihre Folgen", in dem er das bisher unbekannte Krankheitsbild der Cachexia strumipriva festlegte und den Anstoß zu Forschungen gab, die zur Kenntnis der physiologischen Bedeutung der Schilddrüse und der anderen Drüsen mit innerer Sekretion geführt haben. Nach Beschreibung seines wohl durchdachten Operationsverfahrens wendet er sich gegen ROSEs einseitige Ansicht von der Häufigkeit der Erweichung der Trachealwand und dem Nutzen der Tracheotomie. Die Ursache der Dyspnoe sieht er fast ausschließlich in der von DEMME beschriebenen Säbelform der Trachea, die Tracheotomie ist, abgesehen von Fällen unmittelbarer Erstickungsgefahr, als eine den aseptischen Verlauf störende Komplikation zu verwerfen. —

Auf Ödeme des Gesichts und der Hände, allgemeine Schwäche, kretinartigen Gesichtsausdruck einige Zeit nach der Totalexstirpation war JACQUES REVERDIN, Professor in Genf, bei einer Geheilten aufmerksam geworden. KOCHER hörte das gleiche von einer 1874 operierten Patientin, und daraufhin angestellte Nachforschungen ergaben nun, daß von 18 Patienten mit Totalexstirpation, die sich zur Nachuntersuchung stellten, 16 Erscheinungen von Cachexia strumipriva darboten, und zwar in um so höherem Grade, je längere Zeit seit der Operation verstrichen war, während 28 partiell Operierte sich normal verhielten. Am auffallendsten war die Schädigung bei den in der Wachstumsperiode Operierten, wie KOCHER an der Photographie zweier Schwestern zeigte, von denen die ältere, damals größere, 1874 operiert war und jetzt sehr viel kleiner geblieben war als die normal entwickelte gesunde jüngere Schwester. Eine bestimmte Erklärung für Myxödem und Cachexia strumipriva und für das damit experimentell erwiesene Abhängigkeitsverhältnis zwischen Schilddrüse und Kretinismus wußte KOCHER nicht zu geben. Er dachte an die Möglichkeit, daß die Unterbindung der auch die Trachea versorgenden Schilddrüsenarterien zu Atrophie und — in anderer Weise als wie ROSE annahm — zu Erweichung der Trachealwand führen und durch eine gewisse Behinderung der freien Atmung und ungenügende Sauerstoffzufuhr schädigend wirken, oder daß das Wegfallen einer die Blutzirkulation im Gehirn regulierenden Tätigkeit im Spiele sein könnte. —

In der kurzen Diskussion (I. 4) sprachen sich BARDELEBEN und MAAS-Würzburg ebenfalls gegen die ROSEsche Tracheotomie aus, die Cachexia strumipriva wurde von BARDELEBEN angezweifelt, in einer Gegend, wo Kretinismus häufig sei, könne man nicht wissen, ob die Krankheitserscheinungen nicht auch ohne die Operation aufgetreten sein würden, ein Hund, dem er als junger Mann bei FLOURENS in Paris die Milz und die Schilddrüse exstirpiert habe, sei 7 Jahre am Leben und gesund geblieben. Auch die Bemerkungen, die THIERSCH an der üblichen Festtafel bei seinem humoristisch-sarkastischen Rückblick auf die Verhandlungen der ersten Kongreßtage machte, ließen auf starke Zweifel an der Richtigkeit von KOCHERs Behauptungen schließen.

KOCHER schwieg und behielt recht. Im nächsten Jahre berichtete BAUMGÄRTNER-Baden-Baden (84. II. 55), daß von 11 geheilten Totalexcisionen bei 4 später Erscheinungen von Cachexia strumipriva aufgetreten seien. Er wollte sie ebenfalls durch Behinderung der Atmung, und zwar infolge einer zurückgebliebenen Stimmbandparese erklären und riet daher, um Verletzungen des Recurrens sicher zu vermeiden, immer die Äste der Arterie dicht an dem Kropf zu unterbinden.

Auch KÖNIG (I. 76) sah einen von ihm operierten Knaben verblöden. Derselbe litt an Atemnot durch Zusammenklappen der Luftröhre, die deshalb vorgenommene Tracheotomie hatte aber keinen Einfluß auf den geistigen Zustand. Dagegen konnte CREDÉ-Leipzig bei 21 Geheilten, von denen $2/3$ auf die Totalexstirpation kamen, nichts beobachten, was der KOCHERschen Cachexie ähnlich gesehen hätte, auch nicht bei einem 16jährigen jungen Manne, bei dem er vor $2^1/_4$ Jahren einen die Luftröhre ringförmig ganz umgebenden Kropf entfernt hatte.

Für den Kongreß des Jahres 1886 hatte KOCHER einen zweiten Vortrag über Cachexia strumipriva angekündigt, war aber verhindert zu kommen. Er schrieb (I. 25) an den Vorsitzenden, er würde in der Lage gewesen sein, seine vor 3 Jahren von den meisten Kollegen mit ungläubigem Lächeln aufgenommene Mitteilung zu bestätigen und Belege zu bringen, daß bei wirklicher Totalexcision die Erscheinungen der Cachexie stets in mehr oder weniger ausgesprochener Weise auftreten. Er wisse, daß einzelne unserer kompetentesten Kollegen noch ungescheut fortführen, Totalexcisionen zu machen, was er für eine Versündigung an den Patienten halte, der Kongreß sollte durch Beschluß ein solches Vorgehen geradezu verbieten. Aus den Worten des Vorsitzenden v. VOLKMANN: ,,Es ist doch außerordentlich wichtig, daß KOCHER mit solcher Bestimmtheit behauptet, daß nach jeder Totalexstirpation Blödsinn eintreten solle", klingt noch ein gewisses Zweifeln heraus. Der Brief wurde ad acta genommen. Von Beschlüssen, wie der von KOCHER gewünschte, hat die Gesellschaft mit Recht immer abgesehen.

Ein solcher Beschluß wäre auch bald gegenstandslos gewesen. Denn durch eine Reihe von experimentellen Untersuchungen, an denen sich Physiologen und Chirurgen in regem Wetteifer beteiligten, wurden die Beobachtungen von REVERDIN und KOCHER bestätigt und, wenn auch nicht ganz erklärt, so doch verständlich gemacht. Vor allem nahm SCHIFF seine früheren wenig beachteten Tierversuche wieder auf, und in England bildete sich die Myxödem-Kommission, in der besonders HORSLEY tätig war. Es ergab sich, daß die Schilddrüse eine spezifische lebenswichtige chemisch wirkende Funktion ausübt, bei deren Ausfall die Erscheinungen der Kachexie auftreten, und daß man nach Exstirpation der Drüse den Ausfall der Funktion durch Einpflanzen der Drüse an einer anderen Stelle (SCHIFF, v. EISELSBERG, HORSLEY, BIRCHER), durch subcutane Injektion von Schilddrüsensaft (MURRAY, HOWITZ) und durch Fütterung mit Schilddrüse (HOWITZ, MACKENZIE, KOCHER) ersetzen kann.

Einschlägige Beobachtungen kamen in der Gesellschaft wiederholt zur Sprache.

1889 (I. 24) führte der Kliniker MOSLER-Greifswald, als Gast, eine 56jährige Frau mit spontanem Myxödem vor. HORSLEY zeigte das Präparat einer stark verkleinerten bindegewebig entarteten Schilddrüse von einem Patienten, der an Myxödem gelitten, aber an einer interkurrenten Krankheit gestorben war. HOFFA und REHN hatten Myxödem nach Kropfexstirpation gesehen, in einem Fall von HOFFA war es zurückgegangen, als sich ein Rezidiv des Kropfes entwickelte.

1893 (I. 82) berichtete v. EISELSBERG über vegetative Störungen bei jungen Schafen und Lämmern nach Schilddrüsenexstirpation. Bei 2 erst 8 Tage alten Lämmern exstirpierte er die (paarige) Schilddrüse. Nach 6 Monaten wogen sie 14 und 10 kg gegen 35 kg des Kontrolltiers, der Schädel war difform geworden, die Hörner schlecht entwickelt, das psychische Verhalten kretinenhaft, die Körpertemperatur herabgesetzt. Bei der Sektion fand sich die

Aorta atheromatös entartet. Das Ausbleiben der Veränderungen bei einer Ziege erklärte sich durch den Befund einer akzessorischen Schilddrüse. Frühere Experimente an Fleischfressern, Hunden und Katzen, waren ergebnislos gewesen, weil die Tiere schnell zugrunde gingen. An Kaninchen dagegen hatte schon HOFMEISTER Zurückbleiben im Wachstum nach Exstirpation der Schilddrüse beobachtet. Bei 13 von EISELSBERG genau untersuchten Kretins im Salzkammergut schien die Schilddrüse ganz zu fehlen, was mit Beobachtungen von KOCHER übereinstimmte.

SONNENBURG (94. II. 497) bekam bei einer Gravida, bei der er wegen Dyspnoe die rechtseitige Hälfte der Struma mit Zurücklassung des linken wenig vergrößerten Schilddrüsenlappens exstirpiert hatte, akut auftretende Symptome von Myxödem, die nach Schilddrüsenfütterung schnell zurückgingen. TILLMANNS (I. 169) erzielte den gleichen Erfolg bei einem Knaben mit spontanem Myxödem, der augenscheinlich keine Schilddrüse hatte. —

An die Stelle der Totalexstirpation traten nun ganz die früher weniger angewandten Verfahren der **partiellen Excision, Resektion und Enukleation**. Die bei dem Operieren am Drüsengewebe unter Umständen beträchtliche Blutung suchte man durch vorherige Unterbindung der Schilddrüsenarterien in Schranken zu halten. So stellte HAHN 1887 (II. 132) ein 12jähriges Mädchen vor, bei dem er vor der partiellen Excision alle 5 zuführenden Arterien unterbunden hatte.

Die Unterbindung ohne Excision, um den Kropf zum Schrumpfen zu bringen, empfahl WÖLFLER (87. I. 93). Er erreichte merkliche Schrumpfung und Beseitigung der Atembeschwerden schon durch die Unterbindung auf der einen Seite. Die Operation als Ersatz für die Kropfexstirpation ist eigentlich viel älteren Datums. PH. v. WALTHER führte sie 1814 mit Erfolg aus und schon 1629 schrieb JOHANN MUYS: „Die Vieh-Ärzte schneiden die Arteriam ab, welche zu denen Kröpffen hinführet und also vergehen sie; Und vielleicht könnte diese Methode auch mit Nutzen am

Menschen adhibieret werden." (G. FISCHER, Chirurgie vor 100 Jahren). RYDYGIER-Krakau berichtete über seine Endresultate in 21 Fällen. Während KOCHER aus Besorgnis vor Nachkrankheiten erst auf der einen und nur bei ausbleibendem Erfolg auch auf der anderen Seite unterbinden wollte, unterband RYDYGIER alle 4 Hauptarterien in einer Sitzung (90. II. 47). Die besten Erfolge hatte er bei mittelgroßen parenchymatösen Kröpfen, besonders bei den stark vascularisierten. v. EISELSBERG (I. 27) sah in BILLROTHS Klinik bei 7 Fällen 5 mal dauernden Erfolg. —

Auf dem Kongreß 1893 (II. 255) besprach v. EISELSBERG 8 Fälle von Knochenmetastasen des Schilddrüsenkrebses, 2 aus der Klinik und 6 aus der Sammlung des Pathologischen Instituts in Wien, bei denen in den Metastasen ganz oder nahezu ausschließlich normales Schilddrüsenadenomgewebe gefunden wurde, ein merkwürdiges Verhalten, das zuerst von MÜLLER in Jena (1871) und von COHNHEIM (1876) beobachtet war. Die Knochenmetastasen zeichneten sich durch langsames Wachsen aus, die primäre Geschwulst war mitunter ganz klein. EISELSBERG faßte die Geschwülste als Adenocarcinome auf. KRASKE, RIEDEL und GUSSENBAUER, die in der Diskussion (I. 86) aus ihrer Praxis über analoge Fälle berichteten, hielten wegen des typischen Schilddrüsengewebes die Bezeichnung Adenom für richtiger. In dem einen Fall von RIEDEL, bei dem es sich um einen solchen Tumor im Unterkiefer handelte, war von einer Struma nichts zu entdecken.

Im nächsten Jahre (94. II. 224) teilte v. EISELSBERG einen weiteren Fall von Knochenmetastase mit, der dadurch besonders interessant war, daß der metastatische Tumor im Sternum, wie mit Bestimmtheit angenommen werden mußte, die physiologische Funktion der Schilddrüse vikariierend übernommen hatte. 1886 war bei der Frau die mächtige Struma von BILLROTH exstirpiert worden. Nach einiger Zeit traten Tetanie und leichte Erscheinungen von Kachexie auf. Diese besserten sich, als sich nach 2 Jahren die Metastase im Sternum entwickelte, und als diese 1892 entfernt wurde, traten wieder tetanische Krämpfe in den Armen und später auch Erscheinungen von Kachexie auf. Die Entwicklung eines zweiten Rezidivs in der Scapula schien ohne Einwirkung auf den allgemeinen Zustand zu bleiben, und v. EISELSBERG beabsichtigte nun einen Versuch mit Schilddrüsenfütterung zu machen, der in einem Fall von Myxödem eklatanten Erfolg hatte.

Einen weiteren Beitrag zur Kenntnis der malignen Schilddrüsenadenome lieferte MIDDELDORFF-Hanau (94. II. 237). Die multiplen Knochenmetastasen des kleinen Strumaknotens im rechten Schilddrüsenlappen hatten zu Spontanfrakturen der Oberschenkelknochen und einer wieder konsolidierten Fraktur des einen Humeruskopfes geführt (Sektionsbefund von MARCHAND). —

Über die chirurgische Behandlung der Basedowschen Krankheit wurde auf dem nächsten Kongreß verhandelt. Ihre Berechtigung war von seiten einiger interner Kliniker bestritten worden, so auf der Naturforscherversammlung in Wien.

MIKULICZ-Breslau (95. I. 21) hatte 10 Fälle behandelt, 2 mal mit Unterbindung der Schilddrüsenarterien, 3 mal mit Enukleation und 5 mal mit Resektion am Kropf. Alle Patienten waren genesen, 6 waren geheilt, 4 wesentlich gebessert. Die Resektion erwies sich als das schwierigste Verfahren wegen der prallen Füllung und der Zerreißlichkeit der Gefäße, die Ligatur der Arterien als das schonendste, die Resektion sollte daher nur angewandt werden, wenn die anderen Verfahren versagen. Die Erscheinungen des Basedow gingen mitunter schnell, meist aber sehr langsam zurück, zuerst die nervösen Beschwerden, zuletzt der Exophthalmus.

KOCHER (I. 30) hatte nach der Excision bei Basedow 2 Todesfälle und empfahl daher ebenfalls die Ligatur, aber nur von 3, niemals von 4 Schilddrüsenarterien. Auch REHN (I. 31) sprach sich nach schlechten Erfahrungen mit der Resektion für die Ligatur aus. KRÖNLEIN (I. 33) dagegen war bei der Strumektomie geblieben und hatte bei seinen 8 Fällen immer einen guten Erfolg gehabt, während TREN-

DELENBURG (I. 36) in 5 oder 6 Fällen die Ligatur angewandt hatte, und zwar an den 4 Hauptarterien, aber in 2 Sitzungen. Die Krankheitserscheinungen wurden immer wesentlich gebessert, die Befürchtungen von KOCHER, daß der Unterbindung aller 4 Arterien Kachexie folgen könnte, erwiesen sich als unbegründet, was RYDYGIER bestätigte.

KOCHER konnte auf diesem Kongreß (I. 29) auf über 1000 von ihm ausgeführte Kropfexcisionen zurückblicken. Auf die letzten 900 Operationen kamen nur 11 Todesfälle, wenn man von den malignen Strumen absieht. Ein Todesfall war durch die Äthernarkose verursacht, für die Fälle mit hochgradiger Dyspnoe empfahl KOCHER die Cocainanästhesie. Von den Kranken mit Cachexia strumipriva aus früherer Zeit war ein Teil mit Schilddrüsenfütterung behandelt und wesentlich gebessert worden, und KOCHER knüpfte daran die Hoffnung, daß es vielleicht gelingen werde, „die Verhütung und Heilung des Kropfes zu einer bloßen Frage rationeller Ernährung" zu machen.

Und die bescheidneren Statistiken von Chirurgen aus weniger kropfreichen Gegenden waren nicht ungünstiger. Mit Recht konnte BRUNS in seinem Festvortrag bei unserem 25jährigen Jubiläum (96. II. 30) sagen, daß die Kropfoperationen zu den dankbarsten gehören, die uns anvertraut werden. Er selbst hatte bei 400 Operationen $1^1/_2$ Proz. Mortalität und bei seinen letzten 150 Operationen überhaupt keinen Todesfall, wie auch KOCHER solche Serien von Heilungen aufzuweisen hatte. —

Von den metastasierenden Adenomen der Schilddrüse ist schon die Rede gewesen. Über das viel bösartigere Carcinom hielt H. BRAUN, Assistent von CZERNY, 1882 (II. 1) einen Vortrag. An instruktiven Querschnitten demonstrierte er die topographisch-anatomischen Verhältnisse der Struma maligna. Diese drängt die Carotis und Jugularis zusammen nach hinten, während die malignen Lymphome des Halses die Gefäße auseinander drängen, die Jugularis nach vorn (vgl. H. BRAUN 82. II. 66). 5 Exstirpationen von malignen Strumen in Heidelberg verliefen sämt-

lich tödlich. BIRCHER und MAAS erzielten Heilung und Rezidivfreiheit für 11 und 16 Monate. —
- BRUNS (96. II. 160) berichtete über einen Cystenkropf von ungewöhnlicher Größe, WAGNER (94. I. 152) über 3 Fälle von verkalkten retrosternalen Strumen, und RIEDEL (96. I. 101) über 3 Fälle von chronischer Entzündung der Schilddrüse, die zur Bildung „eisenharter", ein Carcinom vortäuschender Tumoren führte. —

Vierunddreißigstes Kapitel.
Caput obstipum. Cystengeschwülste am Halse. Branchiogenes Carcinom.

PETERSEN (91. II. 214) besprach die von ihm schon in einer früheren Arbeit behandelte Frage nach der Entstehung des angeborenen Caput obstipum. Die STROMEYERsche Lehre von der Muskelzerreißung bei der Geburt wies er zurück, suchte die Ursache der schon intrauterin entstandenen Verbildung vielmehr in Verwachsungen des Amnion mit der Gesichtshaut oder in einer verspäteten Lösung des Amnion. —

Über eine anatomisch untersuchte Blutcyste am Halse eines im Alter von $1^{1}/_{2}$ Jahren verstorbenen Kindes berichtete W. KOCH 1876 (II. 235). Die Vena subclavia fehlte, und KOCH war der Meinung, daß sich an Stelle derselben die blasigen blutführenden Räume gebildet hätten, aus denen sich dann die große, aus mehreren kommunizierenden Abteilungen bestehende Geschwulst entwickelte. Die Annahme eines mit den Venen in Verbindung getretenen Cystenhygroms lehnte er ab.

HUETER (77. I. 30) exstirpierte bei einem Erwachsenen eine fast die ganze Halsseite einnehmende Blutcyste trotz bedrohlichen Lufteintritts in eine Vene mit gutem Erfolg. Die Jugularis interna schien zu fehlen, und HUETER schloß sich daher in bezug auf die Entstehung der Geschwulst der Ansicht von KOCH an (vgl. auch S. 15).

ROSER machte 1875 (I. 25) eine kurze Mitteilung über Cysten am Halse, die er schon 30 Jahre zuvor für Kiemengangcysten erklärt hatte, und zu denen auch Cysten am Zungenrücken und gewisse Formen von Ranula gehören.

ESMARCH (I. 26) hob hervor, daß man solche Cysten durch einmalige oder wiederholte Injektion von Jodtinktur zur Schrumpfung und Heilung bringen könnte, was er in einem besonderen Vortrag auf demselben Kongreß (75. II. 129) über die Behandlung der tiefen Atheromcysten des Halses näher ausführte. Er stach die Geschwulst mit dem Troikart an, spülte den breiigen Inhalt mit Karbollösung heraus und spritzte Lugolsche Lösung ein. LANGENBECK (I. 50) und W. BUSCH hatten das Verfahren als unsicher und bei eintretender Eiterung nicht ungefährlich befunden und empfahlen die Exstirpation, für die besonders auch VOLKMANN eintrat. —

HÄCKEL-Jena beschrieb 1894 (II. 299) eine Cyste des Ductus thyreoglossus in der Höhe des Zungenbeins.

SCHLANGE (93. II. 214) heilte eine Fistula colli congenita durch Exstirpation der Wand nach Spaltung des Zungenbeins. —

EIGENBRODT (94. I. 139) berichtete aus der Bonner Klinik über die Exstirpation eines branchiogenen Carcinoms, durch die Heilung und Rezidivfreiheit seit 2 Jahren erreicht war. Carotis, Jugularis, Vagus waren mit der Geschwulst entfernt worden. Das branchiogene Carcinom komme nur bei Männern vor. —

BRYK (74. II. 234) besprach einen Fall von großen multiplen Lipomen am Hals und Nacken, wie sie später von MADELUNG eingehender beschrieben sind.

Fünfunddreißigstes Kapitel.

Empyem. Geschwülste der Thoraxwand. Lungen. Herz.

Die Thorakotomie bei Empyemen stammt zwar schon aus dem Altertum, hatte sich aber um die Mitte des vorigen Jahrhunderts noch keineswegs fest eingebürgert.

Man fürchtete die lange, entkräftende Fisteleiterung und die häufige Komplikation mit Lungentuberkulose. Bei dem sogenannten Empyema necessitatis wurde der sich bildende Absceß gespalten, sonst wartete man gern ab in der Hoffnung auf einen Durchbruch in die Bronchien und entleerte den Eiter bei drohender Erstickung mit einem der dafür besonders konstruierten Troikarts. Die freie Incision in die Pleurahöhle und die Resektion einer Rippe, um den freien Abfluß des Sekretes zu sichern, wurde erst nach ROSERs Empfehlung (1859) gebräuchlich. SIMON empfahl 10 Jahre später die Rippenresektion bei alten Empyemfisteln zum Zweck der Verkleinerung der Höhle.

F. BUSCH berichtete 1873 (II. 71) über die glückliche Heilung eines Mannes, bei dem ein im Oesophagus steckengebliebenes Knochenstück durch Perforation in die rechte Pleura geraten war und ein jauchiges Empyem herbeigeführt hatte. Dieses wurde durch einen 5 cm langen Schnitt im 6. Intercostalraum entleert.

1876 (I. 24) sprach KÜSTER, der für die Thorakotomie bei Empyem eintrat, als die Vertreter der inneren Medizin sich noch ablehnend verhielten, über einen Fall von Bronchialfistel und über Drainage der Brusthöhle. Es handelte sich um einen alten wieder aufgebrochenen Schußkanal und ein abgesacktes Empyem, Rippenresektion und Thorakotomie im hinteren Bereich des Brustkorbes, Durchführen eines Drainrohres durch die Empyemhöhle von der Fistel aus. Auch für die freien Empyeme empfahl KÜSTER die Rippenresektion an 2 Stellen, von denen eine dem tiefsten Punkte der Höhle entspricht, und Durchführen eines Drainrohrs.

LANGENBECK (I. 27) wandte in einem Fall noch das alte Verfahren der Trepanation einer Rippe an. MARTINI sah in Hamburg bei frischen Empyemen immer gute Erfolge von der Punktion unter Luftabschluß, Einlegen eines Nélaton-Katheters und Aussaugen der Brusthöhle durch die fallende Wassersäule (Carbolwasser). HEINEKE verfuhr ebenso wie KÜSTER. —

Eine ausgedehnte Resektion der Thoraxwand bei

Empyem ist zuerst von SCHNEIDER-Königsberg gemacht. Er berichtete 1878 (II. 94) über einen Fall von Schußverletzung der Brust, Gangrän eines großen Teils der linken Lunge und jauchigem Empyem, bei dem er $3^{1}/_{2}$ Wochen nach der Verletzung die beiden lose in der Pleurahöhle liegenden Rehposten herauszog und 8 Wochen nach der Verletzung 5—11 cm lange Stücke der 2. bis 6. Rippe resezierte. Die Ausheilung des Empyems kam zustande, nachdem SCHNEIDER auch noch 6 cm der Clavicula reseziert hatte, um es der Narbenkontraktion zu erleichtern, die Weichteile unterhalb der Clavicula in den Defekt hineinzuziehen.

Ein solcher Erfolg bei einem frischen Empyem mußte dazu ermutigen, die Resektion der Thoraxwand auch bei alten Empyemen mit Fistel zu versuchen, die nicht ausheilten, weil die Schwartenbildung die Entfaltung der Lunge verhinderte.

LANGENBUCH (81. I. 108) umschnitt bei einem solchen alten Empyem einen großen Hautlappen und schlug ihn zurück, resezierte aus der 5. bis 9. Rippe Stücke von 8 bis 13 cm Länge und nahm auch das darunter liegende Stück der parietalen Pleura fort, den Lappen nähte er wieder ein und legte ein Drainrohr ein. Zur Zeit der Vorstellung faßte die Höhle nur noch 100 bis 120 ccm Flüssigkeit. SCHEDE (I. 110) verfuhr mit gutem Erfolg zweimal in gleicher Weise, ein dritter Kranker erlag dem schweren Eingriff.

TILLMANNS (90. I. 38) brachte auch ein tuberkulöses Empyem zur Heilung, indem er ein oben 5 cm, unten 12 cm breites, die 2. bis 6. Rippe umfassendes Stück der Thoraxwand fortnahm, die Pleura, soweit sie nicht verwachsen war, mit dem scharfen Löffel auskratzte und später durch THIERSCHsche Transplantationen zur Vernarbung brachte. Bei einem Empyem mit fäkulentem Inhalt erreichte TILLMANNS Heilung durch Thorakotomie und Drainage und legte den Fall einer erschöpfenden Arbeit über Kommunikationen des Magendarmkanals mit der Brusthöhle und über subphrenische Kotabscesse zugrunde (81. II. 299).

Zwei von KOLACZEK, Assistent von FISCHER in Breslau (79. II. 80), und von MAAS (85. II. 447) berichtete geheilte Fälle von Resektion der Brustwand wegen sehr großer Osteochondrome der Rippen sind deshalb von historischem Interesse, weil sie wohl die ersten dieser Art sind und weil sie den Beweis lieferten, daß die breite Eröffnung der einen Pleurahöhle mit freiem Lufteintritt auch ohne Benutzung des SAUERBRUCHschen Druckdifferenzverfahrens, dem die Chirurgie der Brustorgane ihren Aufschwung in neuerer Zeit verdankt, ohne große Gefahr unternommen werden kann. Ich kann aus meiner Erinnerung einen dritten analogen Fall hinzufügen. Der alte Mann in der Bonner Klinik erholte sich so schnell von seinem Pneumothorax, der durch Deckung des großen Defektes mit der lappenförmig abgelösten Haut zu einem geschlossenen gemacht war, daß er am Abend schon wieder nach seiner Tabakspfeife verlangte. Eine Patientin, der LANGENBECK ein Sarkom der Rippen reseziert hatte (79. I. 45), erlag der Carbolsäureinfektion nach Ausspülungen der Pleurahöhle. —

Über Lungenresektion und ihre Indikationen hielt 1882 (I. 77) BLOCH-Danzig einen Vortrag, der mit der Demonstration von zahlreichen Präparaten von Tierversuchen und mit Vorführung von operierten und geheilten Hunden verbunden war. BLOCH hatte an 50—60 Tieren experimentiert (wie um dieselbe Zeit auch GLUCK und HANS SCHMIDT), hielt die Operation für einen „ganz minimalen Eingriff" und empfahl sie bei schweren Verletzungen mit starker Blutung, bei Fremdkörpern in den Bronchien und Lungengangrän sowie vor allem bei Tuberkulose der Lungenspitze. Die wenig geordneten und durch Übertreibung befremdenden Auseinandersetzungen wurden auf Veranlassung des Vorsitzenden vorzeitig abgebrochen. — Die Sache nahm bald darauf ein tragisches Ende. Der junge Kollege ließ sich von seinem wohl psychopathischen Optimismus verleiten, bei einem jungen Mädchen mit Spitzenkatarrh die Lungenresektion zu machen, und nahm sich den unglücklichen Ausgang der Operation so zu Herzen, daß er suicidium beging.

Erst nach langen Jahren sind GLUCKs und BLOCHs Gedanken und Experimente wieder aufgenommen und fruchtbringend geworden. BLOCHs Name ist der Vergessenheit anheimgefallen. —

Operationsversuche und Operationen an der menschlichen Lunge wurden von ISRAEL, SONNENBURG, HAHN und BRAMANN mitgeteilt.

ISRAEL (86. I. 131) beabsichtigte einen Lungenechinococcus von der Pleura aus in Angriff zu nehmen. Sein eigentlicher Operationsplan wurde dadurch vereitelt, daß der Kranke nach einer Punktion einen großen Teil des Cysteninhalts aushustete und eine eitrige Pleuritis bekam. Rippenresektion, Incision in die Cyste, Drainage führte trotz einer Aspirationspneumonie zur Heilung. —

SONNENBURG-Moabit sprach (91. I. 95) über die chirurgische Behandlung der Lungenkavernen und führte 2 Patienten vor, bei denen er eine tuberkulöse Kaverne im oberen Lungenlappen nach querer Incision unter der Clavicula und Resektion eines bogenförmigen Stückes vom unteren Rande der 1. Rippe mit dem PAQUELINschen Thermokauter eröffnet und dann mit Gaze tamponiert hatte, bei gleichzeitiger Allgemeinbehandlung mit KOCHschem Tuberkulin. In dem einen Fall war die Ausheilung der Kaverne erreicht, im anderen Besserung. Er hob die Schwierigkeit hervor, diagnostisch festzustellen, ob es sich nur um isolierte Lungenerkrankung handelt, bei der allein die Operation indiziert sei.

HAHN (91. I. 104) fand unter vielen Fällen von Lungentuberkulose nur 3 zur Operation geeignete und bei 2 von den Kranken, die nach der Operation starben, fanden sich neben der gut geöffneten Kaverne noch andere. Im dritten Fall besserte sich der Zustand, die Kaverne schloß sich, brach dann aber wieder auf. HAHN kam ohne Resektion an der ersten Rippe aus. —

v. BRAMANN (93. I. 114) versuchte bei einem Manne, der überfahren war und mit allgemeinem Körperemphysem in die Klinik gebracht wurde, vergeblich nach Rippenresektion und Eröffnung der Pleurahöhle den Lungenriß zu finden. Er legte ein THIERSCHsches Drainrohr mit Ventil ein, schloß im übrigen die Wunde wieder und erreichte Heilung. —

BOEGEHOLD (83. II. 122) beobachtete bei WILMS in Bethanien eine Verletzung des Ductus thoracicus bei Exstirpation einer Geschwulst am Halse, die unter einem komprimierenden Verband zur Heilung kam, und fügte der Mitteilung eine erschöpfende Abhandlung über die Pathologie des Ductus thoracicus hinzu. —

Ganz in Vergessenheit geraten sind die Versuche, die BLOCH an einer Reihe von Tieren mit der Herznaht nach Verletzungen des Herzens anstellte. REHN erwähnt in seiner bekannten Abhandlung über Herzwunden und Herznaht (97. II. 151) nur die um 13 Jahre jüngeren Tierversuche der Italiener DEL VECCHIO und SALOMONI. Die Mitteilung von BLOCH verbirgt sich in einer Diskussionsbemerkung zu einem Vortrag von GLUCK über Aortenaneurysmen (82. I. 108). BLOCH machte das Herz beim Anlegen der Nähte blutleer, indem er es hervorholte und stark anzog. Vorgestellte Hunde und Kaninchen sowie Präparate von später getöteten Tieren bewiesen die Richtigkeit seiner Angaben, daß die Herznaht sich bei Tieren ohne große Schwierigkeit mit Erfolg ausführen lasse. Er empfahl die Operation bei Herzwunden und Blutung in den Herzbeutel. Eine temporäre Resektion des Knorpels der 5. Rippe links und Abheben der Rippe ermögliche es, das Herz hervorzuziehen.

1887 (I. 58) machte STELZNER-Dresden Mitteilung über den vergeblichen Versuch, eine im Herzen steckende Nähnadel nach Eröffnung des Herzbeutels zu extrahieren. Sie entwischte den Fingern und verschwand im Innern des Herzens. Vorher waren schwere Kollapserscheinungen aufgetreten, die Lageveränderung der Nadel bewirkte ein Verschwinden aller Symptome, und der Kranke wurde geheilt. Im Anschluß an die Mitteilung besprach HAHN (I. 61) einen Fall, in dem v. BERGMANN eine im Herzen steckende, unter der Haut abgebrochene Stricknadel in Absätzen langsam herauszog und dabei die Wandlungen in den Bewegungen der Nadel und das allmähliche Verschwinden der systolischen Geräusche beobachten konnte.

STROMEYER sagt: „Steckt das verletzende Instrument noch in der Wunde, so darf man es nicht auszuziehen, weil die Erfahrung lehrt, daß der augenblickliche Tod die Folge davon sein kann, während das Leben noch Tage und Wochen lang erhalten werden kann, wenn man es stecken ließ. Dies ist so sicher wie die Bedeutung des Gebots, du sollst nicht töten! Alles andere ist Sophisterei." Ob er auch eine dünne Stricknadel nicht herauszuziehen gewagt hätte? Er dachte wohl mehr an eine Messerklinge oder dergleichen und an den Tod des Epaminondas in der Schlacht bei Mantinea. Diesem wollten die Ärzte eine im Herzen steckende vom Schaft abgebrochene Speerspitze nicht herausziehen. Als ihm der Sieg der Thebaner gemeldet war, befahl er aber, es zu tun, mit den Worten ὥρα ἐστὶ τελευτᾶν und starb an Verblutung. (SAUERBRUCH, Chirurgie der Brustorgane I. 5.)

Sechsunddreißigstes Kapitel.

Mamma.

Die Amputation der Mamma bei Carcinom galt früher nur als Palliativoperation, die aber, meist erst spät unternommen oder auf Keilexcision eingeschränkt, allerdings für eine Reihe von Jahren Hilfe brachte. „Dringend empfehlen soll man die Abnahme krebshafter Brüste nicht, aber auch nicht ablehnen", war STROMEYERs Standpunkt. Angeschwollene harte Drüsen in der Achselhöhle wurden herausgenommen. Das Ziel der radikalen Heilung konnte erst fest in das Auge gefaßt werden, als man sich durch histologische Untersuchungen von der lokalen Entstehung der Carcinome überzeugt und die Wege ihrer Weiterverbreitung besser kennengelernt hatte.

Daß er in jedem Falle auch die Achseldrüsen mit entferne, erwähnt HEINE schon auf dem ersten Kongreß (72. II. 155). Unter dem Schutze der Antisepsis brauchte man dann eine ausgedehnte Freilegung der Vena axillaris nicht mehr zu scheuen und ging daher dazu über, nicht die einzelnen Drüsen herauszuschälen, sondern die ganze Achselhöhle „auszuräumen", ein Verfahren, das von VOLKMANN in seinen Beiträgen zur Chirurgie (1875) klar beschrieben wurde.

KÜSTER (83. II. 298) wandte es prinzipiell in allen seinen Fällen an und erreichte, daß von seinen Patientinnen 21,6 Proz. mindestens 3 Jahre rezidivfrei blieben. Er sah aber ein Rezidiv auch noch nach 5 Jahren auftreten. In der Diskussion (I. 83) bemerkten GUSSENBAUER und WINIWARTER, daß sie ebenfalls immer ausräumten. ESMARCH machte wiederholt bei Rezidiven mit Beteiligung der Supraclaviculardrüsen die Exartikulation des Armes.

Von Bedeutung für die weitere Entwicklung der Operationsmethode war der Vortrag von HEIDENHAIN, Assistent von KÜSTER, 1889 (II. 1) über die Ursachen der lokalen Krebsrezidive nach der Mammaamputation. Bei der Untersuchung von 18 mit der Pectoralisfascie entfernten Mammae fand er stets mikroskopisch nachweisbare Krebsmetastasen in den von der Brustdrüse zur Fascia pectoralis durch das Fett verlaufenden Lymphbahnen und in der Fascie. Bei Fortnahme der Fascie, die schon von VOLKMANN geübt wurde, bleiben leicht Teile davon an dem Muskel sitzen, und HEIDENHAIN empfahl daher, die oberflächliche Muskelschicht, oder, wenn der Tumor an der Fascie schon adhärent geworden ist, den ganzen M. pectoralis major mit der Mamma zu entfernen, wodurch auch die Mohrenheimsche Grube mit ihren Drüsen ausgezeichnet freigelegt wird. Da es sich zeigte, daß die Gebrauchsfähigkeit des Armes durch die Muskelexstirpation sehr wenig leidet, wurde dieses Verfahren bald für alle Fälle allgemein gebräuchlich. —

SCHINZINGER-Freiburg i. B. (89. I. 28) hatte an 96 Patientinnen die Erfahrung gemacht, daß je jünger das Individuum, desto schlimmer sich die Prognose des Brustkrebses gestaltet, und schlug vor, um die Frauen älter zu machen und die Brustdrüsen rascher zur Atrophie zu bringen, bei noch menstruierten Frauen der Amputation der Mamma die Kastration vorauszuschicken. —

Ein kosmetisches Kunststückchen führte CZERNY (95. II. 217) aus, indem er einer Bühnensängerin, der er die Brust wegen interstitieller Mastitis mit Erhaltung der bedeckenden Haut exstirpiert hatte, ein faustgroßes Lipom aus der Lendengegend einpflanzte.

Derselbe demonstrierte (86. I. 129) das seltene Präparat eines vom Warzenhofe ausgehenden Epithelialcarcinoms (zu unterscheiden von der von PAGET beschriebenen Form des Carcinoms).

SCHIMMELBUSCH (89. I. 116) besprach 3 Fälle von, wie gewöhnlich, doppelseitigem Cystoadenom der Mamma. In einem Falle hatte sich in der einen Brust daraus ein Carcinom entwickelt. RIEDEL, LAUENSTEIN, HEIDENHAIN, THIERSCH, TISCHENDORF teilten ihre Erfahrungen über diese Geschwulstform mit.

BRYK (80. II. 114) fand in einer wegen vermeintlichen Carcinoms exstirpierten Mamma ein hühnereigroßes Kalkkonkrement. Da die Patientin bald darauf unter urämischen Erscheinungen starb, nahm er an, daß es sich um eine Kalkmetastase infolge gehinderter Ausfuhr der Kalksalze durch den Urin handelte.

Derselbe (74. II. 242) beschrieb ein großes Lipom hinter der Mamma.

GEORG B. SCHMIDT (87. II. 106) besprach auf Grund der Beobachtungen in der Heidelberger Klinik das Angiosarkom der Mamma.

Siebenunddreißigstes Kapitel.

Leber.

Von den Operationen an der Leber ist die älteste die Echinokokkenoperation. Von den verschiedenen Verfahren, den Sack zur Verwachsung mit der Bauchwand zu bringen und dann zu incidieren, war um 1870 das gebräuchlichste das von SIMON, das im allgemeinen gute Erfolge aufzuweisen hatte, aber bei Anwendung der nicht sterilisierten, vielleicht vor kurzem zur Punktion eines Abscesses benutzten Probetroikarts auch nicht ganz selten zu tödlicher Peritonitis führte. Und nach Einführung der Antisepsis machte man die unangenehme Erfahrung, daß die gewünschte adhäsive Entzündung in sehr engen Grenzen und die Verwachsung mit der Bauchwand eine ungenügende blieb. VOLKMANN verließ daher das SIMONsche Verfahren, machte eine freie 8 cm lange Incision durch die Bauchwand, spaltete auch das Peritoneum und stopfte die Wunde mit Listergaze aus, so wie man auch früher schon verfahren war, nur daß man das Peritoneum nicht durchschnitten und die Wunde mit Scharpie ausgestopft hatte. Am 9. Tage wurde die Cystenwand gespalten und der Inhalt entleert.

RANKE, Assistent bei VOLKMANN, führte 1877 (II. 54) eine geheilte Patientin vor und stellte in seinem Vortrag „die Behauptung auf, daß eine breite Eröffnung der Peritonealhöhle unter antiseptischen Kautelen überhaupt ungefährlich sei". Auch eine Probelaparotomie bei inoperabler Nierengeschwulst und 2 Fälle von Exstirpation eines Fibrosarkoms der Bauchwand mit Fortnahme eines Stückes des Peritoneum seien glatt zur Heilung gekommen.

In der Diskussion (I. 94) trat HIRSCHBERG für das Verfahren seines Lehrers SIMON ein, man müsse sich nur nicht auf 2 Punktionsstellen beschränken, sondern 5—6 Probetroikarts einlegen, während TRENDELENBURG die Unsicherheit des SIMONschen Verfahrens bestätigte, und HUETER, VOLKMANN und WINCKEL auf die Gefahr einer Aussaat von Echinkookkenbrut in die Bauchhöhle bei der Punktionsmethode hinwiesen. BARDELEBEN empfahl das alte Verfahren, die Bauchwand mit Wiener Ätzpaste durchzuätzen. Wie verschieden man damals noch über den Wert und die Durchführbarkeit der Antisepsis dachte, zeigen die Worte HIRSCHBERGS: „Was uns Kollege RANKE mitgeteilt hat, beweist eben, daß man in der VOLKMANNschen

Klinik das Unglaubliche wagen kann", und die Bemerkung TRENDELENBURGs, zur Durchführung der Antisepsis brauche man nicht eine 2jährige Übung der Wärter, wie behauptet war, sondern das Listersche Prinzip könne man sich in wenigen Tagen aneignen und mit sehr geringen Mitteln durchführen.

Ein weiterer Schritt vorwärts war die einzeitige Operation der Leberechinokokken von SÄNGER (ebenfalls schon 1877) und von LINDEMANN, nach letzterem gewöhnlich benannt. LANDAU berichtete 1882 (II. 343) über 2 auf diese Weise zur Heilung gebrachte Fälle, in dem einen derselben hatte er sogar 2 Cysten, rechts und links, gleichzeitig angenäht und eröffnet. Von STROMEYER erfahren wir, daß das einzeitige Verfahren auch in der vorantiseptischen Zeit von dem Oberstabsarzt SCHMIDT in Hannover schon mit Erfolg angewandt worden ist.

Eine an der Konvexität der Leber sitzende Echinococcuscyste beseitigte ISRAEL (79. I. 17) mit Glück von der Pleurahöhle aus. Er incidierte die Pleura, stopfte mit Listergaze aus, incidierte in einer zweiten Sitzung das Zwerchfell, stopfte wiederum aus und drang schließlich in die Cyste vor. VOLKMANN (GENZMER 79. I. 19) eröffnete mit Erfolg eine schon verjauchte Cyste ebenfalls von der Pleurahöhle aus, aber wegen periculum in mora ohne vorher zu stopfen. Über in die Pleura durchgebrochene vereiterte Echinokokken, die durch Empyemoperation zur Heilung gebracht wurden, berichteten ISRAEL (77. I. 89) und P. GÜTERBOCK (82. I. 29).

Überraschende Resultate erhielt PONFICK bei Tierversuchen, über die er als Gast auf dem Kongreß 1890 (I. 28) in einem Vortrag über Leberresektion und Leberrekreation berichtete. Er war zu dem Ergebnis gekommen, daß $1/4$ der Leber bei Hunden und Kaninchen ohne Schaden exstirpiert werden kann, und daß schon 4 bis 8 Tage nach dem Eingriff ein Rekreationsprozeß einsetzt, der zu einem an die Sage von Prometheus erinnernden Wiedernachwachsen der Leber führt. In einzelnen Fällen gelang sogar die Resektion von Stücken bis zu $^3/_4$ der ganzen Leber. In der Diskussion (I. 34) erinnerte GLUCK an seine 1882 und 1883 bekanntgemachten Tierversuche, bei denen es ihm ebenfalls gelang, bis zu $^1/_3$ des Gesamtvolumens der Leber zu resezieren, besonders bei Katzen, und empfahl für die Operation die Anwendung der elastischen Ligatur. PONFICK sah das Neue in seinen eigenen Versuchen in der Ausdehnung der Resektion bis auf $^3/_4$ des Volumens und vor allem in dem Nachweis der Rekreation.

WAGNER (I. 30) und LAUENSTEIN (I. 33) berichteten über je einen Fall von Leberresektion. Der große gestielte, einen Tumor vortäuschende Leberlappen war in beiden Fällen, wie sich nach der Operation herausstellte, von Hepatitis syphilitica ergriffen. WAGNERS Kranke hatte schon Ascites. Beide Operierte starben. TILLMANNS (I. 34) fand ebenfalls statt des erwarteten Carcinoms ein Syphilom, heilte den Leberlappen in die Bauchwunde ein und zerstörte ihn mit dem Thermokauter.

1893 (II. 218) brachte v. BERGMANN einen weiteren Beitrag zur Leberchirurgie (kindskopfgroßer Tumor, frei beweglich, mit einem 12 cm breiten, 2 cm dicken Stiel dem linken Leberlappen anhängend. Exstirpation, Heilung. Tubulöses Adenom oder Carcinom?) und besprach besonders die Frage der Blutstillung, die in den inzwischen bekannt gewordenen Fällen immer Schwierigkeiten gemacht hatte. BERGMANN umstach die größeren Gefäße und stillte die Flächenblutung durch Tamponade mit Streifen von Jodoformgaze, ein Verfahren, das sich bekanntlich später bei Behandlung der Leberrupturen sehr bewährt hat.

Auch BARDELEBEN, der ein Sarkom exstirpierte, das von der Bauchwand auf die Leber übergegriffen hatte, MÜLLER-Aachen, FRIEDR. SCHMIDT-Polzin lobten in der Diskussion (I. 6) die Jodoformgaze-Tamponade gegenüber den meist vergeblichen Versuchen Nähte anzulegen. Die Naht fand einen Verteidiger in KÖNIG, der einige kleinere Geschwülste durch Keilexcision aus der Leber entfernt hatte. MÜLLER und SCHMIDT berichteten über cystische der Leber breit gestielt anhängende Geschwülste, die sie mit Erfolg exstirpiert hatten. Die Geschwülste waren so groß, daß sie für Ovarialcysten gehalten werden konnten. In dem MÜLLERschen Fall ergab sich als Diagnose Zystoadenom.

Achtunddreißigstes Kapitel.

Gallensteine.

Die Gallensteinoperationen haben wie die meisten anderen Bauchoperationen ihre, wenn auch kurze und magere, Vorgeschichte in der vorantiseptischen Zeit. WITZEL, COURVOISIER und LANGENBUCH (96. II. 68) sind ihren Spuren nachgegangen und haben sie bis auf FABRICIUS HILDANUS, Stadtarzt in Bern, zurückverfolgen können, der 1618 einige Steine aus der Gallenblase herauszog. Bemerkenswert ist, daß 1667 TECKOY in Leyden bei einem Hund die Gallenblase exstirpierte und feststellte, daß „seine Lebensfunktionen sich ohne die geringste Störung vollzogen". HERLIN wiederholte 1767 die Tierversuche und empfahl die Exstirpation bei Gallensteinleiden. JEAN LOUIS PETIT schnitt eine mit der Bauchwand entzündlich verwachsene Gallenblase auf und entfernte die Steine. Im übrigen handelte es sich immer mehr um Pläne und Vorschläge als um wirkliche Eingriffe. Man wollte durch Einstechen eines Troikarts oder durch Ätzung Verwachsungen hervorrufen wie bei den Echinococcuscysten. THUDICHUM schlug 1859 die zweizeitige Cholecystotomie mit Annähen vor.

Unter dem Schutze der Antisepsis operierte mit Erfolg KOCHER 1878, er legte die Gallenblase frei, stopfte mit Listergaze aus, wie bei VOLKMANNs Echinokokkenoperation, und zog nach 6 Tagen die Steine heraus. Daß die Gallensteinchirurgie nun nicht schnellere Fortschritte machte, lag daran, daß es den Chirurgen an Gelegenheit fehlte, sie auszuüben. Ihnen gingen nur Kranke zu, bei denen die Gallenblase durch Verstopfung des Cysticus und Sekretstauung zu einem großen, mitunter für eine Eierstockcyste gehaltenen Tumor ausgedehnt war, Gallensteinkoliken und Ikterus gehörten in die innere Klinik und nach Karlsbad. Die erste der beiden Operationen von KÖNIG, über die ROSENBACH 1882 (I. 131) berichtete, betraf eine solche hydropische Gallenblase (Annähung, Eröffnung und Steinextraktion nach 10 Tagen), und in dem zweiten Fall war es eine Gallenblasenfistel, die die Kranke der chirurgischen Behandlung zuführte. Ein dem ersten ROSENBACHschen ganz ähnlicher Fall von enorm erweiterter hydropischer Gallenblase findet sich im 21. Bande der Dtsch. Zeitschr. für Chirurgie von WITZEL beschrieben (Operation von TRENDELENBURG 1882. Die Geschwulst war für einen Netztumor gehalten, darin 360 Steine). Fälle von Gallensteinkolik bekamen nur Chirurgen zu sehen, die wie LANGENBUCH in dem Lazaruskrankenhause in Berlin nicht nur die chirurgische, sondern auch die innere Station zu versorgen hatten.

1881 wiederholte GLUCK die früheren in Vergessenheit geratenen Tierexperimente, und am 15. Juli 1882 machte LANGENBUCH die erste Gallenblasenexstirpation am Menschen, der bald 2 weitere folgten. Über diese letzteren berichtete er auf dem Kongreß 1883 (I. 98). Der eine Kranke starb an einem mit der Operation nicht zusammenhängenden Hirnleiden, der andere Fall ergab wieder einen glänzenden Erfolg, die erste Kranke, bei der LANGENBUCH die sanduhrförmig über 2 kastaniengroßen Steinen zusammengezogene verdickte Blase entfernt hatte, wurde dem Kongreß in voller Gesundheit vorgestellt.

Für Fälle ohne schwere Veränderungen der Gallenblasenwand schien die Exstirpation ein zu radikales Verfahren zu sein, der Satz von LANGENBUCH: „Man soll die Blase exstirpieren nicht weil sie Steine enthält, sondern weil sie Steine bildet" fand keine ungeteilte Zustimmung, und die Cholecystotomie behielt noch längere Zeit den Vorrang vor der Exstirpation. Aber die überraschenden Erfolge von LANGENBUCH sind es hauptsächlich gewesen, die der Chirurgie die bisher ängstlich verschlossen gehaltene Tür zur Behandlung des Gallensteinleidens geöffnet hat.

Es begann nun ein reger Wettstreit zwischen der Exstirpation und Cholecystotomie.

Auf dem Kongreß 1887 (II. 80) sprach KÜSTER über die von COURVOISIER und von BERNAYS zuerst angewandte sogenannte ideale Methode der Cholecystotomie, bei der die Gallenblase nach Extraktion der Steine wieder zugenäht und in die Bauchhöhle versenkt wird. Er empfahl sie auf Grund eines geheilten Falles als Ersatz für die Exstirpation der Gallenblase, außer bei eitriger Beschaffenheit des Inhalts, da es noch nicht sichergestellt sei, daß die Gallenblase wirklich ein ganz entbehrliches Organ sei.

In der Diskussion (I. 103) widersprach LANGENBUCH, er führte zum Beweis der Entbehrlichkeit der Gallenblase eine vollständig gesunde Frau vor, der er sie vor $4^1/_4$ Jahren herausgenommen hatte und bei der sie wahrscheinlich schon einige Jahre vorher außer Funktion gewesen war. Die ideale Methode habe bei 8 bekannt gewordenen Fällen 5 mal zum Tode geführt, weil die Naht bei dünner Wandung und starker Füllung platzen könne. LANGE-New York war derselben Meinung, einer der Todesfälle kam auf seine Rechnung. TILLMANNS (I. 103) berichtete über einen geheilten Fall von Exstirpation und einen tödlich verlaufenen (nicht diagnostiziertes Lebercarcinom) von Cholecystotomie und hob hervor, man müsse bei der Wahl der Methode individualisieren.

1889 (II. 232) empfahl CREDÉ-Dresden nochmals die ideale Cystotomie, besonders für Fälle von Hydrops der Gallenblase. Er hatte sie aber in der Weise modifiziert, daß er die Bauchwunde nicht ganz zunähte und auf die Naht der Gallenblase für den Fall des Undichtwerdens Jodoformgazestreifen brachte. Auch KÜSTER (I. 115) hatte einen neuen Erfolg mit der idealen Operation aufzuweisen, ebenso HAGEMANN-Bernburg (I. 108). CREDÉ, THIEM (II. 92), v. TISCHENDORF hatten mit Erfolg exstirpiert, LANGENBUCH (I. 112) schon 24 mal mit 4 Todesfällen, von denen 2, durch Peritonitis hervorgerufen, zu Lasten der Operation kamen. Nach einer Statistik von DEPAGE kamen auf 72 Cholecystotomien 13 Todesfälle infolge der Operation und nur 42 glatte Heilungen ohne Fistel, so daß LANGENBUCH seinem Verfahren entschieden den Vorzug gab.

KÖRTE (89. I. 105) besprach den seltenen Sektionsbefund von Gallensteinen in den erweiterten Lebergallengängen und in der Gallenblase, in der sich ein Carcinom entwickelt hatte. Ein zweites Präparat zeigte, wie ein großer Gallenstein, den KÖRTE bei eingetretenem Ileus aus dem Dünndarm herausgenommen hatte, durch geschwürige Perforation in das Duodenum gelangt war. Im Anschluß an die Demonstration berichtete REHN (I. 107) über eine glückliche, HELFERICH (I. 109) über eine tödliche Laparotomie bei Gallensteinileus.

Die Kongresse 1891 und 1892 brachten wichtige Mitteilungen über die bei Verschluß des Ductus choledochus anwendbaren Verfahren.

SPRENGEL-Dresden (91. II. 132) legte, als er sowohl den Ductus choledochus als auch den Cysticus durch je einen Stein verschlossen fand, eine Kommunikation zwischen dem oberhalb des Hindernisses stark erweiterten Choledochus und dem Duodenum an, da bei dem Verschluß des Cysticus die von WINIWARTER und anderen ausgeübte Cholecystenterostomie nutzlos gewesen wäre. SPRENGELs Operation war die erste Choledochoduodenostomie.

KÜSTER (91. II. 400) trug über einen Fall von Choledochotomie vor, der sich als sechster an die früheren von COURVOISIER, KÜMMELL und HEUSNER anschloß. KÜSTER hatte die Steine extrahiert, die Wand des Gallenganges mit feiner Seide genäht, und mit Jodoformgaze ausgestopft. Ebenso hatte BRAUN (I. 143) mit Erfolg operiert, auch REHN, aber ohne zu stopfen. KÖRTE (I. 144) stieß bei 3 Operationen wegen Choledochusverschlusses auf so feste und ausgedehnte Verwachsungen, daß es unmöglich war, den Choledochus gehörig freizulegen und nichts übrig blieb, als eine Gallenblasen-Duodenumfistel anzulegen, was in einem Falle zur Heilung führte. Auch LÖBKER (I. 145) fand unüberwindliche Verwachsungen. v. WINIWARTER (I. 146) empfahl, wenn es zweifelhaft bleibt, ob der Choledochus frei ist, die Cholecystostomie zu machen, worauf sich der Abfluß der Galle in den Darm nach einiger Zeit von selbst wieder herstellen kann.

1892 (II. 374) hielt LAUENSTEIN einen Vortrag über Verwachsungen und Netzstränge als Ursache schwerer Koliken. Die mitgeteilten Krankengeschichten enthalten eine Reihe von Operations- und Sektionsbefunden, die zeigen, wie die Gallenblase durch Entzündung mit dem Kolon, dem Duodenum und dem Pylorus verwachsen kann. In der Diskussion wies LÖBKER (I. 133) auf die Häufigkeit solcher Verwachsungen hin, die am Duodenum zu einer das Leben bedrohenden Stenose führen können. In einem Falle der Art resezierte er mit Erfolg das Duodenum.

1893 (I. 70) berichtete KÖRTE über eine Choledochotomie mit glatter Heilung. Außer dem Stein im Choledochus fand sich in der Blase ein ungewöhnlich großer Stein (5,3 cm lang, 4 cm dick). Bei Verschluß des Choledochus durch Tumoren legte er dreimal eine Gallenblasendarmfistel an. In der Diskussion teilte RIEDEL mit, daß er die Choledochotomie 10 mal gemacht hatte mit 2 Todesfällen (1 mal Thrombophlebitis der Pfortader), und betonte die Wichtigkeit einer guten Assistenz bei dem Freilegen des Choledochus.

1894 (II. 307) sprach KEHR-Halberstadt über die Entfernung im Ductus cysticus eingeklemmter Steine. Während er früher die Cystostomie gemacht und abgewartet hatte, bis der sich lockernde Stein herausgezogen werden konnte, machte er jetzt die Cysticotomie mit Naht und legte eine temporäre Gallenblasenfistel an. Im ganzen hatte er schon 77 Gallensteinoperationen gemacht, 45 mal die Cholecystotomie. Die Exstirpation der Gallenblase, die er für gefährlicher hielt, machte er nur, wenn die Cholecystotomie nicht ausführbar oder die Blasenwand von schlechter Beschaffenheit war.

1896 (II. 333) war die Zahl von KEHRS Operationen auf 209 gestiegen an 174 Kranken, von denen nur 23 Männer waren. 21 Cystectomien brachten 1 Todesfall, 127 konservative Operationen an der Gallenblase und am Cysticus ebenfalls 1 Todesfall, 30 Choledochotomien 2, 1 Hepaticotomie bei Hepaticussteinen verlief tödlich, 23 Cysticotomieen kamen sämtlich zur Heilurg, von 19 wegen Carcinom Operierten starben 10 im Anschluß an die Operation. Der Vergleich mit der früheren Statistik von COURVOISIER zeigte den Fortschritt. Die Mortalität der Fälle ohne Ikterus betrug dort 18 Proz., hier wenig über 0 Proz., die Mortalität der Fälle mit Ikterus war von 34 auf 6 Proz. gesunken. Eingehender besprach KEHR die großen technischen Schwierigkeiten bei der Choledochotomie.

Im Anschluß an den Vortrag wies KÖRTE (I. 92) auf die häufig infektiöse Beschaffenheit des Gallenblaseninhalts, besonders durch Bacterium coli, auf die cholämischen Blutungen bei schwer ikterischen Kranken, und auf die mitunter auftretenden Rezidive der Beschwerden hin, die mit Magen- und Darmkatarrhen zusammenzuhängen schienen.

Der Vortrag von LANGENBUCH auf dem 25. Kongreß (96. II. 68) ist schon erwähnt worden.

Durch Tierexperimente wies NASSE, der leider früh verstorbene Assistent von BERGMANN (94. II. 525), nach, daß die Behauptung ODDIs, nach der Gallenblasenexstirpation stelle sich eine Erweiterung aller Gallenwege ein, nicht zutrifft. —

Wenn man den Wert einer Operation nach der Zahl der Menschen bemißt, die sie alljährlich aus das Leben bedrohenden schmerzhaften Leiden zu voller Gesundheit zurückführt, so gehören die Gallensteinoperationen zu den wertvollsten, und mit besonderer Befriedigung kann unsere Gesellschaft auf die von einem ihrer Mitglieder ausgeführte erste Exstirpation der Gallenblase und auf ihre Verdienste um die weitere Entwicklung dieses Zweiges der Chirurgie zurückblicken.

Neununddreißigstes Kapitel.
Milz.

Die erste Milzexstirpation in Deutschland wurde 1826 in Rostock von QUITTENBAUM vorgenommen, der dort Professor der Anatomie und Chirurgie war. Die stark vergrößerte Milz wird sich wohl, wie vor 45 Jahren, noch in der Sammlung der Rostocker Anatomie vorfinden. Als QUITTENBAUM sie herausgenommen hatte, bestrich er die hervorgetretenen Darmschlingen sorglichst mit Öl, trotzdem kam es zu tödlicher Peritonitis. Ein zweiter tödlicher Fall von Exstirpation einer hypertrophischen Milz von KÜCHLER in Darmstadt 1855 führte zu einer Auseinandersetzung über die Zulässigkeit der Operation mit SIMON. Sieht man von den Fällen von Milzverwundung ab, so war die Milzexstirpation bis 1881 29 mal zur Ausführung gekommen, 16 mal wegen leukämischer Schwellung, und zwar immer mit tödlichem Ausgang, 13 mal bei Hypertrophie, Milzcyste oder Wandermilz mit 8 Heilungen.

1882 (II. 89) berichtete CREDÉ über die ein halbes Jahr zuvor unternommene Exstirpation der Milz bei einem 44 jährigen Manne. Vor der Laparotomie hatte die Diagnose zwischen Hydronephrose und Milzcyste geschwankt. Die die untere Hälfte der Milz einnehmende Cyste enthielt 1720 g Flüssigkeit und war mit Plattenepithel ausgekleidet. Die Milz war nur an ihrer obersten Spitze mit dem Peritoneum parietale verwachsen, so daß die Operation keine Schwierigkeiten machte. Die Heilung erfolgte ohne Störung, aber in den nächsten Wochen entwickelte sich ein an perniziöse Anämie erinnernder Zustand, der 8 Wochen nach der Operation seinen Höhepunkt erreichte (Verhältnis der weißen zu den roten Blutkörperchen wie 1 : 3—4), um dann allmählich wieder zu verschwinden. Die Krankheitserscheinungen waren mit einer schmerzhaften teigigen Anschwellung der Schilddrüse verbunden, die dann auch wieder zurückging.

In der Diskussion (I. 46) teilte WINCKEL einen ähnlichen Fall von Milzcyste mit, bei dem er durch wiederholte Punktionen im Lauf von 8 Jahren eine Verkleinerung der Cyste und Verkalkung ihrer Wand erreicht hatte. Die Entstehung wurde wie bei dem Kranken von CREDÉ auf ein Trauma zurückgeführt. LANGENBUCH verlor eine Kranke mit sehr stark vergrößerter Milz nach der Operation durch Blutung aus den zahlreichen ausgedehnten Venen in den Verwachsungen mit dem Zwerchfell. KÜSTER versuchte bei leukämischer Milz durch Unterbindung der Gefäße im Ligamentum gastrolienale Schrumpfung zu erzielen, hatte aber ebenfalls mit der Blutung zu kämpfen, und die Kranke starb an Peritonitis. Auch 2 Exstirpationen leukämischer Milzen von CZERNY (BRAUN I. 49) verliefen tödlich durch Blutungen. FISCHER (KOLACZEK I. 48) operierte bei Stauungsmilz infolge von Obliteration der Vena lienalis, die Kranke starb an Peritonitis.

CREDÉ konnte von seinem Operierten 2 und 3 Jahre später (84. I. 30 und 85. I. 67) melden, daß er vollständig gesund sei. Auch eine von CZERNY (84. I. 30) vor 5 oder 6 Jahren wegen hypertrophischer Wandermilz operierte Frau war gesund geblieben. HACKER (I. 30) berichtete über ein von BILLROTH vor kurzem exstirpiertes Lymphosarkom der Milz. Ein Jahr darauf (85. I. 67) teilte er mit, daß die Kranke einem Rezidiv erlegen sei.

1885 (I. 63) demonstrierte Baron HOROCH eine 2700 g schwere Milz mit einem Infarkt darin, die ALBERT in Wien mit Erfolg exstirpiert hatte. Sie hatte in der rechten Seite des Bauches gelegen, war aber wegen einer mit Einkerbungen versehenen Kante, die man fühlen konnte, mit Wahrscheinlichkeit als Wandermilz diagnostiziert worden. Der die thrombosierte Vena lienalis enthaltende Stiel war nabelschnurartig gedreht. (Ich hätte aus meiner Assistentenzeit einen gleichen Fall anführen können, in dem die Abschnürung von Darmschlingen durch den langen Stiel zu tödlichem Ileus führte. Die Milz versteht das wirkliche Wandern viel besser als die Niere.)

WAGNER (94. I. 155) und RYDYGIER (95. II. 618) berichteten über weitere Fälle von Wandermilz. Bei WAGNER erwies die sehr frei bewegliche, die Form der Milz wahrende 1285 g schwere Geschwulst sich als ein Sarkom. RYDYGIERS Fall gleicht dem von ALBERT, RYDYGIER nahm aber die vergrößerte, im rechten Hypogastrium gelegene, in das Becken hineinreichende Milz nicht fort, sondern nähte sie an dem ihr zukommenden Platz in einer zu dem Zweck hergestellten Tasche des Peritoneum parietale fest (Splenopexis). Vor der Operation waren wie in dem oben von mir angeführten Falle Erscheinungen von innerer Einklemmung aufgetreten.

ISRAEL (Disk. 95. I. 123) beobachtete nach der leicht vonstatten gegangenen Exstirpation einer hyperplastischen Milz bei einem 56 jährigen Manne vom ersten Tage an sich allmählich steigernde nervöse Störungen, Apathie, Sopor, Cheyne-Stokessches Phänomen, kataleptische Zustände, schließlich Tod am 7. Tage. Die Sektion brachte keine Erklärung.

Vierzigstes Kapitel.

Pankreas.

Zielbewußt gegen Pankreasabscesse chirurgisch vorgegangen ist zuerst KÖRTE. In seinem bekannten Vortrag auf dem Kongreß 1894 (II. 365) stellte er auf Grund eigner aus der Literatur ergänzter Beobachtungen an 5 Krankheitsfällen das anatomische und klinische Bild dieser Abscesse, auf und lieferte durch den Bericht über den glücklichen Verlauf der Operation in einem Falle den Beweis, daß die rechtzeitige Eröffnung Heilung herbeiführen kann, während sonst, von den ganz seltnen Fällen von spontaner Ausstoßung des nekrotischen Pankreas durch den Darmkanal abgesehen, der Tod unvermeidlich ist. Bei der geheilt vorgestellten Frau (Fall 2) hatten sich nach früheren Gallensteinkoliken mit Ikterus peritonitische Erscheinungen eingestellt, die dann wieder nachließen. Unregelmäßiges Fieber und epigastrische Schmerzen legten den Verdacht auf einen Leberabsceß nahe. Dann bildete sich aber eine Resistenz in der linken Bauchseite und Lendengegend heraus, und durch Incision oberhalb der Crista ilei gelang es, den Absceß zu eröffnen, aus dem sich die nekrotischen Stücke des Pankreas allmählich ausstießen. Die große bis zum Magen reichende Höhle schloß sich erst nach Monaten. In dem dritten der Fälle hatte KÖRTE die Diagnose auf Pankrasabsceß gestellt, nach einer Probepunktion in der linken Lendengegend eingeschnitten und aus der Tiefe eine trübe braunrote bakterienhaltige Flüssigkeit entleert. Es entwickelte sich dann aber ein Absceß zwischen Magen, Kolon und Wirbelsäule, der 3 Wochen nach der ersten Operation die Laparotomie erforderte. Die Absceßwand riß ein, ein fingerlanges Stück der nekrotischen Drüse wurde mit der Kornzange aus der Tiefe hervorgezogen. Der schon sehr geschwächte Kranke starb am nächsten Tage. Der Urin war in KÖRTEs Fällen immer frei von Zucker, was er damit erklärte, daß ein Teil des Pankreas immer von der Nekrose verschont geblieben war. Aber bei der geheilten Kranken stellte sich, wie KÖRTE auf dem nächsten Kongreß mitteilte (95. I. 119), $1^{3}/_{4}$ Jahr nach der Operation Diabetes ein. An diese Mitteilung schloß er die Demonstration von 2 weiteren durch Sektion gewonnenen Präparaten von Pankreasnekrose.

Auf demselben Kongreß 1895 (I. 115) berichtete HILDEBRAND, damals Extraordinarius in Göttingen, über Tierversuche, die Licht in die Vorgänge brachten, die zu den bei Entzündung des Pankreas auftretenden Fettnekrosen im Netz und Mesenterium führen. Sowohl durch Sekretstauung nach Unterbindungen an der Drüse, wobei eine Diffusion des Sekretes stattfindet, als auch durch Verletzungen, die einen Abfluß von Sekret in die Bauchhöhle herbeiführen, konnte er solche Nekrosen hervorrufen. Die weitere Frage, welche Bestandteile des Pankreassaftes, die Fettfermente (LANGERHANS) oder das Trypsin, die Fettnekrosen bewirken, beantwortete er nach Versuchen mit reinem Trypsin dahin, daß dieses in größeren Dosen in der Bauchhöhle Blutungen, aber keine Fettnekrosen hervorruft, daß letztere also der Einwirkung der Fermente zuzuschreiben sind. Auch ROSENBACH (I. 118) hatte durch Tierversuche gefunden, daß Pankreassaft und Pankreasstücke, in die Bauchhöhle gebracht, Verdauungswirkungen am Bauchfell, Fettnekrosen und Blutungen herbeiführen, und daß also die Behauptung von SENN, daß eine wesentliche pathologische Wirkung ausbleibe, nicht richtig war.

Über Pankreascysten enthalten die Verhandlungen Mitteilungen von GUSSENBAUER (83. II. 94), RIEDEL (85. II. 269) und KRÖNLEIN (95. I. 83). GUSSENBAUER nähte die Wand einer großen Cyste in der Regio epigastrica, bei der die Diagnose zwischen Pankreas- und Nebennierencyste geschwankt hatte, an die Bauchwand an, nachdem er das Netz etwas vom Magen abgelöst hatte, und ließ den Inhalt ab. Das nach 8 Tagen klar abfließende Sekret erwies sich durch seine Eiweiß verdauende und Stärke in Zucker verwandelnde Kraft als Pankreassaft. Im Anschluß berichtete KULENKAMPFF-Bremen (I. 89) über einen analogen in gleicher Weise verlaufenen Fall. KULENKAMPFF hatte den Tumor für eine Cyste der Leber gehalten, RIEDEL hielt die den ganzen Bauch ausfüllende Cyste für eine Ovarialcyste mit langem Stiel, er konnte die Geschwulst nach Ablösung des Netzes und Mesocolon und Entleerung von 10 Liter Flüssigkeit ohne große Mühe exstirpieren, wobei zuletzt das mit dem Tumor zusammenhängende Pankreas abgeschnürt wurde. Es trat tödliche Peritonitis ein. KRÖNLEIN exstirpierte ein Angiosarkom des Pankreas, verlor den Kranken aber nach 7 Tagen durch Gangrän des Kolon infolge der Unterbindung der Arteria colica media, die er in funktioneller Beziehung zu den Endarterien zählte. An seinen Vortrag schloß er eine Demonstration lehrreicher Photographieen und Zeichnungen nach Leichenpräparaten, die die topographische Anatomie des Pankreas und der großen Gefäße der Bauchhöhle veranschaulichten.

Einundvierzigstes Kapitel.

Gastrotomie und Gastrostomie.

Die neuzeitliche Chirurgie am Magen und Darm tritt in den Verhandlungen unserer Gesellschaft zum erstenmal auf dem 6. Kongreß 1877 in einem Vortrag von SCHÖNBORN über Gastrotomie (II. 248) in die Erscheinung.

Die Gastrotomie war bisher mit Erfolg fast nur bei Fremdkörpern im Magen gemacht worden, zum erstenmal 1635 von DANIEL SCHWABE in Königsberg bei einem Bauern, der bei einem Hochzeitsfest Kunststücke vorgemacht und ein 19 cm langes Messer verschluckt hatte. Man entschloß sich zu dem kühnen Eingriff, nachdem ein Versuch, das Messer durch ein auf den Bauch geklebtes Pflaster, das Eisenteilchen von einem Magnet enthielt, herauszulocken, mißlungen war. Die Pole des Magneten mußten in dem Pflaster ja auch durcheinander geraten sein, sagt der Berichterstatter. SÉDILLOT machte 1846 die Gastrotomie zur Anlegung einer Magenfistel bei Oesophaguscarcinom. Andere folgten. Alle Operationen der Art führten aber durch Peritonitis oder durch Erschöpfung der schon fast ganz verhungerten Kranken bald zum Tode. SYDNEY JONES erhielt einen Operierten 40 Tage am Leben. Den ersten dauernden Erfolg erreichte VERNEUIL 1876 bei einer narbigen Striktur der Speiseröhre.

Bei SCHÖNBORNs Kranken handelte es sich um ein Carcinom des Oesophagus, das eine dünne Schlundsonde noch durchließ. Um den Magen sicher zu finden, was, wenn er ganz leer und durch langes Hungern geschrumpft ist, einige Schwierigkeiten machen kann, führte SCHÖNBORN eine SCHREIBERsche Sonde mit Gummiblase ein, wie NAUNYN sie zur Feststellung der Lage des Magens benutzte. Der Ballon wurde aufgeblasen, die Bauchwand am äußeren Rande des linken Rectus abdominis durch einen 8 cm langen Schnitt getrennt, die sich sofort präsentierende Magenwand mit einer langen vergoldeten Nadel an die Bauchwand gespießt und durch Catgutnähte ringsum an die Ränder der Wunde angeheftet. Listerverband. Am 4. Tage wurde die Magenwand eingeschnitten, und mit der Ernährung durch die Fistel begonnen. Große Schwierigkeiten machte der Verschluß des sehr weit angelegten Magenmundes, er maß 5 cm in der einen und 2,8 cm in der anderen Richtung. Verschiedene Obturatoren wurden versucht. Der Kranke erholte sich nicht vollständig und starb 3 Monate nach der Operation. SCHÖNBORN sagte am Schluß seines Vortrages, er denke an die Möglichkeit, narbige Strikturen des Pylorus von einer solchen Magenfistel aus zu dilatieren; „vielleicht wäre aber selbst eine operative Behandlung der Carcinome der Pars pylorica nicht absolut ausgeschlossen".

In der Diskussion teilte TRENDELENBURG (I. 101) mit, er habe ganz vor kurzem bei einem 8 jährigen Knaben mit narbiger Striktur der Speiseröhre, dem Verfahren von VERNEUIL folgend, eine Magenfistel angelegt, aber einzeitig operiert und die Öffnung nur so groß gemacht, daß ein Gummirohr von der Dicke eines kleinen Fingers eingelegt werden konnte. Wenn man auf die der großen Kurvatur parallel laufenden Venae gastroepiploicae achte, sei es leicht zu entscheiden, ob das vorgezogene Eingeweide der Magen oder etwa das Kolon sei. Falls der Knabe sich erhole, wolle er versuchen, die Striktur vom Magen aus mit Bougies zu erweitern. KÜSTER (I. 103) operierte bei Oesophaguscarcinom, der Kranke lebte noch 14 Tage, eine Kranke von SCHEDE (I. 107) mit narbiger Stenose nur 2 Tage, bei einer anderen Kranken mit narbiger Pylorusstenose legte SCHEDE eine Duodenalfistel an, ebenfalls ohne Erfolg. BILLROTH (I. 104) teilte mit, daß seine Schüler GUSSENBAUER und v. WINIWARTER Tierversuche über die partielle Resektion des Magens gemacht hätten und daß CZERNY bei einem Hunde sogar den ganzen Magen exstirpiert und die Kardia mit dem Pylorus zusammengenäht habe, ohne daß die Ernährung darunter gelitten habe. Er glaube, daß die Resektionen des Magens eine Zukunft haben, er verspreche sich auch viel von der Untersuchung des Magencarcinoms mit dem Finger von einer Fistel aus, um seine Beweglichkeit zu prüfen.

Zwei Jahre später (79. I. 40) brachte TRENDELENBURG den von ihm operierten Knaben aus Rostock mit und zeigte, wie dieser durch einen an die Fistelkanüle angesteckten Gummischlauch Nahrung zu sich nahm. Er kaute die Speisen, schluckte sie herunter, so daß man in dem geöffneten Munde nichts mehr davon sah, brachte den Brei dann durch leichte, kaum sichtbare Würgebewegungen wieder in den Mund und blies ihn durch den an den Mund geführten Schlauch in den Magen hinunter. Ein Übelstand war, daß der Verschluß der Magenfistel durch die konisch geformte Kanüle öfters undicht wurde, und sich dann ein schmerzendes Ekzem der Bauchhaut ausbildete, das nur zu beseitigen war, wenn der Knabe einige Zeit in Rückenlage im Bett blieb, und man eine dünnere Kanüle einlegte, um die sich die Fistel wieder zusammenzog. Die Versuche, die Striktur des Oesophagus vom Magen aus zu erweitern, waren erfolglos geblieben, man kam leicht mit Sonden bis an die Striktur heran, aber schwer hinein, und schließlich brach die Spitze eines Bougies in der Striktur ab. Auch für Flüssigkeiten war die Speiseröhre undurchgängig, der Knabe mußte den angesammelten Speichel ab und zu in die Höhe bringen und ausspeien. Im übrigen war er ganz gesund und besuchte die Schule. (Einige Jahre später starb er an einem otitischen Hirnabsceß nach Scharlach.) Bei einer Frau, die TRENDELENBURG ebenfalls wegen narbiger Stenose operiert hatte, machte sich das Ausfließen von Magensaft neben der Kanüle noch störender bemerkbar. Ein Kranker mit Krebs der Speiseröhre starb 14 Tage nach der Operation durch Perforation in die Luftröhre. Wiederholt überzeugte sich TRENDELENBURG davon, daß man von der Fistel aus bequem mit Sonden in das Duodenum gelangen kann, was SCHEDE (I. 44) bestätigte. NEUBER (I. 44) berichtete, daß ESMARCH vor kurzem eine Magenfistel, die durch den Durchbruch eines Magengeschwürs entstanden war, durch Resektion eines handtellergroßen Stückes der Magenwand zur Heilung gebracht hatte. Wie sich aus einer Mitteilung von ESMARCH im Jahre 1889 (I. 126) ergibt, hat er die Magenresektion bei derselben Patientin wegen Rezidivs der Fistel nach $4^1/_2$ Jahren und nach weiteren 2 Jahren nochmals ausgeführt (vgl. H. FISCHER 89. I. 119).

Ein wesentlicher Fortschritt war die bekannte, von WITZEL angegebene Methode der Bildung eines längeren, in der Magenwand verlaufenden Fistelkanals, durch die die Gastrostomie, wie nach SÉDILLOTs Vorgang die Operation später benannt wurde, von dem Übelstand des Ablaufens von Magensaft befreit wurde.

Wenn die WITZELsche Methode wegen zu starker Schrumpfung des Magens nicht ausführbar war, half sich F. FISCHER-Straßburg (95. II. 229) damit, daß er die vordere Magenwand annähte und die Ernährung durch eine immer an derselben Stelle schräg eingestochene Hohlnadel bewerkstelligte. HADRA-Berlin (90. I. 122) wandte die Methode von HAHN an. Dieser (I. 123) hatte 7mal nach der alten und 7mal nach seiner eignen Methode operiert und bei letzterer den Fistelverschluß leichter erreicht.

Die Kasuistik der Gastrotomie zur Entfernung von Fremdkörpern wurde bereichert durch Mitteilungen von SCHÖNBORN (83. II. 215) und STELZNER (96. I. 99). Jeder von ihnen holte bei einem jungen Mädchen eine große Haargeschwulst heraus, die in dem SCHÖNBORNschen Falle den Eindruck einer Wanderniere gemacht hatte (vgl. auch 1908 I. 207 und 1912 I. 218). STELZNER (87. I. 56) zog bei einem Verbrecher, der sich das Leben nehmen wollte, 6 Holzstücke aus dem Magen, 9 cm lang, 3 cm dick, und 4 gleiche Stücke zusammen mit einer halben Gummimanschette durch Enterotomie aus dem Darm. In allen Fällen trat Heilung ein.

REHN (96. II. 354) nähte mit Erfolg eine durch Sturz auf eine Stange entstandene Rißwunde des Magens 5 Stunden nach dem Unfall.

Zweiundvierzigstes Kapitel.

Magenresektion. Pyloroplastik. Gastroenterostomie.

Erst 4 Jahre, nachdem BILLROTH in der Diskussion über den SCHÖNBORNschen Vortrag über Gastrotomie von den Tierversuchen seiner Schüler gesprochen und die Absicht angedeutet hatte, Magencarcinome in Angriff zu nehmen, konnte MIKULICZ über die Ausführung des Planes durch BILLROTH berichten. Wie bei den Gallensteinen mußte die Chirurgie Geduld haben, bis sich die Gelegenheit bot, es mit ihrer Kunst zu versuchen.

Die erste Magenresektion ist bekanntlich 1879 von PÉAN ausgeführt, sein Patient starb am 5. Tage. Noch schneller tödlich verlief die 2. Operation von RYDYGIER im November 1880. Kurz nachher am 29. Januar 1881 gelang es BILLROTH bei einer 43jährigen Frau mit Erfolg ein ausgedehntes Gallertcarcinom des Pylorus durch Resektion zu entfernen. Seine beiden nächsten Operationen verliefen allerdings wieder tödlich, wie auch ein 6. Fall von BARDENHEUER, aber durch den einen Erfolg war die Berechtigung des Eingriffs erwiesen, der „Traum MERREMS", wie SPRENGEL die Idee der Operation genannt hatte, war in Erfüllung gegangen.

MIKULICZ (81. I. 61) zeigte die in BILLROTHs 3 Fällen herausgenommenen Pylorusstücke und schilderte den Gang der Operation, das Verfahren Billroth I, wie es später im Gegensatz zu Billroth II (blinder Verschluß von Magen und Duodenum mit nachfolgender Gastroenterostomie) genannt wurde. MIKULICZ demonstrierte die Operation an der Leiche.

Auch RYDYGIER (81. II. 28) beschrieb sein Operationsverfahren, das in einigen Punkten von dem BILLROTHschen abwich. Schnitt in der Linea alba statt des Querschnitts, Catgut zur Naht statt Seide, schräger Schnitt am Magen, um die Nahtlinie besser zu gestalten.

Auf dem nächsten Kongreß demonstrierte LAUENSTEIN (82. I. 38) das Präparat eines durch Pylorusresektion entfernten Pylorustumors und den dazugehörigen Dickdarm, an dem nach der Operation umschriebene Gangrän aufgetreten war. Er erklärte die Gangrän als Folge der Unterbindung von Ästen der A. mesaraica superior, deren Bedeutung für die Blutzirkulation in der Darmwand durch die experimentellen Untersuchungen von LITTEN und durch die Erfahrungen von MADELUNG (81. II. 443) bei der JOBERTschen Darminvagination bei Tieren festgestellt war.

RYDYGIER (82. II. 85) stellte eine Kranke vor, bei der er die Pylorusresektion wegen eines nicht krebsigen Geschwürs mit hochgradiger Verengerung des Pylorus und Erweiterung des Magens vorgenommen hatte. Die vorher sehr heruntergekommene Frau war jetzt 6 Monate nach der Operation wohlgenährt und beschwerdefrei.

Das Referat im Zentralblatt hatte der Resektion in einem solchen Falle die Berechtigung abgesprochen und der Redakteur RICHTER hielt in der Diskussion (I. 82) diese Beanstandung besonders auch bei nicht stillbarer Blutung aus Magengeschwüren, für die RYDYGIER ebenfalls die Resektion empfohlen hatte, aufrecht. Man solle bei der großen Mortalität der Resektion sich bei narbiger Pylorusstenose auf die Gastroenterostomie von WÖLFLER beschränken. BILLROTH sprach über die Schwierigkeiten der Diagnose. Als er zum erstenmal die Resektion machen wollte, fand er statt des erwarteten Carcinoms ein mit dem Pylorus verwachsenes Lymphom des Mesenterium und nähte den Bauch wieder zu. Er empfahl für alle zweifelhaften Fälle und um festzustellen, ob ein Carcinom operabel sei oder nicht, die Probelaparotomie, die er 20mal ohne Schaden gemacht habe. Besonders ungünstig seien nach seinen Erfahrungen Verwachsungen mit dem Pankreas. Meist kämen die Kranken zu spät zum Chirurgen. Es dauere oft lange, bis er unter 50 bis 60 sich vorstellenden Kranken wieder einen zur Operation geeigneten herausfinde. Nach Ansicht des erfahrenen Klinikers LEUBE sei bei narbiger Stenose eine Magendilatation selbst mittleren Grades fast immer unheilbar, und sei daher gerade für diese Fälle die Resektion zu empfehlen, BILLROTH habe sich aber bisher zu der Operation auf eine solche Indikation hin noch nicht entschließen können. 2 Kranke mit Carcinom, die $1\frac{1}{2}$ Jahre und $\frac{3}{4}$ Jahr gesund geblieben seien, halte er für radikal geheilt. Auch GUSSENBAUER trat für die Resektion bei narbiger Stenose ein.

Die von LAUENSTEIN beobachtete Gangrän des Kolon wurde in den nächsten Jahren noch 2mal besprochen. CZERNY (84. 2. 217) verlor infolge der Gangrän 2 Kranke, bei denen das Mesocolon transversum mit dem Carcinom verwachsen war und durchtrennt werden mußte, und hob die Notwendigkeit hervor, wenn das Mesocolon knapp am Darm durchschnitten werden müßte, gleich die Resektion des Kolon vorzunehmen. RYDYGIER (85. I. 72) hielt die Gefahr bei nicht zu ausgedehnter Ablösung des Mesocolon vom Darm (in einem seiner Fälle 5 cm) nicht für groß. Die Resektion des Darms brauche nur dann vorgenommen zu werden, wenn man bei der Operation sehe, daß der Darm sich verfärbe. —

Was die Pylorusresektion bei Ulcus ventriculi betrifft, so brachte der Kongreß von 1887 weitere Erfahrungen, RYDYGIERs 1882 vorgestellte Kranke, die inzwischen 2mal geboren hatte, war noch ganz gesund, eine andere nach 3 Jahren noch am Leben (I. 38). RYDYGIER empfahl die Operation besonders auch bei Perforation eines Ulcus, eine von KOCHER geheilte Schußwunde des Magens und eine von MIKULICZ geheilte Darmperforation seien beweisend für die gute Prognose des Eingriffs. MIKULICZ (II. 337) operierte bei einem Ulcus am Pylorus mit unstillbaren Blutungen, er resezierte aber nicht, sondern kauterisierte das Geschwür nach Spaltung der Stenose in der Längsrichtung und nähte dann die Wundränder, um die Stenose zu beseitigen, in querer Richtung wieder zusammen, wie es 1 Jahr zuvor HEINEKE gemacht hatte. (Veröffentlichung nur durch eine Erlanger Dissertation.) Die Kranke von MIKULICZ starb an Peritonitis.

Diese von HEINEKE und MIKULICZ angegebene Pyloroplastik ist dann bei narbigen Stenosen des Pylorus, besonders bei den durch Ätzung entstandenen, das gebräuchlichste Verfahren geworden. 1892 (I. 53) stellte A. KÖHLER eine Kranke vor, bei der 2 Jahre zuvor v. BARDELEBEN eine solche Ätzungsstriktur durch Pyloroplastik beseitigt hatte. Damals hatte die Kranke, zum Skelett abgemagert, nur noch 48 Pfund gewogen, jetzt wog sie $113^1/_2$ Pfund, auch 3 Jahre später (95. I. 37) war sie noch gesund und in vortrefflichem Ernährungszustande. BRAUN und SCHUCHARDT bemerkten dazu (92. I. 59), daß die quere Vereinigung nur dann gut möglich sei, wenn der Längsschnitt nur 6 bis 7 cm lang sei. 1895 (I. 37) zeigte KÖHLER einen weiteren, trotz schwerer Verwachsungen geheilten Kranken, und Stabsarzt ALBERS besprach kurz die 7 im ganzen bis dahin in der BARDELEBENschen Klinik zur Operation gekommenen Fälle, von denen nur 1, und zwar unabhängig von dem Eingriff, tödlich endete.

Die Pyloroplastik erwies sich bei Ulcus und Stenose als weniger gefährlich wie die Pylorusresektion, nach einer Statistik von MIKULICZ (97. II. 26) hatte sie eine Mortalität von 15,6 Proz. gegen 34,8 Proz. der Resektion. Die Gastroenterostomie, die bei Pylorusstenose besonders dann in Frage kommt, wenn sich am Pylorus ausgedehnte Verwachsungen finden, ergab eine Mortalität von 23,6 Proz. Einige Chirurgen bevorzugten überhaupt die Gastroenterostomie vor der Pyloroplastik, so DOYEN, der auf dem Kongreß 1895 (I. 57) einen Vortrag über die „Behandlung der nichtkrebsigen Affektionen des Magens" hielt und die Gastroenterostomie nicht nur bei geschwüriger Stenose, sondern bei allen Magengeschwüren empfahl, die mit heftigen Schmerzen und Hyperacidität verbunden sind, weil diese Störungen hauptsächlich auf den Spasmus des Pylorus zurückzuführen seien. 18 von ihm bei nicht krebsigen Magenleiden ausgeführte Gastroenterostomieen seien sämtlich von Erfolg gewesen. Bei einem Sanduhrmagen machte DOYEN eine der Pyloroplastik analoge Operation an der Stelle der Verengerung. —

Über die Technik der Gastroenterostomie sprach WÖLFLER auf dem Kongreß 1883 (I. 21). Er hatte 2 Jahre zuvor auf den Rat seines Freundes NIKOLADONI bei einem inoperabeln Pyloruscarcinom eine Anastomose zwischen dem Magen und einer Dünndarmschlinge hergestellt, ohne damals zu übersehen, welche Bedeutung dieses Verfahren gewinnen würde, das dann die häufigste aller Operationen am Magen geworden ist. WÖLFLER schilderte seine bekannte Operationsmethode (G. anterior), wie er sie dann nach Untersuchungen an der Leiche und nach Tierversuchen gestaltet hatte.

LAUENSTEIN (I. 24) hatte durch die Operation in einem Fall von Pyloruscarcinom das kopiöse Erbrechen beseitigen können, dann aber bei der Sektion 4 Wochen später den Eindruck gewonnen, daß die über das Kolon hinweggehobene Dünndarmschlinge (2 m unterhalb der Plica duodenojejunalis) das Kolon dauernd etwas komprimiert und verengt habe. HAHN (I. 25) hatte noch versucht, bei inoperablem Carcinom die Ernährung der Patientin mit einer Schlundsonde zu bewerkstelligen, die er von einer dazu angelegten weiten Magenfistel aus durch den fast ganz verschlossenen Pylorus hindurchführte.

1884 (I. 126) stellte RYDYGIER einen Kranken mit stenosierendem Ulcus duodeni vor, bei dem er die Gastroenterostomie mit Erfolg gemacht hatte, aber erst nach längerem Zögern, da bisher außer dem Fall von WÖLFLER und einem zweiten von LÜCKE keine Heilung, sondern nur 5 tödlich geendete Operationen bekannt geworden waren. Dem Vorschlag von COURVOISIER, die Dünndarmschlinge durch einen Schlitz im Mesocolon hindurchzuführen und dann an der vorderen Magenwand anzunähen, wagte er aus Furcht vor Gangrän am Kolon nicht zu folgen.

1885 (II. 62) machte v. HACKER, Assistent von BILLROTH, den Kongreß mit seiner eigenen Methode der Gastroenterostomia retrocolica bekannt, die er in einem Falle von ausgedehntem Carcinom erprobt hatte. Der Kranke starb an Peritonitis infolge des Durchbruchs des zerklüfteten

Carcinoms in die Bauchhöhle, und HACKER konnte daher sein Verfahren an dem Präparat demonstrieren. Der Fortschritt gegenüber der Gastroenterostomia anterior kam erst nach Jahren ganz zur Geltung.

1887 ergab die Diskussion über einen Vortrag von WÖLFLER über Resectio pylori (I. 42), daß die Gastroenterostomie festen Fuß gefaßt hatte. HAHN (I. 77) zeigte an einem vor 2 Jahren operierten Kranken, daß die Ernährung in normaler Weise vonstatten gegangen war, und war sogar der Meinung, daß es in den allermeisten Fällen richtiger sei, auf die Carcinomexstirpation zu verzichten und sich auf die Gastroenterostomie zu beschränken. KOCHER (I. 43) empfahl sie bei der Pylorusresektion (Billroth II) zu verwenden und gab eine Modifikation an, um das Abfließen des Mageninhalts in den abführenden Darmschenkel zu sichern. Er machte den Schnitt in den Darm bogenförmig und nicht in der Längsrichtung des Darms, sondern quer und vernähte so, daß sich vor dem zuführenden Schenkel eine Klappe bildete, deren Wirkung aber sehr fraglich blieb. Die angenähte Schlinge hing an dem Magen in senkrechter Richtung zu seiner Längsachse. WÖLFLER (I. 45) riet bei der Gastroenterostomie die Kommunikationsöffnung nicht zu klein anzulegen, um Stenosierung zu verhüten.

In dem 20. Bande unserer Verhandlungen bespricht KOCHER (91. II. 129) in einem Anhang zu dem Vortrage von KUMMER-Genf über submuköse Magen- und Darmresektion sein bekanntes Verfahren der Gastroduodenostomie, das er im Jahre zuvor zum ersten Male und dann noch 2mal bei Magenresektionen mit Erfolg angewandt hatte.

1892 (II. 457) berichtete HAASLER über 3 Fälle von v. BRAMANN. Dieser operierte 2mal mit Erfolg nach der Methode von COURVOISIER mit Vermeidung des Stammes der Arteria colica.

BRAUN (II. 515) operierte 10mal nach WÖLFLER, doch so, daß die Peristaltik des Magens und des Darms in gleicher Richtung wirkten, und, nachdem er die Erfahrung gemacht hatte, daß trotzdem Galle und Pankreassaft in den Magen, oder Mageninhalt in den zuführenden Schenkel fließen kann, fügte er in den 5 letzten Fällen der Gastroenterostomie gleich eine Enteroanastomose zwischen beiden Darmschenkeln hinzu.

1895 (I. 54) empfahl PLETTNER-Dresden nochmals die KOCHERsche Modifikation mit Spornbildung, auf die KOCHER selbst keinen großen Wert mehr legte. DOYEN (I. 57) hatte jetzt schon 26 Gastroenterostomieen gemacht, KOCHER (I. 62) 14 mit 2 Todesfällen, er hob hervor, daß nur die fortlaufende doppelte Naht einen sicheren Nahtverschluß ergebe. v. EISELSBERG (II. 657) berichtete über 28 eigene Operationen mit 7 Todesfällen, die nur z. T. der Operation zuzuschreiben waren. 15 mal wandte er die HACKERsche Methode der Gastroenterostomia retrocolica an, die er besonders empfahl. Auch er nähe jetzt meist fortlaufend. KÖNIG (I. 72) operierte 30 bis 40 mal nach WÖLFLER und sah niemals die Galle in den Magen zurückfließen, doch trat 1 mal Ileus auf. An Sektionspräparaten fand er niemals Spornbildung, sondern immer ein glattes Loch, er hielt es also für zwecklos, Modifikationen zu ersinnen.

v. BÜNGNER (96. II. 464) legte in einem Fall von Gastroenterostomie bei sehr großem Carcinom, als galliges Erbrechen auftrat, hinterher mit Erfolg eine BRAUNsche Enteroanastomose an. —

1896 (II. 145) besprach KÜMMELL die Verwendung des von Murphy in Chicago angegebenen Knopfes bei der Gastroenterostomie. Bei letzterer war der Knopf, dieser sinnreiche kleine Apparat zum Ersatz der Naht, nach BRENTANOs Zusammenstellung 81 mal zur Anwendung gekommen mit 38 Todesfällen. KÜMMELL hielt das MURPHYsche Verfahren für ein wichtiges Hilfsmittel, wenn es sich darum handelt, die Operation möglichst schnell zu vollenden. In seinen 6 Fällen von geheilter Gastroenterostomie kam der Knopf nicht wieder zum Vorschein, augenscheinlich war er unbemerkt abgegangen. 2 Patientinnen starben, 1 an Peritonitis. — Ich habe den Murphyknopf nicht häufig benutzt, andere haben ihn sehr geschätzt und sind ihm lange treu geblieben, jetzt ist er wohl ganz „historisch" geworden (vgl. CZERNY 96. I. 94). —

Kehren wir nun wieder zur Besprechung der **Magenresektion bei Carcinom** zurück, so sind zunächst die Bestrebungen zu erwähnen, die diagnostischen Mittel zu vervollkommnen.

1882 (I. 30) zeigte MIKULICZ das von ihm nach dem Prinzip des Cystoskops von NITZE konstruierte **Gastroskop** und demonstrierte auch seine Anwendung an einer schon an die Einführung des Instruments gewöhnten Kranken. Er hoffte, daß das Gastroskop für die Diagnostik der Magenkrankheiten eine Zukunft haben werde, eine Hoffnung, die aber nur in sehr beschränktem Maße in Erfüllung gegangen ist. Im nächsten Jahre (83. I. 29) hatte MIKULICZ 10 bis 12 sichergestellte Fälle von Carcinom gastroskopisch untersucht und feststellen können, daß die lebhaften Bewegungen, die sich bei normalen Verhältnissen nach Aufblähung des Magens am Pylorus zeigen, bei Pyloruscarcinom fehlen, man sieht, daß der Pylorusteil in ein starres Rohr umgewandelt ist.

ANGERER (89. II. 154) prüfte die Lage der Geschwulst vor und nach der Aufblähung mit Luft und schloß aus ihrer Verschiebung nach rechts oder ihrem Stillstehen auf noch freie Beweglichkeit oder Verwachsungen der Geschwulst, vor allem mit dem Pankreas. Inkontinenz des Pylorus konnte er mehrfach an dem von EBSTEIN beschriebenen Symptom erkennen: wenn man aufbläht, hört man mit dem Stethoskop das Eindringen der Luft in das Duodenum. —

Die Technik der Magenresektion wurde im Laufe der Jahre bis 1895 mehrfach modifiziert, ohne daß das älteste Verfahren Billroth I verdrängt worden wäre. Die Leistungsfähigkeit desselben demonstrierte WÖLFLER (87. I. 42) an dem von einer Kranken stammenden Magen, bei der er 5 Jahre vor dem Tode die Pylorusresektion gemacht hatte. Es war kein Rezidiv in der Narbe aufgetreten, dagegen Drüsenrezidive an der Porta hepatis, niemals hatten sich Verdauungsbeschwerden eingestellt. An dem Präparat war außen nichts von der Ringnaht zu sehen, innen eine ringförmige 3 mm hohe Schleimhautfalte, die Öffnung so weit, daß sie den Daumen durchließ. WÖLFLER stand nicht an, von einer nahezu idealen Restitutio ad integrum zu sprechen. KOCHER (I. 43) dagegen verlor 2 Operierte nach $1/_2$ Jahr und nach 3 Jahren nach wieder aufgetretener Stenose, ohne daß sich bei der Sektion ein Rezidiv fand. Aus dem Grunde gab er jetzt Billroth II den Vorzug. Später (1893) gab KOCHER bekanntlich seine Gastroduodenostomie statt der WÖLFLERschen Gastroenterostomie zur Anastomosenbildung bei Billroth II an. BILLROTH selbst blieb nach WÖLFLERs Zeugnis im allgemeinen bei seiner ersten Methode und wandte die zweite, mehr Zeit in Anspruch nehmende nur bei sehr großen Tumoren an, wo die direkte Vereinigung von Magen und Duodenum Schwierigkeiten machen kann.

Bei inoperabeln Carcinomen fügte EISELSBERG (95. II. 657) der Gastroenterostomie die Pylorusausschaltung (Durchschneidung des Magens vor dem Carcinom und Nahtverschluß beider Magenhälften) hinzu, um den gesunden Teil des Magens vor dem Sekret des Carcinoms zu schützen. War bei inoperabeln Carcinomen wegen Ausdehnung der Geschwulst über die ganze Magenwand die Gastroenterostomie nicht möglich, so machte EISELSBERG an Stelle derselben die Jejunostomie, die auch früher schon in solchen Fällen Anwendung gefunden hatte, und verbesserte sie durch Benutzung des Prinzips der WITZELschen Fistelbildung bei der Gastrostomie.

Eine besonders ausgedehnte Magenresektion machte SCHUCHARDT (95. I. 62). Es blieb nur ein 2 bis 3 Querfinger langer Zwickel von der Kardia zurück, der sich aber infolge der Erschlaffung aller Befestigungen des Magens auffallend leicht mit dem Ende des Duodenum durch Naht vereinigen ließ. Der Kranke hatte in den 2 Monaten seit der Operation an Gewicht zugenommen und sich sehr erholt. Diese Operation war die Vorläuferin der Totalexstirpation des Magens von SCHLATTER im Jahre 1897.

Zur Zeit des Murphyknopfes hat man diesen mitunter

auch bei der Pylorusresektion benutzt, so KÜMMELL (96. II. 147) in 9 Fällen mit im allgemeinen gutem Erfolge, doch kam es vor, daß der Knopf, nachdem er seine Schuldigkeit getan hatte, nicht in das Duodenum, sondern in den Magen zurückrutschte.

Die von BILLROTH nach seinen ersten Erfolgen ausgesprochene Ansicht, daß nach Ablauf von 2 Jahren noch rezidivfreie Operierte als dauernd geheilt angesehen werden dürften, hat sich, wie auch bei Carcinomen anderer Organe, als zu optimistisch erwiesen. Das Lymphdrüsenrezidiv nach 5 Jahren in dem Falle von WÖLFLER ist schon erwähnt. LÖBKER (95. I. 68) sah ein Rezidiv nach $3^1/_2$ Jahren auftreten. Allerdings lassen die Rezidive in den meisten Fällen keine 2 Jahre auf sich warten, und MIKULICZ (95. II. 745) berechnete die durchschnittliche Lebensdauer nach der Operation bei seinen 13 mit Erfolg Operierten auf nur $16^1/_4$ Monate, nach einer Statistik von DREIDORFF betrug die durchschnittliche Lebensdauer sogar nur 11 Monate. Andererseits konnte WÖLFLER 1896 (II. 116) feststellen, daß damals 14 von deutschen Chirurgen operierte Kranke 2 bis 4 Jahre nach der Operation lebten, 3, die über 4 Jahre, 4, die über 5 Jahre lebten (oder gelebt hatten), endlich 2 Kranke (von KOCHER und von RATINOW), die seit 8 Jahren lebten und gesund waren. Die Mortalität der Operation belief sich nach einer statistischen Zusammenstellung aus 15 Kliniken auf 56,4 Proz., von 1888 bis 1896 aber nur noch auf 31,2 Proz. KRÖNLEIN (95. I. 71), der die zur Resektion geeigneten Fälle sorgfältig aussuchte, und von 59 ihm zugegangenen Kranken nur 12 operierte, verlor von diesen 12 nur 3, von den letzten 8 Kranken war keiner gestorben.

1894 legte KÜSTER (II. 431) ein an der hinteren Magenwand sitzendes Geschwür, das profuse Blutungen hervorgerufen hatte, durch Incision der vorderen Wand frei und kauterisierte es mit dem Thermokauter. Da auch der Pylorus verengt, und der Magen stark erweitert war, fügte er die Gastroenterostomie hinzu. Heilung nach Entleerung eines Bauchabscesses. SCHUCHARDT (I. 158) machte auf die Häufigkeit des multiplen Auftretens von Magengeschwüren aufmerksam und auf die Schwierigkeit, das Ulcus, auch bei der Abtastung des eröffneten Magens von innen, aufzufinden.

Die maßgebenden Vorträge von LEUBE und MIKULICZ über die chirurgische Behandlung der chronischen Magengeschwüre auf dem 26. Kongreß (97. II. 1 und II. 16) liegen schon außerhalb des Bereiches meiner Berichterstattung.

Dreiundvierzigstes Kapitel.

Darmnaht. Darmresektion. Enterostomie.

Die Darmchirurgie war der Chirurgie am Magen in der vorantiseptischen Zeit immer etwas voraus, weil Operationen an der aus einer Bauchwunde prolabierten oder absichtlich hervorgezogenen Darmschlinge außerhalb der gefürchteten Bauchhöhle vorgenommen werden konnten. CELSUS (VII. 16) bespricht den Prolaps von Darm und Netz und seine Behandlung sowie die Technik der Bauchnaht und empfiehlt die Naht des verletzten Darmes, die allerdings nur am Dickdarm Aussicht auf Heilung darbiete.

Nach der von MADELUNG 1881 zusammengestellten Kasuistik gelang es CALTON 1815 zum erstenmal durch zirkuläre Naht einer vorgefallenen quer durchgerissenen Dünndarmschlinge den Verletzten zu retten, einen 7 jährigen Knaben, der von einem Schweine verwundet war. Von weiteren 6 ähnlichen Fällen kam 1 von PITCHER in Amerika zur Heilung.

Die erste Resektion einer brandigen 2 Fuß langen Darmschlinge machte schon lange vor CALTON RAMDOHR in Wolfenbüttel mit Erfolg im Jahre 1727, die erste Resektion des Kolon wegen eines Carcinoms REYBARD 1833. Aber es handelte sich doch immer nur um vereinzelte Operationen besonders kühner Chirurgen oder um Zukunftspläne geschickter Tierexperimentatoren wie LEMBERT (1826).

Eine der ersten aus der früheren Zeit stammenden Darmoperationen, der die Antisepsis zugute kam, war die Enterotomie, wie sie damals genannt wurde, d. h. die Anlegung einer Darmfistel oder eines Anus praeternaturalis in Fällen von Darmstenose. Der Name wurde vielfach auch für die Kolotomie nach CALLISEN und AMUSSAT gebraucht, die das Colon ascendens oder descendens in der Lumbalgegend an den vom Peritoneum freigelassenen Stellen der Darmwand eröffnete. Sie war am Kolon das allein gebräuchliche Verfahren.

Auf dem Kongreß 1878 (I. 40) stellte LANGENBECK einen Kranken vor, bei dem er wegen Darmverschlusses durch Invagination des Colon descendens in das Rectum in der Annahme, daß das Colon ascendens bei der Invagination mit beteiligt wäre, eine Dünndarmschlinge an die Bauchwand angenäht und eröffnet hatte. Eine mit Luft gefüllte Gummiblase, an einem Bauchgürtel befestigt, schloß jetzt den Darm ab und verhinderte den Prolaps des Darmes.

Eine solche Operation war also damals noch etwas Besonderes. In der Diskussion (I. 41) bestätigte TRENDELENBURG die Gefahrlosigkeit des transperitonealen Vorgehens und teilte mit, daß er in 3 Fällen auch das Kolon an die vordere Bauchwand angenäht und dann eröffnet habe. Die Kolotomie nach CALLISEN-AMUSSAT sei wegen der tiefen Weichteilwunde und der Unsicherheit, ob man die von Peritoneum freie Stelle treffe, entschieden gefährlicher als das (übrigens schon von LITTRÉ angewandte) transperitoneale Verfahren. LOSSEN und KÜSTER verteidigten die AMUSSATsche Kolotomie, während KÖNIG und BARDELEBEN der Ansicht von TRENDELENBURG beitraten. Dieser hob noch hervor, wie leicht es sei, die ausgedehnte Flexura sigmoidea dicht über dem Poupartschen Bande aufzufinden.

In zweckmäßiger Weise hat dann MADELUNG (84. I. 118) die Kolostomie bei inoperabeln Rectumcarcinomen modifiziert, indem er das Kolon nicht seitlich annähte, sondern quer durchschnitt, das Ende des abführenden

Darmstückes durch Naht verschloß und das zuführende Ende zirkulär in die Bauchwunde einnähte.

Auf dem Kongreß 1878 (II. 79) berichtete GUSSENBAUER-Lüttich über eine der ersten Resektionen des Kolon wegen eines Carcinoms seit REYBARD. Der Tumor gehörte dem absteigenden Teil des Dickdarms an, war mit einer Dünndarmschlinge verwachsen und hatte zu Darmverschluß mit starker Tympanie geführt. Die Diagnose wurde durch SIMONsche Untersuchung per rectum sichergestellt. Leider riß der Darm an der Grenze der Geschwulst bei Auslösung derselben ein, und Darminhalt ergoß sich in die Bauchhöhle. Der Kranke erlag dem Eingriff nach 15 Stunden.

Die Diskussion (I. 125) ergab, daß auch SCHEDE und THIERSCH, letzterer schon vor einigen Jahren, Kolonresektionen gemacht hatten, THIERSCH bei einem Carcinom der Flexur. Beide hatten aber die Darmnaht aus verschiedenen Gründen nicht zur Ausführung bringen können und die Darmenden in die Bauchwunde eingenäht. Die Kranken starben. KOCHER dagegen resezierte 12 cm brandigen Darms bei einer eingeklemmten Hernie mit Erfolg. Der Patient war in 70 Tagen geheilt. GUSSENBAUER und KOCHER wandten eine etwas modifizierte Lembertsche Naht an.

Der nächste Kongreß brachte einen Vortrag von SCHEDE über Entererorrhaphie (79. I. 78). Bei 3 Fällen von Anus praeternaturalis und Darmfistel hatte er die Bauchhöhle eröffnet, die beiden Darmenden nach vorheriger Umschnürung mit einem Faden abgelöst, reseziert und miteinander vernäht. In den ersten beiden Fällen hatte er die vernähte Darmschlinge, um einer Infektion der Bauchhöhle sicher vorzubeugen, außerhalb derselben, in Listergaze eingehüllt, liegen lassen und hier mit einer Lanzennadel fixiert, die 10 Tage liegen blieb. Als sie entfernt wurde, zog sich der mit Granulationen bedeckte Darm von selbst in die Bauchhöhle zurück. Im dritten Falle wurde die Schlinge gleich reponiert und die Bauchwunde zugenäht. 2 Frauen wurden geheilt, die dritte starb durch Lungenembolie. Diskussion (I. 83): ESMARCH bekam nach der Resektion mit Reposition in die Bauchhöhle Peritonitis, BILLROTH machte die Operation mit Erfolg und zog sie der Anlegung der Dupuytrenschen Darmschere entschieden vor. Bei gangränösen Hernien bekam er sowohl wie KÜSTER in je 2 Fällen Peritonitis.

1880 (I. 56) berichtete LANGENBUCH über eine Duodenostomie bei stenosierendem Pyloruscarcinom zum Zweck der Ernährung. Die Kranke starb bald infolge der Inanition. HAGEDORN (I. 62) hatte 2 mal bei der Herniotomie die brandige Darmschlinge reseziert, den genähten Darm in die Bauchhöhle gebracht und ein Drainrohr eingelegt. Es kam zur Heilung, aber erst nachdem ein Absceß sich entleert und für einige Zeit eine Darmfistel bestanden hatte. KÜSTER (I. 67) beabsichtigte nach einigen Mißerfolgen, künftig nicht mehr die Lembertsche Naht, sondern die Invaginationsmethode anzuwenden. —

Infolge mangelhafter Technik waren die Erfolge der Darmresektionen demnach bisher noch recht unsichere.

MADELUNG (81. II. 415) trat für die zirkuläre Darmnaht bei der Darmresektion ein, obgleich er selbst mit der RAMDOHR-JOBERTschen Invaginationsmethode bei der Entfernung eines Tumors des Mesenterium Erfolg gehabt hatte. Tierversuche hatten ihm gezeigt, daß es schwierig oder unmöglich ist, das zuführende und abführende Ende des durchschnittenen Darmes voneinander zu unterscheiden, und daß die ergiebige Ablösung des Mesenterium vom Darm, wie sie bei der Invagination erforderlich ist ($1\frac{1}{2}$ bis 2 cm), lokale Gangrän des Darmes hervorruft. Die Nachprüfung der Krankengeschichten aus der Literatur ergab auch, daß nur in ganz wenigen Fällen die JOBERTsche Methode zur Anwendung gekommen ist, und mit sicherem Erfolg nur in einem Fall von JUILLARD-Genf (1881). Für die zirkuläre Naht empfahl MADELUNG auf Grund seiner Tierversuche feine runde, also nicht schneidende Nadeln (Perlnadeln), carbolisierte Seide, nicht das immer zu dicke Catgut, und die Anlegung einer doppelreihigen Lembertschen Naht, wie sie auch früher schon benutzt und neuerdings von CZERNY und GUSSENBAUER in besonderer Form empfohlen war. Bei den Tierversuchen bewährte sich auch eine von MADELUNG konstruierte „Knorpelplattennaht". Im Laufe der letzten 150 Jahre waren 88 Fälle von zirkulärer Darmnaht mit 43 Todesfällen bekannt geworden, 67 von ihnen fielen auf die Jahre 1877 bis 1881. „Die in diesem Zeitraum günstig verlaufenen Operationen waren ausnahmslos von deutschen, schweizerischen und österreichischen Chirurgen gemacht". — Diskussion (I. 59): RIEDINGER-Würzburg hatte in 2 Fällen von gangränöser Hernie Erfolg mit der Catgutnaht, BAUM jun.-Danzig bei Anus praeternaturalis mit Seide, die er nach den Erfahrungen anderer entschieden für besser hielt.

1883 (I. 18) berichtete WÖLFLER über 2 Darmresektionen von BILLROTH, von denen die eine, die Resektion von 113 cm Dünndarm wegen einer Geschwulst des Mesenteriums, tödlich ablief, die andere, Resektion des Querkolons wegen Carcinoms, überhaupt die fünfte ihrer Art, zur Heilung führte.

Einen Erfolg mit der Dünndarmresektion bei einem mit dem Darm verwachsenen Sarkom der Bauchwand erzielte SCHEDE (84. I. 99). Er benutzte Sublimatcatgut und empfahl im Gegensatz zu MADELUNG die Kürschnernaht. Dieser (I. 104) bemerkte dazu, daß er jetzt in 3 Fällen auch die Kürschnernaht benutzt habe. Bei Carcinom mit Darmverschluß riet SCHEDE immer zuerst einen Anus praeternaturalis anzulegen und die Resektion nach vollständiger Entleerung des Darms folgen zu lassen.

1890 (II. 104) hielt KÖNIG einen ausführlicheren Vortrag über Darmgeschwülste und Darmresektion auf Grund seiner Erfahrungen im Lauf der letzten 9 Jahre. Von 12 Tumoren gehörten 10 dem Dickdarm, 2 dem Dünndarm an, 7 mal wurde reseziert, 5 mal der Darm durch Naht wieder vereinigt (mit 3 Todesfällen), 2 mal der Darm in die Bauchwunde eingenäht (mit 1 Todesfall). Von der Untersuchung vom Mastdarm aus nach SIMON war nicht mehr die Rede, vielmehr empfahl KÖNIG in zweifelhaften Fällen die gefahrlos gewordene Probelaparotomie. Er besprach die Symptome und den Krankheitsverlauf bei Darmtumoren und beschrieb den Gang der Operation, bei der er meist feines Catgut benutzte. REHN (I. 99) konnte die Mitteilung hinzufügen, daß ein von ihm wegen Carcinom des Colon transversum mit Drüsenmetastasen im Mesocolon vor 6 Jahren Operierter noch gesund, und ein anderer erst $3^1/_2$ Jahre nach der Operation gestorben sei.

1891 (II. 305) faßte SALZER-Utrecht die Erfahrungen der BILLROTHschen Klinik über die Coecumerkrankungen und ihre chirurgische Behandlung in einem Vortrag zusammen. Die Resektion wurde wegen Carcinom, Tuberkulose, Kotfistel 18 mal gemacht. Die Schwierigkeit, die sich für die zirkuläre Naht aus der verschiedenen Weite der Darmlumina ergab, wurde z. T. durch schrägen Schnitt durch den Dünndarm und neuerdings durch Implantation des Ileum in das Kolon überwunden. Die seitliche Anastomose nach SENN verwarf SALZER, ebenso wie auch REICHEL-Würzburg (I. 180) nach seinen Tierversuchen. Zur Vermeidung eines „toten Raumes" wurde die Tamponade mit Jodoformgaze angewandt.

Im nächsten Jahre empfahl BRAUN-Königsberg (92. II. 504) die Darmanastomose als Ersatz für die zirkuläre Darmnaht, besonders bei ungleichen Darmlumina und bei Kindern, aber nicht mit SENNs decalcinierten Knochenplatten, sondern mit Vernähen der Wundränder. In 5 Fällen überzeugte er sich von der normalen Darmfunktion nach der Heilung.

1894 (II. 359) stellte KÖRTE einen jungen Mann vor, bei dem er nach verschiedenen Eingriffen (Incision bei eitriger Peritonitis, Operation des widernatürlichen Afters, Darmausschaltung) schließlich wegen Darmtuberkulose eine sehr ausgedehnte Darmresektion vorgenommen hatte. Das entfernte Stück umfaßte 30 cm vom Dünndarm und das Coecum mit dem ganzen Colon ascendens und transversum bis zur Mitte der Flexura iliaca. — V. EISELSBERG (I. 159) berichtete im Anschluß an die Demonstration über einen in mancher Beziehung ähnlichen, aber tödlich verlaufenen Fall von Darmausschaltung.

Über seine Gesamterfolge mit der Resektion des Coecum berichtete KÖRTE 1895 (I. 47) gelegentlich der Demonstration von 2 durch Resektion gewonnenen Präparaten, eines ausgedehnten Carcinoms des Coecum mit Invagination in das Kolon und einer tuberkulösen Geschwulst des Coecum. KÖRTE führte die Resektion des Coecum im ganzen 9 mal aus und jedesmal mit Erfolg. In den letzten 4 Fällen schloß er nach dem Vorgang von BILLROTH das Kolon durch mehrreihige Invaginationsnaht und implantierte das Ileum seitlich in das Kolon. — Auch LÖBKER (I. 70) wandte bei seinen 6 Kolonresektionen die seitliche Implantation des zuführenden in den abführenden Schenkel oder eine seitliche Enteroanastomose an. —

Über eine durch Darmnaht geheilte Schußverletzung des Darms sprach BRAMANN-Berlin im Jahre 1889 (I. 118). Es hatte sich um einen Revolverschuß gehandelt, der im Lauf von 3 Stunden zu bedrohlichem Kollaps durch innere Blutung führte. BRAMANN unterband 2 größere Mesenterialgefäße und vernähte nach Einstülpung der Schleimhaut 2 Schußlöcher in einer Dünndarmschlinge. Auch auf Druck war durch die kleinen Schußlöcher weder Luft noch Inhalt ausgetreten, und da die Schlinge den obersten Teilen des Jejunum angehörte, so glaubte BRAMANN nicht, daß das Experiment von SENN irgendeinen Nutzen gebracht haben würde. Dieses Experiment besteht bekanntlich darin, daß man nach der Laparotomie vom Rectum aus Wasserstoffgas in den Darm einbläst, das aus den Darmlöchern ausströmende Gas anzündet und sich auf diese Weise das Auffinden der Schußlöcher erleichtert. Die Besucher des internationalen medizinischen Kongresses in Berlin werden sich der theatralischen Szene noch erinnern, wie SENN in dem Auditorium der chirurgischen Klinik nach pathetischer Rede einen narkotisierten großen Hund durch den Bauch schoß, wie mit dem Gummiballon das Gas unter dem Schwanz eingeblasen wurde, dann aber ein Schwefelholz nach dem anderen umsonst angezündet wurde, und keine Flamme im Bauch erscheinen wollte, bis von der oberen Sitzreihe eine Stimme dem Assistenten zurief: O You are in the vagina! Der Hund war eine Hündin!

ESMARCH (I. 127) bemerkte zu BRAMANNs Mitteilung, daß er die SENNsche Erfindung doch für wichtig halte, er habe bei SENN in Milwaukee eine Schußverletzung mit 12 Darmlöchern gesehen, bei der das 12. Loch an der vorderen Wand des Mastdarms nur durch das Gasverfahren aufgefunden wurde.

Über die Behandlung der Kotfistel und des widernatürlichen Afters sprach BRAUN auf dem 25. Kongreß (96. II. 372) mit Hinweis auf 18 eigene Fälle mit nur 1 Todesfall. 6mal schloß er eine Darmfistel nach ihrer Ablösung von der Bauchwand durch Darmnaht, 5mal machte er die Darmresektion mit zirkulärer Darmnaht (1 Todesfall), 5mal die Enteroanastomose nach HACKER, und 2mal wandte er ein komplizierteres, von ihm als Enteroplastik bezeichnetes Verfahren an.

Vierundvierzigstes Kapitel.

Hernien.

Die Radikaloperation großer Leistenbrüche, die sich durch ein Bruchband nicht zurückhalten ließen, wurde in der vorantiseptischen Zeit nur selten gemacht und von manchen Chirurgen wie RICHTER und BOYER ihrer Gefährlichkeit wegen ganz verworfen. Das uralte Verfahren der Bruchschneider auf den Jahrmärkten, den Bruchsack mitsamt dem Samenstrang und Hoden freizulegen, abzubinden und wegzuschneiden, war schon im 18. Jahrhundert in vielen Staaten gesetzlich verboten. Bis fast zu den Knien herabhängende Scrotalbrüche bekam man noch in meiner Assistentenzeit nicht selten zu sehen. für den Kranken eine große Last und ein schwieriges Problem für den Schneider.

v. LANGENBECK wandte gelegentlich das WUTZER-ROTHMUNDsche Invaginationsverfahren in etwas veränderter Form an. CZERNY, RISEL, SCHEDE und SOCIN waren die Ersten, die unter dem Schutze der Antisepsis die Exstirpation des Bruchsackes, Verschluß des Bruchsackhalses und Verschluß der Bruchpforte vorgenommen haben.

Die erste Mitteilung über eine solche Operation in der Gesellschaft war die von PAULY-Posen auf dem 7. Kongreß (78. I. 116). Er wurde dadurch begünstigt, daß es sich um eine Frau handelte. Der Leistenbruch hing bis zur Mitte des Oberschenkels herab, PAULY präparierte den Bruchsack heraus, eröffnete ihn, um sich zu überzeugen, daß er ganz leer war, band den Bruchsackhals mit Catgut ab und vernähte die Bruchpforte mit einigen starken Catgutfäden. Trotz Listerverband kam es zur Eiterung, aber dann zu vollständiger Heilung. Den 700 g Wasser fassenden Bruchsack hatte der Redner als seltene Trophäe zur Demonstration mitgebracht.

Im nächsten Jahre berichtete SOCIN (79. II. 59) über 9 Radikaloperationen an Leistenbrüchen, von denen 5 „frei" und 4 eingeklemmt waren, und 7 Operationen an eingeklemmten Schenkelbrüchen. Bei dem Vernähen der Bruchpforte benutzte er Catgut, von den CZERNYschen Seidennähten konnte er sich keinen Vorteil versprechen, da sie nachher nur locker im Gewebe lägen. Die Heilung erfolgte, außer in einem Fall von gangränöser Hernie, immer per primam. Auch bei den 4 Leistenhernien, bei denen seit der Operation über 1 Jahr verstrichen war, hielt der Verschluß der Bruchpforte noch, doch wegen der am Samenstrang zurückgebliebenen Lücke war SOCIN „weit davon entfernt, sich einzubilden, daß sie alle definitiv geheilt seien".

Einen anderen Weg schlug SCHWALBE-Magdeburg ein. In einem Vortrag über die Cirrhose erzeugende Wirkung des Alkohols und ihre Verwertung in der Chirurgie (81. I. 99) teilte er mit, daß er zuerst einen kleinen Nabelbruch und einen Bruch der Linea alba, dann aber auch einen größeren Leistenbruch, bei dem das Bruchband versagte, durch Einspritzungen von 20proz. Alkohol, jedesmal 4 Pravazsche Spritzen, in die Umgebung der Bruchpforte zur Heilung gebracht habe. 1882 (I. 12) konnte SCHWALBE über 34 Fälle berichten. Er benutzte jetzt 70 proz. Alkohol, machte die Injektionen meist bei ambulanter Behandlung, bis zu 178 Injektionen im Laufe von 5 Monaten. BARDELEBEN, den er als Zeuge der Heilung eines hühnereigroßen Nabelbruches aufrief, wies dieses zurück, da er den Kranken nicht auch vor der Behandlung gesehen habe, RANKE-Groningen bestätigte nach seinen Versuchen an etwa 100 Kranken die guten Erfolge bei noch frischen Hernien und den Brüchen kleiner Kinder, während das Verfahren bei älteren großen Brüchen versage, auch sei es sehr schmerzhaft. Auch GUSSENBAUER hatte sich von der Gefahrlosigkeit der Einspritzungen und ihrer die Bruchpforte verengenden Wirkung überzeugt, Radikalheilung bezweifelte er (vgl. 1904. I. 243. BRODNITZ-Frankfurt a. M.: Die Behandlung der Hernien mit Alkoholinjektionen. Günstige Erfolge bei Kindern).

1890 (II. 25) schilderte LAUENSTEIN das in Deutschland damals noch wenig bekannte Verfahren von MACEWEN, das dieser schon in 98 Fällen und LAUENSTEIN 14mal mit vollem Erfolg angewandt hatte. Es wurde dann in Deutschland für einige Zeit das allgemein gebräuchliche. —

TRENDELENBURG (90. I. 133) schob bei der Radikaloperation einer großen Scrotalhernie nach Unterbindung des Bruchsackhalses eine 4 cm lange, 3 cm breite und 3 mm dicke Knochenplatte durch die Bruchpforte ein und befestigte sie durch Catgutnähte, so daß sie sich von hinten gegen die Ränder der Bruchpforte anlehnte wie eine Tür gegen den Rahmen. Die Knochenplatte war frisch dem Humeruskopf eines Mannes mit veralteter Luxatio humeri entnommen. Heilung per primam. — Bei mehreren großen Schenkelbrüchen mit ungewöhnlich weiter Bruchpforte und auch bei Leistenbrüchen verschloß TRENDELENBURG (94. I. 76) die Bruchpforte mit einem Periostknochenlappen, den er der vorderen Fläche der Symphyse entnahm. KRASKE, dem die Veröffentlichung in den Berichten der niederrheinischen Gesellschaft für Natur- und Heilkunde unbekannt geblieben war, empfahl das gleiche Verfahren 1894 (I. 75) in der Diskussion zu einer Mitteilung von SCHEDE über den Gebrauch versenkter Drahtnähte bei der Radikaloperation (I. 74).

1891 (II. 289) beschrieb LANDERER-Leipzig ein Verfahren, das er **plastische Herniotomie** nannte. Er stopfte den Bruchsack wie MACEWEN hinein und verpflanzte dann den mit einem Knochenstückchen vom Schambeinrand abgemeißelten äußeren Pfeiler des Leistenkanals an eine etwas mehr medianwärts gelegene Stelle.

Auf demselben Kongreß (91. II. 270) berichtete ESCHER-Triest über seine Erfahrungen mit der Radikaloperation des Leistenbruches von BASSINI, die er seit einem Besuch in Padua $1^1/_2$ Jahr zuvor bei 53 Hernien ausgeführt hatte. In 34 Fällen erreichte er Heilung durch prima intentio, in 17 Heilung nach längerer Eiterung, 2 Kranke starben an Pneumonie und Fettembolie. Er erklärte die BASSINIsche Operation, die ja dann auch die MACEWENsche mehr und mehr verdrängt hat, für die rationellste und beste Methode.

In der Diskussion (I. 125) beschrieb KAREWSKI, wie er die Radikaloperation im frühen Kindesalter machte. Auf den Verschluß der Bruchpforte sei kein Wert zu legen, sie verengere sich nach Beseitigung des Bruchsackes von selbst, wie man das ja auch unter dem Bruchbande bei Kindern beobachten könne. Tamponade der Wunde mit Jodoformgaze verhüte die Infektion. WÖLFLER hatte die BASSINIsche Operation etwas modifiziert, v. BERGMANN hob hervor, daß alle Methoden wegen der Lücke für den Samenstrang bei Männern unvollkommen bleiben werden. Bei Frauen bekam er auch nach 7 Jahren kein Rezidiv, wohl aber einen Bruch auf der anderen Seite. —

Über besondere Bruchformen enthalten die Verhandlungen der Gesellschaft folgendes:

J. WOLFF (80. II. 157) zeigte einen 24jährigen Mann, der an multipler Osteomyelitis gelitten und an der Stelle, wo ein Absceß sich gebildet hatte, am Rande der Crista ilei eine Hernia lumbalis bekommen hatte. In der Diskussion (I. 83) an der STARCKE, BARDELEBEN, ROSER, BUROW, URLICHS, SZMULA teilnahmen, wurde die Berechtigung der Bezeichnung der Darm enthaltenden Vorwölbung als Hernie allerdings bestritten.

TRENDELENBURG (81. II. 131) berichtete über einen Fall von Hernia inguino-properitonealis, der kurz zuvor von KRÖNLEIN beschriebenen seltenen Bruchform. Der Kranke, ein 18jähriger Mann, kam mit Einklemmungserscheinungen in die Klinik, die gespannte Geschwulst in der Regio hypogastrica ließ zuerst an eine Reposition en masse denken. Bei der Operation wurden die Verhältnisse klar. Der einschnürende Ring in der hinteren Wand des intraabdominalen Bruchsackteiles war von dem Bruchsack aus schwer zu erreichen, deshalb machte TRENDELENBURG eine Incision in der Linea alba und zog mit der Hand die eingeklemmte Schlinge von der Bauchhöhle aus aus dem einklemmenden Ringe hervor, was sehr leicht vonstatten ging. „Es läßt sich ja auch der durch einen Fingerring gesteckte Zipfel eines Taschentuches leichter herausziehen, als in umgekehrter Richtung durch Zurückstopfen herausbefördern." Heilung nach geringer Wundeiterung. Da der Kranke nie ein Bruchband getragen hatte, konnte von einer mechanischen Entstehung der abdominalen Bruchsackerweiterung (nach KOCHER) keine Rede sein. TRENDELENBURG wies auf die nahe Beziehung dieser Bruchform zur Hydrocele abdominalis bilocularis hin und erklärte beide als Entwicklungsstörung bei dem Descensus testiculi.

Bestätigt wurde seine Ansicht von TILLMANNS (81. II. 194), der über einen Fall von intraabdominaler Hämatocele berichtete. Die große, 4 Liter bräunlich-blutiger Flüssigkeit enthaltene Geschwulst lag extraperitoneal und schickte einen stielartigen Fortsatz in den Leistenkanal. Exstirpation. Tod an Peritonitis.

Eine ausführliche Abhandlung über Hernia inguino-interstitialis und inguino-properitonealis von MEIN-

HARD SCHMIDT-Kuxhaven findet sich im 14. Bande der Verhandlungen (85. II. 188). In seinem Falle fehlte der Leistenkanal und der Bruch trat durch den ,,dislocierten Leistenring" in der Nähe der Spina superior anterior heraus.

In dieselbe Gruppe der durch Störungen im Descensus testiculi bedingten Bruchformen gehörte der von KÜSTER (86. II. 291) unter dem Namen Hernia inguino-superficialis beschriebene Bruch. —

Zur Kenntnis der Anatomie des Nabelbruchs lieferte HERZOG-München (90. I. 73. und 91. I. 118) Beiträge durch Untersuchungen über die Vorgänge bei Bildung des Nabelringes und über den Rückbildungsprozeß der Umbilicalgefäße. —

BORCK (93. II. 194) demonstrierte das Präparat eines Beckens mit einer Hernia obturatoria. Die Diagnose hatte vor der Laparotomie wegen Ileus nicht gestellt werden können. MADELUNG resezierte die brandige Darmschlinge, die Kranke starb an Peritonitis. —

Über den Mechanismus der Brucheinklemmung wurde auf dem 3. und 4. Kongreß sehr eingehend verhandelt. LOSSEN-Heidelberg (74. II. 52) eröffnete die Besprechungen mit einem Bericht über seine Experimente mit Tierdärmen und ergänzte seine Mitteilungen in einem Vortrag über die elastische und die Kot-Einklemmung (75. II. 98), W. BUSCH (75. II. 69) und ROSER (75. I. 2) verteidigten ihre Theorieen, die SCARPA-BUSCHsche Abknickung und die Klappentheorie. An den lebhaften Diskussionen (74. I. 28 und 75. I. 2) beteiligten sich BENNO SCHMIDT und BARDELEBEN.

1886 (II. 143) wandte sich ROSER in einem Vortrag über Darmwandbrüche gegen die damals von ALBERT und LORENZ wieder aufgestellte Behauptung, daß die seitliche Einklemmung eines Darmwandteiles vorkomme. ROSER erklärte an Zeichnungen, wie bei Einklemmung einer ganz kleinen Darmschlinge Beobachtungsfehler entstehen können.

LAUENSTEIN (94. II. 259) besprach einen seltenen Fall von Brucheinklemmung. In dem großen Leistenbruch fanden sich 2 eingeklemmte Dünndarmschlingen nebeneinander, während das Verbindungsstück jenseits des Bruchringes in der Bauchhöhle lag. Alle 3 Teile zusammen hatten eine Länge von 1 m. Reposition. Heilung.

RIEDEL (83. I. 25) zog 2 und 4 Tage nach der Herniotomie an einer Schenkelhernie, als der Darm nicht frei wurde, und wiederum Erbrechen auftrat, die reponierte Darmschlinge wieder hervor, fand sie in zusammengeknickter Stellung fest verklebt und entschloß sich das zweite Mal zur Resektion des Darmes, die dann zur Heilung führte.

Die Darmresektion bei gangränösen Hernien ist schon kurz erwähnt worden. Zu besprechen bleibt das Verfahren von HELFERICH bei der Herniotomie, wenn die eingeklemmte Schlinge der beginnenden Gangrän verdächtig ist. HELFERICH (90. II. 374) schlug vor, in solchen Fällen den Darm nach Lösung der Einklemmung weiter hervorzuziehen, handbreit oberhalb der Schnurfurche eine Enteroanastomose anzulegen und den Darm wieder bis auf das verdächtige Stück in die Bauchhöhle zurückzuschieben. Wenn die Gangrän dann zustande gekommen, sollte die draußen gebliebene Schlinge reseziert und an beiden Schenkeln durch Naht verschlossen werden. Eine solche Operation war gut verlaufen, so daß HELFERICH das Verfahren auch bei schon deutlich gangränöser Schlinge für empfehlenswert hielt. RIEDEL (I. 93) bemerkte dazu, er fürchte bei der HELFERICHschen Operation und auch bei der primären Resektion der gangränösen Schlinge mit Darmnaht das spätere Eintreten von Rezidiven der Hernie, da zum Hervorziehen des Darmes eine sehr ergiebige Erweiterung der Bauchpforte erforderlich sei. Er lasse daher lieber eine Darmfistel zustande kommen und operiere später mit der Dupuytrenschen Darmschere. Das Zustandekommen eines solchen „bedeutenden" Rezidivs der Hernie erwähnt auch KREDEL-Hannover (92. I. 106), der im übrigen mit dem Verfahren von HELFERICH bei einer gangränösen Hernie einen guten Erfolg erzielte.

Fünfundvierzigstes Kapitel.

Ileus.

Nach der erschöpfenden Zusammenstellung aus der Literatur in der Abhandlung von BRAUN-Jena (85. II. 490) über die operative Behandlung der Darminvaginationen ist die Lösung einer Invagination durch Bauchschnitt zum erstenmal 1692 einem Chirurgen gelungen, der die Operation bei einer von STUCK, Professor in Leyden, behandelten 50jährigen Frau unternahm. Die Frau war 20 Jahre später noch gesund am Leben. Den zweiten Erfolg hatte FUCHSIUS in Stolpe 1824, den dritten der Amerikaner WILSON 1831. Bei einem Kinde (von 2 Jahren) operierte mit Erfolg zum erstenmal HUTCHINSON 1871 (vgl. S. 21). In den darauf folgenden Jahren waren es besonders Engländer und Amerikaner, die die Operation unternahmen, einige Male mit Erfolg (HOWARD MARSH, SANDS, GODLEE, HOWSE, BELLAMY). Von Deutschen brachte KLEEBERG 1879 einen Kranken mit Darminvagination in einer Hernie durch Laparotomie und Desinvagination zur Heilung. — Von 26 Kranken, bei denen sich die Invagination lösen ließ, kamen 10 zur Heilung, von 35, bei denen die Lösung nicht gelang, wurde keiner geheilt.

BRAUN selbst operierte bei einem 3 monatlichen Kinde mit akuter Invaginatio ileocolica. Da der Darm bei leichtem Zuge einzureißen begann, machte er die Darmresektion, das Kind erlag dem Eingriff fast unmittelbar. Bei der Seltenheit einer Spontanheilung durch Abgang des brandigen Darmstückes riet BRAUN aber dringend, die Operation in allen Fällen ohne Verzögerung zu unternehmen, sobald heftige Einklemmungserscheinungen auftreten.

In der Diskussion (I. 4) waren die Meinungen über die Indikationsstellung geteilt. RIEDEL, KÖNIG und BERGMANN beobachteten wiederholt Spontanheilung und sprachen sich daher gegen übereiltes Operieren aus, PAULY hielt ein operatives Eingreifen bei Kindern für dringend, bei denen man nicht bis zur spontanen Abstoßung warten dürfe, glaubte aber, daß die Enterotomie genügen würde. Für diese sprach sich auch WINIWARTER aus, trotz dem Ergebnis aus BRAUNS Kasuistik, wonach die Enterotomie niemals zur Heilung geführt hatte (abgesehen von einem Fall von LANGENBECK, vgl. S. 285). Er sowohl wie SCHÖNBORN bedauerten es, daß die Fälle von innerer Einklemmung dem Chirurgen fast immer zu spät zugingen. BRAUN betonte noch einmal, daß er nicht in allen Fällen, sondern nur bei akuten Einklemmungserscheinungen operieren wolle.

1889 (I. 121) zeigte BRAUN das durch Resektion (mit Heilung) gewonnene Präparat einer Invagination des Ileum in das Coecum und Colon ascendens, die chronische Stenosenerscheinungen hervorgerufen hatte. 1890 (I. 94) demonstrierte LAUENSTEIN ein ähnliches Präparat mit einem Carcinom des Coecum (Resektion. Heilung).

1893 (II. 121) berichtete HAASLER über einen Fall von v. BRAMANN. Bei dem 15jährigen Knaben hatte sich das invaginierte Dünndarmstück zum größten Teil von selbst abgestoßen, dann waren aber wieder schwere Stenosenericsehnungen aufgetreten, so daß die Resektion notwendig wurde. Heilung. BRAUN (I. 77) bemerkte dazu, daß er in einem solchen Fall von chronischer Invagination das ungefährlichere Verfahren der Enteroanastomose nach SENN angewandt habe, RYDYGIER war es noch nach 6 Monaten gelungen, eine chronische Invagination des Colon ascendens, des Coecum und eines Teiles des Ileum durch Zug und Druck zu lösen. —

Die im Lauf der Jahre erreichten Fortschritte ergeben sich aus den statistischen Angaben in dem Vortrag von RYDYGIER zur Behandlung der Darminvaginationen auf dem 24. Kongreß (95. II. 433) und den Mitteilungen in der Diskussion. RYDYGIER konnte der BRAUNschen Statistik 75 weitere Fälle hinzufügen. 42 akute Fälle ergaben eine Mortalität von 73,8 Proz, 27 chronische von 25,9 Proz. 24 mal ließ sich die Invagination lösen, doch blieben nur 8 von diesen Kranken am Leben, von 12 Resektionen wurden 3 geheilt. Daß die Erfolge sich nicht noch mehr gebessert hatten, schob RYDYGIER dem Übelstande zu, daß die Kranken noch immer zu lange mit Eingießungen, Einblasen von Luft und dergleichen hingehalten würden und zitierte eine charakteristische Stelle aus der Krankengeschichte einer inneren Klinik: „Da ohne chirurgischen Eingriff der Tod binnen kurzem zu erwarten war, wurde Professor NN. zu Rate gezogen, und der Kranke (nach wochenlanger Behandlung an chronischer Invagination) in die chirurgische Klinik transferiert." Für die Resektion empfahl er für geeignete Fälle das von KÖNIG, SENN, BARKER u. a. angegebene Verfahren. (Naht am Halse der Invagination und Resektion nur des inneren Darmrohrs durch einen Schlitz im äußeren, der dann wieder zugenäht wird.) Die Lösung der Invagination gelang ihm in einem neueren Falle noch nach 6 Wochen.

ALSBERG-Hamburg (I. 60) machte die Desinvagination 3 mal bei Kranken im Alter von 5, 11 und 17 Jahren, jedesmal mit Erfolg. Auch er drang auf frühzeitige Operation, die nicht wesentlich schwieriger sei als die Herniotomie. BARKER-London (I. 72), lange Jahre hindurch ein regelmäßiger Besucher unserer Kongresse, operierte 11 mal nach seiner Methode und hatte nur 4 Todesfälle, man könne nicht früh genug operieren. —

Ich habe die Darminvaginationen von den übrigen Fällen von Ileus abgesondert besprochen, weil bei ihnen die Diagnose meistens leicht zu stellen ist, während bei sonstigen Fällen von Darmverschluß und von akuten Einklemmungserscheinungen Sitz und Art des Hindernisses gewöhnlich nicht festzustellen ist, und die Indikationsstellung sowohl als auch die Technik der chirurgischen Eingriffe daher ihre Besonderheiten hat. —

In der vorantiseptischen Zeit beschränkte man sich bei Ileus aus nicht bestimmbarer Ursache fast immer auf Einläufe und eine medikamentöse Behandlung. Die Einen wandten drastische Abführmittel an, die Anderen Opium.

Besonders energische Kollegen versuchten es mit Tabaksklystieren und einer akuten Nikotinvergiftung oder mit dem Hydrargyrum vivum, gereinigtem Quecksilber, das man dem Kranken unzenweise eingab. Es sollte durch seine Schwere einen die Einklemmung oder den Volvulus lösenden Zug auf die Darmschlingen ausüben. In meiner Studienzeit bekamen wir dergleichen gelegentlich noch zu sehen. — Ein Fortschritt war die Einführung der KUSSMAULschen Magenspülungen, wenn sie auch meist nur palliativen Nutzen brachten.

In unserer Gesellschaft berichtete als Erster WILDT 1879 (I. 86) über 2 wegen innerer Einklemmungen im Krankenhaus Friedrichshain in Berlin von ihm ausgeführte Laparotomieen, von denen die eine (Knickung des Dünndarms durch Pseudomembranen) Erfolg hatte. Die SIMONsche Untersuchung per rectum erwies sich als nützlich.

Für den 16. Kongreß war als Diskussionsthema auf die Tagesordnung gesetzt: Innere Darmeinklemmung, Peritonitis und Darmperforation vom operativen Standpunkt. MADELUNG (87. II. 45), der das Referat übernahm, beschränkte sich zweckmäßigerweise auf die Besprechung der Technik der Laparotomie bei akut auftretenden Darmverschließungen. Die Hauptpunkte des Referats sind in Kürze folgende: Starke Tympanie ist kein Grund, von der Laparotomie abzustehen und sich auf die Enterostomie zu beschränken. Um Kotbrechen und Aspiration während der Narkose zu verhüten, soll der Magen vorher mit dem Heber gründlich ausgespült werden. Der große Schnitt von KÜMMELL in der ganzen Länge der Linea alba und das Auspacken der Därme (mit Einhüllung in warme Tücher) ist zu verwerfen. Das Suchen nach dem Hindernis mit der in die Bauchhöhle eingeführten Hand nach TREVES führt selten zum Ziel (wovon sich MADELUNG auch gelegentlich bei Sektionen überzeugte). Der Darm soll nach kurzer Incision in der Linea alba Schlinge für Schlinge hervorgezogen, untersucht und wieder reponiert werden, wie das MIKULICZ, aber auch andere schon machten (z. B. WILDT), und bei starker Füllung ist der Darm vor diesem Absuchen durch eine Incision möglichst zu entleeren. Punktion mit dem Troikart genügt nicht.

RYDYGIER (II. 32) berichtete in der Diskussion über 7 eigene Fälle mit 2 Heilungen. Er stimmte MADELUNG bezüglich der Gefahren des Auspackens der Därme und der Schwierigkeit, sie wieder in die Bauchhöhle hineinzubringen, zu, bei dem Suchen nach dem Hindernis riet er, nach dem Verfahren von HULKE mit einer leeren Darmschlinge zu beginnen. Er hob hervor, daß die Beschränkung der Laparotomie auf die Fälle, bei denen der Leib noch weich ist, und bei denen man den Ort des Hindernisses durch Palpation in der Narkose feststellen kann (CZERNY), nicht zu billigen sei. Das Ausspülen des Magens vor der Operation sei sehr zu empfehlen, im übrigen sei die Magenpumpe bei der Behandlung des Ileus deshalb vom Übel, weil sie immer wieder für kurze Zeit Besserung vortäusche und zum verhängnisvollen Hinausschieben der Operation beitrage. ,,Die Anwendung der Magenpumpe längere Zeit fortgesetzt ist gefährlicher als die Laparotomie."

SCHEDE (II. 151) hatte 26mal wegen Ileus operiert und 8 Kranke durchgebracht. Er hob besonders hervor, daß mitunter die Anlegung des Anus praeternaturalis nicht nur palliativen Nutzen bringe, sondern auch die Lösung des Hindernisses bewirke. Wegen der Häufigkeit des Verschlusses im Bereich des Dickdarms oder der Flexura sigmoidea riet er, zunächst auf das Coecum einzuschneiden und dieses anzunähen und zu eröffnen, wenn es voll ist, dagegen eine der nächstliegenden geblähten Dünndarmschlingen zur Enterostomie zu nehmen, wenn das Coecum leer gefunden wird. Spontan zur Heilung kommende Fälle von Ileus seien meist auf Volvulus der Flexur zurückzuführen. SCHÖNBORN (I. 71) sah ebenfalls Heilerfolge durch Enterostomie.

STELZNER-Dresden (I. 72) trat der Enterostomie gegenüber entschieden für die Laparotomie ein. Er hatte in den letzten 2 Jahren 8 Operationen wegen innerer Darmocclusion gemacht, darunter 4 bei Strangbildung in der Bauchhöhle,

1 bei Invagination, und in 4 Fällen durch Laparotomie Heilung erreicht. Der gesamte Darmtraktus wurde herausgelegt und möglichst schnell operiert. Nur bei chronischem Verschluß sei die Enterostomie am Platze.

CREDÉ (I. 64) machte darauf aufmerksam, daß dem akuten Ileusanfall meist chronische Verdauungsbeschwerden, Koliken und leichtere Anfälle von Verschluß des Darms vorhergehen und riet, in solche Fällen dem schweren Anfall durch Laparotomie zuvorzukommen. In 3 solchen Fällen trennte er mit gutem Erfolg Stränge und Adhäsionen in der Bauchhöhle.

Zwei Jahre später brachte SCHLANGE, Assistent von BERGMANN, (89. II. 169) die Ileusfrage, die inzwischen auch von den Vertretern der inneren Medizin mehrfach behandelt war, wiederum zur Sprache. Jene (GOLTDAMMER, FÜRBRINGER, CURSCHMANN u. A.) hatten ziemlich übereinstimmend aus statistischen Zusammenstellungen errechnet, daß nur $2/3$ schwerer Ileusfälle bei Behandlung mit inneren Mitteln tödlich verliefen, $1/3$ geheilt werde, ein Ergebnis, hinter dem die Erfolge der chirurgischen Behandlung der Zahl nach zurückblieben. Daß derartige auf schwankem Boden stehende und mit inkommensurabeln Größen rechnende Statistiken nichts beweisen können, braucht kaum gesagt zu werden.

SCHLANGE war, durch die Mitteilungen der inneren Kliniker beeinflußt, bei der Indikationsstellung zurückhaltender als MADELUNG. Er hielt die Laparotomie im allgemeinen nur so lange für berechtigt, als bei stark aufgetriebenem Leib die einzelnen Darmschlingen noch sichtbar und fühlbar sind, der Darm also noch nicht gelähmt ist, bei Lähmung des Darms solle man sich auf die Enterotomie beschränken, die vielleicht zum Zweck der gründlichen Entleerung des Darminhalts mit seinen giftigen Ptomainen besser an mehreren Stellen zugleich gemacht werden könnte. Die Aufblähung und intensive peristaltische Bewegung des oberhalb der Umschnürung gelegenen Darmteiles, wie sie sich bei den Tierexperimenten zeige, sei für die Diagnose der akuten Darmverschließung von entscheidender Bedeutung.

In der Diskussion hob ZOEGE v. MANTEUFFEL-Dorpat (I. 95) hervor, daß die letztgenannten Symptome nur bei der Obturation, besonders des Kolon, auftreten, daß bei der Strangulation dagegen die eingeschnürte Schlinge gebläht und gespannt sei, aber keine Peristaltik zeige. Sie lege sich meist an die vordere Bauchwand an und sei hier zu fühlen (diagnostisch wichtiges Symptom von WAHL). In den Statistiken der inneren Kliniker seien auch Peritonitiden, Perityphlitiden u. dergl. mitgezählt. Die Fälle von Strangulation müßten laparotomiert werden, wie man ja auch bei eingeklemmten Hernien die Herniotomie mache und nicht die Enterostomie. In der Klinik von v. WAHL sei in der letzten Zeit 3 mal ein Volvulus des Dünndarms diagnostiziert, und 2 von den Fällen seien durch Laparotomie geheilt.

SCHLANGE hatte in seinem Vortrag einen durch Laparotomie und Keilexcision aus dem Darm geheilten Fall von klappenförmigem Verschluß des Dünndarms durch ein von früherer Verletzung herrührendes Pulsionsdivertikel erwähnt und das Präparat demonstriert (I. 116). Im Anschluß daran teilten MORIAN-Essen, PETERSEN und BRAUN (I. 128) Beobachtungen über Ileus durch Strangbildungen an Meckelschen Divertikeln mit.

Über den „lokalen Meteorismus" von WAHL sprach noch einmal im Jahre 1891 (II. 242) KADER-Dorpat. Er hatte die früheren Tierversuche von KÜTTNER wiederholt und gefunden, daß der Meteorismus der abgeschnürten Schlinge seine Ursache in der Zirkulationsstörung der Darmwand hat, die zur Verdickung der Wandung, Ansammlung von blutigem Transsudat und Gasentwicklung durch Zersetzung des Inhaltes führt. —

Beobachtungen über Gallensteinileus teilte H. FISCHER-Breslau 1888 (I. 31) mit. Zwei von den Steinen, die er zeigte, waren nach tagelangen Ileuserscheinungen von selbst abgegangen. Einen dritten hatte FISCHER durch Darmschnitt entfernt. Die Kranke, bei der er ein Darmcarcinom angenommen hatte, starb an Erschöpfung bald nach dem Eingriff.

HAHN (I. 34) erinnerte an die Schellacksteine bei Tischlern, die er 2mal bei Sektionen von Ileuskranken gefunden hatte, und die auf längeren Genuß von Politurspiritus zurückzuführen sind.

1893 (II. 167) hielt KÖRTE einen die eigenen und fremden Erfahrungen zusammenfassenden Vortrag über Gallensteinileus. Er beobachtete 4 Fälle, 2 kamen durch Operation zur Heilung, 1 endete tödlich durch Kollaps nach der Operation, 1 durch Peritonitis ohne Operation. Eine sichere Diagnose hatte sich niemals stellen lassen. Vorausgegangene Gallensteinkoliken können auf sie hinführen, fehlen aber oft in der Anamnese. Die Einwanderung in den Darm kann latent vor sich gehen. Der Stein braucht nicht besonders groß zu sein. Er findet sich meist im Dünndarm, einmal fand KÖRTE ihn in der Flexura coli. Die Ansicht von REHN, daß der eingeklemmte Stein zunächst ein Geschwür im Darm hervorruft, fand er nicht bestätigt. Es handelt sich vielmehr um einen Krampf der Darmschlinge und Blähung oberhalb durch Zersetzung des Darminhalts. Daher kann zunächst Opium versucht werden. Die Einklemmungserscheinungen können so stürmisch auftreten wie bei Strangulation. Nach der Laparotomie macht das Auffinden des Steins keine besonderen Schwierigkeiten. Längsincision in den Darm und Naht. COURVOISIER brachte 131 Fälle aus der Literatur zusammen. LINDNER, ISRAEL und KÖNIG berichteten über tödliche Fälle ohne oder nach zu später Operation.

Sechsundvierzigstes Kapitel.

Peritonitis.

Wer sich von den eigenartigen physiologischen Vorgängen am Peritoneum ein klares Bild machen will, die von großer, oft entscheidender Bedeutung für den günstigen oder ungünstigen Ausgang chirurgischer Eingriffe sind, dem ist noch heute in erster Linie das Studium der klassischen experimentellen Arbeit von WEGNER: Chirurgische Bemerkungen über die Peritonealhöhle mit besonderer Berücksichtigung der Ovariotomie im 5. Bande unserer Verhandlungen (76. II. 3) zu empfehlen. Die Ovariotomie war damals die einzige an einem Organ der Bauchhöhle häufiger vorgenommene Operation. Einige Chirurgen, die sie, wie SPENCER WELLS, als Spezialisten ausübten, erreichten Heilung in mehr als der Hälfte der Fälle, die Erfolge anderer waren wesentlich schlechter. Bei unglücklichem Verlauf starben die Operierten entweder im Lauf der ersten 24 Stunden am Schock oder später an Peritonitis. Die Tierexperimente von WEGNER ergaben, daß der sogenannte Schock entweder Kältewirkung durch die Abkühlung der freigelegten Serosafläche oder eine akute Septicämie ist, bei der sich nur deshalb nach dem Tode kein Exsudat in der Bauchhöhle findet, weil das Peritoneum, nächst dem Darm der größte Resorptionsapparat des Körpers, das sich ansammelnde faulige Serum sofort resorbiert hat. Chloral wirkt vom Peritoneum nach wenigen Minuten, Cyankalium momentan. Bei nicht fauligem Sekret ist die Resorptionskraft des Peritoneums von großem Vorteil. Von Vorteil ist auch die große „Plastizität" der Serosa, die es schnell zu Verklebungen kommen läßt. „Das Peritoneum bietet unter normalen Verhältnissen für Wundheilung so günstige Umstände wie kein anderer Teil des menschlichen Körpers überhaupt." Wenn Eiter und Jauche eindringt, kehrt sich die Sache um.

Ich muß mich darauf beschränken, aus dem reichen Inhalte der Arbeit diese Hauptpunkte herauszugreifen. Für die Ovariotomie empfahl WEGNER, ohne aber eigene Erfahrung zu besitzen, die von MARION SIMS angegebene Drainage des Douglasschen Raumes von der Vagina aus.

OLSHAUSEN (1. 118) bemerkte dazu, daß er die Drainage zur Ableitung des sich ansammelnden blutigen Serum für wichtig halte, obgleich SIMS selbst sie wieder aufgegeben habe. Der Abkühlung müsse durch Erhöhung der Zimmertemperatur und Einwicklung der Patientin mit Flanell entgegengewirkt werden, er habe ein Sinken der Temperatur im Rectum nach 1½ bis 2stündiger Operation bis 35,5⁰ beobachtet.

Wenn WEGNER sagte, ,,auf der Basis des physiologischen Verständnisses dürfte man heute wohl getrost die Scheu vor einer Verwundung des normalen Peritoneum aufgeben", so konnte 10 Jahre später (86. II. 187) MIKULICZ seinen Vortrag über die Ausschaltung toter Räume aus der Peritonealhöhle mit den Worten beginnen: ,,Die Furcht vor Eröffnung der Bauchhöhle im Sinne der vorantiseptischen Zeit gehört zum Glück schon der Geschichte an." Die Mortalität nach Ovariotomieen war bei SPENCER WELLS auf 10, bei SCHROEDER auf 7, bei OLSHAUSEN und KEITH auf 4, bei MARTIN auf 3 Proz. heruntergegangen. Dagegen stellte sich die Mortalität nach der Myomotomie bei denselben Operateuren auf das 5 bis 10fache, und zwar infolge des Zurückbleibens einer größeren Wundfläche in der Tiefe des Beckens. In diesem ,,toten Raum" konnte sich bei der hier nun fehlenden resorbierenden Tätigkeit der Serosa eine größere Menge von Wundsekret ansammeln, das wegen der niemals absolut sicheren Antisepsis leicht der Zersetzung anheimfiel. Die vaginale Drainage hatte sich im allgemeinen nicht bewährt. KÜSTER und TERILLON hatten die Wundhöhle von der Bauchwunde aus mit Jodoformgazestreifen ausgefüllt und MIKULICZ hatte gleichzeitig seinen bekannten Jodoformgazebeutel angewandt, der als blutstillender antiseptischer Tampon und zugleich als capillare Drainage der Wundhöhle im Becken wirkt. Bei 8 damit behandelten Fällen von intraligamentösen Uterusmyomen und Ovarialtumoren trat nur einmal tödliche Peritonitis ein. Jodoformintoxikation kam nicht vor. —

Der nächste Kongreß brachte dann gelegentlich der Diskussion über den schon oben (S. 301) besprochenen Vortrag von MADELUNG die ersten Mitteilungen über die chirurgische Behandlung der akuten septischen Peritonitis. Schon früher hatte man gelegentlich, wenn nach der Ovariotomie Peritonitis eingetreten war, die Wunde wieder geöffnet und das Exsudat entleert, mitunter auch mit

Erfolg, oder man war bei einer Operation wegen Ileuserscheinungen statt auf die vermutete Darmverschlingung auf eine Peritonitis gestoßen und hatte den Versuch gemacht, den Kranken durch Entleerung des Exsudats, ergiebige Drainage, mitunter nach vorheriger Auswaschung der Bauchhöhle, zu retten. Methodisch in Angriff genommen war die chirurgische Behandlung der Peritonitis bisher nicht.

MIKULICZ (87. I. 66) ließ einen seiner Assistenten, TREBITZKY in Krakau, Versuche an Hunden anstellen, denen durch eine kleine Incision in eine Darmschlinge mit nachfolgendem Verschluß der Bauchhöhle eine septische Peritonitis beigebracht wurde. Der Tod erfolgte nach 16—36 Stunden, auch wenn der Bauch wieder geöffnet und gesäubert wurde. Dagegen blieben von 18 Hunden, denen die Bauchhöhle mit Salicylsäure ausgewaschen wurde, 7 am Leben. Borsäure ergab weniger gute Resultate, andere Antiseptica wurden nicht vertragen. Wegen der Schwierigkeit einer Drainage bei Tieren war die Bauchhöhle nach der Auswaschung (wie lange Zeit nach der Darmverletzung?) wieder geschlossen worden.

STELZNER (I. 72) machte bei Perforationsperitonitis 4 mal die Laparotomie und Darmnaht. 1 Kranker wurde geheilt. TRENDELENBURG brachte einen Kranken, bei dem eine vorher punktierte Pyonephrose sich nach dem Abgleiten der Wand von der Troikartkanüle in die Bauchhöhle entleert hatte, durch Incision und Entleerung von mehreren Litern Eiter und Drainage zur Heilung. Zur Peritonitis war es noch nicht gekommen.

1888 (II. 243) berichtete STEINTHAL aus der Klinik von CZERNY über 3 sämtlich tödlich verlaufene Fälle von Perforationsperitonitis, die mit Ausspülen mit Salicyllösung behandelt waren. Von anderen Chirurgen waren bisher 18 Fälle bekannt geworden mit 8 Heilungen.

In der Diskussion (I. 17) teilten LAUENSTEIN, FRANK (HAHN), SONNENBURG, WAGNER weitere mißglückte Operationen mit. PÖLCHEN-Danzig brachte 1 Fall zur Heilung. Alle Redner betonten die Wichtigkeit frühzeitiger Diagnose und rechtzeitigen Eingreifens.

1889 (II. 303) teilte MIKULICZ seine weiteren Erfahrungen über Perforationsperitonitis mit. Er unterschied die diffuse septische Peritonitis und die progredient fibrinöseitrige. Bei letzterer müßten die Verklebungen geschont und die einzelnen Abscesse geöffnet werden. Unter 12 Fällen war die Peritonitis 5 mal vom Blinddarm ausgegangen. Von diesen kamen 2 rechtzeitig zur Operation gekommene zur Heilung. Von der Salicylsäurespülung war MIKULICZ zurückgekommen und wandte jetzt eine 3—4 proz. Borsäurelösung an.

KÖNIG (I. 91) brachte einen jungen Mann, der einen Messerstich in den Bauch bekommen hatte, durch Zunähen von 6 Löchern im Darm und Drainage der Bauchhöhle 15 Stunden nach der Verletzung trotz schon eingetretener serösfibrinöser Entzündung zur Heilung. ROSENBERGER operierte mit Erfolg bei Perforationsperitonitis infolge von „Paratyphlitis stercoralis", WAGNER ebenfalls 8 Stunden nach Perforation eines Typhusgeschwüres (mit sofortigem Verschluß der Bauchhöhle nach Auswaschung mit Borsäurelösung), STELZNER kam mit der Operation 2 mal zu spät bei Magenperforation.

1892 (II. 130) sprach KÖRTE auf Grund von 19 eigenen Beobachtungen über die Behandlung der eitrigen Peritonitis (von den Fällen von Darmgangrän bei Hernien und von Darmverschluß wurde abgesehen). 16 mal hatte es sich um Perforation eines Bauchorgans gehandelt, 9 mal des Wurmfortsatzes (4 Heilungen), 2 mal um Typhusperforationen (Tod), 1 mal um Magengeschwür (Tod), 2 mal um Darmruptur (Tod), 2 mal um Verletzung von Leber und Niere (Tod). Eine Desinfektion der Bauchhöhle durch Spülungen erklärte KÖRTE für unmöglich, wie das inzwischen von REICHEL (Dtsch. Zeitschr. f. Chir. Bd. 30) auch durch Tierexperimente erwiesen war. Die Operation könne nur den Zweck verfolgen, den zersetzten Eiter möglichst zu entfernen, den intraabdominellen Druck herabzusetzen, Wiederansammlung von Sekret durch Drainage zu verhüten und, wenn tunlich, eine vorhandene Perforationsöffnung zu schließen. Prognostisch am günstigsten sei die jauchig-eitrige Form mit Verklebungen (akute progredient eitrige nach MIKULICZ), die Verklebungen seien sorgfältig zu schonen, daher Opium zu empfehlen.

In der Diskussion (I. 128) betonte REHN die Wichtigkeit früher Diagnose, auskultiere man, so sei der Darm bei Peritonitis ganz still infolge der Lähmung, bei Ileus zuerst in voller Arbeit. ROTTER machte auf die harte Contractur der Bauchmuskeln als diagnostisches Symptom bei Perforation aufmerksam, WAGNER auf die traumatische Darmlähmung, die in vielen Fällen die Diagnose erschwere. KÖRTE hatte auch bei Peritonitis im Beginn lebhafte Peristaltik gesehen. PÖLCHEN-Zeitz verwarf alles Spülen und warnte vor der Chloroformnarkose. HEUSNER teilte mit, daß er vor kurzem ein perforiertes Magengeschwür 16 Stunden nach dem Durchbruch vernäht habe, der Kranke sei geheilt.

Über einen zweiten Fall von Heilung einer Magenperforation und Peritonitis am 4. Tage nach dem Durchbruch berichtete SCHUCHARDT-Stettin 1895 (II. 267). Ein anderer Fall war tödlich verlaufen. In beiden Fällen beschränkte sich das Exsudat, obgleich keine Verklebungen vorhanden waren, auf den oberen Teil des Bauches. —

REICHEL-Würzburg besprach auf demselben Kongreß (95. II. 108) die Nachbehandlung nach Laparotomieen. Opium sei im allgemeinen nur bei unsicherer Darmnaht indiziert und bei subakutem Auftreten von Ileus nach der Laparotomie, während bei akutem Auftreten die Bauchhöhle möglichst bald wieder eröffnet werden müsse. —

SCHNITZLER (95. I. 121) fand bei Versuchen zusammen mit EWALD im Laboratorium der ALBERTschen Klinik, daß verlangsamte Peristaltik die peritoneale Resorption verzögert, daß sich die Resorption aber nicht durch Steigerung der Peristaltik beschleunigen läßt. —

Siebenundvierzigstes Kapitel.

Perityphilitis und Appendicitis.

Wie rückständig die pathologischen und chirurgischen Vorstellungen auf diesem Gebiete noch 1864 waren, ergibt sich aus dem, was STROMEYER in seinem Handbuch (II. 531) von der Perityphlitis sagt. Obgleich die Anatomen behaupteten, das Coecum sei vollständig vom Peritoneum überzogen, fänden die Perforationen des Blinddarms retroperitoneal statt, indem bei der Ausdehnung desselben das kurze Mesenterium verschwinde, „alle rapiden Fälle von Perityphlitis gehören in das Gebiet der retroperitonealen Perforation". Die Perforation könne allerdings auch nach der Bauchhöhle hin zustande kommen. Auch ohne Perforation könne die durch Kotanhäufung und Katarrh bedingte Entzündung des Blinddarms, vermutlich durch Diffusion kotigen Inhalts durch den entzündeten Darm, ebenso wie das Bruchwasser bei Darmeinklemmung, den Kotgeruch annehme, zur Abscedierung führen. Bei Eiterungen des retrocöcalen Bindegewebes breche der Eiter schließlich unterhalb oder oberhalb des Poupartschen Bandes durch. Auch in die Blase könne der Durchbruch erfolgen. Oft bleibe eine Kotfistel für längere Zeit zurück, die zuweilen nach Abgang von Kotkonkrementen, Kirschkernen etc. zur Heilung komme. Letztere stammten vermutlich aus dem Wurmfortsatz und nähmen ihren Weg deshalb zunächst durch einen abgekapselten Teil der Bauchhöhle. — Diese Fälle habe man sonst wohl als Psoasabscesse aufgefaßt, ohne ihren Zusammenhang mit dem Darmkanale zu ahnen. Die Behandlung sei mehr medizinisch als chirurgisch, Opium, Eisumschläge, später Kataplasmen seien zu empfehlen. „Mit der Eröffnung der Abscesse muß man sich nicht übereilen, kleinere Eitermassen werden resorbiert, größere brechen oft von selbst auf, oder werden geöffnet, wenn sie dem Aufbruche nahe sind." —

Einzelne in dieser Weise konservativ behandelte Fälle

sind mir noch in Erinnerung. Monatelang lagen die Kranken durch die Eiterung abgezehrt im Bett, bei Fistelbildung in der Inguinalgegend mit Beugecontractur im Hüftgelenk, bis die kotig riechende Eiterung endlich versiegte oder die Entkräftung zum Tode führte.

Das Krankheitsbild der Perityphlitis, das STROMEYER vorschwebte, war von DUPUYTREN, dem Heidelberger inneren Kliniker PUCHELT, der die Bezeichnung „Perityphlitis" einführte (1829), und ROKITANSKY überkommen. Es war konstruiert nach Beobachtungen an Fällen von verschleppter perityphlitischer Eiterung mit nachträglichem Durchbruch in das Concum, wo bei der Sektion eine Verwechslung von Ursache und Wirkung leicht statthaben konnte, so daß man die Entzündung der Darmschleimhaut und die Perforation für das Primäre des Vorgangs hielt. Der Wurmfortsatz wird von DUPUYTREN und PUCHELT dabei nicht erwähnt, ROKITANSKY dagegen führte neben der Typhlitis stercoralis die Entzündung des Wurmfortsatzes als eine der Typhlitis verwandte Affektion an, durch eingedickte Fäkalmassen und fremde Körper wie Obstkerne hervorgerufen.

Literarische Nachforschungen, wie sie von GROHÉ und SPRENGEL vorgenommen worden sind, haben ergeben, daß vereinzelte Fälle von gangränöser Entzündung und Perforation des Wurmfortsatzes schon viel früher beobachtet und beschrieben sind, so von MESTIVIER 1750 (Eiteransammlung von einer Nadel im Appendix herrührend), von JOUBERT-LAMOTTE 1766 (Kotstein), WEGELER 1813 (Gangrän durch 4 calculi), LOUYER-VILLERMAY 1824 (2 Fälle von Gangrän aus unbekannter Ursache). MARLING, ein Schüler von PUCHELT, der auch die GERLACHsche Klappe schon kennt, beschreibt 1836 die Entzündung des Wurmfortsatzes, durch Eindringen von Faeces, Fremdkörpern, Würmern oder auch spontan entstanden, als peculiare morborum genus, JOHN BURNE um dieselbe Zeit die perforative ulceration of the appendix und 1843 A. VOLZ die Verschwärung und Perforation durch Obstkerne oder durch Kotsteine, die durch stufenweise erfolgende Ablagerung von Kot und Schleim gebildet würden. Der Name „Appendicitis", den wieder abzuschaffen nicht möglich sein wird, so schlecht er auch in sprachlicher Hinsicht ist, stammt von dem Amerikaner FITZ (1887).

1888 war etwa ein Dutzend Fälle von Operation bei Peritonitis durch Perforation des Wurmfortsatzes bekannt, die ersten aus dem Jahre 1883 (MIKULICZ, CHAPUT, ESCHER). Meist war die Diagnose unsicher gewesen und, wenn sich der perforierte Wurmfortsatz nicht auffinden ließ, unsicher geblieben. In wenigen Fällen wurde der Wurmfortsatz reseziert, so von KRÖNLEIN 1884 und von HALL in Amerika 1886, in letzterem Falle mit Erfolg (vgl. bei STEINTHAL 88. II. 253).

Auch in dem Fall von SCHÜLLER-Berlin, dem ersten geheilten in Deutschland, über den dieser auf dem Kongreß 1889 (II. 332) berichtete, hatte die Diagnose zwischen Darminvagination mit beginnender Peritonitis und Perforation des Wurmfortsatzes geschwankt. Der Durchbruch war erst vor etwa 16 Stunden erfolgt, und die fühlbare Geschwulst daher noch ziemlich verschieblich, was SCHÜLLER auch bestimmte, in der Mittellinie einzuschneiden. Nur wenig trübes Serum floß aus, der Wumfortsatz mit seinem eitrig infiltrierten Mesenteriolum wurde dicht am Blinddarm reseziert, die Öffnung vernäht und die Bauchwunde durch Nähte ganz geschlossen. Von einer Eiterung in den Stichkanälen abgesehen, erfolgte die Heilung ohne Störung. Der herausgenommene Wurmfortsatz mit dem Loch in seiner Wand und dem herausgetretenen Kotstein ist als damals einzigartige Trophäe in den Verhandlungen abgebildet. SCHÜLLER hob hervor, daß die perityphlitischen Abscesse nicht retroperitoneale seien, wie man früher glaubte, sondern intraperitoneale, daß sich nur ausnahmsweise eine retroperitoneale Phlegmone an die intraperitoneale Abceßbildung anschließe, und daß es von großer Bedeutung sei, die Laparotomie möglichst bald nach der Perforation zu machen. Bei der „einfachen Perityphlitis" (ohne Perforations- oder sonstige schwerere Erscheinungen) sei chirurgisches Eingreifen nicht ohne weiteres selbstverständlich. Spontane Ausheilung ohne Rezidive sei nicht selten, und nach der Excision des Wurmfortsatzes könnten vielleicht Adhäsionen entstehen, die zu innerer Einklemmung Veranlassung geben könnten.

Im nächsten Jahre konnte GRASER aus der Klinik von HEINEKE in Erlangen (90. II. 269) über 3 durch Operation geheilte Fälle von Wurmfortsatz-Peritonitis bei Kindern berichten. — Wegen der häufigen Rezidive nach abwartender Behandlung solle man auch bei abgegrenzten Abscessen operieren, und auch die Intervalloperation nach TREVES und SENN sei in Erwägung zu ziehen.

SCHUCHARDT-Stettin (90. II. 5) konnte in 3 Fällen in dem perityphlitischen Absceß weder den Wurmfortsatz noch einen Kotstein finden und kam auf die Ansicht zurück, daß das als Perityphlitis gekennzeichnete bekannte Krankheitsbild nicht immer von einer Perforation des Wurmfortsatzes herrühre, sondern in einer Reihe von Fällen durch eine Phlegmone des retrocöcalen Bindegewebes bedingt sei.

Der nächste Redner, KÜMMELL (90. II. 13), trat für die Radikalbehandlung der Perityphlitis durch frühzeitige Resektion des Processus vermiformis ein. Fast immer sei Perforation des Wurmfortsatzes die Ursache der Perityphlitis, wie durch die Zusammenstellung von Sektionsbefunden (MATTERSTOCK, FENWICK) bewiesen sei. Für die Fälle von Exsudat ohne nachweisbare Fluktuation empfahl er zweizeitiges Vorgehen nach SONNENBURG und HAHN. Der häufigen Rezidive wegen müsse der in den Absceß hineinragende Appendix entfernt werden, wie es von MIKULICZ, DIXON, MORTON (7 Fälle) und von ihm selbst gemacht sei. Bei 2 Patientinnen, die an immer wieder rezidivierender Perityphlitis litten, machte KÜMMELL, wie TREVES und SENN, aber unabhängig von diesen, mit gutem Erfolg die Resektion des Wurmfortsatzes im Intervall.

Die Verhandlungen auf dem Kongreß 1895 zeigten, wie sowohl die Operation bei akuter Perityphlitis als auch die Resektion des Wurmfortsatzes bei chronischer Appendicitis im Laufe der letzten 5 Jahre allgemeine Verbreitung gefunden hatte.

CZERNY (I. 104) hatte die Resektion in chronischen Fällen 11 mal gemacht ohne Todesfall. Operierte er bei perityphlitischem Absceß, so nahm er den Wurmfortsatz nur dann fort, wenn er bequem zu erreichen war, oder hinterher, wenn eine Fistel zurückgeblieben war.

SCHUCHARDT (I. 110) der auch die innere Abteilung des Stettiner Krankenhauses unter sich hatte, operierte bei im ganzen 60—70 Perityphlitiskranken in etwa der Hälfe der Fälle. Bei leichtem oder mittelschwerem Verlauf wandte er zunächst Opium an und incidierte den Absceß, wenn die Erscheinungen nicht zurückgingen, den Wurmfortsatz resezierte er, wie CZERNY, nur wenn er sich leicht finden ließ.

KÜMMELL (I. 111) hatte gefunden, daß es keine dankbarere Operation gebe, als die der chronischen Appendicitis. Bei 45 solchen Operationen nach Rezidiven bis zu 25 erlebte er nur 1 Todesfall bei einer sehr geschwächten Kranken. Nur bei Verwachsungen sei die Operation recht schwierig. Über ebenfalls sehr günstige Erfolge berichteten ROSENBERGER, SENDLER, LOEBKER, KÖRTE, ROTTER. KRÖNLEIN, KÖRTE, ISRAEL sahen gelegentlich in das Kolon führende Darmfisteln nach Perityphlitis zurückbleiben, die augenscheinlich von Verschwärungen im Bereich des Kolon, z. T. durch Tuberkulose, herrührten.

Auf dem Jubiläumskongreß (96. II. 42) hielt SONNENBURG, der als einer der Ersten für die chirurgische Behandlung der Perityphlitis eingetreten war und seine reichen Erfahrungen auf diesem Gebiete in seiner Schrift „Pathologie und Therapie der Perityphlitis" bekanntgemacht hatte, einen vortrefflichen zusammenfassenden „Festvortrag" über die Operationen am Processus vermiformis. An der Hand von Abbildungen, die bei Operationen in verschiedenen Stadien der Erkrankung gewonnen waren, schilderte er den

Krankheitsverlauf von den ersten entzündlichen Veränderungen am Wurmfortsatz ohne und mit Kotsteinbildung bis zur Perforation und ihren Folgezuständen, dem perityphlitischen Absceß und der allgemeinen Peritonitis. Nach dem Befunde bei der Operation teilte er die Fälle in 7 Gruppen ein, Appendicitis simplex, Katarrh mit und ohne Verwachsungen, Kotsteinbildung, Empyem, perityphlitischer Absceß ohne Perforation, Appendicitis perforativa purulenta und gangraenosa. Bei der Appendicitis perforativa purulenta sei immer der Absceß zu incidieren und der Wurmfortsatz aufzusuchen und zu resezieren. Von 128 Operierten dieser Kategorie sei ihm kein einziger gestorben. Auch bei Gangrän des Wurmfortsatzes seien die Aussichten bei sehr früh vorgenommener Operation nicht ungünstig. Die Fälle von allgemeiner Peritonitis seien verloren.

Achtundvierzigstes Kapitel.

Rectum.

Um 1870 war, wenigstens in Deutschland, die Kauterisation der Hämorrhoiden mit dem Glüheisen die am meisten angewandte Methode der Behandlung, und zwar in der Form, die LANGENBECK diesem schon von HIPPOKRATES empfohlenen Verfahren gegeben hatte. Seine Flügelzange, die die einzeln hervorgezogenen Knoten an ihrer Basis mit Kraft abklemmt und die Umgebung gegen Verbrennung schützt, hat dem Verfahren eine große Sicherheit verliehen. Vor LANGENBECK wurden die Hämorrhoiden vielfach abgebunden (wie auch CELSUS es machte), und in der Zeit der Humoralpathologie ließ man sie überhaupt gern in Ruhe, da man die Blutungen ähnlich wie die Menstruation als ein wohltätiges Geschenk der Natur ansah.

Einen besseren Schutz gegen Wundinfektion als den Brandschorf kann es meiner Ansicht nach an dieser unsaubersten Körperstelle nicht geben. Sorgt man durch Abführmittel dafür, daß die Entleerungen in flüssigem Zustande erfolgen (LANGENBECK gab in den ersten Tagen Opium, was weniger zu empfehlen ist), so bleiben die Brandschorfe unverletzt, und die Stühle gehen fast schmerzlos und ohne jede Infektionsgefahr für die Venen darüber hinweg. Und hat man ferner dafür Sorge getragen, daß zwischen den drei bis fünf nach der Reposition der Stümpfe sich an der Rectalwand senkrecht in die Höhe ziehenden Brandstreifen genügend unversehrte Schleimhaut stehengeblieben ist, so ist die Entstehung einer Narbenstriktur ausgeschlossen.

Das Bedürfnis, von dem LANGENBECKschen Verfahren abzugehen, lag nach den ausgezeichneten damit erreichten Erfolgen nicht vor, lediglich theoretische Erwägungen riefen den Wunsch hervor, auch diese Operation in den Rahmen der unter Listerschen Kautelen ausgeführten Operationen einzufügen.

So entstand die Operation von WHITEHEAD, die Exstirpation der varikösen Venen nach Ablösung und Zurückschlagen der Schleimhaut vom Analrande aus. Ich will nicht bezweifeln, daß auch dieses Verfahren gute Resultate ergeben kann, aber sie können nicht bessere sein als die des LANGENBECKschen. Und wie steht es mit der Sicherheit der Operation? Eine Dame, die von einem sehr bekannten Chirurgen nach der neuen Methode operiert war und mich später konsultierte, hatte eine hochgradige narbige Verengerung des Anus und Inkontinenz für Flatus davongetragen, eine andere, eine Medizinerin, die von einem ebenfalls sehr angesehenen Fachgenossen operiert war, einen Prolapsus ani.

1887 (I. 89) empfahl LANGE auf dem Kongreß die Injektion von Carbol-Glycerinlösung in die Hämorrhoiden, die von amerikanischen Ärzten mit gutem Erfolg angewandt werde, und bei starker Hypertrophie der Schleimhaut mit Prolaps die Excision unter antiseptischen Kautelen. (Autoreferat im Zentralbl. f. Chirurgie 1887).

BAUMGÄRTNER-Baden-Baden sprach 1896 (I. 52) über Enukleation der Hämorrhoiden bis zum Sphincter internus hinauf. Unterbindungen und Naht mit Catgut. 20 Operationen der Art waren gut gelungen. In der Diskussion (I. 56) bekannte KÖNIG, daß er so unwissenschaftlich sei, die Hämorrhoiden immer noch wegzubrennen. — Von der Behandlung der syphilitischen Ulcerationen und Strikturen handelten Vorträge von HAHN (83. II. 104), THIEM-Kottbus (92. I. 4) und SCHEDE (95. II. 573). HAHN und THIEM empfahlen die auch von englischen Chirurgen angewandte Kolotomie, die durch Beseitigung des Reizes der Fäkalmassen einen sehr günstigen Einfluß auf die Geschwüre ausübt. HAHN wählte aber nicht die AMUSSATsche Methode, sondern die Colostomia anterior. ISRAEL und KÜSTER (83. I. 61) machten in einigen Fällen die Exstirpation des Rectum, die sich aber als viel schwieriger erwies als bei Carcinom. SCHEDE und seine Assistenten nahmen 9mal mit gutem Erfolg die Resektion des Rectum vor und erreichten bei einigen Patientinnen ideale Kontinenz. —

Für die Operation der Rectumcarcinome galt es in der vorantiseptischen Zeit als Regel, daß die Eröffnung der Peritonealhöhle unbedingt vermieden werden müsse, man solle nur dann operieren, wenn man mit der Spitze des Zeigefingers die obere Grenze der Geschwulst abfühlen könne und wenn die Geschwulst auch noch nicht mit der Blase verwachsen sei. Der größte Teil der Carcinome blieb daher unexstirpiert. Man suchte das traurige Los der Kranken bei zunehmender Verengerung oder starker Jauchung wie bei den syphilitischen Ulcerationen durch Palliativoperationen zu erleichtern. Wie dort, so ergab auch hier die Kolotomie verhältnismäßig günstige Resultate (vgl. VAN ERKELENS, Arch. f. klin. Chirurgie, Bd. 23). 1870 kam als neues Verfahren hinzu die Ausschabung der Geschwulst mit langgestielten scharfen Löffeln nach SIMON. — SIMON sprach über sein Verfahren auf dem 1. Kongreß (72. II. 178). Er hatte Patienten damit bis zu 2 Jahren in erträglichem Zustande erhalten können. VOLKMANN (I. 47) empfahl es ebenfalls dringend, er machte sich den Zugang zu der Geschwulst durch gewaltsame Dehnung des Anus und Sphincters mit den eingeschobenen Zeigefingern in der Narkose frei.

Die erste Exstirpation eines Rectumcarcinoms wurde nach MANDL (Dtsch. Zeitschr. f. Chirurgie, Bd. 168, S. 145) 1739 von FAGET vorgenommen, LISFRANC machte sie von 1826 bis 1829 9 mal mit 3 Todesfällen, DIEFFENBACH bis 1853 30 mal. Die Schwierigkeit der Blutstillung in der tiefen Wunde und septische Wundinfektion bedingten, abgesehen von der Gefahr einer unbeabsichtigten Eröffnung der Peritonealhöhle, die hohe Mortalität der Operation, die bei BILLROTH bis 1876 39,3 Proz. und bei ROSE bis 1877 50 Proz. betrug. Einen Fortschritt in der Technik brachte die Steißbeinresektion von KOCHER (1874) und VERNEUIL, und einen weiteren die Resektion am Sacrum von KRASKE (1885), die den Weg zu den höher nach oben reichenden Carcinomen frei machte. Bei kühnerem Vorgehen unter dem Schutze der Antisepsis machte man bald die Erfahrung, daß die Eröffnung der Peritonealhöhle die Gefahren der Operation nur in geringem Grade erhöhte, nahm auch die in der Höhe der peritonealen Umschlagsfalte und darüber sitzenden Carcinome ohne Bedenken in Angriff und entfernte sie bei intaktem unteren Abschnitt des Rectum durch Resektion und Darmnaht, um dem Kranken die Continentia alvi zu erhalten. —

Auf dem Kongreß 1883 (II. 172) teilte HEUCK in einem Vortrag über Statistik und operative Behandlung des Mastdarmkrebses die Erfahrungen von CZERNY in Heidelberg mit. Von 25 radikal Operierten war nur 1 an den Folgen der Operation gestorben, während die Mortalität bei KOCHER 1879 noch 20 Proz. betragen hatte. Die Peritonealhöhle wurde 11 mal eröffnet. Als Antisepticum bewährte sich das Jodoform. 3 Kranke waren nach 3 Jahren noch frei von Rezidiv, das sich sonst meist schon im 1. Jahre zeigte. CZERNYs Erfahrungen mit dem SIMONschen Verfahren der Auskratzung mit scharfen Löffeln waren keine günstigen. Der Nutzen war gering, und ein Kranker starb an Peritonitis infolge von Perforation.

KRASKE sprach über sein bekanntes Verfahren zur Exstirpation hochsitzender Mastdarmkrebse 1885

(II. 464). Er hatte es an der Leiche ausprobiert und bisher in 2 Fällen mit gutem Erfolg in Anwendung gebracht. In dem einen Fall saß der untere Rand der Geschwulst noch oberhalb der Peritonealgrenze.

In dem Vortrag über Prognose der Carcinome nach chirurgischen Eingriffen, besonders des Carcinoma recti, den KÖNIG auf dem Kongreß 1888 (II. 25) hielt, wandte er sich gegen die von BARDENHEUER in einem der „klinischen Vorträge" ausgesprochene Behauptung, daß „die Operation des Rectumcarcinoms bezüglich ihrer Leistungen und der geringen Lebensgefährdung eine der dankbarsten auf dem Gebiete der Chirurgie gegen den Krebs" sei, und berichtete über die Erfolge seiner 60 Exstirpationen im Laufe von 12 Jahren, von denen 44 Resektionen mit Erhaltung des Analteiles waren. 15 mal wurde dabei die Peritonealhöhle eröffnet (1 Todesfall an Peritonitis). Die Mortalität betrug 24,5 Proz., in den letzten Jahren 16 Proz., die Gefahr der Phlegmone erwies sich als besonders groß. 15 Proz. der Geheilten war nach 2 Jahren, 10 Proz. nach 3 Jahren noch frei von Rezidiv. Aber auch nach 3, 3½ und 4 Jahren trat noch ein Rezidiv auf. Von den Resezierten hatten nur 6 eine leidliche Kontinenz. Bei der Operation wurde meist das Steißbein reseziert. In den inoperabeln Fällen war die palliative Wirkung der Kolotomie in der Regio iliaca sinistra eine ausgezeichnete.

Diskussion (I. 4): BARDENHEUER gab zu, mit jener Äußerung in der Begeisterung zu weit gegangen zu sein, besonders in bezug auf die zu erreichende Kontinenz. SCHEDE empfahl zur Sicherung der Naht die Kolotomie zu machen und den Anus praeternaturalis später wieder zu verschließen. HAHN nähte die beiden Enden des quer getrennten Kolon jedes für sich in eine besondere Hautwunde ein, um eine Ausspülung durch das periphere Stück vornehmen zu können. HELFERICH, GUSSENBAUER, KÜSTER hoben die Bedeutung der Enfernung befallener Lymphdrüsen bei allen Carcinomoperationen hervor. KÜSTER schob nach der Naht ein dickes, mit Jodoformmull umwickeltes Gummirohr in das

Rectum. BERGMANN warnte davor, die Gefahr der Exstirpation zu überschätzen, er habe 26 schwere Fälle in einer Reihe operiert ohne einen Todesfall, der 27. sei dann einer septischen Phlegmone erlegen.

REHN sprach 1890 (II. 309) über die Operation hochsitzender Carcinome in 2 Zeiten. Er hatte nach der Methode von KRASKE 7 mal operiert, aber 3 Kranke im Anschluß an die Operation verloren. Um die Kotinfektion in den ersten Tagen nach der Operation zu verhüten, schlug er vor, nach vollständiger Freilegung des Darmrohres Jodoformgaze in die Wunde einzulegen und Resektion und Naht erst 10 Tage später vorzunehmen.

Von einer eingehenderen Diskussion wurde mit Rücksicht auf den auf dem Kopenhagener internationalen Kongreß bevorstehenden Vortrag von IVERSEN über das Thema abgesehen.

Neunundvierzigstes Kapitel.

Blase. Prostata. Beckenhochlagerung.

Groß sind die Fortschritte der Chirurgie auf dem Gebiete der Blasen- und Nierenkrankheiten seit der Zeit der Gründung unserer Gesellschaft sowohl in operativer als besonders auch in diagnostischer Hinsicht. Wie unsicher war doch damals unter Umständen sogar die Diagnose der Blasensteine! Ich erinnere mich eines alten Arztes mit Prostatahypertrophie und Cystitis, der, an unerträglichen Schmerzen leidend, fest davon überzeugt war, einen Blasenstein zu haben und von LANGENBECK dringend die Operation verlangte. Aber mit Steinsonden verschiedener Krümmung und mit dem Lithotriptor, der gewöhnlich benutzt wurde, um mit dem nach unten gedrehten Schnabel einen hinter der Prostata versteckten Stein zu entdecken, war auch in der Narkose bei wiederholter Untersuchung nichts zu fühlen. Die Operation unterblieb, der Kranke starb an der Cholera, und bei der Sektion fand sich der Stein in dem Recessus der Blase! Und fühlte die Sonde nur ein seitliches Anstreifen an dem Stein, so war man vor Täuschung durch Incrustationen nicht sicher. Die alten Steinschneider nahmen bekanntlich für alle Fälle einen Blasenstein in der Tasche mit. Über die Größe des Steines konnte man sich mit dem Lithotriptor nur mit Mühe ein ungefähres Urteil bilden, auf die Art des Steines schloß man aus dem helleren oder dumpferen Klang beim Anschlagen der Sonde, auf das Vorhandensein mehrerer Steine aus dem Gefühl des Aneinanderreibens bei der Palpation vom Rectum aus. Heute studieren wir, die photographische Platte in der Hand, mit Muße Form, Größe und Schichtung des Steines, und auch den heimlichen Fremdkörper im Innern bringt RÖNTGEN an die Sonnen.

Und noch mangelhafter sah es mit der Diagnose bei Hämaturie aus, schon bei Entscheidung der Frage, ob es sich um Blasenblutung oder Nierenblutung handelte. Bestenfalls verrieten abgegangene Steinchen das Nierensteinleiden, oder im Auge des Katheters hängengebliebene Geschwulstpartikelchen das Papillom der Blase, oder man konnte die Blasengeschwulst von der Vagina oder dem Rectum aus, bei Frauen wohl auch mit dem durch die gewaltsam erweiterte Harnröhre eingeführten Finger fühlen, sonst war man auf Nebensymptome wie Schmerz- und Druckempfindlichkeit in der einen oder der anderen Niere angewiesen, wobei aber leicht Täuschungen vorkamen, wenn z. B. die von einem Nierenleiden ausgehenden Schmerzen in die Blase und Harnröhre ausstrahlten. Sieht man von mikroskopischer und chemischer Urinuntersuchung ab, so kann man ohne Übertreibung sagen, daß die Diagnostik seit HIPPOKRATES und CELSUS keine Fortschritte gemacht hatte.

Von den verschiedenen Steinschnitten war wenigstens bei größeren Steinen der alte Seitensteinschnitt der fast allein gebräuchliche. In England wandte man bei kleineren Steinen auch den Medianschnitt an, die Sectio Mariana, so genannt nach Mariano Santo, dem Schüler des Erfinders der Methode, Giovanni de Romanis (1525). Der hohe Steinschnitt wurde von den meisten Chirurgen nur als Notbehelf bei sehr großen Steinen für berechtigt gehalten, wie ihn ja auch der Erfinder PIERRE FRANCO (1561) in der Not angewandt hatte, als er in Lausanne bei einem Knaben den großen Stein durch die Dammwunde nicht herausbringen konnte. „Indessen rate ich ein solches Verfahren nicht an", sagte er selbst. Später von CHESELDEN, MORAND, HEISTER und anderen empfohlen, konnte der hohe Steinschnitt sich wegen der Gefahr der Bauchfellverletzung und der Jauchung im Cavum Retzii durch stagnierenden Urin nicht einbürgern. LANGENBECK sah in ihm, wie auch BILLROTH aus seiner Assistentenzeit bestätigt, das Ideal der Steinoperationen bei Kindern, aber oft war der Verlauf ein tödlicher, oder die Kinder wurden wenigstens schwer krank durch Bindegewebsnekrose und Jauchung in der Umgebung der Blasenwunde.

Unter dem Eindruck solcher Fälle hatte ich, um den stagnierenden, mit dem Wundsekret vermischten Urin wegzuschaffen, ehe er sich zersetzen konnte, in die quere Blasenwunde, die man bei der Dehnbarkeit der Blasenwand wesentlich kleiner anlegen kann, als dem Durchmesser des Steins entspricht, ein T-förmiges Drainrohr eingehängt und die Kinder bei offener Wundbehandlung auf den Bauch, Erwachsene in Seitenbauchlage gebettet (Berl. klin. Wochenschr. 1876, Nr. 2 und 1881, Nr. 2). Das Verfahren bewährte sich, auch GUYON, DITTEL, PETERSEN wandten es mit gutem Erfolge an.

Der Medianschnitt wurde in Deutschland durch VOLKMANN eingeführt, vor ihm war er nur wenig benutzt worden. VOLKMANN wies auf die große Dehnbarkeit der Pars prostatica urethrae hin, die dieses Organ „mit allen den Ostien des Körpers gemein hat, die von Sphincteren umgeben sind" (86. I. 86), und die ja auch den alten Steinschneidern bekannt war, aber ohne Narkose nicht voll zur Geltung kommen konnte. Bei einem Knaben von 16 Jahren extrahierte er 6 Uratsteine, deren größter 2,7 cm im größten und 2,2 cm im kleinsten Durchmesser hatte (vgl. KOLACZEK-Breslau, 81. I. 104, wo sich weitere Maße von Steinen finden, die ohne Schädigung der Kontinenz durch Sectio mediana herausbefördert wurden). Bei über 100 Operationen, meist bei Kindern, hatte VOLKMANN nur 2 Todesfälle (86. I. 37). In den ersten Jahren ihres Bestehens hat sich die Gesellschaft nicht eingehender mit den Steinoperationen beschäftigt, doch fehlte es nicht an ganz interessanten kasuistischen Mitteilungen und Demonstrationen. JAESCHE-Nischni-Nowgorod (75. I. 98) zeigte ein Instrument zum Zerbrechen großer Steine bei dem Perinealschnitt, BARDELEBEN die Trümmer eines $^1/_2$ Pfund schweren Steines, den er bei dem Seitensteinschnitt mit einer Fergussonschen Resektionszange zertrümmert hatte, und EBERMANN - Petersburg erzählte von einem Manne, der sich seinen Blasenstein, wie jener mittelalterliche Mönch, mit einem meißelartigen Instrument selbst zertrümmert hatte. 1879 zeigte WILMS (I. 73) ein Konkrement, das sich um eine Chassepotkugel gebildet hatte und von ihm vor kurzem durch Sectio mediana mit Einschnitten in die Prostata glücklich herausbefördert worden war. Die ersten 4 Jahre hindurch hatte die Kugel in der Blase keine Symptome hervorgerufen. Dieses war, nebenbei bemerkt, das einzige Mal, daß WILMS auf den Kongressen das Wort ergriffen hat. Und doch hätte er aus dem reichen Schatz seiner Erfahrung wertvolle Beiträge zu vielen Fragen der praktischen Chirurgie bringen können! Denn er war einer der vielbeschäftigtsten Operateure, der chirurgische Ratgeber und nahe Freund der angesehensten Ärzte Berlins, KÖRTE, WEGSCHEIDER, RIESE u. a., jedem Berliner bekannt und wegen seines menschenfreundlichen vertrauenerweckenden Wesens allgemein beliebt. Zurückhaltend und bescheiden, auch kein eindrucksvoller Redner, suchte er nicht die Gelegenheit zu öffentlichem Auftreten, auch schriftstellerisch hat er sich kaum betätigt, mitteilend und lehrend hat er nur im kleinen Kreise von Kollegen und Assistenten gewirkt, ROSE, KÜSTER, HAHN, SCHÖNBORN, KÖRTE u. a., die alle mit Verehrung an ihm hingen.

Im Anschluß an die Demonstration von WILMS sprach BARTELS-Berlin (später durch anthropologische Arbeiten bekannt geworden) über Blasenschüsse, deren er 285 in der Literatur finden konnte, und über Kugeln in der Blase, BILLROTH berichtete über eine ebenfalls durch Medianschnitt entfernte Kugel, und LANGENBECK, WILMS, SCHEDE, EBERMANN, KÜSTER, LANGENBUCH (I. 33) zeigten verschiedene aus der Blase extrahierte Fremdkörper, endlich TRENDELENBURG einen verhältnismäßig großen Cystinstein. Auf demselben Kongreß (I. 35) machten EBERMANN, BUROW, FÜRSTENHEIM Mitteilungen über einzelne Steinoperationen und dabei aufgetretene Schwierigkeiten.

Von prinzipieller Bedeutung war dann auf dem nächsten Kongreß der Vortrag von PETERSEN-Kiel über Sectio alta (80. II. 62). 2 Jahre zuvor hatte der Leipziger Anatom BRAUNE (78. I. 109) über zusammen mit GARSON-Edinburg angestellte Leichenversuche berichtet, die ergeben hatten, daß bei der SIMONschen Einführung der Hand in das Rectum die Blase mit ihrem peritonealen Überzug unter Dehnung der Harnröhre stark in die Höhe gehoben wird. Diese Tatsache benutzte PETERSEN für die Technik des hohen Steinschnitts. Er füllte die Blase und hob sie durch einen in das Rectum eingeschobenen Colpeurynter in die Höhe, um so zwischen Symphyse und Peritonealfalte Platz zu gewinnen und eine Verletzung des Peritoneums auszuschließen. Außerdem suchte er die Operation für den Listerschen Verband geeignet zu machen, indem er, wie das früher schon von LOTZBECK vorgeschlagen war, die Blase zunähte, und zwar mit Catgut, und nur die äußere Wunde mit einem Drain versah. Der Urin wurde durch einen Verweilkatheter abgeleitet. Die Blasennaht ließ vom 5. Tage an Urin durchsickern, und die Listerverbände wurden wegen der andauernden Durchnässung bald fortgelassen, aber die Heilung kam ohne sonstige Störung zustande.

Das von PETERSEN angegebene Verfahren fand manche Freunde und wurde 5 Jahre später von FEHLEISEN (85. II. 42) nach Erfahrungen in der BERGMANNschen Klinik nochmals warm empfohlen, weil es den Blasenboden schräg stellt und dem Auge zugänglicher macht.

Diesen Zweck erfüllt aber in vollkommenerem Maße die Beckenhochlagerung, die überhaupt das Verfahren von PETERSEN überflüssig gemacht hat. Da sie nicht nur für den hohen Steinschnitt und die Operationen innerhalb der Blase, sondern auch für alle chirurgischen Eingriffe innerhalb der Bauchhöhle in ihrem unteren Bezirk von Bedeutung geworden ist, so hätte ich sie schon in einem der vorhergehenden Kapitel besprechen können.

Angewandt habe ich die Beckenhochlagerung zuerst 1881 bei Versuchen, eine widerspenstige Blasenscheidenfistel nach hohem Steinschnitt von der Blase aus zum Verschluß zu bringen, und im Laufe der nächsten Jahre bei der Exstirpation von Blasenpapillomen, bei Stillung einer profusen Blutung aus einer variköser Vene des Blasenhalses, bei der Kauterisation tuberkulöser Geschwüre am Blasenhalse, sowie bei dem Versuch, den zu weiten Blasenhals eines Patienten mit Epispadie und Inkontinenz enger zu machen. Bald bin ich auch dazu übergegangen, bei jeder Sectio alta den Kranken schon vor Beginn der Operation in Beckenhochlage zu bringen, da es sich zeigte, daß dieses ein gutes Mittel war, die Darmschlingen und die Umschlagsfalte des Bauchfelles aus dem Wege zu schaffen. Ich ließ damals einen am Kopfende des gewöhnlichen Operationstisches mit abgewandtem Gesicht stehenden Wärter die gebeugten Knie des auf dem Tisch verkehrt herum liegenden Kranken auf seine Schultern nehmen, wie es in alten Zeiten die Chirurgen bei der Taxis von Hernien gemacht haben. (Vgl. Zeitschr. Prometheus 1921. Febr.)

In dem Aufsatz von WILLY MEYER, meinem Bonner Assistenten und jetzigen Chirurg und Professor am German (im Kriege aber umgetauften) Hospital in New York, ,,über Nachbehandlung des hohen Steinschnitts sowie Verwendbarkeit desselben zur Operation von Blasenscheidenfisteln" im Archiv f. klin. Chirurgie (Bd. 31, S. 484. 1885) ist das Verfahren beschrieben und abgebildet.

Daß mir der sehr nahe liegende Gedanke, wie das Innere der Blase so auch bei Laparotomieen die unteren Abschnitte der Bauchhöhle durch die Beckenhochlagerung dem Licht und dem Auge besser zugänglich zu machen, erst später gekommen ist, hat mich hinterher gewundert. 1888 habe ich in „Volkmanns klinischen Vorträgen" (Nr. 355) auf die Bedeutung des Verfahrens für gynäkologische Operationen, z. B. die Totalexstirpation des Uterus, hingewiesen.

Auch die Fachgenossen brauchten Zeit, sich an das Neue zu gewöhnen. Manche hervorragende Gynäkologen wollten lange nicht viel davon wissen, obgleich einer der Ihrigen, FREUND in Straßburg, die Beckenhochlagerung, wenn auch in unvollkommener Form, schon bei der abdominalen Uterusexstirpation angewandt hatte (vgl. Beiträge zur klin. Chirurgie, Bd. 8, S. 225). J. VEIT-Halle und WERTH waren wohl die ersten Gynäkologen, die sich mit dem Verfahren befreundeten.

Auf dem Kongreß 1890 (I. 53) führte ich den nach meiner Angabe von ESCHBAUM in Bonn konstruierten Operationstisch zur Beckenhochlagerung vor. Der Tisch ruhte auf einem in der Mitte befindlichen dreibeinigen Untergestell, konnte auf demselben in horizontaler Richtung gedreht, herauf- und heruntergeschraubt und in die verschiedensten Neigungswinkel gebracht, auch nach Herausnahme eines Teils der Platte zur Untersuchung der Vagina und des Rectums in Beckenhochlage benutzt werden. Eine Abbildung des nachträglich etwas veränderten Tisches mit dem aufgeschnallten Patienten in verschiedenen Stellungen findet sich in dem schon erwähnten Aufsatz in Bruns' Beiträgen.

Auf eine günstige Nebenwirkung der Beckenhochlagerung bei Operationen in der Beckenhöhle, z. B. bei der Exstirpation der Blase und bei der Uterusexstirpation, die Einschränkung der venösen Blutung, machten KÜSTER (91. II. 259) und SCHEDE (93. I. 40) aufmerksam.

Daß die Beckenhochlagerung sich einbürgerte, sah man

bald an den verschiedenen Modellen von neuen für den Zweck konstruierten Operationstischen, die alljährlich auf der Ausstellung im Langenbeckhause erschienen.

Eingehender besprochen wurde das Verfahren von KRASKE im Jahre 1903 (II. 149. Disk. I. 14), bei welcher Gelegenheit auch die Nachteile und Gefahren, mit denen es bei sehr fetten Menschen mit schlechtem Herzen verbunden sein kann, hervorgehoben wurden. —

Kehren wir von der Beckenhochlagerung zu den Operationen an der Blase zurück!

Die Blasennaht war 1876 und 1879 von WILLETT und HEATH bei Zerreißung der Blase gemacht, doch starben ihre Kranken. Heilung erreichte JUILLARD-Genf durch Catgutnaht eines bei der Ovariotomie entstandenen Blasenrisses 1882 (II. 105), und ESMARCH und BILLROTH (I. 87) berichteten über Erfolge in ähnlichen Fällen.

1885 (II. 12) berichtete GÉZA V. ANTAL-Budapest über 2 per primam geheilte Blasennähte nach einer Steinoperation und nach der Exstirpation eines Papilloms durch Sectio alta. Er hatte die Wundränder der Blase schräg gestaltet wie bei der Blasenscheidenfisteloperation und die Nähte über einer Gummiblase angelegt.

Für den 15. Kongreß im Jahre 1886 war auf Antrag von KÖNIG eine Diskussion über die Operationen an der Harnblase auf die Tagesordnung gesetzt worden. Sie wurden eingeleitet durch Vorträge von KRAMER-Göttingen (II. 1) und KÖNIG (II. 16). Ersterer schilderte auf Grund des in der Literatur niedergelegten Materials die modernen Wandlungen der Steinoperationen, und KÖNIG sprach über die Wahl der Voroperationen zur Entfernung der Blasensteine beim Manne, speziell über die Sectio mediana und Sectio alta. Er kam zu dem Ergebnis, daß der perineale Schnitt die Normaloperation für die leichteren Fälle bleiben solle, und der hohe Steinschnitt als die leistungsfähigere Operation bei den schwierigeren Fällen einzutreten habe. In der auf 2 Sitzungen verteilten lebhaft geführten Diskussion traten BERGMANN,

TRENDELENBURG, PETERSEN, SONNENBURG für den hohen Steinschnitt ein. BERGMANN betonte den großen Vorteil, daß nicht wie besonders bei der Lithotripsie Steine oder Fragmente zurückbleiben können, wodurch die Entstehung von Pyelonephritis begünstigt wird. Er hatte bei 19 Operationen nur 1 Todesfall, TRENDELENBURG bei 10 Operationen ebenfalls nur 1 Todesfall bei einem alten Prostatiker. Auseinander gingen ihre Meinungen in bezug auf die Nachbehandlung. BERGMANN legte die Blasennaht an und tamponierte die übrige Wunde, womit er in einem Drittel der Fälle prima intentio der Blasenwunde erreichte. TRENDELENBURG war noch bei seiner Methode der Drainage der Blase und der offenen Wundbehandlung geblieben. SONNENBURG warnte vor der Blasennaht mit Seide wegen der Gefahr der Incrustationen. ROSER (II. 149) besprach 2 ungünstig ausgelaufene Perinealschnitte bei Steinen hinter der vergrößerten Prostata und in einem Divertikel und empfahl für solche Fälle die Sectio alta mit Beckenhochlagerung. Die Ursache nach Steinschnitten zurückbleibender Fisteln sah er in der Alkalescenz des zersetzten Urins. —

Im nächsten Jahre lieferte KOVÀCZ-Budapest einen interessanten Bericht über 248 von ihm ausgeführte Steinoperationen (87. II. 113). Bei Kindern bis zum 8. Jahre machte er immer die Sectio mediana, aber mit schrägem Schnitt durch die wenig dehnbaren Weichteile des Dammes und zertrümmerte mit dem Lithotriptor, wenn der Stein zu groß war (77 Operationen mit 4 Todesfällen). Bei älteren Kindern und bei Erwachsenen machte er die Lithotripsie, nicht die BIGELOWsche Litholapaxie, in neuerer Zeit immer in einer Sitzung, und verlor von 168 Kranken durch die Operation 13. Dabei keine Antisepsis, nur größte Sauberkeit.

Die Abänderungen an der Sectio alta, die 1888 auf dem Kongreß zur Sprache gebracht wurden, waren wohl keine Verbesserungen. NEUBER (I. 88) ließ ein altes Verfahren von VIDAL wieder aufleben und machte mit gutem Erfolg die Operation in 6 Fällen zweizeitig, die Blase wurde genäht. LANGENBUCH gab für kleinere Steine die Sectio subpubica an, die an anatomischem Interesse, nicht aber an praktischem Wert dadurch gewann, daß WALDEYER (I. 94) bei der Erfindung Pate gestanden hatte. Man mußte an die Geschichte von dem Bauer denken, der an der Türe ein Loch für die Katze und für die Kätzchen daneben noch ein kleineres aussägte.

HELFERICH-Greifswald (II. 116) fügte dem hohen Steinschnitt, um mehr Platz zu gewinnen, eine partielle Resektion der Symphyse hinzu, bei querem Schnitt nach TRENDELENBURG und BARDENHEUER. Der Tumor im hinteren oberen Abschnitt der Blase, den HELFERICH mit gutem Erfolg exstirpierte, wäre in Beckenhochlage, meiner Erfahrung nach, auch ohne das Hilfsmittel der Resektion gut zu entfernen gewesen, ebenso wie das fingerlange, der vorderen Blasenwand breitbasig aufsitzende Papillom, das v. BRAMANN (BRAUN-Halle. 91. I. 155) nach vorheriger temporärer Resektion der Symphyse exstirpierte, einem wegen der Erhaltung der Muskelansätze rationelleren Verfahren.

Das Verfahren von HELFERICH benutzte KÖNIG (88. I. 100) bei der von TRENDELENBURG angegebenen Operation gewisser Blasenscheidenfisteln von der Blase aus.

Dankenswerte Mitteilungen über das anatomische Verhältnis der Blase zur vorderen Bauchwand bei Kindern und bei Erwachsenen machten als Gäste die Anatomen FLESCH-Frankfurt a. M. (88. I. 103) und DISSE-Marburg (89. I. 163). —

Die zunehmend besseren Erfolge der Steinschnitte führten dazu, daß die meisten Chirurgen von der Lithotripsie, deren Erfindung durch CIVIALE in der Zeit vor der Narkose als ein gewaltiger Fortschritt mit Begeisterung begrüßt war, mehr und mehr Abstand nahmen. VOLKMANN in seiner temperamentvollen Art tat auf der Magdeburger Naturforscherversammlung den ihm von den Spezialisten sehr verdachten Ausspruch, „im großen und ganzen passe die Lithotripsie gar nicht mehr recht in unsere antiseptische Zeit hinein, wo wir einfach alle Organe aufschneiden und der

Betrachtung mit den Augen zugänglich machen" (86. I. 27.) Und PETERSEN prophezeite einmal sogar, die Lithotripsie werde bald ganz der Geschichte der Chirurgie angehören.

Demgegenüber waren es besonders EBERMANN, GUSSENBAUER und SCHÖNBORN, sowie der Spezialist FÜRSTENHEIM, die auf dem Kongreß von 1886 für Lithotripsie und Litholapaxie eintraten. —

Auf dem Kongreß 1880 (I. 91) demonstrierte NITZE seinen Beleuchtungsapparat der Harnwege und erörterte die Leistungsfähigkeit der Cystoskopie im Vergleich zu der älteren Endoskopie, die in der Harnröhre von geringem und in der Blase von keinem Nutzen war. Während das Endoskop so wie das Laryngoskop mit reflektiertem Licht arbeitete, war es NITZE mit Hilfe des Instrumentenmachers LEITER-Wien gelungen, die Lichtquelle, den glühenden Platindraht, in das Innere der Blase zu bringen, das eingestellte Stück der Wand hell zu beleuchten und das Gesichtsfeld durch Einschaltung von 2 Linsen zu vergrößern. In der Klinik von DITTEL in Wien war das neue Instrument zum Aufsuchen von kleinen Steinfragmenten und zur Untersuchung der Ureterenmündungen und von Geschwülsten schon mit Erfolg benutzt worden. FÜRSTENHEIM (I. 95) bestätigte die Brauchbarkeit des NITZEschen Apparates und sprach die Überzeugung aus, ,,daß in gewissen Krankheiten der Blase", z. B. bei eingekapselten Steinen und bei Tumoren, ,,aller Wahrscheinlichkeit nach etwas Licht durch die Anwendung des Apparates verbreitet werden werde", so schwierig und kompliziert die Anwendung auch sei. Sonst ergriff niemand das Wort, die Demonstration an der Leiche und am Lebenden sollte erst am nächsten Tage stattfinden.

Die Cystoskopie fand nur langsam allgemeinere Verbreitung. 1887 (II. 177) hielt NITZE einen längeren Vortrag über Verbesserungen an seinem Instrument. Der Platindraht war durch ein Edisonsches Mignonlämpchen ersetzt, wodurch die das Instrument abkühlende Wasserleitung überflüssig geworden war. Der diagnostische Nutzen der cystoskopischen Untersuchungen war inzwischen von NITZE an einer Reihe von Kranken in den Kliniken von BERG-MANN, DITTEL, MADELUNG, NIKOLADONI u. a. erprobt worden. Als Ziel für die Zukunft stellte NITZE die intravesicale Operation bei geeigneten kleineren Geschwülsten hin. Die dem Vortrag folgende Mitteilung von BRENNER-Wien (I. 89) ließ einen Blick tun in die wenig erfreulichen Prioritätsstreitigkeiten, die sich an die Erfindung anschlossen.

1894 (I. 126) demonstrierte NITZE weitere Fortschritte der Cystoskopie, und 1895 KOLLMANN (I. 131) das Ureteren-Cystoskop, mit dem es NITZE als Erstem gelungen war, am Lebenden den Katheterismus der Ureteren beim Manne auszuführen. Damit war für die Diagnose bei Nierenkrankheiten viel gewonnen. Bei Frauen hatte SIMON schon 1875 nach Erweiterung der Harnröhre unter Leitung des Zeigefingers eine Sonde mehrere Zoll weit in den Ureter eingebracht (HIRSCHBERG, 77. I. 38), aber dieses Kunststück hatte wenig praktischen Wert, und der Gynäkologe WINCKEL-Dresden (77. I. 34), der es bei einer Hydronephrose anwenden wollte, kam damit, wie auch in anderen Fällen, nicht zustande. Nach KOLLMANN demonstrierte auch CASPER-Berlin (I. 85) den Ureterenkatheterismus. —

Die Exstirpation der Blase wurde zuerst von GLUCK und ZELLER, Assistenten von LANGENBECK, geplant und ihre Ausführbarkeit durch Versuche an Hunden erwiesen (81. II. 158). Die Auslösung der Blase gelang meist ohne Verletzung des Peritoneums, entstanden kleine Einrisse, so wurden sie mit Catgut ligiert. Das Einpflanzen der Ureterenstümpfe in das Rectum bewährte sich nicht, die Hunde starben an Peritonitis oder Urininfiltration. Dagegen blieben alle Hunde am Leben, bei denen die Ureteren in die Bauchwunde eingenäht wurden. Versuche an Leichen ergaben die Ausführbarkeit der Operation auch beim Menschen, für sie empfahlen GLUCK und ZELLER das Einnähen der Ureteren in die Harnröhre. Als Indikationen zur Exstirpation der Blase dachten sie sich nicht nur Carcinome, sondern auch schwere hämorrhagisch-eitrige Cystitiden und schwere Traumen des Beckens und der Blase. Zum Schluß ihres Vortrages konnten sie darauf hinweisen, daß SONNENBURG in einem Fall von Blasenektopie (s. u.) kürzlich mit Erfolg die Blase exstirpiert und die Ureteren in die Penisrinne der Epispadie eingepflanzt hatte.

1891 teilte KÜSTER-Marburg (II. 249) einen Fall von Prostatacarcinom mit, bei dem er im Zusammenhang mit der Prostata die ganze am Blasenboden von der Geschwulst eingenommene Blase exstirpierte. KÜSTER pflanzte die Ureteren in das Rectum ein. Der Kranke starb an Pneumonie und fibrinöser Peritonitis. Die Catgutnähte am Rectum hatten nicht dicht gehalten. — Im Anschluß an die Mitteilung berichtete BARDENHEUER über eine Totalexstirpation, die er vor 4 Jahren ausgeführt hatte. Der Kranke ging urämisch zugrunde. Dagegen verliefen partielle Resektionen der Blase ($^1/_3$ und $^2/_3$ des Organs) günstig.

Im Jahre 1895 konnte TRENDELENBURG (I. 132) dagegen über einen Fall von Blasen- und Nierentuberkulose berichten, in dem durch Exstirpation der Blase und der einen Niere ein Erfolg erzielt wurde. Der Vortrag ist nicht in den Verhandlungen erschienen (infolge der damaligen Übersiedelung des Redners von Bonn nach Leipzig), ein kurzes Referat findet sich im Chirurgischen Zentralblatt 1895, S. 117. Die tuberkulösen Ulcerationen, die von der Blase auf die Urethra übergegriffen hatten, riefen bei dem jungen Mädchen die heftigsten Schmerzen mit andauerndem Harndrang hervor. Es wurde zuerst die Harnröhre und ein Stück der Blase reseziert, dann die eine tuberkulöse Niere und schließlich der Rest der Blase. Der Ureter der zurückgelassenen Niere wurde nicht in das Rectum, sondern durch die freie Bauchhöhle in die Flexura sigmoidea eingepflanzt, und zwar so, daß die Mündung des Ureters mit einem kleinen Stückchen der umgebenden Blasenwand mitgenommen und in den Schlitz im Darm sorgfältig eingenäht wurde. Leider zeigte es sich bei der Operation, die zunächst zur Heilung führte, daß auch das Peritoneum schon mit Tuberkelknöt-

chen besetzt war. — In der Diskussion bemerkte LINDNER-
Berlin, daß er bei einer Blasenexstirpation wegen Carcinom die Ureteren in die Harnröhre eingepflanzt, den Kranken aber an Urämie verloren habe, da die Urinentleerung gehemmt war. —

Der nächste Kongreß brachte weitere Beiträge zur Frage der partiellen Resektion der Blase bei Geschwülsten und der Behandlung des dabei beteiligten Ureters. KÜSTER (96. II. 456) berichtete über 2 Operationen der Art, bei denen die eine Uretermündung in dem vom Tumor ergriffenen Teil der Blase lag und mit fortgenommen werden mußte. Der Ureterstumpf wurde wieder in die Blase eingepflanzt. Aus dem günstigen Verlauf schloß KÜSTER, daß dem Ventilverschluß durch den schrägen Verlauf des Ureters durch die Blasenwand keine große Bedeutung zukomme. Dem widersprach LANGE-New York. Er mußte in einem seiner analogen Fälle hinterher die Niere wegen Pyelonephritis exstirpieren, und auch in dem anderen kam es zu Stauung und Entzündungserscheinungen im Nierenbecken. —

Besonders in pathologischer Hinsicht von Bedeutung waren die Mitteilungen von REHN (95. II. 240) über Blasengeschwülste bei Fuchsinarbeitern in Anilinfabriken, Papillome und Carcinome, die nach jahrelanger Beschäftigung in den Fuchsinkoch- und -schmelzräumen bei einem Teil der Arbeiter sich entwickeln, nicht selten multipel und mit Vorliebe in der Umgebung der Uretermündungen.

REHN entfernte die Papillome in 2 Fällen durch Sectio alta. Im dritten Fall mußte er mit dem apfelgroßen Tumor ein Stück der Blasenwand und das Ende des einen Ureters mitnehmen. Er schloß den Defekt der Blase durch Naht, nachdem er den Ureter im oberen Wundwinkel implantiert hatte. Nach erfolgter Heilung bis auf eine Fistel stellte sich bald ein Rezidiv ein, dem der Kranke erlag. (Durch Enquete der Höchster Farbwerke auf REHNs Veranlassung wurden später 38 Fälle konstatiert, in einem Fall fand sich gleichzeitig ein Carcinom der Niere, des Ureters und der Blase. Vgl. 1904 I. 231, 1905 I. 220 und 1906 I. 313.). —

335

Auf dem 4. Kongreß stellte THIERSCH (75. I. 16) einen seiner 6 seit 1896 wegen Blasenektopie operierten Patienten vor und erörterte kurz sein bekanntes aus 6 verschiedenen sich über etwa ein Jahr erstreckenden Operationsakten bestehendes Verfahren. Er hatte es erreicht, durch Deckung mit Hautlappen vor der prolabierten Blase einen spaltförmigen Raum herzustellen, in dem sich bis zu 200 g Urin ansammeln und durch ein Kompressorium zurückgehalten werden konnte. Ein solches Resultat war bisher nie erreicht worden. In der Plastik so geschickte und erfinderische Chirurgen wie DIEFFENBACH hatten jeden chirurgischen Eingriff als aussichtslos angesehen.

HIRSCHBERG - Frankfurt a. M., Schüler von SIMON, (II. 45), hatte einen $1^1/_4$ Jahre alten Knaben mitgebracht, bei dem er die Blase mit einem frischen, nicht erst zur Granulation gebrachten Lappen gedeckt und hinterher den Versuch gemacht hatte, durch seitliche Vereinigung den Blasenhals zum Ringe zu schließen, in der Hoffnung, Kontinenz zu erzielen. Der Versuch mißlang, da die Wundränder gangränös wurden, doch schien gleich nach der Naht eine Sphincterwirkung bemerkbar zu sein.

1882 stellte SONNENBURG (II. 112) den Knaben vor, bei dem er der Anregung von GLUCK folgend (s. o. S. 332) die prolabierte Blase exstirpiert und die Ureteren in die Penisrinne eingepflanzt hatte. Sämtlichen Urin in dem Urinal aufzufangen, gelang jetzt viel besser als früher.

THIERSCH (I. 13) sah in dem Verfahren von SONNENBURG einen Rückschritt und stellte seinerseits einen 21-jährigen Bauernknecht vor, den er vor 6 Jahren behandelte, und der jetzt den Urin mit Hilfe des Kompressoriums $1^1/_2$ bis 2 Stunden lang zurückhalten konnte. Bei einem Mädchen mit Blasenektopie und Mangel der Scheide stellte THIERSCH mit gutem Erfolg eine Kommunikation zwischen Blase und Rectum her und verschloß die ganze Blase. BILLROTH sprach über verschiedene nicht gelungene Versuche, die Operation der Blasenektopie zu verbessern, und klagte über das häufige Auftreten von Incrustationen nach der THIERSCHschen

Operation. Die Erweiterung der Nierenbecken führe oft zu Pyelitis, so daß die Kranken mit Blasenspalte nicht alt würden, LANGENBUCH aber konnte über einen 75jährigen niemals operierten Mann berichten.

Vier Jahre später sprach TRENDELENBURG (86. II. 173) über sein Verfahren der **direkten Vereinigung der Spaltränder nach vorheriger Trennung der ileosacralen Synchondrosen**. Er zeigte den Lagerungsapparat, der den Zweck hatte, die gelösten Beckenhälften und damit die Spaltränder einander zu nähern, und hob hervor, daß sich auf diese Weise eine ganz von Schleimhaut ausgekleidete Blase, eine von Schleimhaut ausgekleidete Urethra und ein, abgesehen von der Kleinheit, normal geformter Penis erzielen lasse. Ein 3jähriger geheilter Knabe wurde vorgestellt. Kontinenz war nicht erreicht.

In der Diskussion (I. 13) erkannte THIERSCH den Fortschritt an; die Möglichkeit, Kontinenz zu erzielen, bezweifelte er, weil es sich bei der Mißbildung nicht um eine bloße Spaltung, sondern um einen Defekt handle. TRENDELENBURG hatte sich aber mit A. THIERFELDER an einem durch Pyelitis tödlich verlaufenen Falle von dem Vorhandensein einer normalen Prostata mit reichlichen glatten Muskelfasern überzeugen können. HIRSCHBERG schlug vor, die Umformung des Beckens auf orthopädischem Wege durch einen nach dem Prinzip von HESSING anzufertigenden Apparat zu bewirken, und SONNENBURG führte seinen vor 4 Jahren operierten Knaben wieder vor, bei dem das Urinal gut funktionierte.

Im nächsten Jahre konnte TRENDELENBURG (87. I. 114) über 4 weitere Fälle berichten, die in bezug auf die Herstellung einer normalen, von Schleimhaut ausgekleideten Blase und Urethra und auf die Form des Penis ein gutes Resultat ergeben hatten. Eines der Kinder war weiblichen Geschlechts. Kontinenz hatte TRENDELENBURG nicht erreicht, sich aber bei einem der Knaben davon überzeugen können, daß der nervöse und muskuläre Sphincterapparat vorhanden war.

337

Der Kongreß 1891 brachte neue Beiträge zu dem alten Thema. SCHLANGE, Assistent von BERGMANN, (I. 173) erreichte den Verschluß der Blase durch Vereinigung der Spaltränder, indem er seitliche Entspannungsschnitte anlegte und die Recti von den Symphysenstümpfen ablöste. Die Trennung der Synchondrosen, durch die „2 komplizierte Frakturen" gemacht würden (wovon aber bei Kindern gar keine Rede sein kann), schien ihm zu gefährlich zu sein. RYDYGIER verfuhr ähnlich, die Synchondrosentrennung hatte in einem Falle durch Eiterung zum Tode geführt. HOEFTMANN-Königsberg (II. 145) machte ebenfalls die Blasenränder durch seitliche Schnitte beweglich und verlegte außerdem die Harnröhre auf die untere Seite des Penis. Der sehr schwächliche Knabe erlag dem Eingriff.

Kontinenz erzielte POPPERT-Gießen (96. II. 411) bei einem 13jährigen Knaben, indem er so anfrischte und vernähte, daß der Anfangsteil der Urethra in die hintere Blasenwand verlegt wurde. Aber es handelte sich nicht um eine vollständige Blasenektopie, sondern nur um eine hochgradige, etwas in die Blase hineinreichende Epispadie. Zwischen dem normal gebildeten Nabel, der bei Ektopie immer in dem Defektrand aufgegangen ist, und dem Defektrande bestand ein Zwischenraum von 8 cm, nur die Ureterenmündungen kamen als zitzenförmige Schleimhautwülste in dem Defekt zum Vorschein. In der Diskussion (I. 76) betonten KÖNIG und KÜSTER wieder die vermeintliche, aber nicht vorhandene große Gefährlichkeit der TRENDELENBURGschen Methode. Versuche KÖNIGs, auf ähnliche Weise wie SCHLANGE zum Ziele zu kommen, waren gescheitert.

Inzwischen war das 1894 von MAYDL angegebene Verfahren, Einpflanzung des sogenannten Ureterendreiecks in die Flexura sigmoidea (vgl. S. 333) und Exstirpation der übrigen Blase bekannt geworden. Dasselbe hat sich seitdem vielfach bewährt. Auf dem Kongreß 1907 (I. 198) berichteten SCHMITT-München, KÖRTE, RIEDEL und HERCZEL-Budapest über ihre günstigen Erfahrungen. Mit einer Ausnahme war in ihren Fällen keine Pyelonephritis eingetreten.

Auch die Patienten scheinen mit ihrem Zustand zufrieden gewesen zu sein, der doch immerhin als eine Infirmität bezeichnet werden muß, besonders für die viel häufigeren Fälle beim männlichen Geschlecht. Den Weibern von Weinsberg wurde dereinst gedroht „soll sterben, wer die Wand bepißt", nur bei solchen Gelegenheiten hätte die Miktion per anum ihre Vorteile.

Ich bedauere es sehr, daß man, mit dem unvollkommenen Surrogat zufrieden, auf weitere Versuche, das Ideal einer normal funktionierenden Blase zu erreichen, verzichtet hat, und hoffe, daß man in Zukunft noch wieder auf den von mir betretenen Weg zurückkehren wird. Daß die Lösung der Synchondrosis sacroiliaca ein so gefährlicher Eingriff sei, wie behauptet wird, kann ich nach meinen Erfahrungen nicht zugeben. Mir ist an diesem Eingriff kein Kind gestorben. Die MAYDLsche Operation ergibt nach ENDERLEN eine Mortalität von 22%. Auch läßt sich die Lösung der Synchondrosen vielleicht durch ein unblutiges Verfahren, wie es schon von DEMME, PASSAVANT, HIRSCHBERG angewandt oder geplant wurde, ersetzen. In der letzten Zeit meiner chirurgischen Tätigkeit versuchte ich mit Aussicht auf Erfolg das Umwickeln einer Kautschukbinde um Becken und Trochanteren, mit dem bald nach der Geburt begonnen werden müßte. Warum sollte ein dauernder Druck hier nicht ebenso wirksam sein wie bei den Chinesenfüßen? Und bei der dadurch hervorgerufenen Verbiegung der Beckenhälften würde auch das allmähliche Wiederauseinanderweichen derselben fortfallen, das den zum Ring geschlossenen Blasenhals in die Quere zerrt und mir dadurch die gewonnene Kontinenz wieder vereitelte.

Hochgradige Fälle von Epispadie mit Inkontinenz, auch solche, bei denen der kleine Finger bei Kindern bequem in die Blase hineingleitet und die Blase etwas prolabiert, lassen sich immer zur Heilung mit Kontinenz bringen. Sie sind stets mit einer nicht immer deutlich fühlbaren, aber auf dem Röntgenbilde sichtbaren Spaltung der Symphyse verbunden. Diesen Umstand muß man benutzen, durch einen medianen Schnitt in die Spalte eindringen, die Beckenhälften mit starken Haken noch mehr auseinanderziehen, aus dem so freigelegten Blasenhalse ein entsprechend breites Stück herausnehmen, ebenso von der Pars prostatica urethrae so viel entfernen, daß sie die normale Weite bekommt, und vernähen. Gelingt die Operation das erstemal nicht vollständig, so kann man sie später wiederholen. Ein junger Mann von der Mosel, der erst durch eine spätere zweite Operation vollständige Kontinenz erreicht hatte, schickte mir durch Dr. NEHMITZ, einen früheren Zuhörer, einen Gruß aus dem Felde, sehr glücklich, daß die dicht neben der Operationsstelle eingeschlagene Kugel diese selbst unbeschädigt gelassen hatte. Wer sich noch für meine, wie ich glaube, zu früh historisch gewordenen Arbeiten auf diesem Gebiete interessiert, den verweise ich auf einen in der American surgical Society 1906 gehaltenen Vortrag (Annals of Surgery XXXVII. p. 281). —

Von Operationen in der Blase ist noch zu erwähnen, daß TRENDELENBURG (95. I. 132. Zentralblatt f. Chirurgie, 1895, S. 117) über 2 Fälle von Blasenklappe bei nicht vergrößerter Prostata berichtete, in denen es gelang, die seit der frühen Jugend bestehenden Beschwerden (häufiger Drang, Residualharn bis zu 400 g, Unfähigkeit, im Liegen zu urinieren) durch Spaltung der etwa 1 cm hohen Schleimhautfalte am orificium internum urethrae so gut wie vollständig zu beseitigen (vgl. EIGENBRODT, Beitr. Bd. 8). —

Die Prostatachirurgie lag während der ersten 25 Jahre unserer Gesellschaft noch in den Windeln.

Auf dem 2. Kongreß (73. II. 82) besprach HEINE-Innsbruck unter dem hypertrophischen Titel „Über Radikalbehandlung der Prostatahypertrophie". Injektionen von Jodjodkalilösung, die er vom Rectum aus in die vergrößerte Prostata gemacht hatte, und die die Urinbeschwerden nach seiner Meinung, sogar auffallend schnell, gebessert hatten. Die Erfolge wurden ebenso wie die Messungen der Prostata vom Rectum aus mit Lithotriptor und Zirkel, die ein Einschrumpfen um mehrere bis zu 30 mm ergaben, von EBERMANN, KÖNIG, BUSCH (I. 31) mit Recht bezweifelt (vgl. auch 72. II. 151).

W. BUSCH (76. II. 185) studierte zusammen mit dem pathologischen Anatomen KÖSTER in Bonn auf anatomischen Eisdurchschnitten durch Blase und Prostata den **Mechanismus der Behinderung der Urinentleerung bei alten Leuten** und machte besonders auf die Ausbuchtung der Blase aufmerksam, die sich auch ohne Hypertrophie der Prostata hinter der Prostata bilden kann.

Ähnliche Sägeschnitte von gefrorenen Leichen von Prostatikern zeigte SCHLANGE 1888 (II. 205) und empfahl die Benutzung der elastischen Katheter mit MERCIERscher Krümmung. In der Diskussion (I. 91) trat KÖNIG für lange und dicke Metallkatheter ein, BERGMANN, SOCIN, THIERSCH für die elastischen, die Schwierigkeiten der Desinfektion seien zu überwinden (vgl. THIERSCH 90. I. 54).

1886 erwähnte TRENDELENBURG in der Diskussion über Steinschnitte (I. 35), daß er bei einem alten Kranken, nach der Sectio alta und nach Herausnahme von 42 Steinen den wie eine kleine Birne in die Blase hineinragenden mittleren Prostatalappen mit Messer und Paquelin exstirpiert habe. Der Fall verlief ungünstig (s. o. S. 329). Es war dieses nach einer Operation von AMUSSAT (1836) die **erste Operation an der hypertrophischen Prostata vom hohen Steinschnitt aus**. 4 weitere Fälle kamen zur Heilung und ergaben in bezug auf das Harnlassen z. T. ein befriedigendes Resultat (vgl. EIGENBRODT, D. Ztschr. f. Chir. Bd. 28, S. 61 u. Beitr. z. klinischen Chir. Bd. 8, S. 123).

1889 referierte KÜMMELL (I. 148) über 6 Fälle (ohne Steine), bei denen er, um die behinderte Harnentleerung frei zu machen, teils den mittleren Lappen, teils andere in die Blase hineinragende Partieen der Prostata in gleicher Weise nach der Sectio alta beseitigt hatte, meist mit gutem Erfolg und mit einem Todesfall. Naht der Blase mit Catgut in 2—3 Schichten.

SOCIN, THIERSCH, EBERMANN mahnten zur Vorsicht und befürchteten Inkontinenz. EBERMANN erinnerte an die früheren Operationen von MERCIER. Wie KÜMMELL

operierten später HELFERICH, ISRAEL, GUSSENBAUER (91.
I. 136) mit wechselndem Erfolg. ISRAEL beobachtete Wiederwachsen des Lappens und hob hervor, daß die Operation nur einen Teil des „Prostatisme" beseitigen könne. LANDERER und ESMARCH exstirpierten den mittleren Lappen von der Sectio mediana aus, ersterer schon 1885 mit dauerndem Erfolg.

KÜSTER (91. II. 249) führte mit Erfolg die von DITTEL und schon 1866 von KÜCHLER-Darmstadt an Leichen ausprobierte Prostatectomia lateralis aus (Keilexcisionen von einem Schnitt vom Damm aus). Das Endresultat war zur Zeit der Mitteilung noch zweifelhaft.

Über die Exstirpation der Prostata wegen maligner Neubildungen sprach 1889 (II. 241) STEIN-Stuttgart, früher Assistent von CZERNY. Zu einem früheren tödlich geendeten Fall von LEISRINK kamen 2 Fälle von CZERNY. Die eine Operation führte ebenfalls zum Tode, der andere Patient wurde nach 3 monatlicher Behandlung mit Blasenfistel entlassen, starb aber $3/4$ Jahre später unter urämischen Erscheinungen. Die Exstirpation eines Prostatacarcinoms zusammen mit der Blase von KÜSTER wurde schon oben erwähnt (S. 333).

Über ein Sarkom der Prostata sprach BARTH 1891 (II. 175).

Fünfzigstes Kapitel.

Nieren.

Die Exstirpation einer Niere ist bekanntlich 1869 zum erstenmal von G. SIMON in Heidelberg nach vorher durchdachtem Plan mit Erfolg ausgeführt, und zwar um die Kranke von einer in anderer Weise nicht heilbaren Ureterfistel, die von einer Ovariotomie zurückgeblieben war, zu befreien. Schon 80 Jahre früher war die Möglichkeit der Operation besprochen worden, als der Engländer FEARON sich an der Leiche einer an einer großen 2 Pfund schweren Nierengeschwulst gestorbenen Frau davon überzeugt hatte, daß die Exstirpation ohne Verletzung des Peritoneums möglich gewesen wäre. Am Lebenden versucht oder gemacht, und zwar ohne Erfolg, war sie später nur einige wenige Male, wenn man irrtümlicherweise einen Ovarialtumor vor sich zu haben geglaubt hatte. Daß eine Niere für die Harnausscheidung genügt, hatte SIMON aus pathologisch-anatomischen Fällen geschlossen und durch Tierversuche festgestellt.

Auf dem 2. Kongreß berichtete SIMON (73. II. 48) über seine zweite Nierenexstirpation. Es handelte sich dieses Mal um eine Steinniere bei einer 30jährigen Frau, die an schweren Nierenkoliken litt. Daß nur die eine Niere erkrankt war, ließ sich daraus schließen, daß der Urin für gewöhnlich Eiter und Phosphatkrümel enthielt, aber ganz klar wurde, sobald ein Kolikanfall eintrat, und daß die Kolikschmerzen immer nur auf der einen Seite auftraten. SIMON nahm sich vor, die Niere freizulegen, wenn sich eine Erweiterung des Beckens fände, zu incidieren und die Steine zu extrahieren, andernfalls die Niere zu exstirpieren. Bei der immerhin etwas unsicheren Diagnose verlief die Operation ziemlich aufregend, im freigelegten Nierenbecken und in der Niere konnte der Finger keinen Stein fühlen. Ebenso war es 1870 DURHAM und GUSON gegangen, sie hatten auf die Fortsetzung der Operation verzichtet. SIMON entfernte die Niere und zu seiner großen Freude fand er beim Durchschneiden derselben 18—20 bis kirschkerngroße Steinchen im Becken und in den Kelchen. Die Wunde wurde mit Scharpie verbunden, bei geringem Fieber entwickelte sich „pus bonum et laudabile", und bis zum 21. Tage ging es der Kranken vortrefflich. Dann trat nach einer Untersuchung der Wunde mit dem Finger sehr hohes Fieber auf, das wieder zurückging. „Jetzt beging aber Patientin die Unvorsichtigkeit unreife Pfirsiche und Pflaumen zu essen, die ihr von einer guten Freundin zugebracht waren". Unmittelbar darauf Schüttelfrost und Peritonitis, der die Kranke erlag. Eine für die alte Zeit charakteristische Krankengeschichte! Diätfehler und Backpflaumen spielten bei JÜNGKEN in der

Ätiologie der Pyämie eine wichtige Rolle. Wenn auch wohl mehr der Finger als die Pfirsiche an dem bedauerlichen Ausgang schuld war, wie auch EBERMANN in der Diskussion bemerkte, so konnte SIMON doch mit Recht sagen, ,,daß der Tod nicht durch Spezifizität oder Größe des Eingriffs, sondern durch eine zufällige Komplikation verursacht war, welche bei jeder anderen Wunde in den Bauchwandungen hätte vorkommen können".

FÜRSTENHEIM (I. 52) bezweifelte die Berechtigung zu der Operation, da keine Indicatio vitalis vorgelegen habe, WEGNER dagegen wies auf Sektionsbefunde von Pylephlebitis und amyloide Degeneration infolge von Nierenbeckeneiterung hin, die zur Entfernung der Niere auffordern müßten, und MARTINI sprach von der Möglichkeit, Steine durch Schnitt in die Niere zu entfernen. Nierenwunden würden aber durch das Blut in dem Nierenbecken mitunter die Ursache zur Steinbildung, nach der bloßen Extraktion von Steinen seien daher Rezidive zu befürchten. —

Aus perinephritischen Lumbalabscessen waren Nierensteine schon von HIPPOKRATES' Zeiten an gelegentlich extrahiert worden, auch war die Nephrolithotomie schon im 18. Jahrhundert wiederholt in Erwägung gezogen worden, V. SIEBOLD fragte: ,,Wann werden wohl die zur Erhaltung der Menschen in der Ausübung der Wundarzneikunst so beherzten und glücklichen Männer sich wieder an den Nierenschnitt machen, um den tödlichen Stein aus der Niere so wie aus der Blase zu nehmen?" GERDY entwarf 1829 einen Plan für die Operation. Aber noch 1864 sagt STROMEYER: ,,Mit den Nierensteinen hat die Chirurgie nicht viel zu schaffen; mitunter findet sich die Gelegenheit, einen Stein zu extrahieren, der die übrigen Harnwege glücklich passiert hat, aber vor der Mündung der Harnröhre stecken geblieben ist."

Hieraus ergibt sich die große Bedeutung dieser ersten Operation an einer Steinniere von SIMON.

Es dauerte längere Zeit, bis die Scheu vor der Nephrolithotomie überwunden war. Noch 1880 exstirpierte

Czerny (II. 121) eine Niere, in der sich im Nierenbecken ein kleiner nur 1,08 g schwerer Maulbeerstein vorfand. Czerny hielt die Nephrotomie in solchen Fällen theoretisch für richtiger, fürchtete aber die zur Zersetzung geneigte Mischung von Urin und Wundsekret sowie das Zurückbleiben einer Nierenfistel.

3 weitere Nierenexstirpationen von Czerny, wegen Pyonephrose, beweglicher Hydronephrose und Ureterscheidenfistel unternommen, endeten bei strenger Antisepsis günstig, dagegen führte die Exstirpation großer maligner Tumoren zweimal zum Tode.

Der Kongreß im Jahre 1885 brachte eine Reihe von Mitteilungen über **Nephrektomieen bei Geschwülsten**. Baron Horoch, Assistent von Albert (I. 60) berichtete über die Exstirpation eines carcinomatösen Nierenadenoms bei einer Frau. Die Diagnose war durch den Urinbefund bei glücklich gelungenem Katheterismus des einen und dann des anderen Ureters gesichert. Ebenso exstirpierte mit Erfolg Claus-Elberfeld (I. 67) ein großes Fibrom der Niere, das er für einen Ovarialtumor gehalten hatte. In der Diskussion erwähnte König die glückliche Exstirpation von 2 sehr großen Sarkomen bei kleineren Kindern durch transperitoneales Vorgehen, Schönborn einen dritten solchen Fall. Beide bestritten die Ansicht von Bergmann, daß solche Operationen bei Kindern mit großen Schwierigkeiten verknüpft seien, die sich ja auch später nicht bestätigt hat.

Ein von James Israel 1887 (I. 46) besprochener Fall ist von besonderem diagnostischen Interesse. Es gelang Israel, das im unteren Pol sitzende Carcinom bei geeigneter Lagerung des Kranken zu fühlen, obgleich es auf der Oberfläche der Niere nur eine Prominenz von der Größe einer halben Kirsche hervorrief. Der durch Nephrektomie geheilte Kranke wurde im nächsten Jahre als noch ganz gesund wieder vorgestellt (88. I. 49). Stetter-Königsberg (87. I. 36) hatte ebenfalls eine carcinomatöse Niere exstirpiert. —

Madelung (87. I. 49 und Schlechtendal, II. 66) beobachtete eine Atheromcyste der Niere, wie sie vorher nur einmal von PAGET beobachtet wurde. MADELUNG hatte den Tumor für einen Leberechinococcus gehalten und dementsprechend behandelt. Der Kranke erlag einem Erysipel.

Die Nephrolithotomie, die inzwischen durch Operationen von MORRIS (1880) und CZERNY (Arch. f. klin. Chir. Bd. 25, S. 858) das Bürgerrecht erlangt hatte, war zunächst besonders in England und Amerika mehrfach zur Anwendung gekommen und hatte sich vollständig bewährt. Fisteln waren weder bei Incision in die Niere noch bei Incision in das Nierenbecken zurückgeblieben.

1886 (II. 49) berichtete LAUENSTEIN über einen 30jährigen Kranken, bei dem er einen ungewöhnlich großen 25 g schweren Phosphatstein, in mehrere Stücke zerbrochen, aus dem mit stinkendem Eiter gefüllten Nierenbecken extrahiert hatte. Drainage, Heilung. KÜSTER (I. 16) erzielte in einem Falle den gleichen Erfolg, und ISRAEL (I. 16) konnte bei der Extraktion eines Steines aus einem perinephritischen Absceß konstatieren, daß sich die Perforationsstelle im Nierenbecken hinter dem Stein von selbst wieder geschlossen hatte.

Im nächsten Jahre besprach LANGE-New York (87. I. 50) seine Erfahrungen bei der Nephrolithotomie, hob die Schwierigkeiten bei der Extraktion größerer verästelter Steine hervor, zeigte einige dabei von ihm benutzte Instrumente (Haken und Dilatator) und betonte die diagnostischen Schwierigkeiten. In Fällen, wo er mit Sicherheit einen Stein vermutete, fand er keinen vor, vielleicht weil der Stein zu klein war und in einem Nierenkelch saß, und umgekehrt. Bei einem großen Stein in einer Pyonephrose fehlten alle Symptome von seiten der Niere und bestanden seit Jahren nur heftige Blasenbeschwerden. Auch KÜSTER (I. 55) konnte nur in 1 seiner 3 Fälle die Steine im Nierenbecken mit voller Sicherheit diagnostizieren, und zwar, weil er bei der Palpation von hinten her das Aneinanderreiben der Steine und dann auch mit einer eingestoßenen Nadel die Steine direkt fühlte. TILLMANNS (I. 56) gelang es nicht, nach der Incision eines mit der Umgebung verwachsenen umfangreichen pyonephrotischen Sackes den großen mit Verzweigungen in die Nierenkelche hineinragenden Stein aufzufinden.

Wenn ein nichtmedizinischer Forscher den Dank der Chirurgie verdient hat, ist es unser vor kurzem dahingegangenes Ehrenmitglied RÖNTGEN gewesen!

In zweifelhaften Fällen half man sich mit einem Probeeinschnitt in die herausluxierte Niere. Für die Entscheidung der Frage, wie eine solche probatorische Nephrotomie am besten zu gestalten sei, waren die im MARCHANDschen Institut in Marburg von BARTH angestellten experimentellen und anatomischen Untersuchungen von Bedeutung, über die dieser 1892 (II. 254) und 1893 (II. 243) berichtete. Nach Keilexcisionen aus der Niere von Meerschweinchen, Kaninchen und Hunden fand sich niemals eine Rekreation des sekretorischen Nierengewebes, wie TUFFIER und KÜMMELL es nachgewiesen zu haben glaubten, sondern nur eine kompensatorische Hypertrophie in Form einer Größenzunahme aller Elemente besonders zugunsten der Rindensubstanz. Neubildung von Glomeruli findet nicht statt. Die Ausdehnung der Parenchymdegeneration in der Umgebung der Nierenwunde ist abhängig von der Größe der Gefäßverletzung. Aus diesem Grunde ist zur Probeincision in die herausluxierte Niere der von TUFFIER angegebene „Sektionsschnitt" am meisten zu empfehlen. Zu demselben Schluß führte die Untersuchung einer menschlichen Niere, an der KÜSTER 34 Tage zuvor zu diagnostischem Zweck den Sektionsschnitt ausgeführt hatte.

Die Indikation zur Nephrektomie war bald auch auf die gesunde Niere ausgedehnt worden, wenn diese als Wanderniere erhebliche Beschwerden hervorrief. Die Einfachheit der transperitonealen Exstirpation wirkte anregend auf die Operationslust. Der Gynäkologe MARTIN berichtete 1881 (I. 55) über 7 Fälle, von denen 2 tödlich verliefen, LANGENBUCH über 2 weitere günstig verlaufene Fälle. LANDAU (81. II. 47) erklärte dagegen die Exstirpation für unzulässig, da man nicht wissen könne, ob die zurückgelassene nun einzige Niere nicht später einmal erkranke.

HAHN (82. I. 103) empfahl das Annähen der beweglichen Niere in der Lumbalgegend, wovon auch ESMARCH und DELHAES gute Erfolge gesehen hatten. LANDAU (82. I. 105) warnte auch vor dieser Operation, weil die Niere an einer zu tiefen Stelle angenäht würde und, unfähig einem Druck auszuweichen, bei der Gravidität Schaden bringen könnte. Auch spiele bei den Erfolgen solcher Operationen häufig der psychische Effekt eine Rolle.

Auf dem ersten Kongreß (72. I. 37) hatte SIMON einen Patienten vorgeführt, bei dem er, entsprechend dem Verfahren bei Leberechinokokken, eine Hydronephrose an die Bauchwand angeheilt und eröffnet hatte. Man konnte mit dem in die Fistel eingeführten Finger die Mündungen der sehr stark erweiterten Nierenkelche fühlen.

Über einen ähnlichen in gleicher Weise behandelten Fall sprach WINCKEL-Dresden 1877 (I. 34). Die Diagnose hatte zwischen rechtsseitiger Hydronephrose und Leberechinococcus geschwankt und wurde schließlich auf Hydronephrose einer Wanderniere gestellt, während MARTINI in der Diskussion auf die Möglichkeit einer Hufeisenniere hinwies.

1881 (II. 47) berichtete LANDAU über eine intermittierende durch Punktionen zur Pyonephrose gewordene sehr bewegliche Hydronephrose, die er angenäht und gleich eröffnet hatte. Den Versuch, den Ureter von oben wieder wegsam zu machen, an den schon SIMON gedacht hatte, hielt er für aussichtslos. HAGEDORN (81. I. 58) hatte in einem Fall den ganzen hydronephrotischen Sack mit gutem Erfolg exstirpiert.

Einen eingehenden Bericht über 4 Fälle von teils exstirpierten teils angenähten und eröffneten Hydronephrosen gab BRAUN-Göttingen 1890 (II. 122). REHN sprach in der Diskussion (I. 113) von der Schwierigkeit, eine Wanderhydronephrose von einem Ovarialtumor zu unterscheiden, maßgebend sei die Verbindung des Kolon mit der Hydronephrose. HAHN verlor nach der Exstirpation einen Knaben an Urämie, weil die andere Niere fehlte.

Die operative Verlegung der Uretermündung in dem hydronephrotischen Sack an eine tiefere Stelle, um so den Ventilverschluß zu beseitigen und den Abfluß des Urins frei zu machen, ist von TRENDELENBURG 1890 in VOLKMANNs Sammlung klinischer Vorträge Nr. 355 angegeben. Er suchte in dem weit eröffneten Sack die Uretermündung auf, schlitzte den Ureter und die Sackwand möglichst weit nach abwärts auf und vernähte mit Catgut so, daß der Ureter, soweit er gespalten war, in eine in der Sackwand verlaufende flache Rinne verwandelt war. Unglücklicherweise starb der Kranke an Ileus durch Abknickung des mit dem Sack fest verbundenen Kolon. Auf diesen Fall verwies TRENDELENBURG auf dem Kongreß 1892 (I. 42), als KÜSTER (II. 228) über einen Fall von Resektion des Ureters vorgetragen hatte. Die KÜSTERsche Operation verlief zunächst nach demselben Plan wie die von TRENDELENBURG, dann wurde aber wegen einer Striktur in dem Ureter die quere Durchschneidung des Ureters notwendig, und KÜSTER half sich nun mit einer Implantation des Ureterendes in die Sackwand an einer tieferen Stelle. Nach mehrmonatlicher Behandlung und operativem Verschluß der zunächst zurückgelassenen Fistel trat vollständige Heilung ein. ALSBERG-Hamburg (I. 43) war es gelungen, den Ureter durch Sondieren von der Hydronephrosenhöhle aus für den Urinabfluß frei zu machen, worauf die von der Operation zurückgebliebene Fistel sich nach längerer Zeit schloß.

Zu den wertvollen Gastgeschenken, die uns in den ersten Jahrzehnten gelegentlich von pathologischen Anatomen dargebracht wurden, gehört der Vortrag von GRAWITZ, Assistent von VIRCHOW, über die Entstehung von Nierentumoren aus Nebennierengewebe auf dem Kongreß 1884 (II. 28). Auf den allgemein bekannten Inhalt brauche ich nicht einzugehen.

Metastatische Sarkome der Clavicula und der Wirbelsäule von solcher Grawitzschen malignen Nieren-

struma ausgehend, besprach HELFERICH 1887 (I. 29). BERGMANN und J. ISRAEL sahen ähnliche Fälle. —
Ein Lipom der Niere besprach Alsberg 1892 (II. 96).

Einundfünfzigstes Kapitel.

Hoden. Penis. Harnröhre.

Die VOLKMANNsche Operation der Hydrocele ist schon S. 33 erwähnt worden. Diese und das BERGMANNsche Verfahren (Exstirpation des parietalen Blattes der Tunica vaginalis) wurden bald das allgemein gebräuchliche Verfahren. Einzelne Chirurgen wie BILLROTH blieben dem Injektionsverfahren treu, das in Frankreich und England schon im 18. Jahrhundert mit Benutzung der verschiedensten reizenden Flüssigkeiten, Höllenstein, Alaun, Bleizucker, Weingeist, Rotwein, angewandt und besonders von JAMES EARLE 1791 empfohlen war. Er spritzte Portwein mit einem Dekokt von Rosenblättern ein. Bei ihm lernte STROMEYERs Vater das Verfahren kennen, der junge STROMEYER machte es zum Gegenstand seiner Dissertation, wies nach, daß die beiden Blätter der Tunica dabei nicht verkleben, sondern eine Sekretionsveränderung erleiden, und empfahl das von SYME benutzte Jod zur Injektion. Physiologisch interessant ist der intensive Kreuzschmerz, der im Moment eintritt, wenn die Tunica vaginalis von der Jodlösung berührt wird. Nicht selten schnellten die Patienten mit dem Rücken vom Operationstisch in die Höhe, griffen mit der Hand nach der Lumbalgegend und schrieen laut auf, der Rücken breche ihnen entzwei. Der Schmerz aber dauerte nicht lange an. Die von HUETER angewandte Carbolinjektion war wegen der anästhesierenden Wirkung der Carbolsäure weniger schmerzhaft.

Die von STORP-Königsberg (96. II. 316) angegebene Modifikation des BERGMANNschen Verfahrens (Zusammenfalten der gespaltenen Tunica mit Catgutnähten statt der Exstirpation) war nicht von wesentlicher Bedeutung. —

In seinen dem Kongreß 1885 in Form von 48 Thesen vorgelegten „Chirurgischen Erfahrungen über die Tuberkulose" hatte VOLKMANN (II. 245) für die **Hodentuberkulose** jüngerer Individuen die möglichst frühe Kastration empfohlen, um das Fortkriechen des Prozesses auf den Samenstrang, die Prostata usw. und Metastasen in anderen Organen zu verhüten. Dem wurde in der Diskussion (I. 39) z. T. lebhaft widersprochen. KÖNIG wies auf die von den Nieren absteigende Form der Tuberkulose und die Nutzlosigkeit der Kastration in solchen Fällen und auf die Tatsache hin, daß nicht selten Kranke, die sich nicht kastrieren lassen, viele Jahre im übrigen gesund bleiben. LANGENBECK sprach sich entschieden gegen die frühzeitige Kastration bei Kindern und jungen Leuten aus, zunächst müßten Lebertran, Jodkali, Kreuznach, Seebäder gründlich angewandt werden. Die Tuberkulose könne wie in den anderen Organen so auch am Hoden ausheilen. SCHEDE machte darauf aufmerksam, daß es sich mitunter nur um eine käsige Periorchitis handle, und man dann mit Fistelspaltungen auskommen könne. VOLKMANN bezweifelte die Beobachtungen von LANGENBECK über ohne Operation ausgeheilte Hodentuberkulose. Nur bei Kindern, bei denen auch die Diagnose oft unsicher bleibe, unterlasse er die Kastration.

1892 (II. 86) sprach SCHUCHARDT-Stettin über die **Übertragung der Tuberkulose auf dem Wege des geschlechtlichen Verkehrs**. Er sah Tuberkulose der Leistendrüsen nach Gonorrhoe und Ulcus molle und Hodentuberkulose in unmittelbarem Anschluß an Gonorrhoe auftreten. Bei 2 von 6 Fällen von Gonorrhoe fand er in dem Sekret neben den Gonokokken Tuberkelbacillen. —

RYDYGIER (91. II. 186) zeigte ein **primäres Melanosarkom des Hodens**. —

NIKOLADONI-Innsbruck berichtete 1895 (I. 166) über seine **Operation des Cryptorchismus**. (Verlagerung des Leistenhodens in das Scrotum nach Befreiung des Samenstrangs vom Processus vaginalis).

RIEDEL (96. I. 107) entfernte aus der Bauchhöhle eines

38 Jahre alten Mannes ein kindskopfgroßes Sarkom des retinierten Hodens. Daß sich maligne Tumoren mit Vorliebe in retinierten Hoden entwickeln, bezweifelte er. Wie ich glaube, mit Unrecht. Ich habe ebenfalls einen solchen Hodentumor aus der Bauchhöhle exstirpiert und verhältnismäßig häufig Leistenhodensarkome gesehen.

THIERSCH stellte 1875 einen Mann vor, dem er den Penis nach seiner Methode im Niveau der Symphyse wegen Carcinoms amputiert hatte. Er hatte das Scrotum in der Mittellinie gespalten, die Harnröhre aus der Tiefe der Spalte herausgelöst und durch eine Schnittöffnung in der Haut hinter dem Scrotum herausgesteckt, so daß eine künstliche Hypospadia perinealis geschaffen war. Die Urinentleerung ging unbehindert von statten, eine Verengung der Harnröhrenöffnung trat nicht ein.

KÜSTER führte 1886 (I. 65) einen in gleicher Weise operierten Mann vor, und VOLKMANN (I. 67) hatte ebenfalls mit dem Verfahren gute Erfolge erzielt. —

In einem Fall von Gangrän der Penishaut infolge von Paraphimose und Phlegmone (mit Beteiligung der Corpora cavernosa) deckte KÖRTE (93. II. 99) den zurückgebliebenen Defekt mit einem brückenförmigen, nachher beiderseits abgetrennten Hautlappen aus dem Scrotum.

v. BÜNGNER (91. II. 205) berichtete über eine von KÜSTER ausgeführte Posthioplastik (Ersatz der durch Ulcus phagedaenicum zerstörten Vorhaut und benachbarten Penishaut aus der Scrotalhaut).

Derselbe (91. II. 189) teilte einen Fall von Gangrän der Scrotalhaut bei einem kräftigen jungen Manne mit, der kurz zuvor Influenza gehabt hatte, und wies auf die bekannte Tatsache hin, das bei Verlust fast des ganzen Scrotum die prolabierten Hoden sich allmählich von selbst wieder zurückziehen und mit den Resten der Scrotalhaut bedecken. —

LÜCKE (77. I. 42) und KAREWSKI (91. II. 295) berichteten über die Operation der perinealen Hypospadie (Lösung und Graderichtung des gekrümmten Penis, Bildung der Urethra nach dem Verfahren von DUPLAY und THIERSCH). Die Eltern des von LÜCKE operierten jungen Mannes waren Vetter und Cousine. ESMARCH (77. I. 145) operierte 2 Brüder mit ähnlicher Mißbildung. 2 Vettern derselben waren mit demselben Fehler geboren, die Eltern beider Brüderpaare waren unter sich blutsverwandt. Alle 4 waren als Mädchen getauft worden. — Es ist ein Glück, daß solche Mißbildungen meist zeugungsunfähig machen, sie würden sonst gewiß viel häufiger vorkommen. — ROSENBERGER (91. II. 170) heilte bei einem Knaben mit Epispadie den nach oben geschlagenen Penis an die Bauchwand an und löste ihn später mit einem die Harnröhrenrinne deckenden Hautstreifen wieder ab. (Über Epispadie vgl. S. 338.)

KAREWSKI (91. II. 300) beobachtete im jüdischen Krankenhause in Berlin bei Knaben im Alter von 2 bis 4 Jahren die Umschnürung des Penis dicht hinter der Eichel mit einem Haar, das mitunter deutlich als Frauenhaar zu erkennen war. Wie er vermutete, war das Motiv der Aberglaube, es lasse sich auf diese Weise die Treue eines geliebten Mannes sichern. In 6 Fällen kam es zur Bildung einer Harnfistel, die KAREWSKI operativ verschloß. —

Über Plastik der Urethra in einem Fall von Penisfraktur mit nachfolgender Urininfiltration und ausgedehnter Hautgangrän berichtete ROSENBERGER 1885 (II. 171). —

Aus dem Gebiete der Harnröhrenchirurgie sind weiter zu erwähnen die Mitteilungen von ESMARCH (79. II. 98) über Krampfstrikturen und von ROSE (81. II. 513) über die LALLEMANDsche Kauterisation (eine scharfe Kritik des Verfahrens).

Zweiundfünfzigstes Kapitel.

Uterus. Ovarien.

Den von Krebs befallenen Uterus zu exstirpieren, ist schon im 18. Jahrhundert von WRISBERG und von MONTEGGIA

353

vorgeschlagen worden (vgl. OLSHAUSEN 96. II. 95). Nachdem dann der Göttinger LANGENBECK, der Onkel unseres Stifters, die vaginale Exstirpation bei einer Frau mit Uterusprolaps gemacht hatte (die Kranke lebte noch über 30 Jahre und wurde 84 Jahre alt), operierten bei Carcinom mit Erfolg SAUTER in Constanz (1822), BLUNDELL (1828) und RÉCAMIER, und zwar ebenfalls von der Scheide aus, RÉCAMIER mit Umstechung der Arteriae uterinae. Die Fälle blieben vereinzelt, von den meisten Chirurgen wurde die Operation verworfen, am entschiedensten von DIEFFENBACH. „Den ganzen Uterus," sagt er, „aus dem Leibe eines Weibes herausnehmen, heißt dem Weibe die Seele, wenn auch die kranke Seele ausschneiden, ein Gedanke, bei dem eigentlich jeder Mensch bebt" usw. STROMEYER sah die Operation dreimal ausführen, zweimal durch die Linea alba, einmal durch die Scheide, der Tod erfolgte binnen 48 Stunden. „Die Prognose ist hoffnungslos."

A. W. FREUND in Straßburg und CZERNY waren die Ersten, die die Operation wieder aufnahmen. FREUND mit seiner bekannten nach Studien an Leichen ausgearbeiteten abdominalen Methode (1878), CZERNY mit dem alten vaginalen Verfahren. Während letzterer 1879 in der Wiener medizinischen Wochenschrift über 2 Erfolge berichten konnte, teilte die FREUNDsche Methode das Los vieler ganz neuer Operationen, zunächst Mißerfolge zu haben, weil sie nur in Fällen von zu weit vorgeschrittener Krankheit Anwendung finden.

An der weiteren Entwicklung der Uterusexstirpation ist unsere Gesellschaft lebhaft beteiligt gewesen. Gehörten zu ihren Mitgliedern doch einige der hervorragendsten Gynäkologen. In der Erkenntnis, daß die operative Gynäkologie nicht aus der Geburtshilfe, sondern aus der Chirurgie hervorgegangen, nur durch das Objekt, mit dem sie zu tun hat, nicht ihrem Wesen nach sich von der übrigen Chirurgie unterscheidet, und daß es auch der herangewachsenen und aus dem Hause geschiedenen Tochter von Nutzen sein kann, mit der Mutter ihre Erfahrungen auszutauschen, haben diese

Männer — ich erinnere an SCHRÖDER, WINCKEL, OLSHAUSEN, MARTIN, DÜHRSSEN — unsere Kongresse gern besucht, um einen Blick in unsere Werkstatt zu werfen, und haben andererseits durch wertvolle Mitteilungen aus ihrem Arbeitsgebiet die Verhandlungen der Gesellschaft bereichert und belebt. Aber auch von den Chirurgen im engeren Sinne haben sich manche, denen infolge besonderer lokaler Arbeitsbedingungen das nötige Beobachtungsmaterial zu Gebote stand, mit dem Problem der Uterusexstirpation und anderer gynäkologischer Operationen beschäftigt, nicht ohne Gewinn für die Gynäkologie, wie schon das Beispiel von CZERNYs ersten vaginalen Exstirpationen zeigt.

Auf dem Kongreß 1880 (I. 86) berichtete BILLROTHS Assistent WÖLFLER über 3 vaginale Exstirpationen, von denen 2 glücklich verlaufen waren. Auch PAWLIK in Wien hatte mit der Operation Erfolg gehabt. BILLROTH legte nach beendeter Operation, die unter andauernder Berieselung mit Carbollösung stattgefunden hatte, nach BARDENHEUERS Vorgang ein dickes Drainrohr von der Vagina aus in die Bauchhöhle. Es wurde aber leicht durch Darmschlingen und Netz verlegt. Dieselbe Erfahrung machte SCHEDE (I. 88) in seinen 2 Fällen, die beide durch Peritonitis tödlich verliefen.

Im nächsten Jahre (81. I. 10 und 54) führte MARTIN-Berlin 4 durch vaginale Exstirpation geheilte Patientinnen vor. Er hatte im ganzen 12 Operationen vorgenommen, davon aber 4 wegen zu großer Ausdehnung der Erkrankung oder wegen perimetritischer Verwachsungen unbeendet lassen müssen. Von den 8 übrigen Patientinnen starben 2. Im Gegensatz zu BILLROTH und SCHRÖDER suchte MARTIN den Uterus bei der Operation möglichst in situ zu lassen, um Nebenverletzungen und mangelhafte Blutstillung in den gezerrten Geweben zu vermeiden. Reichliche Umstechungen, Drainage, aber in den ersten Tagen keine Ausspülungen.

OLSHAUSEN-Halle sagte in der Diskussion (I. 46), er habe bisher 4mal die FREUNDsche Operation gemacht, aber nur 1mal mit Erfolg, das vaginale Verfahren vor kurzem zum erstenmal. Er halte es für das bessere, weil es nicht so leicht

Ureterverletzungen und Schock herbeiführe und die Blutung sicherer beherrschen lasse als das abdominale. Zur Blutstillung empfahl er Massenligaturen mit Zuhilfenahme von Drahtschnürern, wie er sie auch bei Ovariotomieen benutzte. Das Umstürzen und Hervorziehen des Uterus hielt er ebenso wie MIKULICZ (I. 48) für richtiger als das Operieren in situ. Letzterer betonte die Unmöglichkeit, den Douglas ausreichend zu drainieren und bezweifelte, ob es überhaupt richtig sei, die Peritonealhöhle offen zu lassen.

Dem Kongreß von 1892 (I. 99) legte OLSHAUSEN, jetzt in Berlin, 41 wegen Carcinom per vaginam exstirpierte Uteri vor, sämtlich von Frauen stammend, die mindestens 2 Jahre nach der Operation frei von Rezidiven geblieben waren. 7 waren Corpus-, 34 Collumcarcinome. 9 von den Kranken waren 2—3 Jahre rezidivfrei, 11 3—4, 12 4—5 und 9 5 Jahre und darüber. Die Erklärung dieser im Verhältnis zu Carcinomen anderer Organe auffallend günstigen Resultate sah er in der verhältnismäßig schwachen Tätigkeit des Lymphgefäßsystems, abgesehen von der Zeit der Gravidität, die die Rezidive auch sehr begünstigt. THIEM-Cottbus sah eine ältere Frau nach einer ausgedehnten Operation 7 Jahre lang ganz gesund bleiben. SCHEDE empfahl für vorgeschrittene Fälle die sakrale Methode von HOCHENEGG, die er in etwa 35 Fällen anwandte. Eine Kranke, bei der er ein Stück der Blase und des einen Ureters mit fortnehmen und deshalb mehrere Nachoperationen machen mußte, war nach 2 Jahren noch rezidivfrei.

Seine ausgezeichneten Erfolge verdankte OLSHAUSEN z. T. dem Umstande, daß er die Indikation zur Operation vorsichtig einschränkte und von allen sich präsentierenden krebskranken Frauen nur nicht ganz den dritten Teil der Radikaloperation unterwarf. Das Bestreben anderer Operateure ging mehr dahin, die Grenzen der Operation weiter zu stecken, zu operieren, auch wenn der Uterus fixiert und die Parametrien nicht mehr frei waren, und dieses Bestreben führte zur sakralen Methode, die bei der KRASKEschen Resektion des Rectum Gutes geleistet hatte. Als weitere Indikation für die Totalexstirpation war inzwischen zu dem Carcinom die schwere chronische Entzündung des Uterus mit Beteiligung der Tuben und Parametrien getreten.

Die sakrale Methode wurde auf dem Kongreß 1893 eingehender besprochen. STEINTHAL-Stuttgart (II. 111) benutzte sie 3 mal mit gutem Erfolg. Er drainierte den Douglas nicht, sondern legte eine exakte Naht des Peritoneums an, in die er die abgebundenen Stümpfe der Ligamente einfügte. CZERNY (I. 34) verlor von 8 wegen Uteruscarcinom operierten eine Kranke durch Schock, die anderen kamen zur Heilung, wurden aber mit einer Ausnahme bald von Rezidiven befallen. CZERNY wandte die Methode auch bei der Exstirpation anderweitiger am Becken fixierter Geschwülste an. SCHEDE (I. 40) fand es wegen der geringeren Blutung sehr vorteilhaft, in Beckenhochlagerung zu operieren, er schloß das Peritoneum ebenfalls durch Naht. GUSSENBAUER (I. 41) empfahl die temporäre Resektion des Kreuzbeins.

SCHUCHHARDT-Stettin gab 1894 (I. 162) eine Modifikation der vaginalen Methode an, die er als Hysterectomia perineo-vaginalis bezeichnete, bestimmt, die Operation bei fixiertem Uterus zu erleichtern. Bogenförmiger Schnitt links um den Anus durch das Labium majus und die Vaginalwand zur Portio aufsteigend. 4 günstige Fälle (vgl. 96. I. 51. 14 Fälle von vorgeschrittenem Uteruscarcinom mit 1 Todesfall).

Der Kongreß 1895 brachte zwei interessante Vorträge über die Hysterektomie von LANDAU (I. 158) und von DOYEN (I. 161). LANDAU beschränkte sich bei der Besprechung auf das vaginale Verfahren bei fixiertem und vergrößertem Uterus und schilderte besonders sein Vorgehen in Fällen, in denen die Exstirpation des Uterus mitsamt den erkrankten Adnexen notwendig ist, die vaginale Radikaloperation. Alle Hilfsoperationen (HOCHENEGG, SCHUCHHARDT) erklärte er für überflüssig geworden durch die liegenbleibenden Klammern von PÉAN und bei Myomen durch die ebenfalls von PÉAN angegebene Zerstückelung des Uterus. LANDAU legte die Klammern aber erst zuletzt an, vorher sorgte ein starker Zug mit MUZEUXschen Zangen für ergiebige Freilegung und provisorische Blutstillung. Kein Nahtverschluß der Peritonealhöhle. Im Lauf der letzten 7 Jahre hatte LANDAU 264 vaginale Uterusexstirpationen gemacht, darunter 105 Radikaloperationen mit gleichzeitiger Fortnahme der Adnexe wegen entzündlicher Erkrankungen derselben, die 105 Operationen ohne Todesfall. Von 110 Carcinomen und Sarkomen des Uterus verlief bei 8 die Operation tödlich.

DOYEN erschien als erster Franzose in unserem Kreise. Aber nicht etwa als Vertreter der französischen Chirurgenschaft, mit der wir einige Jahre zuvor durch die Wahl OLLIERs zum Ehrenmitglied freundlichere Beziehungen anzuknüpfen gesucht hatten. Er gehörte vielmehr — aber nicht ohne Grund — zu den Propheten, die nichts gelten in ihrem Vaterlande. DOYEN war ein Mann von ausgesprochener technischer Begabung und seltener Geschicklichkeit der Hände. Wenn er behauptete, daß bei ihm „die Entfernung eines nur wenig vergrößerten und nicht adhärenten Uterus im ganzen 3 bis 4 Minuten vom ersten Schnitt an bis zur Beendigung der Operation dauere, die Hysterektomie mit Entfernung der entzündeten Adnexe selten länger als 10—20 Minuten", so schien das weniger übertrieben zu sein, wenn man Kollegen, die ihn in Reims oder Paris hatten operieren sehen, davon erzählen hörte. Weniger schätzenswert war seine Fertigkeit in der Reklame. 1898 besuchte er unsern Kongreß zum zweiten Male. Als ich damals nach Leipzig zurückgekommen war, hörte ich zu meiner Überraschung von meinen Zuhörern, man könne DOYEN auf der Messe im kinematographischen Bilde operieren sehen. Und richtig, da erschien er auf der Wand im weißen Operationsrock, schnitt seiner Patientin in Beckenhochlagerung den Bauch auf und holte mit kinematographisch noch beschleunigter Geschwindigkeit den Tumor heraus, welcher Art dieser war, habe ich vergessen. Ein Programmzettel verkündete den Namen des berühmten Operateurs.

In seinem Vortrag „Totalexstirpation des Uterus

ohne präventive Blutstillung" wandte DOYEN sich wie schon früher in Brüssel, Paris und Rom gegen „den Mißbrauch, den PÉAN mit seiner Präventivklemmung und dem Morcellement treibe". Sein eigenes Verfahren beruhte auf denselben Grundsätzen und war im wesentlichen dasselbe wie das von LANDAU, womit aber nicht gesagt sein soll, daß es nicht ganz unabhängig von dem LANDAUschen entstanden wäre.

Über die Prinzipien der vaginalen Uterusexstirpation wegen Carcinom sprach dann nochmals OLSHAUSEN in seinem Festvortrage am dritten Tage des 25. Kongresses (96. II. 85). An seinem früheren Standpunkte hielt er fest und operierte nur Fälle, in denen Parametrien und Drüsen noch frei waren, was sich durch rectale Palpation mit einiger Sicherheit feststellen lasse. Ligaturen, nicht Klammern. Nahtverschluß des Peritoneums mit Catgut. Tuben und Ovarien wurden nur bei Corpuscarcinomen mitgenommen. In den letzten 2 Jahren operierte OLSHAUSEN 139 Patientinnen mit 3 Todesfällen, bei den letzten 100 kam nur 1 Todesfall vor, er betraf eine Kranke, die schon vor der Operation pyämisch war.

Auf demselben Kongreß stellte DUERSSEN-Berlin (96. I. 46) eine Wöchnerin mit ihrem 5 Wochen alten Säugling vor, bei der er am Ende der Schwangerschaft seine neue Methode des Kaiserschnitts, den vaginalen Kaiserschnitt ausgeführt hatte. Eine zweite Demonstration betraf einen unmittelbar post partum wegen Ruptur vaginal exstirpierten Uterus. Nach dem Verfahren von DOYEN ließ sich die Operation in wenigen Minuten vollenden, die Wöchnerin genas.

Auf die Bedeutung, die der vaginale Kaiserschnitt seitdem in der Geburtshilfe gewonnen hat, brauche ich nicht hinzuweisen.

Über Operationen am schwangeren Uterus sprach HOFMEIER, Assistent des kurz zuvor verstorbenen Berliner Gynäkologen SCHRÖDER 1887 (I. 110). Es handelte sich um 2 Kaiserschnitte, 2 Totalexstirpationen und 5 supravaginale Amputationen der Cervix wegen Uteruscarcinom und um

6 Fibromyom-Operationen. Von den 15 Operierten starben 2. Es zeigte sich, daß die Operationen am Uterus durch die Gravidität nicht erschwert, sondern wegen der besseren Zugänglichkeit und Erleichterung der Naht am Uterus erleichtert werden.

KRÖNLEIN-Zürich (90. I. 97) und MÜLLER-Aachen (95. I. 160) machten die Erfahrung, daß nach ausgedehnten Myomoperationen, auch mit Eröffnung der Uterushöhle (MÜLLER), später normale Schwangerschaft und Geburt erfolgen kann.

Die im Jahre 1809 von MACDOWELL in Kentucky zum erstenmal an einer Negerin ausgeführte Ovariotomie ist über ein halbes Jahrhundert hindurch die fast ausschließliche Domäne der amerikanischen und britischen Chirurgie geblieben. MACDOWELL erreichte bei 13 Operationen 4 Heilungen. LIZARS in Edinburg, CLAY in Manchester, ATLEE in New York u. A. folgten mit spärlich bleibenden Erfolgen, bis dann SPENCER WELLS die Vervollkommnung der Diagnostik der Ovarialtumoren und der Technik der Operation zu seiner Lebensaufgabe machte und die Ovariotomie, deren Berechtigung wegen der vielen Mißerfolge bisher vielfach bestritten worden war, zu einer der sichersten und segensreichsten Operationen gestaltete.

Als Militärarzt während des Krimkrieges hatte er an Bauchschüssen die Überzeugung gewonnen, daß das Peritoneum Verletzungen unter Umständen besser vertrage als allgemein angenommen wurde, und daß die Vermeidung jeder Verunreinigung für den Verlauf von entscheidender Bedeutung sei. Als Chirurg am Samaritan Hospital for women and children in London führte er dann bei den Ovariotomieen eine Reihe von Vorsichtsmaßregeln ein, die das Fernhalten jeder Verunreinigung und jeder Infektion mit Krankheitsstoffen bezweckten, und wurde damit einer der Vorgänger LISTERs und unserer heutigen aseptischen Chirurgie. Nur ungebrauchte Schwämme und neue Handtücher wurden benutzt, alle Utensilien auf das sorgfältigste gereinigt, Operateur und Assistenten zogen einen anderen Rock an als den bei der Krankenvisite benutzten. (JÜNGKEN operierte immer in demselben fadenscheinigen schwarzen Talar, LANGENBECK bis zur Einführung der leinenen Operationsmäntel immer in demselben alten militärisch zugeschnittenen Operationsrock.) Jeder von den wenigen als Zuschauer zugelassenen Personen mußte in frischer Wäsche und tadellos sauberer Kleidung erscheinen und vorher bescheinigen, daß er in den letzten Tagen weder einer Sektion beigewohnt hatte noch mit eiternden Wunden oder ansteckenden Krankheiten in Berührung gekommen war, wie ein Spaßvogel sagte, auch daß er seit 8 Tagen keine Todesanzeige in der Zeitung gelesen habe. — Der gefährlichen Abkühlung und Austrocknung des Peritoneums wirkte SPENCER WELLS durch Einhüllen des Körpers in Flanell und durch Aufstellen von dampfenden Kesseln entgegen.

Von 1859 bis 1867 hatte er 228 Ovariotomieen gemacht, von den ersten 100 waren 34, von den zweiten 100 28, von den letzten 28 nur 4 gestorben.

In Deutschland führte QUITTENBAUM in Rostock (vgl. S. 265) die erste erfolgreiche Ovariotomie aus. Einen Einfluß auf die Entwicklung der Operation hat dann in früherer Zeit STILLING in Cassel ausgeübt, der die extraperitoneale Behandlung des Geschwulststieles angegeben hat. Bis dahin hatte man den abgebundenen Stiel in die Bauchhöhle versenkt, gelegentlich aber Nachblutungen in die Bauchhöhle bekommen und, wie STILLING erkannte, die Gefahr der Peritonitis infolge von Gangrän des abgebundenen Stückes erhöht. STILLING nähte das Ende des mit Draht abgeschnürten Stieles in die Bauchwunde ein, SPENCER WELLS nahm das Verfahren auf, ersetzte den Draht aber durch seine bekannte Klammer. Erst in der antiseptischen Zeit wurde die Klammerbehandlung wieder verlassen und der Stiel wieder versenkt.

In den Verhandlungen der Gesellschaft ist, abgesehen von dem WEGNERschen Vortrag (vgl. S. 306) die Ovariotomie nur beiläufig zur Sprache gekommen. MIKULICZ erwähnt in seinem Vortrag über Ausschaltung toter Räume in der Bauchhöhle (86. II. 191, vgl. S. 307) die Mortalitätszahlen der

Operation aus den letzten Jahren. SPENCER WELLS hatte jetzt bei den letzten 100 Operationen nur 10 Todesfälle gehabt, SCHRÖDER 7, OLSHAUSEN 4, KEITH 4 und MARTIN 3. — Bei dem 25 jährigen Jubiläum der Gesellschaft hatten wir die Freude, unser Ehrenmitglied SPENCER WELLS unter uns zu sehen. Seine geistige Kraft war schon gebrochen, auf dem nächsten Kongreß wurde des Verstorbenen von dem Vorsitzenden P. BRUNS mit ehrenden Worten gedacht.

Dreiundfünfzigstes Kapitel.

Wirbelsäule. Becken.

Auf dem 10. Kongreß gab ein Vortrag von KÜSTER über Behandlung älterer Wirbelbrüche (81. II. 104) den Anstoß zu einer längeren Debatte (I. 22) über die Behandlung der Wirbelbrüche überhaupt. KÜSTER hatte bei 3 Fällen von Bruch der Brustwirbelsäule an der typischen Stelle die Lähmungserscheinungen nach Anwendung der SAYREschen Suspension und Anlegung eines Gipskorsetts zurückgehen sehen. Bei einem $1^1/_4$ Jahre alten Bruch im mittleren Bereich der Halswirbelsäule (!) erreichte er durch kräftigen Druck gegen den Gibbus mit der Faust bei gleichzeitiger Extension und Kontraextension — ein Verfahren, das in der Narkose wiederholt angewandt wurde — ein allmähliches Verschwinden der Paraplegie. Da der Gibbus dem gewaltsamen Druck unter krachendem Geräusch nachgegeben hatte, nahm KÜSTER an, daß er die geheilte Fraktur wieder zerbrochen habe. Auf Grund dieser Erfolge trat KÜSTER für ein gleiches aktiveres Vorgehen in der Narkose auch bei frischen Wirbelfrakturen ein.

Auch BUSCH-Bonn hatte bei einem 1 Jahr alten Bruch der Brustwirbelsäule mit Parese der Beine, Blasen- und Mastdarmlähmung mit der Suspension einen vollen Erfolg, den er sich durch Dehnung des noch weichen Callus erklärte, eine Annahme, der SCHEDE zustimmte. LANGENBECK und BARDELEBEN hoben die Schwierigkeiten der Gipspanzerbehandlung besonders bei gleichzeitigen Brüchen der Rippen und des Brustbeins hervor, und der durch seine Praxis bei Bergarbeitern besonders erfahrene WAGNER-Königshütte mahnte zur Vorsicht, da durch die Suspension abgebrochene Stücke gegen das Rückenmark hineingetrieben und Blutungen hervorgerufen werden könnten. In einem Fall bekam er eine vollständige Paraplegie, die aber später wieder verschwand. Im übrigen waren auch seine Resultate günstig. Man solle aber immer zunächst 10 bis 14 Tage abwarten. An eine Dehnung des Callus glaubte er nicht, eher an eine Dehnung des Bandapparates.

Ausführlicher behandelte WAGNER das Thema der Wirbelverletzungen in einem Vortrag auf dem 13. Kongreß (84. II 91), in dem er besonders die verschiedenen Formen der Halswirbelluxation an Präparaten und Photographieen von Kranken erläuterte und auf die große Unsicherheit der Differentialdiagnose in bezug auf Kontusion und Kompression der Medulla hinwies. Zwei Verletzte hatten einen Bruch des 12. Brustwirbels erlitten und waren in gleicher Weise vollständig paraplegisch. Als sie nach 4 Wochen starben, fand sich bei dem einen eine vollständige Zerreißung, bei dem andern nur eine Kompression des Rückenmarks. Bei unsicherer Diagnose solle man energischer vorgehen als bisher gebräuchlich sei, besonders bei Brüchen der Wirbelbögen. In der Diskussion (I. 50) brachten SCHEDE, CZERNY, VOLKMANN, LAUENSTEIN, v. WINIWARTER, GOERING aus ihren Erfahrungen Beiträge zur Kasuistik und bestätigten das von WAGNER Gesagte.

Auf demselben Kongreß (84. II. 118) berichtete KÜSTER über einen ätiologisch und diagnostisch nicht ganz geklärten Fall, bei dem er per exclusionem einen geheilten Bruch des Zahnfortsatzes des Epistropheus angenommen und ein dahin gehendes Gutachten abgegeben hatte. VOLKMANN und WAGNER (Disk. I. 25) hielten die Diagnose für sehr unsicher.

Verfahren zur gewaltsamen Reposition gebrochener oder wie man damals glaubte, luxierter Wirbel durch Zug, Gegen-

363

zug und Druck auf den Gibbus werden schon in der Hippokratischen Schrift über die Gelenke beschrieben und als alte bezeichnet. Das Anbinden des Verletzten auf eine Leiter, die man dann an dem Giebel eines Hauses in die Höhe zog und je nach dem Sitz der Wirbelfraktur mit den Füßen oder dem Kopf des Patienten voran herunterfallen ließ, um die Verrenkung durch die Erschütterung zu beseitigen, will HIPPOKRATES lieber den Charlatans überlassen, ohne aber die Möglichkeit einer günstigen Wirkung der Erschütterung zu bestreiten. Mehr hält er von einem starken Zug und Gegenzug an Beinen und Schultern mit Hilfe von Bandagen und Winden und von einem wiederholten kräftigen Druck auf den Gibbus in Bauchlage des Kranken. Der Druck soll mit den Händen ausgeübt werden oder indem jemand, am besten ein Turner, sich auf den Gibbus setzt oder mit dem Fuße darauf stellt und wiederholt einen Druck auf den Gibbus ausübt. Auch CELSUS erwähnt das Verfahren, es sei aber nur bei geringer Ausweichung der Wirbel zu empfehlen (VIII. 14). Bei PARÉ (XV. 16) findet sich eine Abbildung der Prozedur, der auf dem Bauche liegende Kranke wird gestreckt, zu beiden Seiten des Gibbus ist ein mit Zeug umwickeltes Stöckchen angelegt, der Arzt drückt mit der Hand auf die Stöckchen. —

1892 (II. 211) berichtete URBAN, Assistent von THIERSCH, über 2 Fälle von alter Fraktur im Bereich der Brust- und Lendenwirbelsäule, in denen er mit sichtlichem Erfolg in bezug auf die vorhandenen Lähmungen eine temporäre Resektion von je 6 Wirbelbögen machte, den Sack der Dura mit dem Rückenmark darin vorsichtig beiseite schob, und die von der Fraktur herrührende vorspringende, das Rückenmark komprimierende Knochenkante am Wirbelkörper wegmeißelte. In der Diskussion (I. 111) bemerkte ISRAEL, daß sich eine solche isolierte vorspringende Kante nicht immer vorfinde, und man dann die Wirbelbögen ganz fortnehmen müsse. SCHUCHARDT zeigte einige Präparate von Wirbelfrakturen.

Nach HEYFELDER wurde die erste Operation der Art bei

Wirbelfraktur von CLINE 1815 gemacht. Er entfernte 2 abgebrochene Dornfortsätze. Der Kranke starb nach 19 Tagen, das Rückenmark war durchgerissen. Bis 1861 zählte HEYFELDER 11 Fälle von Trepanation der Wirbelsäule, von denen 10 tödlich verliefen. Einen guten Erfolg hatte ALBAN SMITH 2 Jahre nach der Verletzung (1829).

SCHEDE (81. I. 113) beobachtete einen nach wenigen Tagen tödlich verlaufenen Fall von Fraktur des 5. Halswirbels, die er als durch Muskelzug entstanden ansah, da der Kranke bestimmt angab, daß er bei dem Kopfsprung in flaches Wasser nur mit den vorgestreckten Händen auf den Boden aufgestoßen sei und den Kopf gewaltsam zurückgeworfen habe. In der Literatur fanden sich einige gleichartige Fälle. —

Die Behandlung der Spondylitis kam in der erwähnten Diskussion über Wirbelfrakturen (81. I. 22) mit zur Besprechung. SONNENBURG hatte bei etwa 100 Fällen, die er nach SAYRE behandelte, 1 Todesfall bei einem Kinde mit Caries der letzten Halswirbel. Das Kind hatte bei der Suspension stark gestrampelt, ein großer Absceß die Trachea komprimiert. BUSCH-Bonn war vorsichtiger geworden und achtete darauf, daß die Kranken bei dem Aufhängen immer mit den Füßen auf dem Boden blieben. LANGENBECK wandte bei Kindern die Narkose an. SCHÖNBORN beschrieb die Anfertigung der BEELYschen Filzkorsetts, die damals den SAYREschen Gipspanzer zu verdrängen anfingen. —

Einen Umschwung brachte die Antisepsis in der Behandlung der spondylitischen Senkungsabscesse, die von jeher in besonders üblem Rufe standen. „Sie zu öffnen ist strafbare Unbesonnenheit", sagt STROMEYER. Man hatte immer wieder die Erfahrung gemacht, daß nach der Incision die cariöse Zerstörung an den Wirbeln unter hohem Fieber rapide Fortschritte machte.

Jetzt konnte VOLKMANN (86. I. 142) mitteilen, daß von 58 Kranken mit spondylitischen Abscessen in den Jahren 1873 bis 1884 nach breiter Spaltung und Wiederzunähen des Abscesses 23 per primam und dauernd geheilt waren, während sich bei 35 Fällen eine Fistel gebildet hatte. Keiner war an den Folgen der Operation gestorben.

SCHEDE (I. 143) bemerkte dazu, daß er die Senkungsabscesse auch durch Punktion mit einem sehr dicken Troikart und Auswaschung mit Sublimat zur Heilung gebracht habe.

1890 (II. 418) sprach KRASKE über die **operative Eröffnung des Wirbelkanals bei spondylitischen Lähmungen.** Nach dem Vorgang von MACEWEN hatte er in 4 Fällen versucht, die Lähmung durch Resektion mehrerer Wirbelbögen an der Stelle des Gibbus und dadurch bewirkte Druckentlastung des Rückenmarks zu bessern. Die Erfolge waren wenig ermutigend, die Lähmungen gingen bestenfalls vorübergehend zurück. Wie SCHMAUS nahm KRASKE an, daß die Ursache des Druckes in einem epiduralen Exsudat oder in peri-pachymeningitischen Granulationen zu suchen sei, in einer abnormen Enge des Wirbelkanals nur in seltenen Fällen. Für angebracht hielt er die Operation nur bei der aber selten vorkommenden Caries der Wirbelbögen und (bei Caries der Wirbelkörper) wenn ein epidurales Exsudat vorhanden ist und die schnell zunehmende Lähmung Blase und Mastdarm ergriffen hat (vgl. den Vortrag von TRENDELENBURG, 99. II. 455). —

1877 (I. 69) stellte LANGENBECK einen $11^{1}/_{2}$ Jahre alten Knaben vor, bei dem er eine faustgroße Hydrorrhachis durch 13 Injektionen von dünner Lugolscher Lösung zum Verschwinden gebracht hatte. 8 Jahre später (85. I. 47) wurde der Fall noch einmal gezeigt. Auch von dem Knochenspalt im Kreuzbein war nichts mehr zu fühlen. (Da die Geschwulst sich mit einem Fortsatz in die Glutaealgegend erstreckte, liegt der Gedanke nahe, daß es sich um ein Cystenhygrom gehandelt haben könnte.) Auch ESMARCH (I. 70) gelang die Heilung einer Hydrorrhachis bei einem 7 wöchentlichen Kinde durch zweimalige Injektion von Jodlösung.

Einen ausführlichen Vortrag über die pathologische Anatomie und die operative Behandlung der **Spina bifida** hielt auf dem Kongreß 1893 (II. 69) HILDEBRAND, damals Assistent bei KÖNIG in Göttingen. Er stützte sich auf eigene

Untersuchungen an etwa 30 Präparaten und Beobachtungen bei 13 Operationen, von denen 10 Meningocelen und 3 Myelocystocelen betrafen. 3 Kinder starben im Anschluß an die Operation, 8, die nachuntersucht werden konnten, hatten kein Rezidiv bekommen. Die Operation bestand bei Meningocelen in der Ablösung von Hautlappen, Abtragung des Sackes mit Naht der Rückenmarkshäute und Deckung mit den Hautlappen. Bei Myelocelen wird der Sack teilweise oder ganz in den Rückgratskanal reponiert, auch bei den Myelocystocelen braucht man mit dem Wegschneiden nicht zu ängstlich zu sein. Nur in 1 Fall trat Lähmung des einen Beines ein. —
1887 hatte HORSLEY zum erstenmal eine Geschwulst innerhalb des Wirbelkanals mit Erfolg exstirpiert und damit die Chirurgie am Rückenmark begründet. Zwei Jahre später zeigte er auf dem Kongreß die von ihm zur Resektion der Wirbelbögen benutzten Instrumente, eine Zange zum Abkneifen der Dornfortsätze, eine Trephine und eine gebogene Knochenzange zur freien Eröffnung des Wirbelkanals. Mit diesen Instrumenten und in Gegenwart von HORSLEY legte SONNENBURG (89. I. 86) bei einem Mann mit einem das Rückenmark komprimierenden Sarkom eines Brustwirbels die Dura frei, mußte die Operation dann aber abbrechen, da die Geschwulst schon auf die Muskulatur übergegriffen hatte.

Mit Erfolg entfernte dann REHN 1891 (II. 229) ein extradural gelegenes cavernöses Lymphangiom aus dem Sakralkanal, das sehr heftige Schmerzen und durch Druck auf die Cauda equina eine Parese der Blase und des Mastdarms hervorgerufen hatte.

Als KÜMMELL 1895 (II. 130) seinen Vortrag über die Operation der Geschwülste des Wirbelkanals hielt, waren erst 8 Operationen der Art bekannt geworden, von denen 4 tödlich verlaufen waren, und nur 3 Heilung herbeigeführt hatten. KÜMMELL legte durch Resektion von 3 Wirbelbögen ein als Metastase eines 2 Jahre zuvor exstirpierten Sarkoms im Sacrum aufgetretenes richtig diagnostiziertes Sarkom des 3. und 4. Brustwirbels frei und entfernte es mit Meißel und scharfem Löffel. Die Paraplegie ging so weit zurück, daß der Kranke mit Stöcken längere Zeit gehen und die Treppe auf- und absteigen konnte. Die Blasenlähmung blieb bestehen. —

Von den zahlreichen Mitteilungen über die Skoliose der Wirbelsäule und ihre Behandlung ist der „schiefe Sitz" von VOLKMANN schon erwähnt (S. 21). VOLKMANN hatte die Entstehung der Skoliose durch die Theorie der ungleichen Belastung erklärt, während HUETER ein ungleiches Wachstum der Rippen auf beiden Seiten als Ursache der Skoliose ansah. v. LESSER-Leipzig (80. I. 23) suchte diese Theorie seines Lehrers durch Tierexperimente zu stützen, indem er jungen Kaninchen den Phrenicus der einen Seite durchschnitt, was den Erfolg hatte, daß die Rippen dieser Seite infolge der stärkeren Inanspruchnahme bei der Atmung schneller in die Form der Rippen des erwachsenen Tieres übergehen. ROSER und W. BUSCH konnten die Beweiskraft dieser Experimente nicht anerkennen.

BEELY zeigte auf dem Kongreß 1881 (I. 114) ein Wirbelsäulenmodell zur Demonstration der Rotationsskoliose, sowie seine durch Stahlschienen verstärkten Filzkorsetts zur Behandlung der Skoliose, die er über einem an dem suspendierten Kranken geformten Gipsmodell des Thorax angefertigt hatte.

Instrumente zum Messen der Skoliose demonstrierten MIKULICZ (83. I. 58), BEELY (89. I. 156) und v. HEINLETH (93. II. 134).

HESSING-Göggingen sprach über seine orthopädischen Apparate auf dem Kongreß 1874 (I. 32). Näheres darüber fehlt in den Verhandlungen. Sein Prinzip, den Druck der Apparate nicht auf einzelne Stützpunkte wirken zu lassen, sondern auf die ganze Oberfläche des betreffenden Körperteils möglichst gleichmäßig zu verteilen, ist für die Orthopädie von grundlegender Bedeutung geworden.

Apparate und Korsetts zur Behandlung der Skoliose demonstrierten ferner BEELY (82. I. 110), HEUSNER (II. 220), SCHEDE (93. II. 307), NEBEL (95. I. 170).

LANDERER (86. I. 67) empfahl die Behandlung mit Massage, besonders mit dem sogenannten Tapotement. —
1876 (II. 171) zeigte RIEDINGER-Würzburg 2 Präparate von Beckenfrakturen und sprach die Vermutung aus, daß die Frakturen der Beckenschaufel z. T. als Rißfrakturen durch gewaltsame Kontraktion der Glutäen auizufassen seien. Es schloß sich eine Diskussion an (I. 101), in der LANGENBECK, W. BUSCH und VOLKMANN über die Prognose der Beckenfrakturen und ihre Behandlung sprachen. (Bonnetsche Drahthose, Gipsverband, Wasserkissen, VOLKMANNscher Heberahmen.)

Vierundfünfzigstes Kapitel.

Frakturen an den Extremitäten.

In der Behandlung der Knochenbrüche sind im Laufe der 25 Jahre einige Wandlungen eingetreten und, besonders durch die Anwendung blutiger operativer Eingriffe unter dem Schutze der Antisepsis, wesentliche Fortschritte erreicht worden.

Die von VOLKMANN in Deutschland eingeführte und durch sein praktisches Schleifbrett vervollkommnete amerikanische Methode der Gewichtsextension bei Behandlung der Oberschenkelbrüche ist schon erwähnt worden (vgl. S. 19). Sie ist bekanntlich später besonders von BARDENHEUER weiter ausgebildet und bei den verschiedensten Frakturen verwertet worden. Kam man in einen mit Frakturkranken belegten Saal des Bürgerspitals in Köln hinein, so sah man ringsum so viele Gewichte an über Rollen laufenden Schnüren hängen und bei den Übungen der Kranken sich auf und ab bewegen, daß man in eine Weberei geraten zu sein glauben konnte. In der Verallgemeinerung des Prinzips lag eine gewisse Überschätzung seiner praktischen Bedeutung.

BARDENHEUER sprach über seine Extensionsbehandlung 1889 (I. 129). Um sie bei Vorderarmbrüchen anwenden zu können, ohne die Verletzten an das Bett zu fesseln, hatte er zusammen mit Dr. DEUTZ eine portable Extensionsschiene konstruiert, in der der Zug der Gewichte durch die elastische Kraft von Federn ersetzt war. Die Kraft konnte gemessen und durch Schrauben verstärkt oder vermindert werden. Die Schiene bewährte sich bei Frakturen der Finger, der Hand, des Vorderarms und Ellbogens.

Sogar bei der typischen Radiusfraktur wandte BARDENHEUER Längs- und Querextension an und bekam mit dieser Schiene, wie er meinte, noch bessere Resultate als mit der Gewichtsextension. Die Röntgenuntersuchung zum Vergleich mit anders behandelten Radiusbrüchen gab es damals leider noch nicht.

Einfacher und gewiß ebenso wirksam ist das Verfahren bei typischer Radiusfraktur, das PETERSEN 1894 (II. 352) empfahl und das er durch Vorführung eines von ihm behandelten Arztes illustrierte. Schon nach 3 Wochen konnte der Verletzte die Zügel wieder führen und hatte seine Praxis nicht zu unterbrechen brauchen. PETERSEN legte nach der Reposition eine Mitella an, die die Hand freiließ, und sorgte dafür, daß die Hand ulnarwärts herunterhing, wie es nach STORP auch MALGAIGNE und HUTCHINSON gemacht haben. Das, worauf es ankommt, ist bekanntlich die Lösung der Einkeilung. „Ist der Bruch einmal reduziert, läßt er sich leicht so erhalten" (HAMILTON).

STORP, Assistent von BRAUN in Königsberg (96. II. 307) legte einen 10 cm breiten ringförmigen Pflasterverband an der Stelle des Bruches an und an Stelle der Mitella, in den die Kranken die Hand gern hineinziehen, ein mit diesem Verband in Verbindung stehendes Aufhängeband. Auf demselben Kongreß (96. II. 300) empfahl BRAATZ-Königsberg eine der BEELYschen ähnliche Gipsschiene und die Kontrolle der erfolgten Einrichtung durch die Röntgenphotographie. —

Seine Kranken mit Frakturen an der unteren Extremität hatte schon SEUTIN bald aus dem Bett gebracht, aber sie durften nicht mit dem Kleisterverband auftreten, bewegten sich vielmehr mit schwebender Extremität auf Krücken umher. Ein ärztlicher Laie, ein Mann von hervorragender technischer Begabung, der bekannte HESSING in

Göggingen war wohl der Erste, der mit seinen sinnreichen Apparaten erreichte, daß Patienten mit Brüchen und Pseudarthrosen auch mit dem Fuß des verletzten Beines auftretend umhergehen konnten.

1881 (I. 114) zeigte BEELY, wie ein Mann mit noch nicht konsolidiertem Unterschenkelbruch mit Hilfe eines solchen von ihm nach HESSINGschem Muster konstruierten Lederhülsenschienenapparates ohne Stock schmerzfrei umherging.

Später ersetzte man die teueren Apparate durch Gipsgehverbände, wodurch die ambulante Behandlung von Brüchen der unteren Extremität erst allgemein verwendbar wurde.

1894 wurde auf ESMARCHs Veranlassung über dieses Thema verhandelt.

BARDELEBEN (94. II. 63) und die Stabsärzte KORSCH (II. 70) und ALBERS (II. 75) berichteten über ihre Erfahrungen mit Gipsgehverbänden in der Charité und stellten eine Reihe mit dem Verfahren Geheilter vor. Die Verbände, aus Gipsbinden und Schusterspahn hergestellt, wurden der beölten Haut ohne Polsterung angelegt, was bei sorgfältiger Überwachung zu keinen Unzuträglichkeiten führte. Im Laufe von 2 Jahren wurden 89 Fälle von Brüchen des Unterschenkels behandelt, von denen 12 komplizierte waren, und 22 des Oberschenkels, darunter 2 komplizierte und 3 Osteotomieen nach MACEWEN und OGSTON. Die Verletzten mit einfachen Brüchen verließen meist am 3. Tage das Bett, die mit komplizierten später. Auffallend war, daß das sonst häufige Delirium tremens ausblieb. Die Konsolidation erfolgte in 3—4 Wochen, in manchen Fällen aber auch erst viel später.

Diskussion (I. 111): HANS SCHMID-Stettin hatte im Lauf der letzten 6 Jahre 60—70 Fälle ambulant behandelt. Er polsterte den Gipsverband. F. KRAUSE (I. 114) hatte mit der ambulanten Behandlung schon vor 7 Jahren in Halle begonnen. In den letzten 3 Semestern in Altona wandte er sie bei 72 Unterschenkelfrakturen und 8 Osteotomieen nach MACEWEN bei Genu valgum an. Bei letzteren wurde der

Gehverband sofort angelegt, bei Frakturen erst nach erfolgter Abschwellung. Die Konsolidationszeit war besonders bei Brüchen im oberen und mittleren Drittel der Tibia wesentlich kürzer als bei Bettlage, doch kamen auch Ausnahmen vor. Bei Oberschenkelbrüchen zog KRAUSE Schienenapparate den Gipsverbänden vor. — LIERMANN-Frankfurt a. M. demonstrierte (94. I. 103) eine Schiene zur ambulanten Behandlung, eine Modifikation der Schiene von HARBORDT (Prinzip von TAYLOR).

Im nächsten Jahre (95. II. 218) machte BARDELEBEN weitere ergänzende Mitteilungen.

In der Krankenhausbehandlung waren die Gehverbände ein Fortschritt, gleich nach der Verletzung und ohne Unterpolsterung angelegt, waren sie in der Hand des praktischen Arztes, der seine Kranken nicht dauernd unter Aufsicht haben kann, ein gefährliches Experiment, das nicht selten zu Gangrän und Amputation geführt hat. Auch SEUTIN, dessen Kleisterverbände ihrer Zeit mit Begeisterung aufgenommen waren, hatte den Verband angelegt ohne die Anschwellung abzuwarten, und STROMEYER erzählt von 2 Ärzten, die durch Kleisterverbände den Gebrauch ihrer Hand verloren hätten. —

Von historischem Interesse ist eine Mitteilung von HUETER auf dem Kongreß 1877 (I. 125) über einen von HIERONYMUS BRUNSCHWIG in Straßburg (1497) angewandten, dem Kleisterverband ähnlichen Kontentivverband. Bolus, Gerstenmehl und Gummi wurden mit Eiweiß angerührt, der Verband trocknete bei Versuchen von Stabsarzt WOLZENDORF, ihn nachzuahmen, in 4—6 Stunden und zeichnete sich durch Leichtigkeit und Festigkeit aus. — LARREY stellte sich einen festen Kapselverband aus Leinewandkompressen her, die mit Eiweiß, Bleiessig und Campherspiritus getränkt und klebrig gemacht waren (STROMEYER). — Gips wurde zuerst in der Form des Gipsgusses benutzt, den ich als Student in der Charité noch habe anwenden sehen. Nachdem die Abschwellung erfolgt war, wurde der Unterschenkel in möglichst korrigierter Stellung der Fraktur in einen oben offenen

Kasten gebracht und mit Gipsbrei umgossen, nur die Zehen ließ man aus dem Gipsblock herausstehen.

1875 (II. 122) zeigte BEELY seine Gipshanfschienen, die bei der Behandlung von Frakturen dann viel angewandt wurden. —

Die erste Mitteilung über operative Eingriffe an frischen Frakturen zum Zweck der „unmittelbaren Retention" wurde auf dem Kongreß 1886 (II. 130) im Namen von BIRCHER, Dozent in Bern, der selbst zu kommen verhindert war, von KRASKE gemacht. BIRCHER hielt sein Verfahren für ein ganz neues, da ihm die von VOLKMANN und HEINE bei Pseudarthrosen vorgenommenen Bolzungen (s. u.) nicht bekannt geworden waren. Die von BIRCHER in die Markhöhle eingelegten, die beiden Fragmente in normaler Stellung miteinander verbindenden nicht sehr langen Elfenbeinzapfen wurden nach einigen Wochen wieder herausgenommen, was sich mit wenigen Meißelschlägen leicht bewerkstelligen ließ. Das Verfahren hatte sich bei 4 offenen Frakturen und 1 geschlossenen bewährt. Allerdings eiterten die Wunden etwas, die bei den offenen Frakturen aber meist auch schon vorher infiziert gewesen waren.

In anderer Weise erreichte HANSMANN-Hamburg (86. I. 134.) die Feststellung der Fragmente bei komplizierten Frakturen. Er überbrückte die Fragmente nach der Reposition mit einem schmalen, mit Löchern versehenen Metallstreifen, der auf den Knochen aufgeschraubt wurde. Befriedigender Erfolg bei 15 Frakturen und 4 Pseudarthrosen, „einige Fälle blieben nekrosenfrei". (SICK, ebenfalls Assistent bei SCHEDE, benutzte später Platten und Schrauben aus Elfenbein und nähte die Wunde wieder zu.)

Ebenso fixierte GLUCK (90. II. 339) im serbisch-bulgarischen Kriege im Winter 1885/86 eine Schußfraktur des Femur durch seitlich aufgeschraubte Stahlschienen, der Verwundete konnte das Bein wie das gesunde erheben, die krampfhaften Zuckungen hörten auf.

HELFERICH (92. I. 34) erreichte bei einer traumatischen Epiphysenlösung am oberen Humerusende die Fixation durch Einspießen eines Pfriemens mit abnehmbarem Griff, wie ihn MORRANT BAKER für die Kniegelenkresektion angegeben hatte. Der Pfriemen wurde nach 8 Tagen wieder herausgezogen. Gutes Resultat.

Einen etwas zu ausgedehnten Gebrauch von der Knochennaht auch bei geschlossenen Frakturen machte PFEIL-SCHNEIDER-Schönebeck (92. 1. 36), besonders bei Frakturen in der Nähe von Gelenken in der Absicht, dadurch die Gelenkfunktion möglichst bald wieder herzustellen und Versteifungen zu vermeiden. 5mal operierte er bei Patellafrakturen, 8mal bei Frakturen der Tibia dicht oberhalb des Fußgelenks und bei Radiusfrakturen. Bei einer Zersplitterung der Tibia in 7 Stücke wurde durch Drahtnaht und Umschnüren mit Draht erreicht, daß der Verletzte nach 3 Wochen auftreten konnte. Jetzt nach $1^1/_2$ Jahren lagen die Nähte zum Teil noch und es waren noch Fisteln vorhanden. BERGMANN (I. 40) warnte vor Übertreibungen in dieser Richtung und hielt ein operatives Verfahren bei der typischen Radiusfraktur für unzulässig. TRENDELENBURG stimmte ihm darin zu, nahm die Naht bei Patellafrakturen KÖNIG gegenüber aber in Schutz. (In bezug auf spätere Tierversuche und klinische Erfahrungen mit der Bolzung und dem unmittelbaren Schienen von Frakturen verweise ich auf den Vortrag von ERNEST W. HEY GROVES, 1912. II. 502 und die bekannte Arbeit von FRITZ KÖNIG in den „Ergebnissen", 1914.)

Eine besondere Besprechung verdient die operative Behandlung des Kniescheiben- und des Schenkelhalsbruches.

Daß der Kniescheibenbruch überhaupt knöchern verheilen könne, war noch im 18. Jahrhundert von der Académie de Chirurgie bezweifelt, aber von CAMPER, SCHELDEN, DAVID, BÖTTCHER bewiesen (G. FISCHER). Nach Einführung der Antisepsis lag es nahe, frühere Versuche mit der Naht des Bruches wieder aufzunehmen. Dieses taten im Jahre 1877 LISTER selbst und sein Assistent HECTOR CAMERON und zwar mit vollständigem Erfolg. Beide Operationen wurden in Deutschland erst später bekannt.

1878 (I. 89) stellte TRENDELENBURG einen jungen Mann vor, bei dem er am 9. Februar, also vor 9 Wochen, einen queren Bruch der Kniescheibe mit 2 Silberdraht- und 2 Catgutnähten vernäht und dadurch zur knöchernen Vereinigung gebracht hatte. Um die Naht zu einer subcutanen zu machen, wurde die Kniescheibe durch Bildung eines großen, nach oben konvexen Hautlappens freigelegt, die Nähte wurden kurz abgeschnitten. Es machte Mühe, die beiden Bruchstücke nach Entfernung der bindegewebigen Zwischenmasse zusammenzubringen, da das obere sich in den 6 bis 7 Wochen seit dem Unfall, während derer der Bruch überhaupt nicht behandelt war, schon stark zurückgezogen hatte. Unter 3 Verbänden war die Wunde ganz geheilt, die Streckfähigkeit des Gelenks war schon eine sehr ergiebige.

Mit gutem Erfolg operierte auch UHDE-Braunschweig am 25. Februar 1878 und PFEIL-SCHNEIDER-Schönebeck 1879.

Auf dem Kongreß 1881 (I. 109) stellte LANGENBUCH einen durch Naht geheilten Kniescheibenbruch vor. Er hatte sich zur Operation entschlossen, als er mit der Entleerung des großen Blutergusses durch Aspiration (nach VOLKMANN und SCHEDE) am 2. Tage nach der Verletzung wegen schon erfolgter Gerinnung nicht zu Stande gekommen war und deshalb den Recessus breit eröffnet hatte.

Aber es hat lange gedauert, bis die Kniescheibennaht bei geschlossenem Bruch allgemein gebräuchlich und auch nur als berechtigt angesehen wurde. Ich habe mich immer gewundert, daß Meister der Antisepsis gerade dieser einfachen, ohne Schwierigkeit aseptisch zu gestaltenden Operation gegenüber sich so zurückhaltend und ablehnend verhalten haben. KOCHER, VOLKMANN (Zentralblatt 1880), BRUNNER, damals Assistent bei KRÖNLEIN (Deutsche Zeitschrift für Chirurgie Bd. 23), BERGMANN (Deutsche medizinische Wochenschrift 1887) erklärten die Naht bei frischen Brüchen für einen unberechtigten Eingriff.

Und als PFEIL-SCHNEIDER auf dem Kongreß 1892 (I. 38) 3 geheilte Fälle vorstellte und sagte, die Naht der Kniescheibe habe sich das Bürgerrecht erworben, fand er energischen Widerspruch bei KÖNIG. Sie habe einen Teil ihres Bürgerrechtes wieder verloren, sie sei nur dann angezeigt, wenn der ganze motorische Apparat, also auch die Femurfascie zerrissen sei, es seien dies „die außerordentlich seltenen Fälle", — „in denen ein kolossales Klaffen der beiden Teile der Patella stattfinde".

BRUNNER hatte in der Literatur 8 Fälle von Gelenkeiterung unter 45 Operationsfällen gefunden, ein allerdings abschreckendes Ergebnis. Aus seiner Kasuistik ist ersichtlich, daß man allgemein den Hautschnitt nicht bogenförmig gestaltete, sondern ihn in grader Linie senkrecht oder quer über die Kniescheibe laufen ließ, so daß sich Knochennaht und Hautnaht nachher kreuzten oder aufeinander lagen, was ungünstigere Bedingungen für die Heilung bieten mußte als die Deckung der Knochennaht mit dem großen Hautlappen, wie ich es angegeben hatte. Auch war es ein Fehler, wenn Drainröhren eingelegt wurden. Ich habe sie bald ganz fortgelassen und nur ein paar spaltförmige Lücken in der Nahtlinie offen gelassen.

Die Gegner der Operation überschätzten die durchschnittliche Leistungsfähigkeit des Kniegelenkes nach Heilung des Bruches mit bindegewebiger Zwischenmasse. Sie kann allerdings bei fehlendem seitlichen Kapsel- und Fascienriß eine überraschend gute sein, aber das Umherspazieren auf ebenem Boden, das Schreiten über den frisch gepflügten Acker und das Besteigen einer Leiter sind sehr verschiedene Dinge. Die Kniebeuge nur auf dem einen verletzt gewesenen Bein, die beste Probeleistung, kann nur der mit knöcherner Vereinigung der Bruchstücke Geheilte machen, und eine solche Vereinigung läßt sich mit Sicherheit allein durch die Naht erreichen.

Ich selbst habe seit 1878 jeden Kniescheibenbruch mit deutlich klaffender Bruchspalte bei nicht zu alten Leuten genäht, bin aber bald von dem Silberdraht zu frisch ausgeglühtem Schlosserdraht übergegangen. Die unberechtigte Vorliebe für den Silberdraht ist eine Hinterlassenschaft aus der Zeit, als man noch glaubte, nur die edlen Metalle machten keine Eiterung, und deshalb z. B. bei der Operation der Hasenscharte goldene Nadeln einspießte. v. BRUNS (1906. I. 163) fand auch bei der Röntgenuntersuchung die vor Jahren in die Kniescheibe eingelegten Silberdrähte meist zerbrochen vor. Ich habe am 8. bis 10. Tage operiert, wenn das Ödem der Weichteile zurückgegangen war, und habe die Operierten sehr bald vorsichtige Bewegungen machen lassen.

1894 (I. 137) stellte EIGENBRODT einen geheilten Fall vor und zeigte, wie der Mann mit dem operierten Bein voraus auf einen Stuhl steigen konnte. Er teilte mit, daß in der Bonner Klinik seit 1882 29 Kniescheibenbrüche genäht wurden (nicht 19, wie irrtümlich in den Verhandlungen steht; vgl. HACKENBRUCH in Bruns Beiträgen Bd. 12). Bei einem in den Herbstferien 1888 nicht von mir selbst operierten Kranken war Gelenkeiterung mit Ausgang in Ankylose eingetreten, die übrigen Operierten waren ohne jede ernstliche Störung geheilt.

Ganz zu Ehren kam die offene Naht der Kniescheibe bei frischen Frakturen erst nach Ablauf der ersten 25 Kongreßjahre. Zunächst bevorzugte man vielfach im Dunkeln arbeitende bei Interposition von Fascien und Periost unzulängliche Methoden wie die percutane Naht von VOLKMANN und KOCHER, die subcutane von CECI.

HEUSNER-Barmen (97. II. 342) empfahl eine subcutane, die Fragmente umkreisende Silberdrahtnaht. KÖNIG (I. 103) urteilte über die offene Naht jetzt wesentlich anders als vor 5 Jahren. Er habe früher damit trübe Erfahrungen gemacht, jetzt aber $^1/_2$ Dutzend Fälle hintereinander ohne Unglücksfall zur Heilung gebracht, was er gewissen Modifikationen des Verfahrens verdanke. Statt des Silberdrahts solle man Catgut anwenden. Allerdings „gebe es Frakturen, die den ganzen Streckapparat intakt lassen", und die man daher nicht zu nähen brauche.

1905 (II. 374) hielt THIEM-Kottbus auf Veranlassung des Vorsitzenden KRÖNLEIN einen Vortrag „über die Größe der Unfallfolgen bei der blutigen und unblutigen Behandlung der Kniescheibenbrüche" und trat mit Entschiedenheit für

377

die Naht ein, bei der er das Catgut bevorzugte. Von den 16 Diskussionsrednern (I. 174) sprach nur einer, SILBERMARK, Assistent von MOSETIG in Wien, gegen die Naht und überhaupt gegen alle blutigen Eingriffe, eine energische Massagebehandlung sei genügend. Bei weitem die Meisten waren unbedingte Anhänger der Naht geworden, besonders v. BERGMANN, (BOCKENHEIMER), SCHLANGE, KÖNIG, der seit dem Beginn seiner Tätigkeit in der Charité alle Frakturen nähte, RIESE, OBERST, NEUMANN. KÖRTE hielt die Naht jetzt für die Methode der Wahl, KOCHER war von seiner percutanen Naht zurückgekommen. Die Zahlen der von den verschiedenen Chirurgen Operierten schwankten zwischen 8 (WÖLFLER) und 45 (BERGMANN). Ich konnte mich auf 70 vor kurzem schon einem Aufsatz in der ,,Therapie der Gegenwart" zugrunde gelegte Fälle berufen.

Sehr undankbar ist dagegen bekanntlich die operative Behandlung veralteter Patellafrakturen.

v. HEINE (77. II. 242) versuchte bei einer 2 Jahre alten mit einer Diastase von 4 cm geheilten Patellafraktur den Defekt durch 2 von der Vorderfläche der Fragmente heruntergeschlagenen Periostlappen zu decken, die Lappen waren aber zu klein. Die Anlegung der Malgaigneschen Klammer nach partieller Exstirpation der pseudarthrotischen Bandmassen blieb auch erfolglos. VOLKMANN (I. 135) war es bei einem ähnlichen Fall mit einer Diastase von Dreifingerbreite nach Fortnahme des fibrösen Gewebes, nach ergiebiger Auslösung des Quadriceps und sogar auch noch nach Resektion des Gelenkendes des Femur ganz unmöglich, die Fragmente zusammenzubringen, so daß er von weiteren Eingriffen abstand und das Kniegelenk mit Ankylose heilen ließ.

SONNENBURG (88. I. 98) erreichte die Annäherung der Bruchstücke, so daß er sie aneinander nähen konnte, mit Mühe, nachdem er nach BERGMANNs Angabe die Tuberositas tibiae abgemeißelt und nach oben verschoben hatte, was aber nicht von so großem Nutzen sei, als man glauben sollte. —

Gelegentlich einer Demonstration einer durch Vernietung geheilten Pseudarthrose des Femur innerhalb des Kniegelenks im Jahre 1878 (I. 90) riet TRENDELENBURG den alten LANGENBECKschen Plan, bei der Fractura colli femoris intracapsularis durch Verschraubung Fixation und Konsolidation zu erzielen, unter den jetzt viel günstigeren Heilungsbedingungen wieder aufzunehmen. An Leichen hatte er einige Versuche angestellt, um die Technik zu erproben. LANGENBECK bemerkte dazu, sein etwa 20 Jahre zurückliegender Fall von fast ganz extrakapsulärem Bruch sei durch Nosokomialgangrän tödlich verlaufen, die vom Trochanter aus eingetriebene galvanisch versilberte Schraube habe die Fragmente gut vereinigt, z. T. aber innerhalb des Gelenkes gelegen, das dadurch in Entzündung versetzt worden sei. KÖNIG brachte vor 3 Jahren einen Schenkelhalsbruch bei einem jugendlichen Individuum zur Verheilung, indem er einen langen Metallbohrer in der Richtung des Schenkelhalses einbohrte.

Über spätere Operationen der Art von TRENDELENBURG und SCHEDE findet sich Einiges in der Diskussion zu dem Vortrag von ARBUTHNOT LANE über die Resultate der primären Knochennaht bei Frakturen 1902. I. 32. —Ich habe mich immer einer gewöhnlichen nach dem Röntgenbilde abgemessenen Schlosserschraube bedient. In einem Fall wurde der Erfolg nach einer Reihe von Jahren durch die Sektion im MARCHANDschen Institut kontrolliert. Die Schraube war tadellos eingeheilt. —

Den Mechanismus bei dem Zustandekommen von Frakturen betrafen Mitteilungen von v. LINHART-Würzburg (75. I. 40) und von MADELUNG, Assistent von W. BUSCH in Bonn (75. II. 133).

LINHART berichtete über Versuche an Leichen, durch die er nachwies, daß die Fractura colli femoris in vielen Fällen als Rißfraktur durch übermäßige Anspannung des Ligamentum Bertini beim Rückwärtsfallen des Körpers in stark extendierter und adduzierter Gelenkstellung aufzuzufassen ist.

MADELUNG machte Leichenversuche an der oberen Extremität, um festzustellen, wie die sogenannte T-Fraktur des Humerus zustande kommt. Er konnte diese typische Frakturform nur erzeugen, indem er bei im Schraubstock gut fixiertem Oberarm und gebeugtem Ellbogengelenk einen kräftigen Schlag auf das Olecranon führte. Dieses wird dabei wie ein Keil in die Trochlea eingetrieben und sprengt die Condylen auseinander. Ebenso wie hier das Olecranon wirkt am Kniegelenk die Patella als Keil bei der Entstehung der Condylenbrüche des Femur. —

Kurz erwähnt. seien folgende Demonstrationen von Frakturpräparaten:

KÖNIG (77. I. 131), von THUDICHUM 1853 zuerst beschriebene Infraktion am Schenkelhalse.— KÖRTE (93.I. 101), ähnliches Präparat, von KÖNIG und J. WOLFF für eine geheilte intrakapsuläre Fraktur erklärt. — J. WOLFF, geheilte Schenkelhalsfraktur. Demonstration des neugebildeten Systems von Druck- und Zugbälkchen. — RIEDEL (85. I. 143), durch Kopf und Hals horizontal verlaufende Fraktur. Operative Entfernung des Kopfes. — REHN (89. I. 136), Abbruch des Condylus externus femoris in frontaler Richtung, von BRAUN durch Zug des einen Ligamentum cruciatum erklärt. — LAUENSTEIN (90. I. 111) Spiralfrakturen des Femur mit 23 und 28 cm langer Spirale. — HELFERICH (90. II. 395) Torsionsbruch der Tibia. — KÖRTE (93. I. 101) alte Patellafraktur mit Abstand der Fragmente von 7 cm und dicker fibröser Zwischenmasse. — WAGNER-Königshütte (86. II. 116) Kompressionsfrakturen der Tibiacondylen. — BRAUN-Jena (86. II. 220), 23 Fälle von intrauterinen Frakturen der Tibia mit partiellem oder totalem Defekt der Fibula und Mißbildungen an den Zehen. — v. BÜNGNER-Marburg 5 Fälle von intra partum entstandenen Unterschenkelfrakturen mit nachfolgender starker Atrophie der Bruchenden und Pseudarthrose, deren Heilung nicht gelang.

Fünfundfünfzigstes Kapitel.

Pseudarthrosen.

Bei der Behandlung von Pseudarthrosen war seit DIEFFENBACH das Einschlagen von Elfenbeinstiften in beide Bruchenden in der Nähe der Bruchspalte das allgemein gebräuchliche Verfahren. Man ließ die Enden der Stifte durch die kleine Incisionswunde herausstehen und zog sie, nachdem sie locker geworden, wieder heraus, wobei es sich zeigte, daß sie wie angenagt aussahen. Den Resorptionsvorgang an der Oberfläche erklärte TILLMANNS (76. I. 96) nach besonders zu dem Zweck angestellten Versuchen durch die Einwirkung der Kohlensäure in den Granulationen. — Bei verzögerter Callusbildung bewirkte der mechanische und entzündliche Reiz der Stifte mit ziemlicher Sicherheit das Festwerden des Bruches, mitunter erst nach mehrfacher Wiederholung der Operation. War eine wirkliche Pseudarthrose zustande gekommen, besonders am Humerus und Femur, so blieb der Erfolg meistens aus, und man versuchte es dann mit der von CHARLES WHITE in Manchester 1760 zuerst angewandten Resektion der Bruchenden.

Die Einführung der Antisepsis übte auf das Dieffenbachsche Verfahren denselben die Wirkung beeinträchtigenden Einfluß aus wie auf das Simonsche Verfahren bei Leberechinokokken, der Reiz erwies sich jetzt oft als zu schwach, um eine genügende Gewebsproduktion anzuregen. BERGMANN erreichte 1876 die Konsolidation, indem er bei einer 3 Jahre alten Schrägfraktur der Tibia einen Elfenbeinstift durch beide Fragmente trieb, ihn an der Oberfläche des Knochens abbrach und einheilen ließ. HEINE in Prag machte bei einer Fraktur im Bereich der Trochanteren die Erfahrung, daß auch eine solche Vernietung nicht sicher zum Ziele führt.

Im Jahre 1878 besprach TRENDELENBURG (I. 89) einen Fall von Pseudarthrose des Femur in seinem unteren Drittel, bei dem er das Vernieten mit einem Elfenbeinstift innerhalb des Kniegelenkes vorgenommen hatte, da die schräg verlaufende Bruchlinie zum größeren Teil innerhalb des Gelenkes lag. Letzteres wurde durch den Langenbeckschen Resektionsschnitt eröffnet, die Kniescheibe nach außen herumgeklappt, die in die Bruchspalte eingeklemmte Kapsel ausgelöst. Obgleich die Operation ohne den damals noch für unentbehrlich gehaltenen Carbolspray ausgeführt wurde, heilte das Gelenk ohne Störung wieder zu. 3 Jahre später (81. II. 136) konnte TRENDELENBURG das Präparat zeigen, da der Operierte inzwischen verstorben war. Ein kleines Stückchen des Elfenbeinzapfens, das frei in die Gelenkhöhle hineingeragt hatte, war durch Resorption im Niveau der Knochenoberfläche abgelöst und lag als Sequester in einer kleine Cyste, der übrige Teil des Zapfens steckte noch ganz unverändert im Knochen und dem Callus, ein Beweis, daß bei aseptischer Einheilung keine Resorption einzutreten braucht außer an der Stelle, wo der Zapfen mit dem Periost in Berührung ist.

HEINE berichtete 1877 (II. 220) über eine Reihe von erfolgreichen Operationen bei Pseudarthrosen nach neuen Methoden. Die Knochenenden wurden reseziert, so daß die quer angelegten Sägeflächen aufeinander paßten und dann durch sinnreiche Vorrichtungen (Elfenbeinnadeln mit Knöpfen, eine mit spitzen Zähnen versehene Klammer nach Art einer Zuckerzange), die durch einen Bügel mit dem gefensterten Gipsverband in Verbindung standen, in dieser Stellung unverschieblich festgehalten. Eine sehr bewegliche Pseudarthrose des Humerus war konsolidiert, als die Klammer nach $4^1/_2$ Wochen wieder abgenommen wurde. — Bei einer Pseudarthrose der Ulna mit einem durch Nekrose entstandenen 3 cm langen Defekt des Knochens wurden beide Knochenenden in der Längsrichtung angebohrt und ein beiderseits konisch zugespitzter Elfenbeinstift in die Bohrlöcher eingeschoben, der einheilte und nach einigen Wochen von Callus umgeben war. VOLKMANN (I. 134) bemerkte dazu, daß er in gleicher Weise einen Stift aus frischem lebenden

Menschenknochen, den er bei der Nekrotomie an einem anderen Patienten gewonnen hatte, mit Erfolg in eine Pseudarthrose eingefügt hatte.

Es sind dieses die ersten sogenannten Knochenbolzungen. BIDDER (I. 137) hatte das Verfahren auch an Tieren erprobt, indem er Elfenbeinstifte und Knochenstäbe von der Gelenkfläche aus in die Markhöhle von Röhrenknochen eintrieb. Bei jungen Tieren fanden sich die Knochenstäbe nach einigen Wochen fest mit der Innenwand der Markhöhle verwachsen, indem sich neugebildete Knochenmasse in die Lacunen des zum Teil resorbierten Knochenstabes hineingelegt hatte, ein Vorgang, den später (1893) BARTH wieder studiert und beschrieben hat (vgl. Kapitel 20).

RIEDINGER-Würzburg (81. II. 167) behandelte 2 Pseudarthrosen der Ulna mit subperiostaler Resektion der Knochenenden und Naht mit starkem Catgut, einmal mit, einmal ohne Erfolg. Die Implantation von Elfenbeinstiften und von Stiften von Hundeknochen in die Tibia von Kaninchen ergab dieselben Bilder, wie sie BIDDER beschrieb.

BAUM-Danzig teilte in einer anderweitigen Diskussion (81. I. 51) mit, daß er nach einem Vorschlag von JULIUS WOLFF aus dem Jahre 1862 bei einer Pseudarthrose der Tibia mit Distanz der Fragmente von $2^1/_2$ bis 3 cm in den Defekt einen gestielten Periostknochenlappen aus dem oberen Fragment heruntergeschlagen und an das untere Fragment angenäht habe. Obgleich der Lappen nur aus sehr brüchiger spongiöser Knochensubstanz bestand, fand BAUM die Pseudarthrose nach 4 Wochen verheilt.

J. WOLFF selbst berichtete 1893 (I. 121) über eine Pseudarthrose der Tibia, die er nach seiner etwas modifizierten Methode zur Konsolidation gebracht hatte.

v. BRAMANN (I. 128) implantierte bei einer Pseudarthrose des Humerus eine 6 cm lange und $3^1/_2$ cm breite und $1^1/_2$—2 cm dicke der Tibia entnommene Knochenspange in den durch Zertrümmerung des Knochens entstandenen großen Defekt in der Weise ein, daß sie eine Brücke zwischen den beiden durch eine Drahtsutur einander

genäherten Fragmenten bildete. Nach 3 Monaten war vollständige Konsolidation eingetreten. —
HELFERICH (87. II. 249) erzielte bei Frakturen mit verzögerter Callusbildung und bei Pseudarthrosen (mit und ohne Vernietung der Fragmente mit Elfenbeinnägeln) eine Vermehrung der Knochenneubildung durch Stauungshyperämie, die er durch Umlegen eines Gummischlauchs oberhalb der Bruchstelle hervorrief. Eine künstliche Hyperämie zu demselben Zweck hatte vorher schon DUMREICHER mit einem komplizierten Apparat und THOMAS in Liverpool durch Konstriktion und Herabhängenlassen der Extremität zu erzielen gesucht. Auch bei SEUTINs ambulanter Behandlung (vgl. S. 369), die HELFERICH ebenfalls anwandte, wird die Hyperämie von Bedeutung gewesen sein. HELFERICH machte an nicht gebrochenen Beinen die interessante Beobachtung, daß sich auch das Knochenwachstum durch längere Stauungshyperämie künstlich steigern läßt.
MIKULICZ (89. I. 161) erreichte bei einem 15 cm langen, durch Nekrose nach Osteomyelitis entstandenen Defekt der Tibia Callusbildung, indem er die narbige Zwischenmasse der Länge nach spaltete und mehrere Monate hindurch, alle 5—8 Tage wechselnd, mit Terpentinöl getränkte Gaze einlegte. BERGMANN versuchte dieses Verfahren auch bei Pseudarthrosen nach Frakturen, dasselbe versagte aber meistens. HAHN erreichte in einem dem von MIKULICZ ähnlichen Falle Callusbildung, indem er die intakte Fibula durchtrennte und die Spitze des unteren Fragmentes in das obere Fragment der Tibia einspießte.

Sechsundfünfzigstes Kapitel.

Luxationen. Angeborene Hüftgelenksluxation.

1875 (II. 146) sprach W. BUSCH über seltenere Humerusluxationen und schilderte in seiner lebhaften Weise das Zustandekommen und das Bild einer Luxatio supracoracoidea mit Abbruch des Processus coracoideus (MAL-

GAIGNE) und der Luxationen nach hinten. Wenn BUSCH dergleichen an sich selbst demonstrierte, hatte man den Eindruck, daß er ein ebenso vortrefflicher Schauspieler hätte werden können wie Dozent und Chirurg.

Die habituelle Schulterverrenkung wurde von KÜSTER (82. I. 112) und von LÖBKER-Greifswald (86. II. 210) zur Sprache gebracht.

KÜSTER machte in einem Fall die Resektion. Es fand sich ein Defekt am Kopf wie bei einigen Beobachtungen von VOLKMANN. KÜSTER nahm eine Knochenabsprengung an, obgleich das abgesprengte Stück nicht zu finden war. RIEDINGER (I. 119) bezweifelte die Möglichkeit der Resorption eines dem Defekt an Größe entsprechenden Knochenstücks im Laufe eines halben Jahres und nahm Druckusur an.

LÖBKER-Greifswald (86. II. 210) zeigte 2 Präparate, das eine von der Leiche, das andere durch Resektion gewonnen, an denen sich der gleiche Defekt am Kopf und ein Defekt an der Cavitas glenoidalis vorfand, außerdem eine Abreißung des Supraspinatus und Infraspinatus vom Tuberculum majus. In einem Fall von CRAMER hatte sich ein abgesprengtes Knochenstück im Gelenk gefunden, sonst hatte es immer gefehlt und LÖBKER erklärte die Defekte deshalb als durch Druckschwund entstanden. Die Abreißung der genannten Muskeln und die Schlaffheit der Kapsel lassen den Kopf nach innen und vorne rücken, er wird durch die anderen Muskeln gegen den Rand der cavitas glenoidalis gepreßt, und beide Knochen schleifen sich gegeneinander ab. —

Auf demselben Kongreß sprach LÖBKER (86. II. 311) über die isolierte Luxation des Radiusköpfchens und die Luxation bei gleichzeitiger Fraktur der Ulna, WAGNER (86. II. 127) berichtete über 2 Fälle solcher isolierter Luxation mit Absprengung am Rande des Radiusköpfchens und zeigte ein durch Resektion gewonnenes Präparat. —

1889 (II. 259) besprach SZUMAN-Thorn eine vordere erst einmal von MIDELFART beobachtete Form von Luxation der Patella, die er als horizontale Luxation bezeichnete. Die Kniescheibe war durch direkte Gewalteinwirkung zwi-

385

schen Condylus internus femoris und Tibiagelenkfläche eingeklemmt, ihre Gelenkfläche sah nach oben. Die unblutige Reposition war unmöglich und gelang auch nach der Gelenkeröffnung erst nach Durchschneidung des Ligamentum patellae. Heilung mit etwas versteiftem Gelenk. —
Unter Hinweis auf die vor nicht langer Zeit erschienenen Arbeiten von ALLINGHAM und BRUNS teilte BORCK (93. II. 188) aus der Klinik von MADELUNG einen Fall von Luxation des Meniskus mit vollständiger querer Zerreißung desselben mit. Nach Resektion des vorderen Drittels des Meniskus waren alle Beschwerden im Kniegelenk beseitigt. LAUENSTEIN und LÖBKER (Disk. I. 107) exstirpierten in mehreren analogen Fällen Stücke des Meniscus, LÖBKER einmal den ganzen Meniscus. —
Beobachtungen von Spontanluxation im Hüftgelenk nach Typhus und Pocken teilten GÜTERBOCK (73. II. 61) und SONNENBURG (85. II. 178) mit. —
Über die angeborene Hüftgelenksluxation sprach ROSER 1879 (II. 46). Er hatte schon 15 Jahre früher die Ansicht ausgesprochen, daß die Luxation ebenso wie der Klumpfuß durch Mangel an Fruchtwasser hervorgerufen werde, der zu einer erzwungenen dauernden Adduktionsstellung der Hüftgelenke bei übereinander geschlagenen Beinen des Foetus führe. Bei männlichen Foeten würden durch Druck der Beine auf die Hoden Abwehrbewegungen ausgelöst, bei weiblichen nicht, daher das viel häufigere Vorkommen der Luxation bei Mädchen. Auf Druckspuren, wie man sie bei Klumpfüßen findet, sollte geachtet werden.
Mit der Hypothese, die die ungleiche Verteilung auf die beiden Geschlechter erklären soll, wird man sich nicht befreunden können. Dagegen sprechen die Fälle, in denen sich neben der Hüftverrenkung noch andere Luxationen vorfinden. Ein 10jähriges Mädchen, das JULIUS WOLFF 1891 (I. 157) vorstellte, hatte außer einer doppelseitigen Hüftverrenkung Luxationen beider Kniegelenke, der Radiusköpfchen und „Distentionsluxationen" der Schulter-, Ellbogen-, Hand-, Finger- und Zehengelenke. Überall bestand eine

abnorme Schlaffheit der Gelenkkapsel. Auch die nicht selten nachweisbare Erblichkeit spricht gegen eine rein mechanische Ursache. Ein sehr bezeichnendes Beispiel von Vererbung von angeborener Luxation beider Fußgelenke teilte KRASKE (82. I. 126) aus VOLKMANNs Klinik mit. Von 18 Gliedern der Familie in 3 Generationen waren 8 mit dem Übel behaftet. (Abnorme Kürze der Unterschenkel, Hochstand des äußeren Knöchels, schräge Lage der Tibiagelenkfläche, sekundär entstandene Luxation des Talus.) — Die ungleiche Verteilung der angeborenen Hüftgelenksluxation auf die beiden Geschlechter ist bisher ebensowenig erklärt wie die weniger ausgesprochene, aber vorhandene Ungleichheit bei der Hasenscharte (in umgekehrtem Sinne) und wie das ausschließliche Vorkommen des typischen Nasenrachenfibroms bei Knaben.

Mit der Behandlung der angeborenen Hüftgelenksverrenkung haben sich, wie es scheint, zwei französische Orthopäden in den dreißiger Jahren des vorigen Jahrhunderts zuerst ernstlicher beschäftigt, HUMBERT in Morley und PRAVAZ in Lyon, später auch der Sohn des letzteren. Bis dahin hielt man den Zustand für unheilbar und behalf sich mit Palliativmitteln, dem Dupuytrenschen Gürtel und den den Schwankungen des Oberkörpers entgegenwirkenden Korsetts.

HUMBERT, dessen Bestrebungen 1836 durch einen Preis der Akademie anerkannt wurden, gelang wiederholt die Wiedereinrichtung einer spontanen Luxation des Hüftgelenks, und er wendete das Verfahren, teils direkte Einrenkung, teils längere Extensionsbehandlung, angeblich auch bei angeborener Luxation mit Erfolg an, so bei einem 11 jährigen Mädchen mit einseitiger Luxation. Aber seine Beschreibung ist zu wenig genau, um Zweifel auszuschließen. PRAVAZ behauptete, es habe sich nicht um Reposition, sondern um Transposition auf die Incisura ischiadica gehandelt, und NÉLATON war derselben Meinung.

Daß PRAVAZ Heilungen erreicht hat, scheint mir unzweifelhaft zu sein. Ein 7 jähriger Knabe mit einseitiger Luxation, den PRAVAZ 2 Jahre zuvor in Behandlung genommen hatte, wurde von einer Kommission der Académie de Médecine einer sorgfältigen Untersuchung unterworfen und für geheilt erklärt, allerdings gegen den Widerspruch von BOUVIER, aber auf Grund eines überzeugenden Berichtes von GERDY. KÖLLIKER sagte auf dem internationalen medizinischen Kongreß in Berlin 1890, PRAVAZ's Fall sei durch MALGAIGNE als nicht dauernd geheilt nachgewiesen, und LORENZ wiederholt diese Behauptung in dem Handbuch der orthopädischen Chirurgie. Sie entspricht aber nicht den Tatsachen. „Ich für mein Teil glaube," heißt es in dem Buch von MALGAIGNE über Frakturen und Luxationen (deutsche Übersetzung 1850), „daß HUMBERT und PRAVAZ Einrichtungen erlangen konnten, unter den Beobachtungen von PRAVAZ sind mehrere, bei denen die Tatsache der Einrichtung mir ganz klar vor Augen zu liegen scheint, ich sehe es aber für wahrscheinlich an, daß die meisten dieser Einrichtungen unvollständig blieben und dem Rückfall unterworfen waren. Was mich betrifft, so habe ich keines der geheilten Subjekte gesehen, ich weiß aber, daß eine der schönsten und dauerhaftesten Heilungen von PRAVAZ keinen Bestand hatte, und die Frage bedarf neuer Tatsachen, um in letzter Instanz entschieden zu werden." Also er glaubte nicht an Dauerheilung und hatte von jemand anderem gehört, daß in einem Hauptfall Rezidiv eingetreten sei. Ob dieser Fall mit jenem Knaben identisch war oder nicht, läßt sich nicht feststellen. NÉLATON (Eléments de Pathologie externe II. 510) gibt an, die meisten der von PRAVAZ behandelten Kranken seien von Ärzten in Lyon und Paris vorher und nachher untersucht, und die spätere Kontrolle habe die gelungene Wiedereinrenkung erwiesen.

Der Rapport von GERDY sur deux mémoires de docteur Pravaz relatives aux causes et au traitement des luxations congénitales du fémur (1840) ist eine auf eingehenden anatomischen und literarischen Studien beruhende sehr gute kleine Monographie, die über manche später in Vergessenheit geratene und bei den Operationen von HOFFA aufs neue festgestellte Tatsachen berichtet. Beschrieben werden die verschiedenen Formen des Gelenkkopfes, die Verkürzung des Halses und seine verschiedenen Stellungen, die Veränderungen der Pfanne, ihre häufige Ausfüllung mit Bindegewebe (peloton cellulo-synovial), das Fehlen, die Verlängerung und Zerfaserung des Ligamentum teres, die Einschnürung der Kapsel als hauptsächlichstes Hindernis der Einrenkung, die Atrophie des Glutaeus medius, die sekundäre Formveränderung des Beckens. GERDY kommt zu der Schlußfolgerung aus den gesammelten Beobachtungen, daß die Reposition in manchen Fällen möglich sein muß, wenn vor allem die Kapsel nicht eingeschnürt und die Pfanne zur Aufnahme des Kopfes groß genug ist. Auch mit der Frage, woher das Watscheln beim Gehen kommt, hat er sich beschäftigt und richtig herausgefunden, daß das Hinaufrutschen der Köpfe (DUPUYTREN) zur Erklärung nicht genüge, ohne aber eine andere ausreichende Erklärung geben zu können. Interessant ist, daß er auch Formveränderungen am Schenkelhalse erwähnt, die der Coxa vara entsprechen (recourcissement du membre par suite de l'altération du col du femur trop court et trop horizontal).

Bei der genauen Untersuchung des von PRAVAZ behandelten Knaben fand sich das luxiert gewesene rechte Bein um eine Spur länger als das andere, der Abstand des Trochanters von der Symphyse, von der Crista ilei war derselbe wie links (auf die Bedeutung der ROSER-NÉLATONschen Linie war man noch nicht aufmerksam geworden), der Knabe hinkte nicht, was auch BOUVIER zugeben mußte, ging nur noch etwas steif. Außer GERDY bezeugten BLANDIN und VELPEAU die Heilung. BOUVIER hatte wie DUPUYTREN die Heilung der angeborenen Hüftgelenksluxation für überhaupt unmöglich erklärt, dieser Umstand wird sein Urteil etwas beeinflußt haben. Daß er keine „absolute Regularität" der Form und des Ganges erzielt habe, gibt PRAVAZ selbst in seinem Mémoire an. Aber wer diese verlangt, der würde auch die späteren Erfolge von MIKULICZ und SCHEDE nicht anerkennen können.

Der Wiedereinrichtung ließ PRAVAZ bei dem erwähnten 7jährigen Knaben eine 8monatige Extensionsbehandlung vorausgehen, die auf das Neue eingeleitet wurde, wenn eine Reluxation eintrat. Dann begannen vorsichtige Bewegungen. Später wurde der Knabe in einen kleinen Wagen (Selbstfahrer) gesetzt, den er durch Treten in Bewegung bringen mußte, um so die Hüftgelenkspfanne allmählich auszuschleifen. Ein um die Trochanteren gelegter Gürtel hielt dabei den Kopf in der Pfanne fest.

Daß Chirurgen und Orthopäden, die nach PRAVAZ sich mit der Behandlung der angeborenen Luxation beschäftigt haben, keine Erfolge erzielten, wird daran gelegen haben, daß sie ältere Kinder oder Erwachsene in Behandlung nahmen. Der Orthopäde J. HEINE in Cannstatt erwähnt in seiner Schrift über spontane und congenitale Luxationen (1842), daß die Leichtigkeit, das Bein herunterzuziehen, mit den Jahren abnehme, das Einschnappen bei der Extension und Abduction habe er wiederholt beobachtet, die Apparate, die bestimmt waren, den Kopf in der Pfanne zurückzuhalten, hätten aber versagt. STROMEYER machte dieselbe Erfahrung.

Auf einen bedenklichen Abweg geriet GUÉRIN mit seinen ausgedehnten Muskeldurchschneidungen, die kaum einen vom Becken zum Femur hinübergehenden Muskel verschonten. Mit Recht bemerkte PRAVAZ, daß durch die Schwächung der Muskeln ein wichtiges Moment zum Festhalten des Kopfes in der rudimentären Pfanne geopfert werde. Verleitet wurde GUÉRIN durch seine Theorie, nach der die „primäre Muskelretraktion" eine Ursache der angeborenen Luxation sein sollte, und wohl auch durch seine Freude an der Beobachtung der reaktionslosen Heilung nach der von STROMEYER einige Jahre zuvor angegebenen subcutanen Tenotomie und Myotomie. Die Organisation immédiate hatte er mit großem Interesse studiert und in seinem Essais sur la méthode sous-cutanée beschrieben (1841), vor seinem Messer waren sogar die Rückenmuskeln bei Skoliose nicht sicher.

Eine in der vorantiseptischen Zeit durch ihre Kühnheit

überraschende Palliativoperation machte der Nachfolger von B. HEINE in der Würzburger orthopädischen Anstalt A. MAYER. Bei einem 9jährigen Mädchen mit linksseitiger Luxation und $1^1/_2$ Zoll Verkürzung des Beines machte er die Osteotomie am rechten Femur und ließ es in entsprechender Verkürzung wieder zusammenheilen, was ihm dann auch in einem zweiten Fall gelang.

Sehr beachtenswert sind die kurzen Bemerkungen, die ROSER, immer ein selbständiger Kopf, in dem schon erwähnten Vortrag (79. II. 46) über die Behandlung der angeborenen Verrenkung im frühesten Kindesalter machte. Die frühzeitige Diagnose sei die erste Bedingung der Heilbarkeit der Difformität. Sie sei aber sehr leicht zu stellen, wenn man auf die Stellung des Trochanters zu der von ihm 1846 angegebenen Sitzdarmbein-Linie (ROSER-NÉLATONsche Linie) achte. Die Diagnose müsse gleich nach der Geburt gestellt werden, er habe die Kinder immer erst nach dem ersten oder zweiten Jahre zu sehen bekommen. Er glaube, daß viele Fälle, sogar die meisten, heilbar sein würden, wenn man sofort Abductionsverbände anlege. Bei doppelseitiger Luxation würde der Zweck durch 2 Gipsstiefelchen leicht zu erreichen sein, die durch einen Querstab auseinandergespreizt erhalten würden. — KÖNIG, der einzige Diskussionsredner, ging auf die Frage der Heilbarkeit und Behandlung nicht ein (I. 17). Er glaubte die Entstehung einer einseitigen Luxation erst im 7. und 9. Lebensjahre beobachtet zu haben, wahrscheinlich durch prämature Verknöcherung der Pfanne. (Coxa vara?)

ROSERs Gedanken sind damals unbeachtet geblieben und erst viel später von Anderen in die Tat umgesetzt worden (vgl. die Bemerkungen von MIKULICZ in der Debatte nach HOFFAS Demonstrationen auf dem Kongreß 1894).

Heilungen auf unblutigem Wege wurden zuerst wieder von PACI in Pisa erreicht. Er reponierte den Kopf in der Narkose durch Flexion, moderierte Abduction, Außenrotation, Streckung, stellte das Gelenk in Abduction durch einen Gipsverband fest und begann dann mit vorsichtigen Bewegungen (vgl. Wiener medizin. Wochenschrift 1896, S. 567, Polemik gegen LORENZ).

Erst etwa 50 Jahre nach GUÉRINS Muskeldurchschneidungen, bei denen er gelegentlich subcutan auch auf die Kapsel eindrang und diese einschnitt, um die Reposition zu erleichtern, unternahm man unter dem Schutze der Antisepsis Versuche, durch operative Eingriffe am freigelegten und eröffneten Gelenk seine gestörte Funktion zu bessern oder ganz wieder herzustellen.

Ein Plan von HUETER, den atrophischen Kopf zu entfernen und eine bessere Gelenkverbindung zwischen Hals und Becken durch miteinander vernähte Periostlappen zu erzielen, kam nicht zur Ausführung. KÖNIG (90. I. 50) suchte bei einer einseitigen Luxation oberhalb der ganz flachen Pfanne durch einen vom Becken heruntergeschlagenen Periostknochenlappen eine Knochenleiste zu bilden, gegen die sich der Kopf anstemmen sollte. Um an die Darmbeinschaufel heranzukommen, durchtrennte er die Glutäen und kleinen Rollmuskeln und nähte sie nachher wieder zusammen. Das Kind starb nach 8 Tagen an Scharlach. Ein zweiter Fall (91. I. 75) verlief unglücklicherweise infolge von Diphtherie nach $1/4$ Jahr ebenfalls tödlich. Am Präparat fand sich oberhalb des Kopfes die geplante Knochenleiste. 1893 (I. 18) kam KÖNIG in der Diskussion über HOFFAS Vortrag nochmals auf seine Methode zurück. Er hatte inzwischen noch mehrere Fälle operiert, aber die Erfahrung gemacht, daß der Gang sich nicht so gebessert wie er gehofft hatte, und riet daher von weiteren Versuchen mit seinem Verfahren ab. GUSSENBAUER (93. I. 20) nahm es gegen seinen Erfinder in Schutz. Ideal sei der Erfolg allerdings auch bei den von ihm operierten Kindern nicht gewesen. In einem Fall habe er am oberen hinteren Pfannenrand 3 Stahlnägel eingeschlagen und 6 Wochen stecken lassen, um Knochenneubildung anzuregen (vgl. auch GUSSENBAUER 94. I. 28).

Die Operationen von KÖNIG und GUSSENBAUER konnten den Gang nicht verbessern, weil sie sich auf die falsche Voraussetzung stützten, daß das Hinken und Watscheln nur durch das Hinaufrutschen des ungenügend fixierten Kopfes beim Auftreten hervorgerufen werde, wie das von DUPUYTREN und FRORIEP behauptet war und allgemein als feststehend angesehen wurde (vgl. TRENDELENBURG, Über den Gang bei angeborener Hüftgelenkluxation. Deutsche medizinische Wochenschrift, 1985, Nr. 2).

Die Resektion des Kopfes, die schon früher, 1874 von ROSE und dann von HEUSNER, SCHÜSSLER, OGSTON u. A. im ganzen 19 mal ausgeführt worden war, ergab keine guten Resultate, eine Berechtigung konnte ihr nur bei Komplikation mit Arthritis deformans zugesprochen werden.

Die Reposition des Kopfes in die, wenn nötig, erweiterte und vertiefte Pfanne durch blutige Operation zuerst erstrebt und erreicht zu haben, ist das Verdienst von HOFFA in Würzburg, früherem Assistenten von SCHÖNBORN.

1890 (I. 44) besprach HOFFA sein Operationsverfahren und stellte 2 geheilte Kinder im Alter von 3 und 2 Jahren vor — das eine mit einseitiger, das andere mit doppelseitiger Luxation —, an denen man sich von dem Stand des Trochanters in der Roser-Nélatonschen Linie und dem Ausgleich der Lordose überzeugen konnte. Der Gang ließ noch zu wünschen übrig. Das Gelenkpräparat von einem 14 Tage nach der Operation an Pneumonie gestorbenen Kinde diente zur Erläuterung des Ganges der Operation. Resektionsschnitt nach LANGENBECK, Spaltung der Kapsel, möglichst subperiostale Ablösung der sich an den Trochanter major ansetzenden Muskeln, wenn nötig, auch Durchschneidung der Fascie unterhalb der Spina anterior inferior, Exstirpation des Ligamentum teres, wenn es vorhanden und im Wege ist, Reposition des Kopfes. Von einer Vertiefung der Pfanne konnte in den vorgestellten Fällen abgesehen werden, um den Kopf festzuhalten, wurde ein Periostlappen vom Becken heruntergeschlagen und „über dem Trochanter mit Kapsel und Muskeln zusammengenäht".

ISRAEL (Disk. I. 49) zeigte ein Kind, bei dem er keine Spur von einer Pfanne hatte finden können. Er hatte dann beabsichtigt, den Kopf mit Silberdraht an das Becken anzunähen, als die Nadel abbrach, ließ er sie zur Fixierung des Kopfes an das Becken liegen. Verlängerung um 3 cm wurde erreicht. RIEDEL teilte mit, daß er schon 1883 bei einem 8jährigen Mädchen mit angeborener Hüftverrenkung eine Operation gemacht habe, die darin bestand, daß er an der Stelle der ganz verstrichenen Pfanne ein „gewaltiges Loch" in das Becken schlug und den Kopf in dasselbe hineinbrachte, was nach vieler Mühe gelang. Es sei zu fürchten, daß das Wachstum des Beckens durch den Eingriff gelitten haben könnte, und er würde in Zukunft mit einer solchen Operation bis zum 16. Jahre warten.

1893 (I. 12) machte HOFFA weitere Mitteilungen über seine Operationen, deren Zahl ohne einen weiteren Todesfall auf im ganzen 26 gestiegen war. Das 1890 vorgestellte Kind mit doppelseitiger Luxation war wieder da und sprang vergnügt umher. Die Lordose war ausgeglichen. HOFFA hob noch einmal die Hauptpunkte seines Verfahrens hervor. Fast immer sei eine wenn auch sehr flache Pfanne vorhanden, aber sie sei unbrauchbar zur Retention des Kopfes und müsse deshalb vertieft werden, wofür er besonders große bajonettförmige scharfe Löffel anfertigen ließ. Der Knochen sei für die Vertiefung immer dick genug. Das Ligamentum teres sei, wenn vorhanden, zu entfernen, ebenso das Überschüssige der Kapsel. Die Schrumpfung der Muskeln und Fascien erfordere schon bei 5—6 jährigen Kindern die Durchschneidung, je früher operiert werden könne um so besser. Bei älteren Kindern müsse man vor der Operation den Kopf durch kräftigen Zug in der Narkose herunterzuziehen suchen und subcutane Durchschneidungen der spannenden Stränge unterhalb der Spina anterior superior, der Adductoren und der langen Muskeln an der hinteren Seite des Oberschenkels oberhalb der Kniekehle oder (nach LORENZ) am Tuber ischii vornehmen. Wenn die Wunde geheilt sei, nach 3—4 Wochen, beginne er mit Massage und vorsichtigen Bewegungen, nach 5 Wochen lasse er die Kinder mit einem das Herausrutschen des Kopfes verhindernden Apparate umhergehen. Die

Operation sei inzwischen auch von LORENZ in etwas veränderter Form, sowie von SCHEDE, KAREWSKI, TILLMANNS, STUDSGARD, REVERDIN, DENUCÉ, KIRMISSON und BILHAUT mit Erfolg ausgeführt worden. KRUKENBERG-Halle (Disk. I. 21) empfahl an Stelle der scharfen Löffel einen besonders geformten Trepan.

Auf dem nächsten Kongreß (94. I. 21) zeigte HOFFA das Präparat einer geheilten doppelseitigen Hüftgelenkluxation von einem Kinde, das einige Zeit nach der Operation an Diphtherie gestorben war, die gut gebildete Pfanne war mit Knorpel ausgekleidet. Er hob hervor, daß bei Kindern bis zu 3 Jahren, wenn das Ligamentum teres fehle, was man an dem Einschnappen des Kopfes bei dem Einrichtungsversuch erkennen könne, auch die unblutige orthopädische Behandlung zum Ziele führen könne.

SCHEDE (Disk. I. 23) erreichte Heilung durch die Operation auch bei einer 20jährigen Patientin nach vorheriger monatelanger Extensionsbehandlung mit Gewichten bis zu 30 Pfund. Bei einem 15jährigen Knaben brachte er den um 11 cm zu hoch stehenden Kopf erst nach ausgedehnten subcutanen Durchschneidungen, auch der Flexoren des Kniegelenks am Tuber ischii, und nachfolgender längerer Extensionsbehandlung genügend herunter. WAGNER behandelte ein 17jähriges Mädchen. Der Kopf war ungewöhnlich groß. WAGNER mußte ihn wie einen Apfel abschälen, um ihn in die ausgebohrte Pfanne einzupassen. KAREWSKI machte auf die große Verschiedenheit in der Form des Kopfes bei den verschiedenen Fällen von angeborener Verrenkung aufmerksam, während bei paralytischer Luxation der Kopf seine natürliche Form bewahre. MIKULICZ erinnerte an das von PACI angegebene Verfahren der unblutigen Reposition in der Narkose mit nachfolgender Feststellung im Gipsverband. Er selbst habe bei 3 Kindern im Alter von 13 Monaten bis 2$^1/_2$ Jahren durch monatelanges Liegenlassen in einem Apparat, der den Oberschenkel in möglichst starker Abduction und Rotation nach außen fixiert, und durch Extension mit Gewichten von 5 bis 10 Pfund, den Kopf in die

395

Pfanne gebracht und gefunden, daß er nach Ablauf eines Jahres nach Beginn der Behandlung die Pfanne nicht wieder verläßt. Bei älteren Kindern habe er auch mit der blutigen Operation gute Erfahrungen gemacht, aber man solle die Diagnose möglichst früh zu stellen und zunächst immer auf unblutigem Wege zum Ziele zu kommen suchen.

Außer MIKULICZ hatten sich seit einigen Jahren auch andere Chirurgen der unblutigen Behandlungsmethode zugewandt, von der sich HOFFA wenig versprach. Anregend und fördernd wirkten die bemerkenswerten schon auf dem internationalen medizinischen Kongreß in Berlin 1890 besprochenen Erfolge des nicht zur Zunft gehörigen Ortho-HESSING in Göggingen, der nach forcierter Traktion und erfolgter Reposition das Gewonnene durch seinen „Schienenhülsenverband" festhielt.

SCHEDE (94. I. 29) fand, daß bei Kindern, die noch nicht gegangen sind, der Kopf sich immer in die Pfanne bringen und durch Druck auf den Trochanter in der Pfanne zurückhalten läßt. Erst vom 3. Jahre an seien die Muskelverkürzungen hinderlich und erforderten Gewichtsextension. Das Festhalten des Kopfes erreichte er mit seiner Abductionsschiene. SCHEDE stellte ein 15 jähriges Mädchen vor, das er im Alter von 14 Monaten, also schon vor über 13 Jahren, in Behandlung genommen und im Lauf eines Jahres vollständig geheilt hatte. Von dem Alter von $2^1/_2$ Jahren an hatte das Kind keine Schiene mehr getragen. Ein nahezu ebenso gutes Resultat hatte die Behandlung in 2 anderen dem Kongreß vorgeführten Fällen von ebenfalls einseitiger Verrenkung ergeben. (Beginn der Behandlung mit $2^1/_2$ und mit 6 Jahren.) 4 geheilten, 11 fast geheilten, 14 wesentlich gebesserten Fällen von einseitiger Verrenkung standen 8 Mißerfolge gegenüber. SCHEDE hob hervor, daß es wichtig sei, die Behandlung zu beginnen, ehe die Kinder überhaupt gegangen seien.

In der Diskussion zu SCHEDES Vortrag (I. 37) wies BERGMANN auf die in der Anstalt von HESSING erzielten Erfolge hin, von denen er sich wiederholt überzeugt habe, und warnte vor Unterschätzung der Gefahr bei operativem Vorgehen zumal bei kleinen Kindern inter faeces et urinas. Er habe einmal Gelenkeiterung mit Ausgang in Ankylose bekommen. Auch sei der Erfolg der Operation in bezug auf den Gang nicht immer ein so guter, wie oft behauptet werde. TILLMANNS äußerte sich in demselben Sinne, BRAMANN, der 14 Fälle operierte, erreichte immer einen aseptischen Verlauf, man solle aber nicht vor Ablauf des 2. oder 3. Lebensjahres operieren.

Die beiden folgenden Kongresse 1895 und 1896 beschäftigten sich ebenfalls mit der Frage der operativen und orthopädischen Behandlung der angeborenen Hüftgelenksluxation. Jetzt war auch LORENZ-Wien erschienen, der neben HOFFA die größte Erfahrung auf diesem Gebiete gewonnen hatte. Auf die zwischen Beiden über Einzelheiten des Operationsverfahrens geführte Polemik einzugehen, möchte ich verzichten. In dem Wettstreit zwischen der blutigen und unblutigen Methode neigte der Sieg sich mehr und mehr der letzteren zu.

HOFFA (95. II. 706) berichtete über die Endresultate seiner 112 Operationen an 82 Patienten (60 doppelseitig), von denen 4 infolge der Operation, 1 wahrscheinlich an Jodoformvergiftung, gestorben waren, und 8 durch Eiterung Ankylose bekommen hatten. Die letzten 47 Operationen hatten keinen Mißerfolg ergeben. Mit Rücksicht auf die von TRENDELENBURG nachgewiesene Bedeutung des Glutaeus medius und minimus für den normalen Gang ohne Watscheln löste er diese Muskeln nicht mehr vom Trochanter ab. Den Hautschnitt hatte er deshalb, wie LORENZ, mehr nach vorn verlegt. Ein ganz normales Gelenk ließ sich nicht erzielen, die Abduction blieb etwas eingeschränkt, 8mal bekam HOFFA eine Transposition des Kopfes nach vorn.

LORENZ (94. I. 74) verwies auf sein bekanntes Buch und die darin beschriebenen 100 operativ behandelten Fälle. Die Muskelschonung sei von wesentlicher Bedeutung, die besten Erfolge erreiche man vom 4. bis 7. Jahre, bei kleineren Kindern sei die orthopädische Behandlung angezeigt.

HEUSNER-Barmen (94. II. 288) zeigte die Photographie eines Kindes, das 3 Jahre lang mit HESSINGschen Apparaten behandelt war, und bei dem jetzt der TRENDELENBURGsche Versuch die ganz wiederhergestellte Wirkung der Abductoren bewies. Er demonstrierte sodann seine den HESSINGschen ähnlichen Apparate.

In der Diskussion (94. I. 76) übte MIKULICZ Kritik an den HOFFAschen Resultaten. Auch die günstigsten hier vorgestellten Fälle ließen sich nicht mit den von SCHEDE und ihm selbst erreichten Resultaten vergleichen. Es solle daher namentlich bei Kindern, die noch im dritten, vierten Lebensjahre ständen, immer zunächst das unblutige Verfahren versucht werden. SCHEDE empfahl nochmals seine Methode, die bei einseitiger Verrenkung sehr gute Erfolge gebe. TRENDELENBURG besprach kurz die von ihm klargestellte Ursache des watschelnden Ganges und die Bedeutung des heute unter seinem Namen bekannten Experiments zur Prüfung des Erfolges nach der Heilung. Er stellte fest, daß eines der von LORENZ vorgestellten Kinder, auf dem operierten Beine stehend, die Gesäßhälfte der anderen Seite in normaler Weise in die Höhe ziehen konnte, während die Abduction bei allen anderen vorgestellten Operierten noch etwas eingeschränkt war.

1896 traten HOFFA (II. 479) und LORENZ (I. 57) wieder auf den Plan, diesesmal aber um für die unblutige Behandlung der Hüftgelenkverrenkungen bei jüngeren Kindern einzutreten.

HOFFA hatte sich an einem Präparate von PACI von der Möglichkeit einer vollständigen Heilung auf unblutigem Wege überzeugt und das Verfahren bei Kindern bis zu $6^1/_2$ Jahren mehrfach mit Erfolg angewandt, während es bei doppelseitiger Verrenkung oft versagte. Er gipste die Beine nach der Einrenkung in Narkose in Abductionsstellung ein und legte die Kinder später in den MIKULICZschen Apparat.

LORENZ demonstrierte sein etwas abweichendes Einrenkungsverfahren an einem Kinde in der BERGMANNschen Klinik. Er legte großen Wert darauf, nach der Reposition die Vertiefung der Pfanne dadurch zu erzwingen, daß man „den eingerenkten Schenkelkopf der physiologischen funktionellen Belastung mit dem Körpergewicht überantwortet", zu deutsch das Kind möglichst bald wieder auf die Beine bringt, was ja auch der Zweck der von HESSING u. A. angegebenen Schienenapparate ist.

Gleich nach Ablauf der hier zu besprechenden 25 Jahre erstand allen chirurgischen Eingriffen bei angeborenen Hüftgelenksverrenkungen neben dem sogenannten Trendelenburgschen Experiment ein zweiter unparteiischer Richter über ihre Erfolge in der Röntgenphotographie, und es zeigte sich, daß man sie insofern überschätzt hatte, als es sich in vielen Fällen statt der vermeintlichen Reposition des Kopfes nur um eine Transposition an eine dicht oberhalb der Pfanne gelegene, für die statischen Verhältnisse günstigere Stelle handelt, so daß von einer Heilung im anatomischen Sinne dann nicht die Rede sein kann (vgl. 97. II. 109, I. 35). Aber die Tatsache, daß der Gang der Kranken auch in solchen Fällen ein nahezu normaler werden kann, bleibt bestehen, und das Verdienst der Männer, denen wir diesen großen Fortschritt in der Heilkunst verdanken, bleibt ungeschmälert.

Siebenundfünfzigstes Kapitel.

Amputationen. Exartikulationen. Prothesen.

Der Blick auf ein ganz historisch gewordenes Stück Chirurgie tut sich auf, wenn man in den Verhandlungen des 4. Kongresses (75. II. 58) den Vortrag von HAGEDORN, „Demonstration einer galvanokaustischen Schneideschlinge", liest und hier auf den Bericht über 2 galvanokaustische Amputationen stößt, eine Unterschenkel- und eine Oberschenkelamputation. Die Haut wurde mit dem galvanokaustischen Messer, die Muskulatur mit galvanokaustischen Drahtschlingen durchtrennt, dann wurden die Knochen abgesägt. Als Mittel, die Gewebe einschließlich größerer Gefäße ohne Blutung zu durchtrennen, wirkt die galvanokaustische Schlinge nicht nur durch die Hitze, sondern auch durch die Quetschung und hat in dieser Beziehung ihr Vorbild in dem Ecraseur von CHASSAIGNAC, mit dem bekanntlich (schon vor Erfindung der Narkose!) selbst größere Amputationen gemacht worden sind. Man suchte damals nach einem Mittel, das Unterbinden der Gefäße zu umgehen, das man, wie besonders SIMPSON, als eine Hauptursache der Pyämie ansah. Die Torsion der Gefäße und die Acupressur waren solche Ersatzmittel für die Ligatur. Diese wurde auch schon früher, im 18. Jahrhundert, von manchen Chirurgen ganz verworfen, so von THEDEN und SCHMUCKER, die auf das blutende Gefäß kleine Bäuschchen von feiner Charpie oder ein Stückchen Feuerschwamm aufdrückten und einen fest komprimierenden Verband umlegten, mit dem sie beim Rückzug der Truppe ihre Amputierten sogar transportierten. THEDEN behauptete, auch mit der Cruralis auf diese Weise fertig geworden zu sein.

Bei HAGEDORN handelte es sich um eine frische Unterschenkelamputation wegen Zermalmung des Fußes und um eine hohe Oberschenkelamputation wegen einer alten Nekrose am Femur mit schweren Blutungen aus der arrodierten Arteria femoralis. Es wurde mit Esmarchscher Konstriktion operiert. Nach Beendigung der Amputation und Lösung des Schlauches rötete sich der dünne weißliche Schorf der Wundfläche, aber kein Tropfen Blut kam zum Vorschein, abgesehen von der Markhöhle des Knochens. Die großen Arterien „klopften gewaltig", bluteten aber nicht. Keine Ligatur wurde angelegt. Unter Listerschen Verbänden heilte der Unterschenkelstumpf nach starker Sekretion in 2 Monaten. Bei der am Oberschenkel amputierten Frau trat nach 3 Tagen der Tod durch zunehmende Erschöpfung ein. Die Arteria femoralis fand man durch ein festes Blutgerinnsel gut verschlossen. —

In 2 Vorträgen und einer längeren Diskussionsbemerkung hat BIER, damals Assistent von ESMRACH, in den Jahren 1893 (II. 1), 1894 (I. 43) und 1895 (II. 34) die bis dahin noch nicht ernstlich durchdachte Frage behandelt, welche Bedingungen erfüllt sein müssen, damit ein **Amputationsstumpf der unteren Extremität tragfähig** wird. Nach seinen Beobachtungen kommt es darauf an, daß die Markhöhle der Diaphyse durch ein natürliches Knochenstück primär verschlossen wird. Der sekundäre Verschluß durch den Markcallus sei nicht geeignet, den Stumpf tragfähig zu machen, jeder Druck auf diesen Callus, der als Knochennarbe anzusehen sei, rufe Schmerz hervor. Mit sehr gutem Erfolg wandte BIER seine **Umklappungsmethode** an, bei der bekanntlich ein kleiner Periostknochenlappen wie ein Deckel auf die Sägefläche der Diaphyse geklappt wird. Vordem pflegte man die Sägefläche mit einem Periostlappen oder Periostzylinder zu decken, diese produzierten aber gewöhnlich keinen Knochen, und VOGT-Greifswald (76. I. 33) hatte deshalb schon eine flach abgemeißelte dünne Knochenschicht mit dem Periost dem Knochen entnommen und der Sägefläche aufgelegt. In anderen Fällen stellte BIER durch Keilexcision oberhalb des Unterschenkelstumpfendes und Umklappen des Stumpfendes einen kleinen Fuß mit Haut der hinteren Unterschenkelfläche als Sohle her. Die vorgeführten Operierten trugen Stelzfüße einfacher Konstruktion ohne Sitzring und konnten damit ohne Beschwerden weite Märsche machen. Die späteren, BIERs Anschauungen einschränkenden Erörterungen über die Frage der Tragfähigkeit von Amputationsstümpfen (vgl. u. a. 1902. I. 53) fallen nicht in die Zeit dieser Berichterstattung. —

Auf dem Kongreß 1878 (I. 25) stellte LANGENBECK einen Arbeiter vor, bei dem er wegen eines Sarkoms der Ulna die **Exarticulatio cubiti** gemacht hatte, und trat mit Wärme für diese Operation ein. Der Vorteil des längeren Stumpfes gegenüber der Amputation des Oberarms sei nicht zu unterschätzen, und alle Exartikulationen seien weniger gefährlich als die Amputationen, weil sie keine Knochenwunde setzten. Seit 1848 habe er die Exartikulation im Ellbogengelenk in allen geeigneten Fällen gemacht, keine prima intentio erzielt, aber auch keinen Todesfall gehabt.

Erwähnt sei, daß auf demselben Kongreß (I. 137) v. ADELMANN die Ergebnisse seiner Nachforschungen über die Geschichte und Statistik der totalen Entfernung des Schulterblattes mitteilte. Er fand in der Literatur 61 Fälle mit 46 Heilungen der Wunde und 14 Todesfällen. 3mal wurde der ganze Arm und die Clavicula mit fortgenommen. LOSSEN und v. LANGENBECK (I. 147) konnten der Statistik je 1 Fall hinzufügen.

Über die Exartikulation im Hüftgelenk trug TRENDELENBURG-Rostock auf dem Kongreß 1881 (II. 121) vor. Sein Verfahren mit dem Stahlspieß und Gummischlauch zur Kompression der Gefäße ist schon bei Besprechung der ESMARCHschen Blutleere erwähnt (S. 119). Bei einem jungen Manne mit ungewöhnlich großem, von allen Seiten an das Becken heranreichenden Rundzellensarkom unterband er die Arteria iliaca communis und löste die Geschwulst präparierend, jedes blutende Gefäß sofort unterbindend, wie ROSE und VERNEUIL es angegeben hatten, zuerst vorn und nach Öffnung des Gelenkes, in dem vom Kopf nur die Knorpelfläche erhalten war, auch hinten ohne beträchtlichen Blutverlust ab. Eine rückläufige Blutung aus der Vena femoralis wurde durch Kompression der Vena iliaca in der zur Arterienunterbindung angelegten Wunde zum Schweigen gebracht und die Vene dann unterbunden. Der Kranke war dem Gewicht nach durch die Operation nahezu halbiert worden. Er wog noch 65 Pfund, das Gewicht des exartikulierten Beins betrug 57 Pfund. Der Eingriff wurde gut überstanden, nach 8 Wochen war das Gewicht auf 77 Pfund gestiegen. Aber das tödliche Rezidiv blieb nicht aus. TRENDELENBURG hob hervor, daß die Exartikulation im Hüftgelenk, wenn es gelingt, stärkeren Blutverlust zu vermeiden, eine ziemliche ungefährliche Operation ist. Von 6 von ihm Operierten erlag dem Eingriff ein wegen schwerer Schußverletzung nach der alten Methode im Felde operierter Soldat, die 5 in Berlin und Rostock operierten Kranken, 3 wegen Sarkom, 2 wegen Caries, hatten die Operation gut überstanden, waren dann allerdings das Opfer der Tumorrezidive und der Tuberkulose geworden. —

LANGENBECK stellte 1878 (I. 26) 2 geheilte Fälle von Exartikulation im Kniegelenk vor, eine Operation, für die er aus denselben Gründen wie für die Exartikulation im Ellbogengelenk eintrat. Sie war damals noch wenig in Gebrauch, wo sie in Frage kommen konnte, zog man meist die transcondyläre Amputation nach CARDEN vor. Wie sich aus der Diskussion ergab, hatte von den Mitgliedern der Gesellschaft UHDE sie 12mal gemacht mit 5 Todesfällen, ROSER 4mal ohne Todesfall. SCHEDE erreichte unter dem Listerverband in 2 Fällen Heilung durch prima intentio. Nach der älteren Statistik von GÜNTHER betrug die Mortalität 45 Proz. nach BILLROTH 38 Proz. Über die Frage, ob man Patella und Synovialis zurücklassen oder entfernen solle, war man verschiedener Meinung.

1886 (I. 64) zeigte KÜSTER an einem vor 2 Jahren operierten 11jährigen Kinde, daß der Stumpf nicht, wie behauptet worden war, im Wachstum zurückgeblieben war. Dagegen war das Femur im Bereich der Condylen verschmälert. SOCIN machte auf die Verschieblichkeit der Haut über der erhalten gebliebenen Gelenkfläche aufmerksam, die er auch an Präparaten ohne Eiterung geheilter Stümpfe habe nachweisen können. Sie erkläre, daß der Operierte sich auf den Stumpf stützen könne.

Ausgezeichnete Erfolge erzielte mit Exartikulation im Kniegelenk HAGEDORN in Magdeburg. HABS berichtete 1894 (I. 40) über die 18 seit 1880 von HAGEDORN ausgeführten Operationen, die sämtlich in Heilung ausgegangen waren. Patella, Kapsel, Synovialis wurden in dem großen vorderen Lappen belassen. Die der Gelenkfläche aufliegende Haut war nach der Heilung in ausgedehntem Maße verschieblich. Wurde bei Kindern operiert, so zeigte sich nach Jahren ein Zurückbleiben des Femur im Wachstum sowohl in der Condylenbreite als auch in der Länge, was aber für die Gebrauchsfähigkeit des Stumpfes ohne Belang war. An 5 z. T. schon vor Jahren Operierten zeigte HABS, wie vollkommen tragfähig der Stumpf wird. Ein vor 2 Jahren operiertes Kind sprang von einer Stufe herunter, aber nicht auf den gesunden

403

Fuß, sondern auf die Prothese, eine 27 jährige vor 14 Jahren operierte Patientin konnte die halbe Nacht hindurch tanzen, ein Mann zentnerschwere Säcke die Treppe hinauftragen. Die Prothesen waren zumeist einfache Stelzen ohne Beckenstütze. — BIER (I. 44) bemerkte dazu, die Tragfähigkeit der Stümpfe beweise, daß die Vorstellung, die Haut müsse, um den Stumpf tragfähig zu machen, mit dem Knochen in der natürlichen Verbindung stehen, wie beim Pirogoff, unrichtig sei. —

1892 (I. 55) berichtete A. KÖHLER über 14 seit 1885 in der BARDELEBENschen Klinik ausgeführte Amputationen nach GRITTI. Auch diese Operation hatte ebenso wie ihr Vorbild, die PIROGOFFsche, erst durch die Antisepsis ihr volles Bürgerrecht erlangt. (Vorher hieß es in einem humoristischen Gedicht: „Und per primam intentionem stirbt oder heilt der Pirogoff".) RIED, TRENDELENBURG (Veröffentlichung von WENZEL), VOIGT, ZOEGE v. MANTEUFFEL waren in Deutschland für sie eingetreten. Von den 14 Fällen von BARDELEBEN kamen 5 durch prima intentio zur Heilung, 4 starben infolge der die Operation veranlassenden Erkrankung oder Verletzung. Als ein Vorteil gegenüber der Exartikulation im Kniegelenk erwies sich das Ausbleiben von Lappengangrän. BARDELEBEN (I. 60) bemerkte dazu, daß er den Operierten immer rate, wie andere Amputierte eine Sitzstelze zu benutzen, da sie sich sonst den Stumpf wundliefen.

Über den bekannten Übelstand der Pes equinus-Stellung des Stumpfes nach der CHOPARTschen Exartikulation sprach HELFERICH-Greifswald 1889 (II. 288). An dem Decubitus infolge der schlechten Stellung sei besonders der Knochenvorsprung an der unteren Fläche des Calcaneus dicht hinter der Gelenkspalte zwischen Calcaneus und Os cuboideum schuld. Diesen Vorsprung meißele er deshalb fort. Im Notfall könne auch die Arthrodese im Fußgelenk mit Nutzen angewandt werden, wie er es in einem Fall von Lähmung gemacht habe. —

1878 (I. 92) zeigte TRENDELENBURG seine im Zentralblatt (1878, S. 49) genauer beschriebene selbstgefertigte provi-

26*

sorische Gängelstelze, bestehend aus einem dicken Gummirohr als Sitzring, einer Papphülse um den Stumpf, über die ein Magnesit-Wasserglasverband gelegt, und an deren unteres Ende ein hölzerner Gängel von der Form der Schaukel eines Schaukelpferdes angenagelt wurde. Der Gängel ahmte beim Gehen die Abwicklung des Fußes vom Fußboden nach, die ganze Stelze zeichnete sich durch ihre Leichtigkeit aus.

Ich glaube der Erste zu sein, der solche provisorische Prothesen für Amputierte angefertigt und den Gängel dabei verwertet hat.

HOEFTMANN stellte 1889 (II. 267) ein junges Mädchen mit angeborenem totalen Defekt beider Beine vor, das sich mit Hilfe sinnreich konstruierter Prothesen leidlich gut fortbewegen konnte. Die Prothese war jederseits an dem Beckengurt mittelst eines Scharniers aufgehängt, die Schwere des Körpers fixierte beim Stehen die an Stelle der Kniegelenke angebrachten Scharniere, die Schwere der Prothese ließ dieselbe, wenn die Beckenseite gehoben wurde, zum Schritt nach vorne pendeln.

Achtundfünfzigstes Kapitel.

Gelenktuberkulose. Resektionen.

Daß zwischen den chronischen Gelenkentzündungen, die früher als Fungus, Tumor albus, Arthrocace, Gelenkcaries bezeichnet wurden, und der Tuberkulose eine gewisse Verwandtschaft besteht, war schon lange allgemein anerkannt, ehe KÖSTER (1869) die Tuberkelknötchen mit ihren Riesenzellen in der kranken Gelenksynovialis auffand. Das häufige Zusammentreffen oder Aufeinanderfolgen von Gelenkerkrankung und Lungentuberkulose konnte der klinischen Beobachtung ebensowenig entgehen, wie der anatomischen die Ähnlichkeit der von NÉLATON (1847) eingehender beschriebenen käsigen Herde und „Tuberkel" in den Knochen mit den Verkäsungen und Tuberkeln in Lymphdrüsen und Lungen. Wie man sich im einzelnen das Ver-

405

hältnis der fungösen Entzündungen zur Tuberkulose aber zu denken habe, blieb bis zu KOCHs Entdeckung unklar und strittig. KÖSTER erklärt seine Knötchen in der Synovialis für identisch mit den gewöhnlichen miliaren Tuberkeln, setzt aber hinzu: „Die eigentliche fungöse Gelenkentzündung entsteht selbständig und muß nicht auf tuberkulöser Dyskrasie beruhen, ja ich glaube, daß dies relativ selten der Fall ist." Auch BILLROTH scheute sich, aus dem Befund die Konsequenzen zu ziehen: „Diese Knötchen (in den schwammigen Granulationen) Tuberkel zu nennen, dagegen ließe sich anatomisch nichts einwenden, doch wird man vorläufig Bedenken tragen, sie schon als den Ausdruck derjenigen Infektionskrankheit zu betrachten, welche man jetzt ‚Tuberkulose' heißt" (Allgemeine Chirurgie 1872). Die Anschauung, daß die Tuberkulose eine spezifische Infektionskrankheit sei und daß sie durch die Ansiedlung von Spaltpilzen hervorgerufen werde, ist dann bekanntlich besonders von HUETER und KLEBS vertreten worden. KLEBS hat durch pathologisch-anatomische Untersuchungen, Tierimpfungen und bakteriologische Züchtungsversuche den Beweis für die Richtigkeit seiner Ansicht auf streng wissenschaftlichem Wege zu bringen gesucht. HUETERS Phantasie wurde mit der Sache schneller fertig (Allgemeine Chirurgie 1873). Seine „Monaden", die von der Luft aus durch die zarte Gesichtshaut und die Schleimhaut von Nase, Mund und Bronchien, begünstigt durch die Erweiterung der Saftbahnen (lymphatische Konstitution), in die Lymphdrüsen des Halses und die peribronchialen Lymphdrüsen auf bequemen breiten Bahnen eindringen, rufen hier die käsige Entzündung hervor. In den käsigen Massen sind die Monadenkeime angehäuft. Verstopfen diese die lymphatische Zirkulation, so entsteht eine lokale Infektion des Bindegewebes, es bildet sich ein Tuberkel, so auch der von KÖSTER, die physikalische Prädisposition der Synovialis und des Markgewebes zur Bildung von Granulationsgewebe kommt der Tätigkeit der Monaden entgegen. Dies ist zunächst ein lokaler Prozeß. Dem Chirurgen erwächst die Verpflichtung, gegen die Initialentzündungen anzukämpfen, käsige Drüsen zu exstirpieren, die Synovitis granulosa zu resezieren, sobald Eiterung beginnt, und die Myelitis granulosa operativ zu entfernen. Denn es droht die Miliartuberkulose.

Die auf Grund der HUETERschen Empfehlung dann vielfach angewandte Frühresektion ist der pathologischen Anatomie mehr zugute gekommen als den operierten Kranken. Die durch Resektion gewonnenen Präparate boten Gelegenheit zum Studium des lokalen Ursprungs und Verlaufes der Tuberkulose innerhalb des Gelenkes, man lernte die Krankheit in ihren ersten Stadien kennen, ihren ossalen oder synovialen Ursprung, die primären Knochenherde an den Epiphysenscheiben, ihren Durchbruch in das Gelenk und die Tuberkelaussaat auf die Synovialis, den Ausgang der Coxitis von dem der Knorpelfuge in der Pfanne benachbarten Knochengewebe usw. Alles Dinge, die der pathologische Anatom bisher ebenso selten zu sehen bekommen hatte, wie die Anfangsstadien der Perityphlitis vor Einführung der Frühoperation am kranken Wurmfortsatz. VOLKMANN beschrieb in seinen klinischen Vorträgen (Chirurgie Nr. 51, 1879) eine Reihe solcher lehrreichen Präparate, und auch in der LANGENBECKschen Klinik hatten wir Gelegenheit, sie zu sammeln.

Vor LANGENBECK wurde in Deutschland bei Gelenktuberkulose nur selten reseziert. KAJETAN TAXTOR berichtet 1843 über 16 im Laufe der letzten 22 Jahre in Würzburg vorgenommene Operationen mit 7 Todesfällen, wovon 4 durch Pyämie. STROMEYER stellte auf der Naturforscherversammlung lung in Erlangen einen Mann vor, bei dem JÄGER eine Kniegelenkresektion mit gutem Erfolge gemacht hatte, er selbst habe noch keinen geeigneten Fall gehabt. HEYFELDER fand 1861 in der Literatur 179 Kniegelenkresektionen, von denen 114 auf England und nur 59 auf Deutschland fallen. (Mortalität in England $1/_5$, in Deutschland fast $1/_2$.) Frankreich ist nur mit 5 Operationen beteiligt.

Vorsichtige Chirurgen, wie STROMEYER, sahen von allen

operativen Eingriffen ab, auch wenn sich Abscesse entwickelten, da sie die Verjauchung nach dem Aufschneiden fürchteten, die bei spontanem Aufbruch ausblieb. „Je später die Abscesse aufbrechen, um so besser!"
Die Behandlung war vor allem bestrebt, den Kräftezustand durch gute Kost, frische Luft, Seebäder zu heben, bei NÉLATON findet sich auch schon die Besonnung erwähnt. Lebertran galt als Specificum gegen Tuberkulose, Jodkali wurde schon von LISFRANC empfohlen.

Lokal wurden Blutentziehungen und ableitende Mittel angewandt, unter denen das Glüheisen als das wirksamste galt. Unter dem Titelbild von RUSTs Arthrocacologie (1817), 2 Jünglinge mit Coxitis, einer noch auf Krücken, darstellend, steht der Satz von HIPPOKRATES: Morbo coxario diuturno laborantibus femur extat, his tabescit crus et claudi fiunt, nisi usti fuerint. Auf einer anderen Kupfertafel ist das prismatische Glüheisen abgebildet, mit dem RUST die Gelenktuberkulose hauptsächlich behandelte, und das ich auch noch oft in der Hand von JÜNGKEN gesehen habe (wahrscheinlich dasselbe Exemplar), nachdem es in dem kleinen transportablen Kohlenöfchen mit dem Blasebalg bis zum Weißglühen, worauf großer Wert gelegt wurde, erhitzt worden war. Mit der Kante des prismatischen Eisens zog RUST bei Coxitis 4—5 Striemen von 5—6 Zoll Länge über die Gesäßhälfte bis tief in die Weichteile hinein. „Der durchdringende anhaltende Reiz" der Entzündung und Eiterung sollte „die organische Tätigkeit in der Tiefe des Gelenks erwecken". Die bisher gebräuchlichen Mittel wie Fontanelle, Haarseil, Ätzmittel seien nicht so wirksam wie das alte Mittel von HIPPOKRATES, CELSUS, AVICENNA und PARÉ, im ersten Stadio heile dieses die Coxarthrocace immer und sicher.

An einer Einwirkung der Derivantien und insbesondere des Glüheisens auf das Gelenkleiden wird man nach dem Zeugnis vieler erfahrener Chirurgen kaum zweifeln können. Nach den Untersuchungen von SCHEDE über die Auswanderung weißer Blutkörperchen im Unterhautbindegewebe nach Bepinselung der Haut mit Jodtinktur (vgl. S. 13) ist es auch sehr wohl denkbar, daß der starke Reiz der tiefgehenden Verbrennung und der ihr folgenden Eiterung ähnliche Vorgänge innerhalb des Gelenkes auslöst, die auf das von Tuberkeln durchsetzte Gewebe heilend einwirken. Auch auf eine Wirkung der Hyperämie im Sinne von BIER ist zu denken.

Bei noch geschlossener Gelenktuberkulose wurde um 1870 im allgemeinen seltener reseziert, meist erst bei Eiterung, Fistelbildung und ausgedehnter cariöser Zerstörung. Der Zweck der Operation war, durch die Entfernung der cariösen Gelenkenden und den freieren Eiterabfluß günstige Heilungsbedingungen zu schaffen. Die in Deutschland allgemein gebräuchliche subperiostale Resektionsmethode von LANGENBECK verfolgte das weitere Ziel, durch sorgfältige Schonung der nur der Länge nach durchschnittenen Muskeln, der Muskelansätze und des Periostes mit Hilfe der regenerierenden Kraft desselben eine möglichst vollkommene Wiederherstellung des ganzen Gelenkapparates zustande zu bringen. Die Granulationsmassen auf der Synovialis stießen sich, soweit sie ihr locker aufsaßen, bei der Operation teils von selber ab, teils wurden sie absichtlich mit den Schwämmen heruntergewischt, von einer Exstirpation der ganzen Schicht oder der gesamten kranken Synovialis war aber keine Rede, an einigen Gelenken wäre sie bei Anwendung der LANGENBECKschen Längsschnitte auch kaum durchführbar gewesen. Wenn trotzdem die Ausheilung in einem Teil der Fälle zustande kam, so war dies das Verdienst der der Operation folgenden stärkeren Entzündung und meist profusen Eiterung, die Tuberkel und Synovialis zerstörten.

Die Wandlung in den pathologischen Anschauungen und die Erkenntnis, daß die von Tuberkeln durchsetzte Synovialis eine ebenso wichtige Rolle spielt wie die Caries der Gelenkenden, konnte nicht ohne Einfluß auf die Technik der Resektionen bleiben. Der Wunsch, ein möglichst normal funktionierendes Gelenk wiederherzustellen, mußte hinter dem damit nicht immer vereinbaren Wunsche zurückstehen, sicher alles Kranke zu entfernen.

Vor allem am Kniegelenk wurde die LANGENBECKsche,

hier etwas bogenförmige Schnittführung in der Längsrichtung verlassen. Die Wiederherstellung eines beweglichen, zum Gehen tauglichen Kniegelenks war ohnehin ein pium desiderium geblieben. KÖNIG (77. I. 78) legte das Gelenk von einem queren, vom einen zum anderen Condylus femoris reichenden Bogenschnitt aus frei und exstirpierte bei der Resektion die ganze Wand des Recessus unter dem Quadriceps wie einen Tumor. VOLKMANN (77. I. 82) nahm auch die hintere Kapselwand mit fort, exstirpierte also das ganze Gelenk. Unter dem Schutze der Antisepsis gelang es ihm, von 21 Operierten 18, einige per primam intentionem, zur Heilung zu bringen, 2 mußten nachträglich amputiert werden, 1 Kind starb an Basilarmeningitis. Die Mortalität der Kniegelenkresektion in früherer Zeit war auf mindestens 50 Proz. zu schätzen gewesen.

Wie oben (S. 15) besprochen wurde, hat METZLER schon in der vorantiseptischen Zeit die Totalexstirpation des Kniegelenks mit ausgezeichnetem Erfolge ausgeübt, und sein Name sollte bezüglich dieser Operation immer mit in erster Linie genannt werden. Zuerst gemacht ist diese Operation schon viel früher von H. PARK in Liverpool, der darüber 1783 in einem offenen Brief an PERCIVAL POTT berichtet hat. Bei einem 30jährigen Matrosen resezierte er bei Ausrottung des cariösen Gelenkes mitsamt der Kapsel 2 Zoll vom Femur und 1 Zoll von der Tibia und erreichte nach längerer Eiterung die Heilung mit knöcherner Ankylose (G. FISCHER).

Bei der Fußgelenkresektion vertauschte HUETER (81. II. 83) die seitlichen Schnitte mit einem die Sehnen und Nerven trennenden vorderen Querschnitt, HAHN (83. I. 64) gab seinen Steigbügelschnitt an, F. BUSCH (83. I. 66) die Durchsägung des Calcaneus, KÖNIG (85. II. 87) 2 seitliche vordere Schnitte, HEIDENHAIN, Assistent von HELFERICH, (94. II. 131) wieder einen vom HUETERschen wenig verschiedenen dorsalen Querschnitt, ebenso BARDENHEUER (O. WOLFF 96. II. 275). Als das Jahrhundert zur Neige ging, ersann LAUENSTEIN (1900. II. 69) zu den, wie er angibt, schon vorhandenen 36 Schnittformen noch eine 37ste. Am

Hüftgelenk rückte SCHEDE (77. I. 15) den Längsschnitt mehr an die vordere Seite des Gelenks. Immer lag das Bestreben zugrunde, das Gelenk so frei zu legen, daß man alles Kranke gut entfernen konnte.

Die Einführung der Antisepsis hat ihren Segen, das braucht kaum gesagt zu werden, in vollem Maße auch auf die Gelenkresektionen ausgeschüttet, die Prognose der Operationen bekam ein ganz anderes Gesicht. Aber durch die Verschiebung der Indikationsstellung und das Zurückdrängen der konservativen Behandlung hat sie auch Schaden gestiftet. Besonders durch die Förderung der Frühresektion bei Kindern, zu der man sich bei der geringeren Gefahr des Eingriffes viel leichteren Herzens entschloß als früher. VOLKMANN hatte 1872 in seinem klinischen Vortrage über die Resektionen geschrieben: „Es ist mir völlig unverständlich, wie man in der Resectio coxae bei Kindern mehr als einen äußersten Notbehelf erblicken will", der Ausgang in Genesung sei der häufigere. Über die Kniegelenksresektion sprach er sich damals ebenfalls sehr zurückhaltend aus. Sieben Jahre später (Klin. Vortr. Chir. Nr. 51) vertritt er mit gleicher Lebhaftigkeit die Frühresektion, nicht, wie HUETER, um das Gespenst der allgemeinen Miliartuberkulose zu bannen, aber um die lokalen Herde in den Knochen zu beseitigen. Man dürfe jetzt Autopsieen in vivo vornehmen, breite Schnitte in das Gelenk machen, ein kleines Stück Synovialis zur Untersuchung herausnehmen usw.

Über die Freude an der schnellen Wundheilung und dem zunächst meist glänzenden funktionellen Resultat beachtete man nicht mehr genügend, wieviel sich in frischen Fällen auch ohne Operation durch die Behandlung mit Gipsverbänden und Gewichtsextension erreichen ließ, und man unterschätzte die Gefahr der Schädigung des Wachstums der Extremität nach Entfernung der Epiphysenscheiben bei der Resektion.

Der Rückschlag blieb nicht lange aus. Lassen wir VOLKMANN 5 Jahre später wieder reden. Da sagt er auf dem Kongreß 1884 (I. 63): „Ich habe jetzt immer Angst, daß einmal nach 10, 15 Jahren eine große Zahl dieser von mir resezierten und damals mit brauchbaren und geraden Gliedern entlassenen Kniegelenkresezierten, als inzwischen erwachsen gewordene Menschen, mit ihren hinterher krumm und immer kürzer gewordenen Beinen unter meine Fenster kommen und mir eine Katzenmusik bringen könnten."

An die Stelle der typischen Resektionen bei Kindern traten nun Operationen, bei denen nach freier Eröffnung des Gelenkes unter möglichster Schonung der Epiphysenscheiben die vorhandenen Knochenherde ausgeräumt wurden, oder bei intakten Epiphysen nur die kranke Kapsel exstirpiert wurde, unter günstigen Umständen mit Erhaltung der Beweglichkeit des Gelenkes.

Auch die konservative Behandlung trat wieder mehr in ihre Rechte ein. Einen wesentlichen Fortschritt in dieser Richtung brachte die Einführung der Jodoforminjektionen in die Gelenke. Auf die antituberkulöse Wirkung des Jodoforms hatte bekanntlich MOSETIG v. MOORHOF nach Beobachtungen an Resektionswunden zuerst aufmerksam gemacht (vgl. S.46). BILLROTH und VERNEUIL brachten tuberkulöse Abscesse durch wiederholte Injektion von Jodoformlösungen zur Heilung, und P. BRUNS behandelte zuerst die Gelenke selbst mit solchen Injektionen, wovon noch die Rede sein wird.

Die kurze Tuberkulinepisode ist vorübergegangen, ohne einen mehr als flüchtigen Einfluß auf die Behandlung der Gelenktuberkulose auszuüben. Hier und da wurden günstige Erfolge des KOCHschen Mittels berichtet, bald lautete das allgemeine Urteil aber dahin, daß seine Wirkung sich mit der des Jodoforms nicht messen könne.

Fruchtbarer war der Gedanke von BIER, dem damaligen Assistenten von ESMARCH, das kranke Gelenk durch Blutstauung in einen ähnlichen Zustand zu versetzen wie die Lungen bei Herzkranken, denen nach ROKITANSKYS Beobachtungen zwar keine absolute, aber doch eine relative Immunität gegen Tuberkulose zukommt. Die BIERsche Methode der Stauungshyperämie hat damals neben und in

Kombination mit der Jodoformbehandlung wesentlich zur Förderung der konservativen Behandlung beigetragen.

Von Bedeutung waren ferner die durch HESSING, HEUSNER u. A. erreichten Fortschritte in der Konstruktion orthopädischer Apparate zur ambulanten Behandlung der Hüft-, Knie- und Fußgelenktuberkulose.

Die Zahl der Mitteilungen aus dem Gebiete der Gelenktuberkulose auf unseren Kongressen innerhalb der 25 Jahre ist eine so große, daß nur ein Teil hier Berücksichtigung finden kann.

Zunächst seien die Vorträge und die Diskussionen allgemeinen Inhaltes herausgehoben.

1880 (II. 1) eröffnete KÖNIG den Kongreß mit einem Vortrag über die **Erfolge der Resektionen tuberkulöser Knochen und Gelenke unter dem Einfluß des antiseptischen Verfahrens.** Seine Erfahrungen hatte er an 117 in 3½ Jahren ausgeführten Resektionen gesammelt. 74 Operierte kamen zur Heilung, aber durch wirkliche prima intentio nur 4. Von 18 Ungeheilten wurden 14 amputiert. 25 Operierte starben, 3 an Sepsis, 2 an Tetanus, 2 an Carbolvergiftung, 18 an Tuberkulose. Von 21 Hüftresezierten starben 10 an allgemeiner Tuberkulose. KÖNIG zog aus seinen Erfahrungen den Schluß, daß durch die antiseptische Operation ein wesentlicher Einfluß auf den Gang der Krankheit bisher nicht erzielt sei, von der Frühoperation sei er bald wieder zurückgekommen. KRASKE (I. 4) bemerkte dazu, daß die Resultate der Hallenser Klinik keineswegs so entmutigend seien, und trat entschieden für die Frühresektion ein, die auch in funktioneller Beziehung sehr gute Erfolge biete. ESMARCH sagte, er sei von den Resektionen überhaupt mehr zurückgekommen, und an der unteren Extremität amputiere er wieder mehr.

Das nächste Jahr brachte 3 Vorträge und eine ergiebige Diskussion über das Thema.

SONNENBURG (81. II. 60) sprach über die Bedeutung der Tuberkel bei den fungösen Knochen- und Gelenkentzündungen.

413

SONNENBURG war jetzt Assistent bei LANGENBECK, seine Beobachtungen hatte er vorher als Assistent von LÜCKE in Straßburg gemacht. Er glaubte die Bedeutung der Tuberkelknötchen in fungösen Gelenken und cariösen Knochen wieder ganz in Frage stellen zu müssen. Sie seien nicht beweisend für Tuberkulose, vielmehr oft nur indifferente Gebilde, da man sie auch bei komplizierten Frakturen und Nekrosen in den Granulationen finden könne. Ebensowenig seien Impfversuche beweisend, da auch alle möglichen anderen Substanzen als Impfmaterial Tuberkulose hervorrufen könnten. Schließlich erinnerte er an den von LÜCKE nachgewiesenen Zusammenhang zwischen Gelenkentzündungen und voraufgegangenen Infektionskrankheiten, Masern, Typhus usw.

HUETER (II. 83) antwortete SONNENBURG in seinem Vortrag über Resektion des Fußgelenks mit vorderem Querschnitt. Er neige mehr und mehr dazu, ,,die absolute Spezifität der Tuberkulose im Sinne von COHNHEIM und KLEBS anzuerkennen, und halte die Umwandlung einer gewöhnlichen septischen Noxe in eine Tuberkel erzeugende Noxe" nur noch als Ausnahme fest. Die Impfung sei aber entscheidend, da es eine bestimmte histologische Diagnose des Tuberkels nicht gebe.

In dem Vortrag über Frühresektion und die Lokalbehandlung tuberkulöser Herde der Gelenkenden (81. II. 93) stellte KÖNIG nochmals fest, daß die Gefahr anderweitiger tuberkulöser Erkrankung von Organen und die Gefahr der allgemeinen Tuberkulose durch die totale Resektion nicht wesentlich herabgesetzt würde. Man müsse trachten, möglichst die von VOLKMANN beschriebenen kleinen tuberkulösen Knochenherde im Trochanter, in den Femurcondylen, im Olecranon usw. mit Meißel und scharfem Löffel gründlich auszuräumen. Wiederholt habe er dabei Ausheilung mit beweglichem Gelenk erreicht.

Diskussion (I. 69): KLEBS (als Gast) erinnerte an das Vorkommen einer langen Latenz des tuberkulösen Virus, z. B. in einer käsigen Bronchialdrüse, das auch das häufig beobachtete lange Lokalbleiben des tuberkulösen Prozesses im Gelenk und die dauernde Heilung nach der Entfernung des Herdes erkläre. Darum dürfe man aber nicht, wie SONNENBURG, die tuberkulöse Natur bezweifeln. Tuberkel kämen im Darm allerdings auch bei Syphilis vor. Mehr Wert lege er auf die käsigen Herde, deren Inhalt bei Impfungen immer positive Resultate ergäbe. Er hoffe über die tuberkulösen Organismen bald weitere entscheidende Mitteilungen machen zu können. Aus frischen Miliartuberkeln ließen sich Mikrokokken im Dotter von Hühnereiern züchten, sich lebhaft bewegende kleinste Körperchen, die sich nicht in den Riesenzellen, aber in den lymphatischen zelligen Elementen vorfänden. — SCHEDE (I. 76) machte eine Reihe von Impfversuchen an Kaninchen mit Stückchen aus fungöser Synovialis, Absceßmembranen u. dgl., aber, um jede Verunreinigung auszuschließen, nicht in der Anatomie, sondern im Operationssaal unter Spray und allen antiseptischen Kauteln und ließ die Tiere nachher frei umherlaufen. In keinem Falle erkrankten die Tiere. ROSENBACH (I. 79) dagegen erzielte unter denselben Bedingungen Infektion in der Hälfte der Fälle. Unter günstigen hygienischen Bedingungen, wie SCHEDE sie hergestellt habe, könnte die Tuberkulose auch bei Tieren sehr schnell ausheilen, was KLEBS bestätigte. — In einem Schlußwort faßte THIERSCH (I. 80) in seiner klaren vorurteilsfrei abwägenden Weise das Ergebnis der Verhandlungen zusammen, die bei dem jetzigen Stande unserer Kenntnisse zu einem Alle befriedigenden Abschluß nicht hätten gelangen können. „Ich glaube, daß durch die bisherige Beratung keiner von uns genötigt ist, seinen praktischen Standpunkt aufzugeben; wer frühzeitige energische Eingriffe für nötig hält, wird ebensogut eine Bestätigung aus dem Gehörten entnehmen, als wer nur spät sich zur Operation entschließt, und auch der Anhänger einer streng zuwartenden Behandlung ist nicht leer ausgegangen. — — Es ist mindestens zweifelhaft, ob sich die anatomische Diagnose und die pathogene Wirksamkeit decken. Was wir bedürfen, um uns zu einigen, sind zwingende Beweise, Tatsachen, die nicht verschiedene Deutung zulassen; vielleicht bringt sie uns schon unsere nächste Versammlung." Die Isolierung des Infektionsstoffes aus den infektionsfähigen Geweben würde ein außerordentlicher Fortschritt sein, „denn alle unsere bisherigen Impfversuche leiden an dem gemeinschaftlichen Fehler, daß wir mit Stoffen experimentieren, die aus vielen unbekannten Größen zusammengesetzt sind; dagegen tuberkulöse Infektion durch isolierte Spaltpilze wäre der Anfang der Lösung".

Die Lösung kam, ehe die Gesellschaft im nächsten Jahre wieder zusammentrat. 1882 (I. 57; 1. 100) demonstrierte ROBERT KOCH auf die Bitte des Vorsitzenden den Kongreßmitgliedern seine Tuberkelbacillen in den Räumen des Reichsgesundheitsamts, in das er vor kurzem aus dem Physikat in WOLLSTEIN berufen war.

1884 (I. 6) besprach KÖNIG die Frage: „**Welchen Einfluß soll die aus einem lokalen Herd erwachsende Gefahr allgemeiner Tuberkulose auf die Frage der operativen Beseitigung dieses Herdes haben?**" Er machte darauf aufmerksam, daß nicht ganz selten allgemeine miliare Tuberkulose im Anschluß an Operationen an tuberkulösen Gelenken auftritt. In Göttingen kamen im ganzen 16 Fälle von solcher operativer Impftuberkulose vor. Da man weiterhin niemals wissen könne, ob neben dem tuberkulösen Herde im Gelenk nicht auch noch andere Herde im Körper vorhanden wären, habe der Gedanke, durch Frühoperation die allgemeine Tuberkulose zu verhüten, nicht das Recht, die Indikationsstellung zu beeinflussen.

Die Jodoformbehandlung wurde von BRUNS auf dem Kongreß 1887 (II. 27) zur Sprache gebracht. Bei 40 von 54 kalten Abscessen, unter denen große Senkungsabscesse von Spondylitis waren, erzielte er mit der Injektion von Jodoformlösung nach Entleerung des Inhaltes die Ausheilung. Der pathologische Anatom NAUWERCK konnte an Stücken, die der Absceßwand in verschiedenen Stadien der Heilung entnommen wurden, das Verschwinden der Tuberkelbacillen und den Zerfall der Tuberkel nachweisen.

1890 (II. 39) berichtete BRUNS über seine weiteren Erfahrungen. Von 100 kalten Abscessen waren 80 im Laufe von 2—4 Monaten geheilt und z. T. schon 2—4 Jahre geheilt geblieben. Er benutzte eine Mischung von Jodoform und Olivenöl (1:10), so daß nicht mehr eingewendet werden konnte, der früher als Lösungsmittel benutzte Äther und Alkohol seien bei der Wirkung im Spiele gewesen. Seit 4 Jahren war er auch zu Jodoforminjektionen in tuberkulöse Gelenke übergegangen und hatte z. T. überraschend günstige Erfolge erzielt. Den Erfolgen standen aber hier mehr Mißerfolge gegenüber als bei den kalten Abscessen.

KRAUSE (90. II. 234) war in der Klinik von VOLKMANN bei der Behandlung von 60 Gelenkkranken, von denen einige dem Kongreß geheilt vorgestellt wurden, zu fast gleichen Ergebnissen gekommen. Er zählte 23 Heilungen, unter denen das Handgelenk und Kniegelenk am meisten vertreten waren.

In der Diskussion (I. 22) teilte HEUSNER-Barmen mit, daß er die Methode ebenfalls seit 4—5 Jahren mit ähnlich guten Erfolgen angewandt habe. — TRENDELENBURG-Bonn berichtete über seine Erfahrungen bei 135 ohne Auswahl so behandelten Fällen. Alle 8 Tage wurden 5 g der öligen Emulsion eingespritzt. Die Erfolge waren sehr wechselnd, ohne daß sich irgendeine Gesetzmäßigkeit erkennen ließ, besonders gut am Handgelenk, am wenigsten ausgesprochen am Hüftgelenk. Ein cariöses Handgelenk mit Senkungsabscessen war nach 58 Injektionen in einen Zustand übergeführt, der etwa einer leichten Arthritis deformans glich. — v. EISELSBERG teilte mit, daß BILLROTH die Senkungsabscesse jetzt breit spaltete, mit Jodoformglycerin ausfüllte und vernähte. RIEDEL-Jena bestritt jeden Einfluß des Jodoforms auf die Tuberkulose, er müsse erst anatomisch nachgewiesen werden, worauf BRUNS an die Untersuchungen von NAUWERCK erinnerte. Auch BERGMANN sprach sich zweifelnd aus, nur bei großen tuberkulösen Hydropsieen habe er sichere Erfolge erreicht.

Als 2 Jahre später KÖNIG (92. II. 111) zu seinem Lieblingsthema „Behandlung der Gelenktuberkulose" wiederum das Wort ergriff, war jeder Widerspruch gegen die Jodoformbehandlung verstummt. KÖNIG, der früher zu den Zweiflern an der spezifischen Wirkung des Jodoforms gehört hatte, berichtete jetzt über 30 Proz. Heilungen bei 80 Fällen, und auch BERGMANN (I. 77) hatte sich von der Wirksamkeit der Injektionen überzeugt. Seit ihrer Einführung werde in seiner Klinik viel weniger reseziert, die Zahl der jährlichen Hüftgelenkresektionen sei von 30 bis 40 auf 11 im Jahre 1891 zurückgegangen, am Kniegelenk sei der Rückgang noch erheblicher. KOCH-Dorpat, v. BÜNGNER, Assistent von KÜSTER, bestätigten die Erfolge. BRUNS teilte die Erfahrungen von BAUMGARTEN bei Tierimpfungen mit Tuberkelbacillen mit. Wenn den Kulturen Jodoform beigemischt wurde, verloren sie nach einiger Zeit die Fähigkeit zu infizieren.

Auf demselben Kongreß (92. I. 91) machte BIER eine kurze vorläufige Mitteilung über die Stauungshyperämie, und 2 Jahre später (94. II. 94) setzte er das Prinzip und die Technik seiner Methode in einem längeren Vortrag auseinander. Er hatte jetzt schon 180 verschiedene Tuberkulosen an 155 Kranken mit Stauung behandelt und dabei Resultate erzielt, die die früher in der ESMARCHschen Klinik erreichten „tief in den Schatten stellten". Die Wirkung der Stauung erklärte er aus der Bindegewebsneubildung und -induration, die durch die Hyperämie hervorgerufen werde. Das Umlegen des Schlauches zum Zwecke der Stauung habe er dem Verfahren von HELFERICH bei Pseudarthrosen (vgl. S. 383) entnommen. Vielfach habe er die Stauung mit den Jodoforminjektionen kombiniert und gefunden, daß beide Mittel sich gegenseitig ergänzen. Jede Tuberkulose, die man operativ gründlich entfernen könne, ohne der Funktion der befallenen Glieder erheblich zu schaden, solle nach wie vor operativ entfernt werden, das Vorhandensein großer Abscesse sei eine Kontraindikation gegen die Stauungsbehandlung, sonst sei sie immer zu versuchen und sie sei eines der besten bisher vorhandenen Mittel.

MIKULICZ (I. 122) hatte die Stauungsmethode in einigen Fällen angewandt und bestätigte die Wirksamkeit, die allerdings nicht immer die gleiche sei und ausprobiert werden müsse. Maßgebend sei vor allem das Nachlassen der Schmerzhaftigkeit bei Bewegungen schon im Lauf von 8 Tagen. Sei dieses eingetreten, solle man die Stauung mit Jodoformbehandlung kombiniert fortsetzen. — Ebenso günstig lautete das Urteil von ZELLER aus der chirurgischen Abteilung von SONNENBURG in Berlin. Dort waren nach Mißerfolgen bei Gelenktuberkulose mit Fisteln nur geschlossene Tuberkulosen mit Stauung behandelt, die Kombination von Stauung und Jodoforminjektionen ergab z. T. glänzende Resultate.

Neben v. VOLKMANN, der 1889 der Gesellschaft durch den Tod entrissen war, hatte auf dem Gebiete der Gelenktuberkulose niemand im Laufe der 25 Kongreßjahre so unablässig gearbeitet wie KÖNIG. Seine Vorträge hatten wesentlich dazu beigetragen, die Chirurgie bei der Behandlung trotz allen Hinundherschwankens der Meinungen auf der richtigen Mittelstraße zwischen übertriebenem Operationseifer und Überschätzung der unblutigen konservativen Behandlungsmethoden festzuhalten. Zum Jublilaumskongreß konnte der Vorsitzende keinen Besseren für einen Festvortrag über Gelenktuberkulose auswählen als KÖNIG. KÖNIG schilderte in dem Vortrag (96. II. 21) die Entwicklung der Tuberkulosenlehre mit besonderer Berücksichtigung der äußeren Tuberkulose und der Tuberkulose der Gelenke. —

Was dann die einzelnen Gelenke anbetrifft, so ist die Tuberkulose des Hüftgelenks und des Kniegelenks am häufigsten Gegenstand der Verhandlungen gewesen. Einiges davon sei kurz erwähnt:

Die ersten Besprechungen über die Hüftgelenksresektion (LANGENBECK 73. I. 35, J. WOLFF 73. I. 44 u. Disk., 77 Disk. I. 5, SCHEDE 78. I. 68 u. Disk., NEUBER 84. I. 52, Disk. I. 57) beziehen sich hauptsächlich auf die Frage, ob man das Femur unterhalb des Trochanter major absägen oder nur dekapitieren solle, und über die Art des Verbandes. LANGENBECK, HUETER u. A. vertraten die Dekapitation, VOLKMANN, KÜSTER u. A. die Absägung unterhalb des

419

Trochanters, Wachstumsstörungen seien nicht zu fürchten, da das Wachstum im wesentlichen von der unteren Epiphyse im Kniegelenk besorgt werde. Nach der Dekapitation trete leicht Ankylose ein. J. WOLFF legte nach der Operation einen Gipsverband mit großem Fenster und Drahtbügeln an (nach WATSON-ESMARCH), besonders VOLKMANN vertrat die von den meisten bevorzugte Gewichtsextension und betonte die Bedeutung der Abduktionsstellung (F. KRAUSE 89. II. 181). — KÜSTER (83. II. 118) und J. ISRAEL (83. II. 120) zeigten 2 Präparate, die eine besonders in dem ISRAELschen Falle überraschend vollständige Regeneration des bei der Resektion unterhalb des Trochanter major entfernten Kopfes und Halses des Femur aufwiesen. An 4 Präparaten, die SCHEDE (93. I. 93) demonstrierte, suchte dieser zu beweisen, daß der Trochanterstumpf bei Nachbehandlung in Abductionsstellung sich in die Pfanne stelle, und daß sich hier eine gute neue Gelenkkapsel bilde, was eine längere Auseinandersetzung mit KÖNIG hervorrief.

Von HANS SCHMID-Stettin (91. II. 233) wurde in 4 Fällen bei Caries der Pfanne das dieselbe tragende Beckenstück herausgesägt, 2 mal nach vorheriger Exarticulatio femoris, 1 mal nach und 1 mal bei der Resektion. Fisteln blieben aber bei der Heilung zurück. Um dieselbe Zeit hatte auch BARDENHEUER (91. I. 171, 94. I. 85, RINCHEVAL 95. II. 377) die Resektion der Pfanne empfohlen und mehrfach ausgeführt. 1894 stellte er dem Kongreß 4 geheilte Resezierte vor.

Um ein Urteil über die Erfolge der konservativen Behandlung zu gewinnen, stellte P. BRUNS (94. II. 1), dem Beispiel von BILLROTH folgend, Erhebungen an über das Endresultat der Behandlung von 390 im Laufe von 40 Jahren in der Tübinger Klinik und Poliklinik behandelten Kranken mit tuberkulöser Coxitis. 321 waren konservativ behandelt, in der ersten Zeit mit Glüheisen, Blutentziehungen, Blasenpflastern, später mit Extension und Gipsverbänden, schließlich mit Jodoformbehandlung, 69 waren reseziert worden. Es ergab sich für die konservativ Behandelten folgendes: Nur bei $^2/_3$ der Fälle kam es zu Absceß- und Fistelbildung. 55 Proz. waren nach durchschnittlich 4 jähriger Krankheitsdauer geheilt. Bei der nichteitrigen Form betrug die Heilungsziffer 77 Proz, bei der eitrigen nur 42 Proz. Tödlicher Ausgang trat nach durchschnittlich 3 jähriger Krankheitsdauer in 40 Proz. der Fälle ein. HUETER hatte behauptet: ,,Die Eiterung des Hüftgelenks ist ein fast absolut tödlicher Prozeß." Auch die funktionellen Endresultate fand BRUNS trotz der Verkürzungen und Contracturstellungen im ganzen über Erwarten günstig und hielt deshalb die Resektion nur dann für berechtigt, wenn eine konsequente Konservativbehandlung nicht zum Ziele führt. —

Eine eingehende Diskussion über die Kniegelenkresektion fand 1878 im Anschluß an eine Krankenvorstellung von LANGENBECK (I. 33) statt. LANGENBECK hob die Wichtigkeit einer Schonung der Epiphysenscheiben hervor. Blieben sie unversehrt, so sei keine Verkürzung zu befürchten. KÖNIG (I. 35) sah aber noch nach Jahren trotz Schonung der Epiphysenscheiben erhebliche Verkürzung eintreten, ebenso KOCHER. LANGENBECK war noch bei seiner Schnittführung geblieben und suchte damit ein bewegliches Gelenk zu erzielen, was auch HUETER erstrebte, während KÖNIG, KOCHER, SCHEDE auf Ankylose hinarbeiteten und Femur und Tiba mit Catgut oder Silberdraht vereinigten.

1882 (I. 98) machte HAHN sein Verfahren der Nagelung mit einem 10 cm langen durch die Haut in der Gegend der Tuberositas tibiae schräg nach oben eingeschlagenen Stahlnagel bekannt.

NEUBER (84. I. 52) nagelte die nicht mit fortgenommene hinten wundgemachte Kniescheibe als Klammer auf Tibia und Femur auf. Zur Beurteilung des Erfolges waren die Fälle noch zu frisch. KÖNIG erklärte, daß ,,die Kniegelenksresektion bei Menschen unter 14 Jahren im allgemeinen eine Sünde" sei, man solle das Gelenk aufklappen und die kranke Kapsel sowie die einzelnen Knochenherde entfernen.

CZERNY warnte davor, das Kind mit dem Bade auszuschütten und die Resektion ganz mit der sogenannten Arthrotomie zu vertauschen.

1885 (II. 128) wurde das Thema der Kniegelenksresektion bei Kindern von HOFFA, Assistent von MAAS in Würzburg, wieder aufgenommen. Er stellte 130 zum größten Teil aus der Literatur gesammelte Fälle zusammen, in denen das Resultat der Resektion in bezug auf die Wachstumsstörung nach einigen Jahren festgestellt war. Bei Entfernung der Epiphysenscheiben kamen Verkürzungen bis zu $25^{1}/_{2}$ cm, bei Schonung derselben Verkürzungen bis zu $13^{1}/_{2}$ cm vor, z. T. zu erklären durch Schädigung der Knorpelscheiben durch die Krankheit. Die Flexionsstellung nach der Resektion rühre nicht von Wachstumsstörungen her, sondern von der Belastung der nicht genügend festen Verbindung zwischen Femur und Tibia. Ankylose durch Anlegung von Drahtnähten sei anzustreben und die Streckstellung durch langes Tragenlassen von Wasserglasverbänden zu sichern.

PETERSEN übte im nächsten Jahre (86. II. 153) an der Statistik von HOFFA eine berechtigte Kritik. Die Beobachtungszeit sei in den meisten Fällen eine zu kurze, mindestens 4 Jahre müßten seit der Resektion verstrichen sein, und das Individuum bei der Messung mindestens 14 Jahre alt sein. Er sei für möglichste Durchführung der konservativen Behandlung, bei der stärkere Verkürzungen infolge von Herden an den Epiphysenscheiben wohl vorkämen, aber selten seien.

ANGERER (90. I. 63) besprach die Resultate der Arthrektomie (Exstirpation der Kapsel, Ausräumung etwa vorhandener Knochenherde) bei 63 Kindern unter 14 Jahren in der Münchener Kinderklinik. In 54 Proz. der Fälle erreichte er eine primäre vollständige Heilung. Ein Knochenherd fand sich 36 mal. In Fällen von reiner Synovialtuberkulose suchte er ein bewegliches Gelenk zu erzielen, einige Mal mit Erfolg. Er bekannte sich als Anhänger der Frühresektion.

Auf demselben Kongreß (90. I. 88) stellte SENDLER-Magdeburg einen 26jährigen Arbeiter und eine 57jährige Frau vor, bei denen die Arthrektomie, bei dem Mann sogar auf beiden Seiten, ausgeführt war, und gut bewegliche Kniegelenke zustande gekommen waren. 4 und $1^{1}/_{2}$ Jahre waren verstrichen und beide Operierten gesund und arbeitsfähig.

Die „Bemerkungen zur Behandlung der Tuberkulose des Kniegelenks" von KÖNIG auf dem Kongreß 1895 (II. 95) stützten sich auf eine Statistik von 703 im Laufe von 18 Jahren behandelten Fällen. Hervorzuheben ist, daß der Hydrops tuberculosus, bei allerdings oft unsicher bleibender Diagnose mit sehr gutem Erfolge mit Carbolinjektion behandelt wurde. 150mal wurde die Arthrektomie gemacht mit 106 Heilungen, die Resektion 300mal mit 183 Heilungen. In pathologisch-anatomischer Beziehung wies KÖNIG auf die wichtige Rolle hin, die der sich aus dem ersten Hydrops niederschlagende Faserstoff bei dem Fortschreiten des Krankheitsprozesses spiele. Er sei für die destruktiven Vorgänge am Knorpel und Knochen mit verantwortlich, primäre Knochenherde könnten vorgetäuscht werden. —

GUTSCH-Karlsruhe (86. II. 167) wandte bei einem Knaben mit ausgedehnter Caries der Fußwurzel mit gutem Erfolg die von MIKULICZ (81. I. 35) angegebene osteoplastische Resektion des Fußes (WLADIMIROW-MIKULICZ) an, deren Grenzen er nach beiden Seiten vorschob, so daß fast 7 cm Tibia entfernt wurden, und von den Keilbeinen und dem Würfelbein nur kleine Reste stehen blieben. — KÜMMELL (85. I. 109) entfernte bei einer Erwachsenen sämtliche Fußwurzelknochen und 4 cm Tibia und befestigte die Metatarsi durch Nähte und Nägel an den Unterschenkelknochen. Über sehr ausgedehnte, von BARDENHEUER vorgenommene Fußwurzel- und Fußgelenkresektionen berichteten CRAMER (95. I. 16) und OSCAR WOLFF (96. II. 275), über eine Operation nach WLADIMIROW-MIKULICZ zum Zweck der Verlängerung des Beins nach Keilexcision aus dem ankylosierten Knie RYDYGIER (90. II. 372). —

Über Schultergelenkresektionen machten Mitteilungen SCHOEMAKER (76. I. 86 Osteomyelitis) und DEUTZ (BARDENHEUER, Nachbehandlung 91. I. 181) und BARDENHEUER (96. II. 295 Transplantation der spina scapulae zum Ersatz des resezierten Humerusstückes). —

Über Ellbogenresektionen sprachen HUETER (75. I. 54. Radialer Längsschnitt. In einem Fall gaben Corpora mobilia die Indikation ab), JULIUS WOLFF (76. II. 386 und 82. I. 121. Keine Wachstumsstörung des Humerus bei kleinem Kind nach 12 Jahren), GENZMER (75. I. 110. Nachbehandlung mit artikuliertem Wasserglasverband) und CRAMER (BARDENHEUER 95. I. 18. Operative Behandlung der Schlottergelenke). —

Die Handgelenkresektion empfahl LANGENBECK (79. I. 57) möglichst früh vorzunehmen, BARDENHEUER (OSCAR WOLFF 96. II. 283) suchte nach der Resektion Ankylose zu erzielen, indem er einen aus den Metacarpalknochen gebildeten Keil in einen keilförmigen von Radius und Ulna gebildeten Ausschnitt nach Verkürzung der Sehnen einfügte. (11 Fälle mit z. T. sehr ausgedehnter Resektion der Vorderarmknochen.) —

Die Gelenkresektionen nach Verletzung sind in dem Abschnitt „Kriegschirurgie" besprochen.

Neunundfünfzigstes Kapitel.

Nichttuberkulöse Gelenkerkrankungen. Contractur. Ankylose.

Die unter dem Namen Arthropathia tabidorum zusammengefaßten, zuerst von CHARCOT beschriebenen, früher mit Arthritis deformans verwechselten eigenartigen Gelenkveränderungen bei Tabes und anderen Rückenmarksleiden haben auf mehreren Kongressen zu sehr lebhaften Erörterungen geführt. Die Zerstörungen an den knöchernen Gelenkteilen waren in einigen vorgezeigten Präparaten so ausgedehnt, daß die Diagnose bezweifelt und an versehentliche Vertauschung mit Präparaten von Fraktur oder Osteomyelitis gedacht wurde.

Ein solches Präparat zeigte RIEDEL 1883 (I. 93) von einem jungen Manne durch Amputation gewonnen, der vor 2 Jahren eine Stichverletzung des Rückenmarks erlitten hatte. Das obere Ende der Tibia fand sich in 4 völlig lose Stücke zersprengt. BARDELEBEN glaubte, es müsse unbedingt ein schweres Trauma eingewirkt haben, was aber nicht der Fall war. Auf demselben Kongreß demonstrierte THIERSCH (I. 17) das Präparat einer vermeintlichen Arthritis deformans des Fußgelenks, das aber VOLKMANN als eine neuropathische Affektion erkannte. 1886 (II. 84) brachte CZERNY 6 weitere Fälle zur Besprechung, und VOLKMANN (I. 19) teilte einige eigene Beobachtungen mit.

Im nächsten Jahre hielt SONNENBURG (87. II. 1) einen ausführlichen Vortrag über Arthropathia tabidorum, dem er außer literarischen Studien Beobachtungen auf der Nervenklinik von WESTPHAL zugrunde legte. Im Gegensatz zu ROTTER (Arthropathieen bei Tabiden, Archiv für klinische Chirurgie, Bd. 36) nahm er einen direkten nervösen Ursprung, von trophischen Störungen ausgehend, an. In der Literatur fand er dem Falle von RIEDEL analoge von trophischen Störungen ausgehenden Ursprung an, während ROTTER den Zusammenhang zwischen den Veränderungen im Gelenk und der Rückenmarkserkrankung für einen indirekten erklärt hatte. Nach ROTTER handelte es sich um eine Arthritis deformans, die unter den bei Tabes obwaltenden ungünstigen Bedingungen (Analgesie, Verletzungen begünstigende Ataxie und Knochenbrüchigkeit) einen besonders schweren Verlauf nehme. In der Literatur fand SONNENBURG dem Falle von RIEDEL analoge Beobachtungen von Arthropathie nach Rückenmarksverletzung (JOFFROY und VIGUER).

Ein von SONNENBURG mitgebrachtes Präparat von Defekt des Femurkopfes und periostalen Knochenwucherungen auf der Diaphyse des Femur hielt BERGMANN (I. 77) für eine alte abgelaufene Osteomyelitis, ebensowenig konnte BARDELEBEN an die Richtigkeit der Diagnose glauben, für die aber wiederum VOLKMANN eintrat. ROTTER, der seinen Standpunkt verteidigte, KRÖNIG-Berlin (als Gast), KREDEL-Halle, JULIUS WOLFF teilten weitere Beobachtungen mit, so daß sich die Diskussion sehr lehrreich gestaltete.

Schon unter den erwähnten 6 Fällen von CZERNY hatte dieser bei einigen die Diagnose auf Syringomyelie gestellt, der nicht lange zuvor von ERB und FRIEDRICH SCHULTZE beschriebenen Rückenmarkserkrankung. KARG-Leipzig führte 1890 (II. 222) 2 weitere Fälle von schweren neuropathischen Knochenzerstörungen im Ellbogen- und Handgelenk bei Syringomyelie vor und teilte zugleich mit, daß bei dem Kranken, dessen amputiertes Fußgelenk 1883 von THIERSCH gezeigt wurde (s. o.), hinterher Tabes festgestellt worden war.

Weitere Beobachtungen von Arthropathie bei Syringomyelie brachte 1892 (II. 460) NISSEN aus der Klinik von BRAMANN. Bei einem Kranken war das Schultergelenk so vollständig anästhetisch, daß die Resektion ohne Narkose gemacht werden konnte. —

Gestützt auf experimentelle Rückenmarksdurchschneidungen bei Tieren suchte W. KOCH-Berlin in einem Vortrag über Gelenkneuralgien (78. II. 138) dieses Leiden auf Herderkrankungen in den Seitensträngen zurückzuführen. ESMARCH (I. 135) wies darauf hin, daß die Erfolge einer psychischen Erkrankung und die schon von BRODIE beobachteten die Schmerzanfälle nicht selten begleitenden vorübergehenden serösen Ergüsse in das Gelenk gegen eine solche Annahme und mehr für vasomotorische Einflüsse sprechen.

PETERSEN-Kiel (89. II. 203) eröffnete bei einer aus tuberkulöser Familie stammenden leicht fiebernden Patientin nach längerer vergeblicher Behandlung das auf Tuberkulose verdächtige schmerzhafte Kniegelenk, fand aber keine wesentlichen Veränderungen. Nach der Operation blieben die Schmerzen bestehen, hysterische Erscheinungen kamen hinzu. 6 Jahre später (95. II. 284) konnte er das Gelenk der inzwischen verstorbenen Kranken demonstrieren. Es zeigte nur die bekannten nach längerer Ruhigstellung eintretenden Veränderungen. Das Rückenmark, in dem PETERSEN eine Herderkrankung (W. KOCH) vermutete, hatte nicht untersucht werden können. ESMARCH (89. I. 8) eröffnete ebenfalls bei einer Hysterica mit anscheinender Coxitis das Gelenk, fand nichts Abnormes, nähte wieder zu und riet zu fleißigem Tanzen und Schlittschuhlaufen, worauf die Beschwerden verschwanden. — Vor Ruhigstellung der Gelenke in solchen

Fällen und vor der Mania operatoria passiva Hysterischer hat schon STROMEYER gewarnt. —

Nachdem KÖNIG 1888 die Entstehung der freien Gelenkkörper (Gelenkmäuse) auf eine seiner Ansicht nach oft auch ohne Trauma aus unbekannter Ursache auftretende zu Nekrose und Abstoßung eines Knorpelstücks mit der darunter liegenden Knochenschicht führende abgegrenzte Entzündung zurückgeführt hatte, der er den Namen Osteochondritis dissecans gab, ist auf unseren Kongressen und in den Zeitschriften bis in die neueste Zeit über die Berechtigung zur Aufstellung eines solchen Krankheitsbildes, über das Verhältnis der Osteochondritis zur Arthritis deformans und über die Bedeutung des Trauma bei der Entstehung der freien Gelenkkörper vielfach hin und her gestritten worden, ohne daß die Frage als ganz gelöst angesehen werden kann.

Der Vortrag von VÖLKER-Braunschweig über Entstehung der knorplig-knöchernen Gelenkkörper (88. II. 189) brachte einen besonders klaren traumatischen Fall zur Sprache. Es handelte sich um einen jungen Mann mit gesunden Gelenken, der bei einer Militärübung einen heftigen Schlag gegen das Kniegelenk bekam, ein geschwollenes Gelenk behielt, und bei dem dann 2 Monate später eine zeitweise wieder verschwindende Gelenkmaus entdeckt wurde. Nach Eröffnung des Gelenkes fand sie sich nach längerem Suchen in einer oberflächlichen Mulde des Condylus internus, augenscheinlich ihrem alten Bette, liegend. VÖLKER nahm an, daß das Knorpelknochenstück wie in den Tierexperimenten von KRAGELUND in Kopenhagen durch das Trauma nicht vollständig herausgelöst, daß die schließliche Loslösung aber nicht durch einen dissezierenden Prozeß, sondern auf mechanischem Wege durch Reibung bei den Gelenkbewegungen zustande gekommen war.

Bei den nächsten in der Gesellschaft mitgeteilten Beobachtungen über Osteochondritis dissecans bleibt es gewiß sehr zweifelhaft, ob sie auf diesen Namen Anspruch erheben dürfen.

Wenn sich, wie in dem Fall von RIEDEL (90. II. 399), bei einem Manne, der nach Tragen einer sehr schweren Last, aber ohne eigentliches Trauma unter den Erscheinungen einer Coxitis erkrankte, bei der Resektion der ohne Eiterung vollständig abgelöste Schenkelkopf findet, während Schenkelhals und Ligamentum teres verschwunden sind, so wird man, wie auch J. WOLFF in der Diskussion (I. 121) hervorhob, vielmehr an eine neuropathische Gelenkerkrankung denken müssen. Allerdings hatte auch KÖNIG 2 ähnliche Fälle als zur Osteochondritis dissecans gehörig beschrieben.

STAFFEL-Chemnitz (94. II. 322) zeigte das Resektionspräparat eines Schultergelenks, in dem es nach heftigem Stoß zu serösem Erguß und fast vollständigem Schwund des Humeruskopfes gekommen war, und nahm eine Osteochondritis dissecans an, obgleich ein ausgelöstes Knorpelknochenstück sich nicht vorgefunden hatte. Ebenso glaubte STAFFEL (95. II. 651) die Defekte, die er am Humeruskopf in 2 Fällen von habitueller Luxation fand, auf Osteochondritis dissecans zurückführen zu müssen.

Auf dem 25. Kongreß (96. I. 31) setzte BARTH-Marburg seine durch histologische Untersuchungen an 24 freien Gelenkkörpern gewonnene Ansicht über die Entstehung derselben kurz auseinander. Es gebe für die Gelenkmäuse nur 2 Entstehungsarten, die durch traumatische Absprengung und die durch Arthritis deformans, beide Formen seien sicher voneinander zu unterscheiden. Alles andere, die quiet necrosis von PAGET und die Osteochondritis dissecans von KÖNIG, sei Hypothese. In dem abgesprengten Stück blieben die Knorpelzellen lange Zeit hindurch lebendig, das Trauma brauche kein sehr gewaltsames zu sein, es genüge z. B. eine Distorsion im Kniegelenk, bei der ein dem Ansatz des Ligamentum cruciatum posterius an den Condylus femoris internus entsprechendes Knorpelknochenstück durch Zerrung herausgebrochen werde. Auch die klinischen Erscheinungen könnten zunächst geringfügige sein, so daß das Trauma in Vergessenheit gerate.

In der Diskussion zeigte ADOLF SCHMITT-München

(I. 35) eine Reihe von Präparaten, die er durch Versuche an Tieren gewonnen hatte, und bestätigte das Lebendigbleiben der äußeren indifferenten Knorpelschicht, während der Knochen abstirbt. RIEDEL (I. 38) verteidigte die Osteochondritis dissecans als eine „durchaus selbständige Krankheit, die nichts mit einem Trauma zu tun habe", und berichtete über eine einschlägige Beobachtung an der Basis ossis metatarsi V.

Spätere, deshalb hier nicht zu besprechende Arbeiten von Mitgliedern unserer Gesellschaft konnten sich auf Röntgenuntersuchungen stützen und haben das Beobachtungsmaterial wesentlich vervollständigt. Zu nennen sind besonders die Vorträge von LUDLOFF (1908. II. 515) und von AXHAUSEN (1912. II. 482 und 1914. I. 182), durch die das Trauma (heftiger Stoß gegen die Kniescheibe bei gebeugtem Gelenk oder Zerrung des hinteren Kreuzbandes vielleicht mit Verletzung und Thrombosierung des dort in den Condylus internus eintretenden Gefäßstämmchens) in der Ätiologie der Gelenkmäuse wieder ganz zu Ehren gebracht, andererseits aber auch der von KÖNIG und gleichzeitig mit ihm von KRAGELUND-Kopenhagen zuerst eingehender untersuchte und beschriebene Abstoßungsvorgang des durch das Trauma geschädigten und unvollständig abgelösten Knorpelknochenstücks seine Bestätigung gefunden hat.

Was die Behandlung der Gelenkmäuse betrifft, so hat schon PARÉ (1558) eine solche von der Größe einer Mandel aus dem Kniegelenk herausgeschnitten. Er hielt das Gebilde für einen Niederschlag aus der Synovia, wie ein Blasenstein entstanden. Nach G. FISCHER wandte BROMFIELD 1773 zuerst das Verfahren der Hautverschiebung an, das das gefährliche Eindringen von Luft in das Gelenk verhindern sollte. Die verschobene und gleich nach dem Herausspringen der Gelenkmaus losgelassene Haut zog sich zurück und deckte die Kapselwunde, die Hautwunde wurde genäht. LANGENBECK pflegte nach GOYRAND subcutan vorzugehen, mit langen schmalen Messerchen die Kapsel über der Gelenkmaus einzuschneiden und die herausgeschlüpfte Gelenkmaus einige Zentimeter weit unter der Haut zu verschieben. Nach 10 bis 14 Tagen, wenn angenommen werden konnte, daß die Kapselwunde verheilt sei, wurde sie durch einen Hautschnitt herausgeholt. Da nur das Messer mit dem Gelenk in Berührung kam, war die Infektionsgefahr sehr gering. Auch BROMFIELD, RICHTER und DESAULT hatten, wie es scheint, gute Erfolge. Nach Einführung der Antisepsis verließ man natürlich das subcutane Verfahren wieder und klappte, wenn nötig, das ganze Gelenk auf, um den versteckten Gelenkkörper zu finden. —

Über syphilitische Gelenkleiden sprach SCHÜLLER-Berlin 1882 (II. 123). —

Derselbe berichtete 2 Jahre später (84. II. 160) über bakteriologische Untersuchungen bei metastatischen Gelenkentzündungen, die er an frischen Leichen angestellt hatte. Bei Pneumonie, Diphtherie, Erysipel, Rotz, puerperalen Krankheiten fanden sich die spezifischen Bakterien spärlicher als in den hauptsächlichen Krankheitsherden, und daneben immer noch andere. Er halte die Gelenkentzündungen daher nicht für spezifische. —

F. KRAUSE-Halle besprach 1889 (II. 192) die von VOLKMANN als katarrhalische Entzündung bezeichnete, bei jüngeren Kindern besonders am Kniegelenk auftretende gutartige Form von Gelenkentzündung. In allen Fällen fanden sich in dem schleimig-eitrigen Inhalt des Gelenkes Streptokokken. 2mal wurde die Entzündung in kongenital luxierten Hüftgelenken beobachtet. —

Bei Fällen von Arthritis deformans nach Trauma exstirpierte LAUENSTEIN (89. I. 67) mit gutem Erfolg und Erhaltung der Beweglichkeit die Kniegelenkskapsel. —

SCHÜLLER (92. II. 406) sprach über die chronischen rheumatischen Gelenkentzündungen und ihre Behandlung und empfahl, die sich auf der Synovialis bildenden Zotten zu exstirpieren. Zu dem Zweck machte er 4mal am Kniegelenk und 1mal am Ellbogengelenk die Arthrektomie.

HOFFA (92. I. 93) wiederholte an Hunden die Versuche von RAYMOND und DEROCHE zur Klarstellung der Pathogenese der arthritischen Muskelatrophieen und bestätigte ihr Ergebnis. Wenn man beide Kniegelenke in eitrige Entzündung versetzt, auf der einen Seite aber vorher die hinteren Rückenmarkswurzeln durchschneidet, so bleibt auf dieser Seite die Atrophie der Streckmuskeln aus. Sie ist also, wie PAGET und VULPIAN angenommen haben, eine reflektorische. —

BIDDER zeigte 1880 (I. 35) und 1884 (II. 123) einen Hebelapparat zu allmählicher Streckung kontrahierter Kniegelenke, und HOFFA hielt 1896 (II. 469) einen Vortrag über mechanische Behandlung der Kniegelenksverkrümmungen mittelst portativer Apparate.

Einen sehr wesentlichen Fortschritt in der Behandlung von Gelenkcontracturen brachten die bekannten sinnreichen Pendelapparate von KRUKENBERG-Halle (jetzt Elberfeld) die dieser dem Kongreß 1893 (I. 73) vorführte. —

Neu war auch das von HELFERICH 1890 (II. 383) und 1893 (II. 269) besprochene Verfahren zur Operation der winkligen Kniegelenks-Ankylose (bogenförmige Durchsägung oder Excision eines schmalen bogenförmigen Keils mit schmalem Sägeblatt), das er mit gutem Erfolg auch bei der Kniegelenkresektion und bei der Arthrodese angewandt hatte. —

Die Arthrodese, die zuerst von ALBERT angegebene und so benannte Operation, wurde von WINIWARTER (85. I. 141) und von PETERSEN (89. I. 64) besprochen. Von Beiden wurde sie bei essentieller Kinderlähmung am Kniegelenk beiderseitig mit gutem Erfolg ausgeführt.

Zu erwähnen ist an dieser Stelle noch eine Mitteilung von MADELUNG (76. I. 72) über das von W. BUSCH angewandte Verfahren zur Beseitigung der DUPUYTRENschen Fingerverkrümmung. (Verschiebung eines spitzwinkligen dreieckigen Lappens mit der Schwiele darin nach Analogie der DIEFFENBACHschen Operation bei Ectropium des unteren Augenlides.)

Sechzigstes Kapitel.
Genu valgum. Coxa vara. Pes valgus. Subluxation der Hand. Pes varus.

Die Behandlung des Genu valgum beschränkte sich in der vorantiseptischen Zeit in leichteren Fällen auf die Anwendung allmählich wirkender Schienenapparate, in schwereren Fällen wandte man meist das Verfahren von DELORE an, gewaltsame Geraderichtung in der Narkose mit nachfolgendem Gipsverband, wenn nötig, in Etappen. Was dabei eingebrochen oder gar zerrissen wurde, wenn es in dem Gelenk krachte, blieb in Ermangelung einer Röntgenuntersuchung unbekannt. LANGENBECK (77. I. 64) durchschnitt bei Kindern das Ligamentum laterale und legte dann einen Gipsverband in korrigierter Stellung an, MAYER und BILLROTH erreichten die Geraderichtung durch Osteotomie der Tibia dicht unterhalb des Kniegelenks. Die Osteotomie wurde dann unter dem Schutze der Antisepsis besonders von SCHEDE (77. I. 48) geübt, er meißelte einen Keil aus der Tibia und meißelte die Fibula quer durch.

Der Vortrag von OGSTON-Aberdeen auf dem 6. Kongreß (77. II. 22) ist schon oben (S. 37) erwähnt worden. Er hatte seine hübsch geplante Operation an 2 Kranken 3 mal ausgeführt, bei dem einen Kranken auf beiden Seiten nacheinander mit tadellosem Erfolg.

Der nächste Kongreß brachte Vorträge über die OGSTONsche Operation von RIEDINGER-Würzburg (78. II. 100) und von THIERSCH (78. II. 108). Ersterer hatte sie 2mal, THIERSCH 6mal mit gutem Erfolg gemacht. In einem 7. Fall von THIERSCH, bei einem 16jährigen Mädchen, trat in der 6. Woche nach der Operation durch Nierenschrumpfung und Urämie der Tod ein. An dem Präparat zeigte sich die Trennungslinie im Bereich der knorpligen Gelenkfläche als ein klaffender 3—4 mm breiter Spalt. Da THIERSCH außerdem die Erfahrung gemacht hatte, daß frühzeitige Gehversuche leicht zu entzündlicher Schwellung führten, hielt er mit seinem Urteil über den Wert der Operation zurück. KOLACZEK (I. 94) führte einen Kranken aus der Breslauer Klinik vor, der vor erst 9 Wochen auf beiden Seiten unmittelbar nacheinander operiert worden war und unbehindert gehen konnte. BARDELEBEN (I. 98) konnte ebenfalls einen auf beiden Seiten Operierten zeigen, KÖNIG scheute sich vor der Operation wegen zu befürchtender Arthritis deformans.

Auf dem Kongreß 1880 (I. 12) wiederholte KÖNIG sein ablehnendes Urteil über die OGSTONsche Operation, nach der auch, wie er unter der Hand erfahren habe, Gelenkverjauchung vorgekommen sei, und empfahl die Osteotomie der Tibia, aber ohne Fibuladurchmeißelung. SONNENBURG-Straßburg und SCHÖNBORN (I. 18) sahen Eiterung nach der OGSTONschen Operation mit nachfolgender Ankylosierung. KOLACZEK (I. 17) erklärte die Operation nach den Erfahrungen an 20 Fällen dagegen für ganz ungefährlich und berichtete, daß sein vor 2 Jahren vorgestellter Patient bei seinem Bäckerberuf geblieben sei und ihn unbehindert ausübe. Ein Operierter von THIERSCH (GRÄFE I. 18) hatte nach 2 Jahren ein so tadelloses Kniegelenk, daß er sich fürchtete, zum Militärdienst eingezogen zu werden. (Vgl. BARDELEBEN 80. I. 78. Ferner GIES-Rostock 81. II. 111, Experimente über Knorpelwunden.)

1884 (II. 279) faßte PARTSCH die in der Breslauer Klinik bis dahin gewonnenen Resultate der OGSTONschen Operation zusammen. An 23 Patienten wurden 34 Operationen gemacht. Keinmal trat eine Störung des Wundverlaufes ein, von nachfolgender Arthritis deformans war bisher nichts zu beobachten, ebensowenig bei jüngeren Individuen Wachstumsstörung. VOLKMANN (I. 86) bestritt die Gefahrlosigkeit und rechnete die Operation zu den „chirurgischen Seiltänzereien, bei der aber nicht der Doktor, wenn er vom Seile fällt, den Hals bricht, sondern der unglückliche Patient". Mit der Osteotomie außerhalb des Gelenks sei dasselbe ohne Gefahr und ohne das Risiko einer Arthritis deformans zu erreichen. MIKULICZ (I. 89) sah Versteifungen des Gelenks nach der Operation zurückbleiben, LANGE (I. 88) bei einem Kinde 2 Jahre nach der Operation ein wackliges Genu varum entstehen.

Am längsten blieb wohl BARDELEBEN der OGSTONschen Operation treu. ALBERS erwähnt aus seiner Klinik 2 Fälle 1894 (II. 88) in dem Vortrag über Gehverbände.

Die übrigen Chirurgen, zu denen auch ich trotz immer günstiger Erfahrungen mit der OGSTONschen Operation gehörte, gingen ebenso wie OGSTON selbst zu der inzwischen von MACEWEN angegebenen Osteotomie des Femurs oberhalb der Condylen über.

SCHEDE (82. I. 58) empfahl zur Behandlung des Genu valgum bei rachitischen Kindern im Alter von 2 bis 5 Jahren die Osteoclase der Knochen an den Stellen der Verkrümmung durch Händekraft. In der längeren Diskussion, die sich an den Vortrag anschloß, vertrat SONNENBURG die orthopädische Behandlung auch bei Kindern und wies darauf hin, daß selbst hochgradige rachitische Verbiegungen sich oft von selbst wieder ausgleichen (vgl. LESER 94. II. 334).

Es würde eine interessante Aufgabe sein, statistisch festzustellen, wie groß die Zahl der jetzt in den Krankenhäusern beobachteten schweren Fälle von Genu valgum adolescentium im Vergleich zu der Zeit vor der modernen Gesetzgebung zum Schutze der Arbeiter ist. Besonders das Verbot des nächtlichen Brotbackens wird sicher die Zahl der Bäckerbeine herabgesetzt haben. Denn die Überanstrengung und Übermüdung der das Gelenk stützenden Muskeln durch langes Stehen und Arbeiten gerade zur Nachtzeit, wo der jugendliche Körper unbedingt der Ruhe bedarf, ist ein wesentliches ursächliches Moment. Und auch bei den Schlossern, Tischlern, Kellnern wird die achtstündige Arbeitszeit in dieser Richtung von günstigem Einfluß gewesen sein. —

1894 (1. 94) sprach HOFMEISTER-Tübingen über die zuerst in der Tübinger Klinik bei Heranwachsenden und bei Kindern beobachtete, wie das Genu valgum und varum als Belastungsdifformität aufzufassende Schenkelhalsverbiegung, der er den Namen Coxa vara gab. Seit der ersten

Veröffentlichung von ERNST MÜLLER (1889) waren in Tübingen 33 neue Fälle beobachtet, und beweisende Resektionspräparate von LAUENSTEIN und HOFFA waren hinzugekommen. HOFMEISTER hielt die Resektion nicht für indiziert, empfahl Schonung, Extensionsbehandlung und Phosphor, bei starker Funktionsstörung sei an die Osteotomie unterhalb der Trochanteren zu denken. SCHEDE (I. 99) sah Hochstand des Trochanters infolge von Schenkelhalsverbiegung häufig bei kleinen Kindern mit Rachitis. — Daß Verbiegungen des Schenkelhalses bei jugendlichen Individuen schon früher beobachtet, wenn auch nicht unter einem besonderen Namen beschrieben und in ihrer Bedeutung erkannt sind, ergiebt sich unter anderem aus dem S. 387 erwähnten Bericht von GERDY. Gelegentlich finden sich in der älteren Literatur Angaben über spontane Luxationen im Hüftgelenk, die im jugendlichen Alter allmählich und ohne Erscheinungen von Coxitis entstanden sein sollen. Vermutlich handelt es sich in solchen Fällen um Verwechslung mit Coxa vara. —

Auf dem Kongreß 1889 berichtete TRENDELENBURG (II. 298) und HAHN (I. 81 und 103) über eine von Beiden gleichzeitig und unabhängig voneinander geplante und in mehreren Fällen ausgeführte Operation zur Korrektur des Plattfußes.

TRENDELENBURG hatte bei einem schief geheilten Knöchelbruch die quere Osteotomie dicht oberhalb des Fußgelenkes gemacht und sich davon überzeugt, daß die auf diesem Wege erzielte Korrektur der Valgusstellung des Fußes die vorher vorhandenen starken Beschwerden, die denen der Plattfüßigen sehr ähnlich waren, beseitigt hatte. Die Ursache der Beschwerden mußte also in der schiefen Belastung des Fußgewölbes gelegen haben, indem die Achse des Unterschenkels, wie bei Betrachtung des difformen Fußes von hinten ersichtlich war, in ihrer Verlängerung nicht die Mitte der Fußsohle, sondern ihren Innenrand traf. Dieselbe Verschiebung zwischen Last und Stütze besteht bei dem idiopathischen Pes valgus, und es lag daher nahe, auch hier den Versuch zu machen, durch quere Osteotomie dicht

435

oberhalb der Malleolen und Korrektur der Valgusstellung die Plattfußbeschwerden zu beseitigen. TRENDELENBURG führte einen jungen Mann vor, bei dem er die Operation mit sehr gutem Erfolge gemacht hatte, und zeigte Gipsabgüsse und Fußsohlenabdrücke von diesem und einem anderen Fall, die die Veränderung der Form und Stellung des Fußes durch die Operation veranschaulichten.

HAHN hatte schon 1883 bei Klumpfüßen, um die Rotation nach innen zu beseitigen, die Osteotomie der Tibia vorgenommen, ein Verfahren, das wenig Beachtung gefunden hatte. Jetzt hatte er ebenso wie TRENDELENBURG die Osteotomie zur Korrektur der Valgusstellung bei Plattfüßigen benutzt, ein Unterschied zwischen seinem und dem Verfahren von TRENDELENBURG bestand darin, daß Letzterer dicht oberhalb des Fußgelenks in der weichen Spongiosa durchmeißelte und HAHN etwas höher in der Diaphyse. Bei einem von HAHNs Patienten war der Erfolg der Operation ausgezeichnet, bei einem anderen zweifelhaft.

1892 (l. 50) stellte TRENDELENBURG einen vor 3 Jahren Operierten vor, bei dem sich die Wölbung des Fußes sehr gut wieder hergestellt hatte, und der frei von allen Beschwerden in gewöhnlichen Stiefeln als Maurer arbeitete. Im ganzen hatte TRENDELENBURG an 28 Füßen operiert (11mal doppelseitig) mit meist gutem, bei älteren Patienten mit unsicherem Erfolg. Auffallend war, daß bei Plattfüßen, die, wie häufig, zugleich Schweißfüße waren, das Schwitzen nach der Operation verschwand oder wenigstens viel geringer wurde, was darauf schließen läßt, daß die erhöhte Schweißsekretion auf reflektorischem Wege zustande kommt ebenso wie die in der Narkose verschwindenden Muskelcontracturen bei Plattfuß.

Ferner war TRENDELENBURG auf den Zusammenhang von Plattfuß und Unguis incarnatus an der großen Zehe aufmerksam geworden. In etwa $4/5$ der Fälle von eingewachsenem Nagel handelt es sich um Plattfüße. Bei diesen nimmt, wie der ganze Fuß, so auch die große Zehe eine abnorme Pronationsstellung ein, die Nagelfläche liegt nicht mehr horizontal, sondern schräg, mit dem lateralen

Rande nach oben gerichtet, und diese schiefe Stellung verstärkt sich beim Auftreten, die große Zehe schraubt sich dabei förmlich in den Stiefel hinein, und der laterale Nagelfalz wird gegen das Oberleder des Stiefels gedrückt. So entsteht das Decubitusgeschwür am Rande des Nagels, das bei entzündlicher Schwellung der Haut den Eindruck erweckt, als sei der Nagel in die Haut hineingewachsen. Fast immer ist der laterale Rand des Nagelbettes der Sitz des Geschwürs, während der mediale Rand bevorzugt sein müßte, wenn der zu spitze oder zu enge Stiefel an dem eingewachsenen Nagel schuld wäre.

Der ursächliche Zusammenhang von Plattfuß und eingewachsenem Nagel scheint nicht allgemein bekannt geworden zu sein. In dem Handbuch der praktischen Chirurgie von BRUNS, GARRÈ und KÜTTNER spricht BORCHARDT nur von den „zu engen und zu kurzen Schuhen", während er auf S. 1191 des 5. Bandes die Abbildung eines Plattfußes bringt, auf der die Pronationsstellung der großen Zehe in ausgezeichneter Weise zu sehen ist. In einer anderen Abbildung ist die Operation bei eingewachsenem Nagel am medialen Nagelrande eingezeichnet, wo man das Einwachsen fast niemals zu sehen bekommt.

In etwas anderer Weise als TRENDELENBURG und HAHN suchte dann GLEICH-Wien (93. II. 183) die statischen Verhältnisse durch Osteotomie zu bessern. Von einem schräg liegenden Steigbügelschnitte aus meißelte er den bei Plattfuß zu flach stehenden Calcaneus schräg durch und schob das hintere Stück nach abwärts und nach innen. EISELSBERG und BRENNER führten die nach Versuchen an der Leiche geplante Operation am Lebenden mit sehr gutem Erfolg aus. TRENDELENBURG (I. 119) hielt die Narbe in der Fußsohle für einen Nachteil des im übrigen einleuchtenden Verfahrens. HAHN war mit den durch supramalleoläre Osteotomie erreichten Resultaten jetzt im ganzen nicht mehr sehr zufrieden, in einigen Fällen hatte er hinterher die OGSTONsche Keilexcision zur Ankylosierung des Talonaviculargelenkes hinzufügen müssen und empfahl die Kombination beider Operationen (vgl. 08. I. 305. Günstiger Bericht von EISELSBERG über Operationen nach der Methode von GLEICH).

In seinem Vortrag über Ätiologie und Behandlung des Plattfußes im Jahre 1895 (II. 686) beschränkt sich HOFFA auf die Schilderung der anzuwendenden orthopädischen Maßnahmen. Von operativen Eingriffen erwähnt er nur die schon von DIEFFENBACH angewandte Tenotomie der Achillessehne, die für schwere Fälle zu empfehlen sei. Im übrigen hält er allgemeine diätetische Maßnahmen zur Kräftigung des Körpers, Gebrauch von Phosphor und Arsenik, Massage und Gymnastik, geeignete Plattfußschuhe und Einlagen, forcierte Redression in der Narkose (unterstützt durch die Tenotomie) bei frühzeitigem Beginn der Behandlung für ausreichend. —

Im Anschluß an die Belastungsdifformitäten der unteren Extremität ist die von MADELUNG (78. II. 259) beschriebene spontane Subluxation der Hand nach vorn zu erwähnen, die er zu den „Wachstumsstörungen der Gelenke" im Sinne VOLKMANNs rechnet, da sie nur im jugendlichen Alter, am häufigsten beim weiblichen Geschlecht, vorkommt, durch andauernde schwere Arbeit hervorgerufen. CZERNY und HIRSCHBERG (I. 131) beobachteten einschlägige Fälle. LANGENBECK beanstandete den von MADELUNG vorgeschlagenen Namen Manus valga, der seit DIEFFENBACH für die Abductionsstellung der Hand in Gebrauch sei. —

Wer etwa glaubt, daß die rationelle Klumpfußbehandlung eine Errungenschaft der neueren Zeit sei, der schlage die Schrift des HIPPOKRATES „über die Gelenke" auf! (Griechische und lateinische Ausgabe der sämtlichen Werke des H. von KÜHN. Bd. 3, 1826. — Deutsche Übersetzung von FUCHS. Bd. 3, S. 152, 1895—1899.) Die Grundsätze unserer heutigen orthopädischen Behandlung sind dort schon klar auseinandergesetzt. Auch die von HIPPOKRATES angewandten technischen Mittel sind im wesentlichen dieselben wie heute, wenn auch bei dem Mangel von Gips etwas unvollkommener.

Die meisten der als $κυλλοί$, d. h. mit einem Pes varus geborenen Kinder, sagt HIPPOKRATES, können geheilt werden, außer wenn die Verbiegung schon eine zu hochgradige geworden ist, oder wenn das Leiden im Wachstum bereits weit vorgeschrittene Kinder befallen hat (paralytischer Klumpfuß?). Es ist daher am besten, die Behandlung so früh wie möglich zu beginnen, bevor die Fußknochen und das Fleisch der Wade einen starken Schwund (ἔνδειαν) erlitten haben. Man faßt alle Zehen einschließlich der großen mit der Hand, biegt sie nach innen und hält sie gewaltsam fest. Dann wird ein Verband gemacht mit Wachspflaster, dem Harz gut beigemischt ist, und Leinwandstücken (κηρωτῇ ἐρρητινωμένῃ εὖ καὶ σπλήνεσι, — wie die Heftpflasterstreifen von BARTSCHER, WAHL, SAYRE, FINK-HEUSNERsche Klebemasse usw.) und mit weichen, nicht zu fest angelegten Binden, die ebenso wie bei der Einrichtung des Fußes mit den Händen so herumgeführt werden, daß der Fuß sich mehr in der Valgusstellung sehen läßt (ἐς τὸ βλαισσὸν ῥέπον φαίνηται). In den Verband wird eine Sohle aus nicht zu hartem Leder oder aus Blei eingefügt, aber so, daß sie nicht auf die Haut, sondern unter die letzten Bindentouren zu liegen kommt. Das Endstück einer der Binden wird in der Gegend der kleinen Zehe unter der Sohle an dem Verband festgenäht, straff nach oben gezogen und oberhalb des fleischigen Teils des Unterschenkels herumgeführt und befestigt. (FINKscher Klumpfußverband; vgl. die Abbildung bei BORCHARDT im Handbuch der praktischen Chirurgie, Bd. 5, S. 1145.) Mit kurzen Worten, wie ein Wachsbildner (ὥσπερ κηροπλαστέοντα χρὴ ἐς τὴν φύσιν τὴν δικαίην ἄγειν. — „Modellierendes Redressement" von LORENZ) soll man die verbogenen Teile mit den Händen und dem Verband in ihre richtige Lage bringen, aber nicht mit Gewalt, sondern schonend. Sodann läßt man einen Schuh aus Blei von der Form der Schuhe aus Chios machen, der über den Verband angezogen wird (wie bei J. WOLFF, 84. I. 70). Das Leiden weicht der Behandlung schneller als man glauben sollte, aber es muß durch die Zeit besiegt werden, bis der Körper in die richtige Stellung hineingewachsen ist. Als Stiefel sind dann die sogenannten „Lehmtreter" (ἀρβύλαι πηλοπάτιδες) die geeignetsten, weil sie dem Fuße am wenigsten nachgeben, ihn vielmehr zusammenhalten. Die arbulae waren besonders in Kreta gebräuchliche, bis zur Wade hinaufreichende, zum Schnüren eingerichtete Jägerstiefel. Lehmtreter werden sie wegen der breiten und festen Sohle genannt sein, die der Schuh der Ziegelarbeiter für das Durchtreten des Lehmes haben mußte.

Ein solcher Stiefel war jedenfalls zweckmäßiger als der steife Klumpfußstiefel, der sich bei PARÉ abgebildet findet. Dieser reicht auch bis zur Wade hinauf, ist aber an der Vorderseite bis zur Fußspitze und auch an der Sohle der Länge nach in 2 Hälften gespalten, die nach dem Anlegen durch Häkchen und Ösen zu einer festen Kapsel geschlossen wurden.

Später scheint das Interesse an der Klumpfußbehandlung ziemlich erloschen zu sein, bis dann der französische Schweizer VENEL (1740—1791) nach anatomischen Studien in Montpellier sich ganz der Orthopädie widmete. Er errichtete in Orbe in der Schweiz eine orthopädische Anstalt mit Werkstätte und Badeeinrichtungen, in die er klumpfüßige Kinder bis zum Alter von 8 Jahren aufnahm. Er konstruierte einen durch Schrauben auf den Fuß einwirkenden Apparat, der in der Schrift von A. BRÜCKNER „Über Natur, Ursache und Behandlung der einwärts gekrümmten Füße oder der sogenannten Klumpfüße" (1796) abgebildet ist. Das Hauptgewicht legte er aber auf sehr häufig wiederholtes Zurechtbiegen mit den Händen nach vorherigem warmen Bade, nach dem alten Satz: Gutta cavat lapidem non vi sed saepe cadendo. Vor Beginn und zum Schluß der Behandlung stellte VENEL Gipsabgüsse her, seine Erfolge waren ausgezeichnete. Durch einen von ihm behandelten jungen Frankfurter wurde EHRMANN in Frankfurt auf seine Behandlungsmethode aufmerksam und durch diesen lernte BRÜCKNER sie kennen.

Der Anatom und Chirurg SCARPA in Pavia verbesserte den Klumpfußstiefel wesentlich durch Anbringen der seitlichen federnden Stahlschiene. Erhärtende Verbände aus Zeugstücken, die mit einer Mischung von Eiweiß und Weizenmehl getränkt waren, wandte schon CHESELDEN an, später benutzte DIEFFENBACH den Gipsguß (vgl. S. 371). In Deutschland hat sich um die Klumpfußbehandlung besonders STROMEYER verdient gemacht, der vor seiner Berufung in die Erlanger Professur (1838) in seiner Geburtsstadt Hannover eine orthopädische Anstalt leitete. Er führte die Tenotomie der Achillessehne ein, die nach G. FISCHERs Angabe zuerst 1764 von THILENIUS bei einem 17jährigen Mädchen, aber nicht subcutan, sondern mit Durchschneidung der Haut gemacht worden ist. Operative Eingriffe am Skelett des Fußes bei veralteten Klumpfüßen wurden erst nach Einführung der Antisepsis vorgenommen. —

Aus den Verhandlungen auf unseren Kongressen führe ich zunächst die auf die orthopädische unblutige Behandlung bezüglichen Mitteilungen auf.

Am häufigsten hat JULIUS WOLFF dazu das Wort ergriffen.

1881 (II. 475) besprach er seinen portativen Klumpfußverband. Er legte zuerst die von SAYRE angegebenen Heftpflasterstreifen, darüber einen Wasserglasverband und darüber wieder einen Gipsverband an und korrigierte die Stellung des Fußes gewaltsam, ehe der Gipsverband erhärtete. Der Gipsverband wurde nach einigen Tagen wieder entfernt, und das Kind konnte nun auf dem inzwischen festgewordenen leichten Wasserglasverband umhergehen, dieser blieb 4 Monate liegen.

1884 (I. 69) hatte WOLFF dieses Verfahren weiter ausgebildet und auch bei Erwachsenen sehr gute Erfolge damit erzielt. War das Redressement das erstemal nicht ganz gelungen, so wiederholte er es nach einiger Zeit, nachdem er entsprechende Keile aus dem Wasserglasverband herausgenommen hatte, legte wieder einen provisorischen Gipsverband an und so fort, bis die Korrektur vollständig erreicht war. VOLKMANN (I. 73) bezweifelte die Beweiskraft der vorgestellten Fälle und Gipsabgüsse. Einige der Fälle seien augenscheinlich paralytische Klumpfüße.

1885 (II. 417) kam WOLFF nochmals auf seine Etappenverbandmethode zurück und brachte einige damit nach vorausgeschickter Tenotomie der Achillessehne geheilte Patienten zur Vorstellung, darunter einen 20jährigen Mann mit vorher hochgradigem Klumpfuß. Die durch Herstellung der normalen statischen Verhältnisse ausgelöste „Transformationskraft" sei eine große und mache Operationen wie die Talusexstirpation überflüssig. VOLKMANN (I. 99) zweifelte daran, daß der Klumpfuß ein hochgradiger gewesen sei, weil gar keine Spur von Schwiele am äußeren Fußrande und Fußrücken mehr zu sehen war. BERGMANN hob hervor, daß der Kranke als Knabe schon von WILMS behandelt worden war. Die Diskussion wurde dann auf Antrag von KÖNIG abgebrochen.

Im nächsten Jahre sprach KRAUSS-Darmstadt, der sich seit 50 Jahren mit der Behandlung von Klumpfüßen befaßt hatte, über den Wert der Resektionen in der Fußwurzel. Er verwarf sie und zeigte an Gipsabgüssen und Photographieen die Erfolge seines „Maschinenverbandes" (Gipsverband mit Einschluß eines Fußbrettchens, daran eine seitliche geeignet geformte Eisenstange). Auch die höchsten Grade von Klumpfuß bei Erwachsenen seien ohne Resektionen heilbar, Tenotomieen der Achillessehne und der Fascia plantaris meist erforderlich. Wichtig sei, daß die Kinder möglichst frühzeitig in Behandlung genommen würden.

1888 (II. 224) schilderte GRASER das von HEINEKE angewandte Verfahren des wiederholten gewaltsamen manuellen Redressements in der Narkose mit nachfolgendem Gipsverband. Operative Eingriffe, auch die Tenotomie seien zu vermeiden.

1890 (II. 59) sprach KÖNIG ebenfalls über die gewaltsame Beseitigung des Klumpfußes nach vorausgeschickter Tenotomie der Achillessehne und, wenn nötig, der Plantarfascie. Bei dem gewaltsamen Biegen solle es krachen, die Knochen sollten eingeknickt werden. Er erkannte das Verdienst von WOLFF an.

Einen Apparat zur Beseitigung der nach der Behandlung oft zurückbleibenden Innenrotation des Fußes demonstrierte BENNO SCHMIDT-Leipzig (89. I. 92), bestehend aus einer das Bein mehrfach umkreisenden oben an einem Beckengurt und unten an der Stiefelsohle befestigten federnden langen Drahtspirale.

HAGEDORN (80. I. 59) und LAUENSTEIN (94. II. 254) brachten zu demselben Zweck bei doppelseitigem Klumpfuß zwischen den Gipsverbänden besondere stabförmige Vorrichtungen an. BEELY (87. I. 132) ließ eine 7jährige Patientin mit doppelseitigem Klumpfuß Schienenhülsenapparate für Fuß, Unter- und Oberschenkel tragen und erreichte die Außenrotation durch einen hinten über die Oberschenkelhülsen hinweglaufenden elastischen Gurt, der beim Vorwärtsschreiten seine größte Wirkung entfaltete. Als Assistent von SCHÖNBORN chirurgisch geschult und technisch sehr begabt, war der stille bescheidene leider jung verstorbene Mann für die Orthopädie in ganz besonderm Maße geeignet. Viele sinnreiche Apparate, die er mit eigner Hand arbeitete, sind aus seiner Werkstätte in Berlin hervorgegangen. Nicht alle seine Demonstrationen auf den Kongressen konnten hier besprochen werden. —

Von den operativen Eingriffen bei Klumpfüßen ist die Durchschneidung der Achillessehne, die einzige bei kleinen Kindern in Frage kommende Tenotomie, schon erwähnt worden. Die Tenotomie am Tibialis posticus wurde zuerst von STROMEYER, dann besonders von LITTLE bei veralteten Klumpfüßen angewandt. Subcutan ausgeführt, gefährdete sie die Arteria tibialis postica, und man ging unter dem Schutze der Antisepsis nach dem Vorschlage von VOGT deshalb zur Durchschneidung in offener Wunde über.

In der Diskussion nach dem Vortrage von WOLFF im Jahre 1881 (I. 94) wurde die Tenotomie in dieser Form empfohlen von BARDELEBEN und SCHEDE, während LANGENBECK nach der (subcutanen) Durchschneidung 1853 und 1854 keinen Nutzen davon gesehen hatte.

Von den Operationen an den Fußwurzelknochen besprach SCHEDE (78. I. 76) die Keilexcision aus dem Tarsus in der Gegend des Chopartschen Gelenkes, die er bei einem von ihm vorgestellten Knaben und bei einer Erwachsenen mit gutem Erfolg ausgeführt hatte.

MEUSEL-Gotha (78. I. 77) machte bei einem 12jährigen Knaben an beiden angeborenen Klumpfüßen eine keilförmige Resektion aus dem Tarsus dicht vor dem Sprunggelenk.

HIRSCHBERG-Frankfurt a. M. (85. I. 91) verlegte den Keil mehr nach vorn vor die Chopartsche Gelenklinie und hatte sich für einen besonders hochgradigen Klumpfuß die Breite des herauszunehmenden Keils von einem Mathematiker vor der Operation berechnen lassen. (Demonstration von Gipsabgüssen.)

HAHN (81. I. 96) ersetzte die Keilexcision durch eine Durchmeißelung des Os naviculare schräg bis in den Calcaneus hinein und kam damit bei 6 Operationen gut aus. In einem Fall erreichte er bei einem Kinde ein gutes Resultat durch die Durchmeißelung der Tibia dicht oberhalb des Fußgelenks und Einbrechen der Fibula (vgl. oben S. 435).

BESSEL-HAGEN-Berlin hielt auf dem Kongreß 1895 (I. 76) einen ausführlicheren Vortrag über die Pathologie des Klumpfußes und die Talusexstirpation bei veralteten Klumpfüßen. Er wies auf die Bedeutung der Formveränderungen des Talus und seiner Gelenkflächen hin, die bei veralteten kongenitalen Klumpfüßen etwas andere seien als bei paralytischen, aber bei beiden ein wesentliches Hindernis für die Gradrichtung. Gegenüber LORENZ, der der Keilosteotomie den Vorzug gab, trat er deshalb für die Exstirpation des Talus ein. Nach der Keilosteotomie bleibe trotz der Verbesserung im vorderen Fußabschnitt die Ferse in ihrer abnorm adduzierten und oft supinierten Stellung stehen, was Rezidive begünstige. Auch trete nicht immer eine knöcherne Vereinigung der Meißelflächen ein. Bei einer Zusammenstellung der bekannt gewordenen Fälle fand BESSEL-HAGEN, von 5 Todesfällen abgesehen, 45 schlechte Resultate und über 20 Rezidive unter 122 keilförmigen Osteotomieen, während die Talusexstirpation unter 64 Operationen, von denen 11 mit Keilexcision verbunden waren, von 1 Todesfall abgesehen, 57mal ein gutes, nur 6mal ein unvollkommenes oder schlechtes Resultat ergeben hatte. Seine eigenen Erfahrungen hatte er im Krankenhaus Friedrichshain und in der Klinik von BERGMANN gesammelt und demonstrierte 2 in der Klinik geheilte Fälle.

MEUSEL (90. I. 84) machte bei einem 2½ Jahre alten Knaben mit doppelseitigem Klumpfuß, bei dem die Behandlung mit Gipsverbänden zu einer ausgedehnten Druckgangrän geführt hatte, und eine weitere nur orthopädische Behandlung daher nicht durchzuführen war, auf der einen Seite die Talusexstirpation, auf der anderen Seite dagegen entfernte er nur den Knochenkern des Talus, was sich ohne Eröffnung des Fußgelenks und des Talonaviculargelenks ausführen ließ. Der Erfolg an diesem Fuß war besser als an dem anderen. —

Die von PHELPS angegebene Durchschneidung der Weichteile an der Innenseite und der Sohle des Klumpfußes wurde von SCHEDE und von LAUENSTEIN in ihren Vorträgen über den feuchten Blutschorf erwähnt (s. o. S. 42). SCHEDE ließ die Wunde „von der Haut durch die heterogensten quer durchschnittenen Gewebe, Muskeln, Fascien, Sehnen, Gelenkbänder bis in das breit eröffnete Taloclavicular-Gelenk hineinreichen" und glaubte beobachtet zu haben, „daß die Stümpfe der sämtlichen durchschnittenen Sehnen, die doch fast zollweit auseinanderklafften, sich wieder richtig zusammengefunden hatten, und namentlich auch der Flexor digitorum communis von seiner normalen Wirkung nichts eingebüßt hatte". LAUENSTEIN machte bei 3 Phelpsschen Operationen weniger gute Erfahrungen, die Funktion der Zehenbeuger stellte sich nur sehr unvollständig wieder her, was nicht zu verwundern ist.

Einundsechzigstes Kapitel.

Statistische Arbeiten der Gesellschaft.

Von der Bildung einer Kommission für chirurgische Statistik auf dem ersten Kongreß und ihrer Zusammensetzung ist schon auf Seite 23 die Rede gewesen.

Auf dem 2. Kongreß (73. I. 30) berichtete ADELMANN über die Arbeiten der Kommission. Als ihr Programm hatte sie festgestellt: Die Ausarbeitung statistischer Erhebungen nebst wissenschaftlich-praktischer Beurteilung aller Erscheinungen bei chirurgischen Krankheiten, sowohl hinsichtlich der allgemeinen wie speziellen Pathologie, als der Hygiene und medikamentösen und akiurgischen Therapie. Die Arbeit wurde in zivilstatistische und kriegsstatistische geteilt. An 286 Hospitäler waren Fragebogen über die hygienischen Verhältnisse versandt, von denen aber nur 63 beantwortet zurückkamen. Man kann sich darüber nicht wundern, wenn man die 109 Fragen durchsieht, für deren Beantwortung der vielbeschäftigte Chefarzt seine Zeit opfern sollte, vom Grundwasser, Tiefe der Fundamente, Breite der Treppen, Art des Kochens, Reinigung der Nachttöpfe und Uringläser, Krankenkleider, Betten, Pflegepersonal, Diätformen, Operationen, Wundbehandlung usw. bis zu den Leichenöffnungen und zu der 109. Frage: „Wer bestimmt die Spendung des letzten Viatikum?"

Im nächsten Jahre (74. I. 63) konnte die Kommission auch nicht viel Erfreuliches melden. Zu den 63 Hospitälern, mit denen sich Beziehungen angeknüpft hatten, waren noch 20 hinzugekommen, aber bei einer Probezählung mit 12 verschiedenen Arten von Zählkarten (Krankheiten der Haut, Wunden, Geschwülste usw.) kamen nur von 29 Stationen 2003 Zählkarten zurück, 6952 Karten blieben aus. Als dann im nächsten Jahre (75. I. 108) von 28282 Karten nur 8281 zurückgekommen waren, und es sich also gezeigt hatte, daß die erlangten Resultate in keinem Verhältnis zu dem Aufwand an Zeit und Mühe und zu den Kosten standen, traten die Kommissionsmitglieder von ihrem Amte zurück, und die Gesellschaft beschloß darauf die Auflösung der Kommission. —

Auch ein zweiter ähnlicher Versuch, „die Arbeitskräfte auf ein bestimmtes Ziel zu konzentrieren", wie LANGENBECK in seiner Eröffnungsrede auf dem ersten Kongreß gesagt hatte, verlief im Sande.

Zum Schluß seines Vortrages „Aphorismen über Krebs" auf dem 6. Kongreß (77. II. 196) stellte ESMARCH den Antrag, für das nächste Jahr eine ausführliche Diskussion über die bösartigen Geschwülste auf die Tagesordnung zu setzen, THIERSCH habe sich erboten, ein Programm für die Diskussion zu entwerfen.

Auf dem nächsten Kongreß (78. I. 50) wurde auf BARDELEBENs Vorschlag zur Prüfung des Schemas für die Diskussion eine Kommission ernannt, bestehend aus ESMARCH, THIERSCH und LÜCKE. Hinzu traten VOLKMANN und LANGENBECK. Der Einladung zum Kongreß 1879 lag ein Zirkular bei mit dem aus 4 Abteilungen bestehenden Schema: Ätiologie und Histogenese (redigiert von VOLKMANN), differentielle Diagnostik (THIERSCH), Verlauf (LÜCKE), Behandlung (ESMARCH), jede Abteilung mit einer längeren Reihe von Fragen. Es war geplant, auf Grund dieses Schemas Material zu sammeln, dasselbe für die einzelnen Punkte monographisch zu bearbeiten, und mit einem kurzen Auszug aus der Bearbeitung jedesmal die Diskussion einzuleiten. Bei der Verhandlung auf dem Kongreß über diesen Plan (I. 95) hob BILLROTH die großen Schwierigkeiten hervor, die seiner Durchführung entgegenstehen würden, da das Gebiet der bösartigen Geschwülste ein viel zu großes sei. Wenn man einen Versuch der Art, der auf eine Statistik mit größeren Zahlen herauskomme als die schon vorhandene, machen wolle, so solle man sich auf ein kleineres Gebiet, etwa die Geschwülste der Mamma beschränken. ,,Etwas Neues werden wir dabei kaum erfahren. Neues erfahren wir nur dann, wenn jemandem ein neuer Gedanke, eine neue Methode, ein neuer Gesichtspunkt einfällt. Das kann aber nicht Sache einer Gesellschaft sein, das ist ein instinktiver genialer Gedanke, der dem einen oder dem anderen Einzelnen kommt." Nach einer längeren Debatte wurde auf Antrag von GRAF (I. 137) beschlossen, 1. das Schema der Kommission zur Kenntnis der deutschen Chirurgen zu bringen und sie zur Mitteilung ihrer Beobachtungen aufzufordern, 2. ein von BILLROTH verfaßtes Schema über die Geschwülste der Mamma zu veröffentlichen und das daraufhin einlaufende Material KÜSTER zur Bearbeitung zu übergeben.

Der Einladung zum nächsten Kongreß 1880 lag das BILLROTHsche Schema bei, und es war die Bemerkung hinzugefügt, daß es sich nicht um eine gemeinsame statistische Arbeit handeln sollte, wie BILLROTH es früher irrtümlicherweise verstanden hätte, sondern um einen Ideenaustausch über besonders wichtige Punkte. In der ersten Sitzung (I. 2) mußte KÜSTER bekennen, daß er mit leeren Händen komme. Nur 11 z. T. wenig brauchbare Einsendungen waren gekommen. Über die weitere Behandlung der verfahrenen Angelegenheit waren die Ansichten im Ausschuß geteilt, in der Versammlung wurde nach längerer Diskussion, in der ESMARCH, KÖNIG, CZERNY sich für den ursprünglichen Plan aussprachen, beschlossen, diesen wieder aufzunehmen und nach Erledigung der Vorarbeiten im Lauf der nächsten 2 Jahre für 1882 die Diskussion über die bösartigen Geschwülste in Aussicht zu nehmen. Aber 1882 und auf den nächsten Kongressen hörte man nichts mehr von der Sache.

1888 kam ESMARCH (I. 78) auf seinen Lieblingsgedanken zurück und schlug vor, für den nächsten Kongreß die Ätiologie und die Diagnose der Carcinome, insbesondere derjenigen der Zunge und Lippe zur Diskussion zu stellen, was auch beschlossen wurde. 1889 (II. 120) hielt dann ESMARCH dén einleitenden Vortrag über dieses Thema, zu einer Diskussion kam es wegen der Fülle der angemeldeten Vorträge nicht (I. 144), aber in der Vorführung einer großen Zahl von geheilten Carcinomfällen (I. 12) wurde der Gesellschaft ein wirkungsvoller Ersatz geboten (vgl. S. 98 und 222). —

Daß die Arbeiten der statistischen Kommission und der Kommission zur Vorbereitung der Krebsdebatte erfolglos geblieben waren, lag an der zu großen Breite und dem Fehlen einer scharfen Abgrenzung der Aufgabe. Viel günstiger lagen die Verhältnisse für die Sammelforschung zu einer Narkosenstatistik, die von der Gesellschaft 1890 (I. 14) beschlossen und von den Mitgliedern eifrig in die Hand genommen wurde. Auch Nichtmitglieder, Zahnärzte, Ausländer, beteiligten sich daran. Jeder sah den Zweck der Arbeit klar vor Augen und konnte sie auch ohne zu großen Zeitverlust erledigen (vgl. Kapitel 11).

Zweiundsechzigstes Kapitel.
Entwicklung der Gesellschaft. Der 25. Kongreß.

Über die Zusammensetzung und den in Aussicht zu nehmenden Umfang der Gesellschaft waren zur Zeit ihrer Gründung die Ansichten der führenden Männer geteilt. LANGENBECK wünschte, von vornherein der Gesellschaft eine möglichst große Ausdehnung zu geben, während BILLROTH, wie schon erwähnt wurde (S. 24), kleinere Zusammenkünfte mit ganz intim kollegialen Verhandlungen ohne jegliche Veröffentlichungen am liebsten gesehen hätte, und BAUM sogar an eine geschlossene Zahl von Mitgliedern dachte, die die Verpflichtung haben sollten, alle Vierteljahr einmal zusammenzukommen, eine Art von chirurgischer Akademie des Deutschen Reiches, wie BILLROTH es in einem Briefe vom 4. März 1872 ausdrückte. Auch in bezug auf die Aufnahme von Ausländern gingen die Meinungen auseinander. Während LANGENBECK dafür war, die Türen nach allen Seiten weit aufzumachen, waren BAUM und GURLT für eine Beschränkung auf deutsche Chirurgen. Beide stimmten 1874 im Ausschuß gegen die Aufnahme des bekannten trefflichen Kriegschirurgen und Leiters der anglo-amerikanischen Ambulanz im Kriege von 1870/71 MACCORMAC, gegen den sie persönlich nichts einzuwenden hatten, GURLT, weil Ausländer den Wunsch haben könnten, den Titel zu führen ohne die Absicht zu kommen. BAUM äußerte in einem Brief sogar Bedenken gegen die Aufnahme von Deutschösterreichern und Schweizern mit der eigentümlichen für seine Bewertung klassischer Bildung bezeichnenden Begründung, diese sei bei den Medizinern in jenen Ländern nicht durchweg so gewährleistet wie bei uns durch das Abiturientenexamen.

Ob es richtig gewesen ist, über die Bedenken von BAUM und GURLT gegen eine fast unbegrenzte Ausdehnung der Gesellschaft hinwegzugehen, muß nach manchen späteren Erfahrungen fraglich erscheinen. Nach § 3 der auf dem 1. Kongreß festgesetzten Statuten konnte Mitglied Jeder werden, der sich mit Chirurgie beschäftigte, wenn er durch 3 Mitglieder vorgeschlagen war, und der Ausschuß durch Stimmenmehrheit für die Aufnahme entschieden hatte. Je größer die Gesellschaft wurde, um so schwieriger wurde es, weniger wünschenswerte Elemente fernzuhalten.

Die Zahl der Mitglieder stieg in den ersten 24 Jahren in ununterbrochen gleichmäßig ansteigender Kurvenlinie von 130 auf 651, die Zahl der in die Präsenzliste eingetragenen von 82 auf 367, bis 1914 auf 2236 und 1003. (Das 25. Jahr zeichnete sich infolge der Jubiläumsfeier durch eine abnorme Präsenzzahl aus, und ist daher für einen Vergleich nicht geeignet.) Daß auf dem 1. Kongreß 63 Proz. der Mitglieder anwesend waren, 1895 noch 56,3 Proz. und 1914 nur 44,8 Proz. scheint der Befürchtung von GURLT, auch von den Ausländern abgesehen, recht zu geben.

Die ersten Ausländer, die (1874) in die Gesellschaft aufgenommen wurden, waren MACCORMAC in London, TILANUS und WURFBAIN in Amsterdam. Sie sind uns treue Mitglieder geblieben, MACCORMAC über ein Vierteljahrhundert bis zu seinem im Burenkriege erfolgten Tode (1901). Sehen wir von Deutsch-Österreichern, Schweizern, Russen und auch von den Deutsch-Amerikanern ab, so sind unter den Ausländern, die während der 25 Jahre vorübergehend oder für längere Zeit unserer Gesellschaft angehört und z. T. auch an ihren Arbeiten tätigen Anteil genommen haben, unter Anderen folgende zu nennen: BARKER-London, JOHN BERG-Stockholm, jetzt unser Ehrenmitglied, BLOCH-Kopenhagen, BODDAERT-Gent, BORELIUS-Karlskrona, COMTE-Genf, FENWICK-London, unser Ehrenmitglied HALSTED-Baltimore, VAN DER HOEVEN sen. und jun.-Rotterdam, HORSLEY-London, JANNY-Budapest, JULLIARD-Genf, KORTEWEG-Amsterdam, LENNANDER-Upsala, LUMNICZER-Budapest, MACLEOD-Glasgow, MURPHY-Chicago, NICOLAYSEN-Christiania, ROSSWELL PARK-Buffalo, RÉCZEY-Budapest, SALTZMANN-Helsingfors, SENN-Chicago, STOKES-Dublin, TSCHERNING-Kopenhagen. —

In der Generalversammlung des 13. Kongresses (84. I. 76)

wurde auf Antrag von LANGENBECK der Beschluß gefaßt, den Statuten einen Paragraphen hinzuzufügen, der die Ernennung von Ehrenmitgliedern vorsieht. Die Ernennung wurde an den einstimmigen Vorschlag des Ausschusses und seine Annahme durch die Generalversammlung mit $^2/_3$ Majorität gebunden, die Höchstzahl der Ehrenmitglieder auf 12 festgesetzt.

Ernannt wurden 1885 SIR JAMES PAGET und SIR JOSEPH LISTER, 1886 BERNHARD v. LANGENBECK (zum Ehrenpräsidenten), 1887 THEODOR BILLROTH und SIR THOMAS SPENCER WELLS, 1890 OLLIER, 1895 CARL THIERSCH, 1896 FRIEDRICH v. ESMARCH und ERNST GURLT. —

Daß mit der stetigen Zunahme der Mitgliederzahl, ein so erfreuliches Zeichen der Lebenskraft und des Ansehens der Gesellschaft es war, Übelstände verbunden waren, läßt sich nicht verkennen. Äußerlich machte sich die Raumbeengung bei den Sitzungen, eine Bezeichnung, die bald für einen Teil der Kongreßbesucher jedesmal ein übler Euphemismus war, sehr störend fühlbar und führte zu wiederholtem Wechsel in der Örtlichkeit der Tagungen.

Die erste Sitzung der Gesellschaft, am 10. April 1872, fand, wie schon erwähnt, im Hotel de Rome statt. Da die Vorstellung von Kranken in dem Gasthause aber mit Unzuträglichkeiten verbunden war, wurde die Sitzung am 4. Tage des Kongresses in dem Operationssaale des Chirurgischen Klinikum in der Ziegelstraße abgehalten.

Dieser war noch in demselben Zustande wie zu GRÄFEs und DIEFFENBACHs Zeiten. Der hölzerne Aufbau mit den Plätzen für die Zuschauer stieg sehr steil amphitheatralisch in die Höhe. Zum Sitzen waren die einzelnen hohen Abstufungen ursprünglich nicht eingerichtet, sondern zum Stehen. Brüstung und Geländer fehlten, so konnte man sich wohl auf die Stufen setzen, aber dann baumelten die Füße den auf der nächstunteren Stufe Sitzenden zwischen den Schultern. Für alle Tage des Kongresses konnte solche Unbequemlichkeit den Mitgliedern nicht gut zugemutet werden. Die älteren Herren fanden z. T. unten in der Arena auf dichtgestellten

451

Stühlen und auf dem kleinen im Laufe der Jahre hartgesessenen nicht ganz aseptisch aussehenden unter dem großen Seitenfenster stehenden Sofa Platz, mit dem besondere Erinnerungen verknüpft waren. Auf ihm hatte am 11. November 1847 DIEFFENBACH sein Leben ausgehaucht, mitten aus der Arbeit, erst 52 Jahre alt, abberufen. Er hatte eben einen 2 Tage zuvor wegen einer Pulsadergeschwulst operierten Kranken vorgeführt und, sehr erfreut über den Erfolg, den Fall mit gewohnter Frische besprochen, zum Schluß trat er heran zum Kranken, nahm glückwünschend seine Hand und setzte sich dann mit den Worten: ,,Wir machen die Eisumschläge wohl weiter" auf das (schon damals) ,,historische alte Sofa" nieder. Die Zuhörer erwarteten, er werde von hier aus, wie er zu tun pflegte, einige einleitende Worte über die zunächst angesetzte Operation sprechen, aber sein Mund verstummte, das Haupt sank herab, DIEFFENBACH war tot. (Nach dem Bericht der Spenerschen Zeitung vom 20. November 1847.) Die Sektion ist unterblieben.

An dem 2. und den folgenden Kongressen wurden die Morgensitzungen im Klinikum, die Eröffnungssitzung und die Nachmittagssitzungen in der Aula der Universität abgehalten, die Morgensitzungen von 1878 ab auch im Operationssaale der Chirurgischen Klinik in der Charité. Ein großer Gewinn war es, als der Neubau der Chirurgischen Klinik in der Ziegelstraße vollendet war. Als die Gesellschaft sich hier am 7. April 1881 in dem neuen, mit bequemen Sitzplätzen ausgestatteten Operationssaale versammelte (81. I. 11), ,,war in ihm noch kein Blut geflossen und noch kein chirurgisches Wort geredet worden". LANGENBECK hatte ,,keine würdigere Weihe für ihn finden können, als durch die Vereinigung einer so großen Anzahl ausgezeichneter Chirurgen". Ein Übelstand blieb die mangelhafte Akustik in dem weiten Raum der Universitätsaula, die durch die Anwesenden nur zum kleineren Teil gefüllt war.

Schon in den ersten Jahren nach Gründung der Gesellschaft sprachen v. LANGENBECK und BAUM in vertraulichem Gespräch öfters den Gedanken aus, man müsse dahin streben, der Gesellschaft durch Bau eines Hauses ihr eigenes Heim zu schaffen. Beiden schwebte das Royal College of Surgeons mit seiner wertvollen pathologischen Sammlung vor, das sie in der Jugend bei längerem lehrreichen Aufenthalt in London kennengelernt hatten. Wir Jungen pflegten ungläubig zu lächeln. Aber wir hatten die der Gesellschaft angeborene Kraft des Wachstums und die treibende Energie LANGENBECKs unterschätzt. Schon 1878, als die Zahl der Mitglieder erst auf 236 gestiegen war, brachte dieser die Möglichkeit eines künftigen Baues auf dem Kongreß zur Sprache und teilte mit, daß Ihre Majestät die Kaiserin AUGUSTA, die der Gesellschaft von Beginn an ihr Interesse zugewandt hatte und sich jedesmal die Tagesordnung vorlegen ließ, gewöhnlich auch einige Ausschußmitglieder zur Audienz empfing, für den Zweck des Baues eine Summe von 1000 M. geschenkt habe (78. I. 134 und 79. I. 1). Damit war das Ziel fest gesteckt, allerdings für eine noch ferne Zukunft. 1885 (I. 131) erklärte LANGENBECK auf eine Anfrage ADELMANNs, der Plan sei keineswegs außer Acht gelassen, auch die Ärzte Berlins dächten an den Bau eines Vereinshauses, am Schiffbauerdamm sei ein geeignetes Grundstück zu haben, aber die Preise der Grundstücke seien hoch, und die zu Gebote stehenden Mittel gering.

LANGENBECK sollte die Erfüllung seines Lieblingswunsches nicht mehr erleben, erst nach seinem am 29. September 1887 in Wiesbaden erfolgten Tode löste die ihm in das Grab folgende allgemeine Verehrung die Kräfte aus zur Verwirklichung. Auf dem nächsten Kongreß, dessen Eröffnung eine gemeinsame Totenfeier unserer und der Berliner Medizinischen Gesellschaft im Saale der Philharmonie vorausging, teilte der Vorsitzende v. BERGMANN (88. I. 1 und 75) mit, die Berliner Medizinische Gesellschaft plane, ihrem Ehrenpräsidenten auf einem öffentlichen Platze in Berlin ein Denkmal zu errichten, die Kaiserin aber habe angeregt, statt des Denkmals ein Haus zu stiften, das den Namen „Langenbeck-Haus" führen solle. An die Durchführung eines solchen Planes sei nur zu denken, wenn beide Gesellschaften zusammen handelten. BERGMANN beantragte die Bildung einer Kommission „zur Gründung eines Langenbeck-Hauses" und eine Eingabe an das Kultusministerium um Verleihung von Korporationsrechten an unsere Gesellschaft. In die Kommission wurden gewählt die in Berlin ansässigen Mitglieder v. BERGMANN, BARDELEBEN, KÜSTER, BARTELS, HAHN und LANGENBUCH.

BERGMANNs durchgreifender Tatkraft verdankte es die Gesellschaft in erster Linie, daß der Plan ins Werk gesetzt wurde. 1890 (I. 7) konnte er verkünden, daß ein Abkommen mit der Berliner Medizinischen Gesellschaft getroffen und der Ankauf eines neben der Chirurgischen Klinik in der Ziegelstraße gelegenen Grundstückes zu dem Preise von 540000 M. gesichert sei. Eine von beiden Gesellschaften gemeinsam veranstaltete Sammlung hatte einen Ertrag von 120000 M. ergeben, die Medizinische Gesellschaft war bereit, ihren Anteil an dem Ertrag und weitere 10000 M. für 25 Jahre zinslos herzugeben, der Staat wollte den vorderen Teil des Grundstücks zum Zweck von Erweiterungsbauten für die Klinik zum Preise von 300000 M. übernehmen, die Deutsche Bank eine Hypothek von 200000 M. zu niedrigem Zinsfuß hergeben, unser bares Vermögen belief sich auf 100000 M., so daß einigermaßen genügende Deckung für die Kosten vorhanden war.

Die für den Eröffnungstag des Kongresses angesetzte Generalversammlung genehmigte den Kauf und die Belastung des Grundstücks. Als das notarielle Protokoll über die Beschlüsse soeben verlesen war, traf bei dem Vorsitzenden die Nachricht ein, daß Seine Majestät der Kaiser WILHELM II. der Gesellschaft ein Geschenk von 100000 M. für das Langenbeck-Haus bewilligt habe.

Am 4. April des nächsten Jahres (91. I. 184) fand bei schönstem Frühlingswetter die Grundsteinlegung des Langenbeck-Hauses statt. Der Vorsitzende THIERSCH hielt vor der stattlichen Versammlung, die sich zu der feierlichen Handlung eingefunden hatte, eine kurze Ansprache und tat die ersten Hammerschläge.

Der Bau des Hauses, der dem Baumeister SCHMIDT übertragen wurde, konnte bis zu Ostern des folgenden Jahres nicht fertiggestellt werden. Der Kongreß wurde deshalb auf Pfingsten verlegt. Am 8. Juni 1892 (I. 1) hielt dann BARDELEBEN als Vorsitzender in festlicher Sitzung die Einweihungsrede in Anwesenheit des Prinzen FRIEDRICH LEOPOLD, des Kommandanten von Berlin Graf v. SCHLIEFFEN, des Generalstabsarztes der Armee v. COLER, Vertreter verschiedener Ministerien sowie von 3 Mitgliedern der Familie v. LANGENBECK, des Sohnes unseres Stifters, des Generalmajors v. LANGENBECK, eines Schwiegersohnes, des Generalmajors v. PLESSEN, und eines Enkels, des Leutnants v. ROON.

Die Kosten des Baues beliefen sich, wie der Vorsitzende des nächsten Kongresses, KÖNIG, mitteilte (93. I. 3), auf 291 128 M., für innere Einrichtung waren 20 544 M. verausgabt. Das Langenbeck-Haus in der Ziegelstraße ist beiden Gesellschaften, unserer Gesellschaft als Besitzerin, der Berliner Medizinischen als Mieterin, ein allen Mitgliedern bald lieb gewordenes, in den nächsten 10 Jahren auch allen Ansprüchen genügendes Heim gewesen, für uns durch die unmittelbare Nachbarschaft mit der Chirurgischen Klinik von besonderem Werte. Dann war es für die ständig wachsende Zahl der Mitglieder zu klein geworden. 1892 betrug die Zahl der Mitglieder 577, die der Anwesenden auf dem Kongreß 322. 1902 waren die Zahlen aber auf 1226 und 626 angewachsen und 1910 auf 2019 und 981. Eine Erweiterung des Saales und eine Vermehrung der Sitzplätze durch Umbau erwiesen sich als unmöglich, und so mußte auf dem Kongreß 1910 (I. 172) unter dem Präsidium von BIER der Beschluß gefaßt werden, die Zelte wieder abzubrechen und in Verhandlungen mit der Medizinischen Gesellschaft über den Bau eines neuen größeren gemeinsamen Vereinshauses zu treten, das dann unter dem Namen Langenbeck-Virchow-Haus während des Krieges errichtet worden ist. —

Nachdem die Gesellschaft das Langenbeck-Haus bezogen hatte, konnte der lang gehegte Plan, eine eigene möglichst vollständige chirurgische Bibliothek zu gründen, ins Werk gesetzt werden. Ein freilich nur embryonaler Anfang war schon

455

gemacht worden. Die ersten Bücher im Besitz der Gesellschaft waren BILLROTHS „Coccobacteria septica" und GEORG FISCHERS (Hannover) „Chirurgie vor 100 Jahren", beide von den Verfassern (1874 und 1876) der Gesellschaft gewidmet. Im Jahre 1877, nach dem Tode von GUSTAV SIMON, wurde auf VOLKMANNs Antrag beschlossen (I. 130), eine Sammlung von SIMONs Schriften anzuschaffen. KÜSTER übernahm das Amt eines Bibliothekars, ein König fast ohne Reich. In dem Augusta-Hospital, der Stätte seiner Wirksamkeit, wurde ein Schrank aufgestellt, in dem die bisher vorhandenen 7 Bände nebst einem Atlas und einem Album von Photographien der Mitglieder aufbewahrt wurden. Im nächsten Jahre (78. I. 134) war die Zahl der Bände durch Schenkungen auf 21 gewachsen, es befanden sich darunter 2 Bände der Transactions of the American medical Association. ESMARCH sammelte die Schriften seines 1876 verstorbenen Schwiegervaters STROMEYER. 1884 (I. 76) wurde auf den Ankauf der nachgelassenen Bibliothek von BAUM wegen des Mangels eines geeigneten Aufstellungsraumes verzichtet.

Jetzt war in der Bibliothek von LANGENBECK, die der Gesellschaft durch Vermächtnis zugefallen, schon eine ansehnliche Grundlage vorhanden. Manche hielten die Schöpfung einer eigenen Bibliothek gerade in Berlin für überflüssig, aber BERGMANN (94. I. 10) beseitigte die Bedenken und nahm die Angelegenheit mit aller Energie in die Hand. Wohl auf seine Veranlassung schenkte der Generalstabsarzt v. COLER Doubletten aus der Bibliothek des Friedrich-Wilhelms-Instituts, der späteren Kaiser-Wilhelms-Akademie (93. I. 4), und der Kultusminister v. GOSSLER bei seinem Austritt aus dem Amt die ihm während desselben dedizierten chirurgischen Schriften (94. I. 10). Auf Vorschlag des Vorsitzenden v. ESMARCH wurde 1894 eine Bibliothekskommission, bestehend aus v. BERGMANN, H. FISCHER und GÜTERBOCK, eingesetzt. Nach GÜTERBOCKs Tode (1897) trat A. KÖHLER an seine Stelle. FISCHER hat, wie uns allen noch gegenwärtig ist, bis zu seinem in hohem Alter erfolgten Tode (1919) mit unermüdlichem Eifer und Fleiß in stiller Arbeit sich bemüht, die Bibliothek zu mehren und zu heben. In ihm lebte der historische Sinn, der bei manchen unserer Fachgenossen nur wenig entwickelt ist, und ihm verdanken wir den Besitz von einigen seltenen Bücherschätzen, unter denen besonders ein kalligraphisches Manuskript des „Feldbuchs der Wundarznei von HANNS von GERSDORFF genannt Schylhanns" vom Jahre 1517 zu nennen ist, das FISCHER 1897 der Bibliothek geschenkt hat.

1895 (I. 3) berichtete v. BERGMANN über Schenkungen von den Verlagsbuchhandlungen HIRSCHWALD, OTTO WIGAND, F. C. W. VOGEL, BREITKOPF & HÄRTEL, F. ENKE (Zeitschriften. „Deutsche Chriurgie"), von WALDEYER, BERGMANN, GÜTERBOCK (ältere Werke). Herr ABER (Hirschwaldsche Verlagsbuchhandlung) hatte das von der Hand DIEFFENBACHs geschriebene Manuskript der „Operativen Chirurgie" gestiftet. Aus dem Nachlaß LANGENBECKs hatte die Gesellschaft eine Reihe von Manuskripten von des Meisters Hand erhalten. Es sind sorgfältige Ausarbeitungen von Vorlesungen, die er in den Jahren 1832 und 1833 bei seinem Onkel LANGENBECK und bei HIMLY hörte, ferner aus den Jahren 1838—1842 seine eigenen Vorlesungen über allgemeine und spezielle Physiologie und über pathologische Anatomie, ferner 3 Bände ebenfalls von ihm selbst geschriebener Berichte über Leichenöffnungen aus derselben Göttinger Zeit.

Nach dem Bericht von FISCHER im nächsten Jahre (96. I. 72) war zu den schenkenden Verlagsbuchhandlungen die LAUPPsche hinzugetreten. v. WINCKEL-München hatte seltene Ausgaben von FABRICIUS HILDANUS und GALEN gestiftet, HIRSCHBERG den Atlas von VESAL. Die Manuskriptensammlung hatte aus dem Nachlaß von BAUM Zuwendungen bekommen, 10 Bände von ihm eigenhändig geschriebener Übersetzungen von Schriften des HIPPOKRATES, CELSUS und GALEN aus den letzten Jahren seines Lebens, ein sprechendes Zeugnis seiner klassischen Bildung und seines Gelehrtenfleißes.

Der Etat für die Bibliothek belief sich in der ersten Zeit

auf nur 1000 M. Ein Lesesaal stand uns in dem Langenbeck-Haus noch nicht zur Verfügung.

Ein zweiter Übelstand, der durch das stete Wachsen der Mitgliederzahl herbeigeführt wurde, schwerwiegender als die Raumbeengung, weil von ungünstigem Einfluß auf die Art der Verhandlungen, war die zunehmende Fülle des Arbeitsmaterials. Für den Präsidenten wurde es trotz Verkürzung der den Rednern bewilligten Frist von Jahr zu Jahr schwerer, das Pensum der angemeldeten Vorträge zu bewältigen und die nötige Zeit für die Diskussion herauszusparen. Auf dem 1. Kongreß betrug die Zahl der Vorträge und Demonstrationen 31, 1885 60 und 1895 74. Es konnte nicht ausbleiben, daß die Verhandlungen oft einen überhasteten Charakter annahmen.

Ein gewisses Gegengewicht bildete die vorherige Festsetzung schon bei der Einladung zum Kongreß bekanntgemachter Referate und Diskussionsthemata, für die dann in der Tagesordnung eine etwas längere Zeit anberaumt wurde. Die Diskussion über Blasensteinoperationen (1886) nahm z. B. 2 ganze Nachmittagssitzungen ein (vgl. S. 328). Solche Themata wurden teils aus der Mitte der Gesellschaft heraus in Vorschlag gebracht, teils von dem Präsidenten bestimmt, dem allein das Recht zusteht, die Tagesordnung festzusetzen. Er wird nach demokratischem Prinzip von der Generalversammlung ohne Beeinflussung durch den Ausschuß gewählt, für seine Amtszeit heißt es dann aber: εἷς βασιλεύς εἷς κοίρανος ἔστω, womit wir immer gut gefahren sind.

Vorsitzender der Gesellschaft war bis 1886 v. LANGENBECK. Als er in diesem Jahre wegen seiner Erkrankung nicht zum Kongreß kommen konnte, trat VOLKMANN als zweiter Vorsitzender bei der Eröffnung an seine Stelle und wurde durch Akklamation zum ersten Vorsitzenden für 1886 sowie durch Zettelwahl, die bei dieser Gelegenheit statutenmäßig festgelegt wurde, auch zum Präsidenten für das folgende Jahr gewählt. Für 1889 und 1890 fiel die Wahl dann auf v. BERGMANN, 1891 auf THIERSCH, in den nächstfolgenden Jahren auf BARDELEBEN, KÖNIG, v. ESMARCH und GUSSENBAUER, für das Jubiläumsjahr wiederum auf v. BERGMANN. —

Als getreuer Eckart stand den Vorsitzenden im Laufe der 25 Jahre GURLT zur Seite, dem die Gesellschaft auf dem Kongreß 1885 auf den Antrag von SCHÖNBORN, dem damaligen zweiten Schriftführer, als besonderes Zeichen ihres Vertrauens die Würde des ständigen ersten Schriftführers zuerkannt hatte. Die Führung der Kasse hatte 1883 KÜSTER übernommen. —

Der 25. Kongreß wurde nicht wie sonst für Ostern, sondern für Pfingsten anberaumt. Im vollen Schmuck des Frühlings konnte Berlin ein freundlicherer Hintergrund für die Jubiläumsfeier sein als in der meist noch unwirtlichen Osterzeit. 1875 hatte der Ausschuß vorgeschlagen, die Kongreßzeit überhaupt auf Pfingsten zu verlegen, die Generalversammlung hatte den Vorschlag aber abgelehnt. Zweimal war dann ausnahmsweise Pfingsten gewählt, 1882, um den Mitgliedern die Gelegenheit zum Besuche der Hygieneausstellung zu geben, die aber leider vor der Eröffnung ein Raub der Flammen wurde, und, wie schon erwähnt, 1890 zur Einweihung des Langenbeck-Hauses.

Zum Vorsitzenden im Jubiläumsjahr wurde mit sehr großer Majorität v. BERGMANN gewählt. Keinen Besseren konnte die Wahl treffen. Vir arte et facundia insignis hätte CELSUS wie von HIPPOKRATES auch von ihm sagen können, und als Nachfolger von DIEFFENBACH und LANGENBECK war er dem Auslande gegenüber der gegebene Vertreter der deutschen Chirurgie, wegen seines schon bei dem Bau des Langenbeck-Hauses bewährten Organisationstalentes und seiner Redegabe wie kein anderer geeignet, die Jubiläumsfeier vorzubereiten und festlich zu gestalten.

Am 26. Mai, am Vorabend des Kongresses, fand zur Begrüßung der Teilnehmer im Kuppelsaale und in der Wandelhalle des vor kurzem fertiggestellten Reichstagsgebäudes ein Promenadenkonzert statt. Am nächsten Morgen versammelten sich der Ausschuß und viele Mitglieder auf dem Matthäikirchhofe, um auf den Gräbern von v. LANGENBECK und v. BARDELEBEN Kränze niederzulegen. Um 12 Uhr fand die Festsitzung im Langenbeck-Hause statt, die von BERGMANN

459

mit einer schwungvollen Rede eröffnet wurde. In warm empfundenen treffenden Worten gedachte er der drei Stifter der Gesellschaft, der zur Zeit der Gründung ältesten Mitglieder VIKTOR v. BRUNS und BAUM, des „chirurgischen Dioskurenpaares" VOLKMANN und BILLROTH und der Toten des letzten Jahres, unter denen wiederum zwei der hervorragendsten und tätigsten Mitglieder waren, THIERSCH und v. BARDELEBEN. Sodann sprach BERGMANN von den Aufgaben unserer Gesellschaft. Sie sei die Hüterin der Geschichte deutscher Chirurgie. „Was in ihr geschehen ist, gibt das Geschehene in dem Gesamtgebiete deutscher Chirurgie wieder. Hier ist für sie der Brennpunkt und die Sammelstätte. Die 24 Bände unserer Verhandlungen sind eine ebenso sichere als reiche und willkommene Quelle jür jeden, der ein Kapitel oder das Gesamtgebiet der Chirurgie bearbeiten will, eine Quelle, die um so ergiebiger fließt, je mehr man aus ihr schöpft. Ohne sie kann weder diesseits noch jenseits des Ozeans ein chirurgisches Werk geschrieben werden. — — Hier wirken nebeneinander die schöpferische Kraft des Einen und das vorwiegende kritische Talent des Anderen, das technische Geschick neben dem wissenschaftlichen Sinn, und nichts anderes ist Aller Triebfeder, als das Interesse für eine rein wissenschaftliche Chirurgie. Keine Schule wird hier gemacht, wie sie der einzelne Lehrer aus den ihm huldigenden Schülern bildet, denn die Vereinigung unabhängiger und gleichstehender Männer zu gleichem Zwecke und Ziele wirkt ganz anders, sie schafft, erhält und schärft die Kritik."

Als Vertreter der ausländischen chirurgischen Gesellschaften begrüßte der Redner GUYON und PICQUÉ, HARRISON und LANGTON (College of Surgeons), D'ANTONA und BOTTINI, SKLIFOSSOWSKI und EBERMANN, von Vertretern deutscher medizinischer Gesellschaften GERHARDT und v. LEYDEN, — CHROBAK, SCHULTZE und ZWEIFEL, — JOLLY, — WALDEYER und K. v. BARDELEBEN, — SOLTMANN — und VIRCHOW, als Ehrengäste den Kultusminister Dr. BOSSE und die Geheimräte ALTHOFF und NAUMANN, den Generalstabsarzt der Armee v. COLER, den Kabinettsrat der Kaiserin v. d. KNESEBECK, den Oberbürgermeister ZELLE, den Rektor der Universität ADOLF WAGNER und den Vertreter der Familie v. LANGENBECK, General v. ROON. Dem ständigen Schriftführer GURLT überreichte BERGMANN mit dem Ausdruck des Dankes für die 25 Jahre lang geleistete Redaktionsarbeit das Diplom der Ehrenmitgliedschaft, ebenso dem Erfinder des blutleeren Operierens v. ESMARCH, dessen Verdienste besonders um die Kriegschirurgie er hervorhob.

Der Kultusminister überbrachte der Gesellschaft die Glückwünsche der Königlichen Staatsregierung, die fremden Ehrengäste, zu denen auch OLLIER gehörte, sprachen ihre Glückwünsche bei dem Festessen aus, das sich nachmittags an die Eröffnungssitzung anschloß.

Zum Abend des nächsten Tages hatte die Freie Vereinigung der Berliner Chirurgen zu einem Feste im Krollschen Etablissement eingeladen, um dessen Vorbereitung und künstlerische Gestaltung sich v. BERGMANN, ISRAEL und SONNENBURG besonders verdient gemacht hatten.

Dem glänzenden Verlauf der Festlichkeiten entsprach der wissenschaftliche Ertrag der Kongreßverhandlungen. Die trefflichen zusammenfassenden Festvorträge von v. ESMARCH, BRUNS, KÖNIG, WÖLFLER, SONNENBURG, LANGENBUCH, OLSHAUSEN sind schon oben besprochen worden (vgl. S. 116, 245, 418, 283, 315, 264, 358). Auch die Berichte über die sonstigen Mitteilungen auf dem Kongreß sind den entsprechenden Kapiteln eingefügt.

Nach den gewaltigen Fortschritten der Chirurgie im Laufe der 25 Jahre, die sie von Sieg zu Sieg geführt hatten, konnte man wohl fragen, was ihr überhaupt noch zu tun und zu erreichen übrigbleibe. Aber schon DIEFFENBACH glaubte, daß seinerzeit „die Chirurgie die höchste Höhe in der Größe der Operationen erklommen habe, wie COOPERs Unterbindung der Aorta". So ist auch nach dieser Periode des fast stürmischen Aufschwungs die Entwicklung nicht zum Stillstand gekommen. In regem Wetteifer der Nationen ist das Gewonnene ausgebaut und gefestigt, und die Fahne der Chirurgie auf neuen Gebieten aufgepflanzt. Ich erinnere an die Rückenmarksanästhesie, die Transfusion, die Exstirpation der Prostata, die Operationen an der Hypophysis cerebri, der Thymusdrüse, den Lungen, der Speiseröhre bei Carcinom, an die Sehnenüberpflanzung, an die Verfeinerung der Röntgendiagnostik und die Benutzung der Heilkraft der Sonnenstrahlen.

Und die Entwicklung wird auch in Zukunft nicht stille stehen. Neue Probleme werden neue Arbeit und neue Erfolge bringen. Möge die Deutsche Gesellschaft für Chirurgie, freibleibend von allem, was sie ihrer idealen Bestimmung entfremden könnte, aus dem breiten fruchtbaren Boden der Wissenschaft immer neue Kraft in sich aufnehmen, daß sie wie in dem halben Jahrhunderte ihres Bestehens so auch in Zukunft rühmlichst teilnehmen kann an schöpferischer Arbeit zum Wohle der Menschheit!

Namensverzeichnis.

(Die Seitenzahlen der Vorträge und Demonstrationen sind durch fetten Druck hervorgehoben.)

v. Adelmann: 7. 21. 23. **401**. **444**.
Albers: **370**. **433**.
Alberti: 186.
Albrecht: 205. 206.
Alsberg: 300. 348. **349**.
Angerer: 46. **203**. **206**. 281. **421**.
Arendt: 180.
Arnold: 149.

v. Bardeleben: 5. 11. 21. 25. 31. 32. 34. 37. 44. 51. 106. 109. 111. 138. 139. 145. 187. 191. 206. 207. 222. 225. 230. 256. 258. 277. 285. 293. 295. **324**. 361. **370**. **371**. 403. **422**. **423**. **424**. **432**. **446**.
Bardenheuer: 188. 198. 230. 320. 333. **368**. 409. 419. **422**. **423**. **442**.
Barker: 300.
Bartels: **325**.
Barth: 164. **165**. **341**. **346**. **427**.
Baum, Wilhelm, Göttingen: 2. 5. **34**. 96. 97. 170. 214. **448**.
Baum, W. G., Danzig: 288. **382**.
Baumgärtner: 240. 317.
Beely: **367**. **370**. **372**.
Benda: 186.
v. Bergmann, Ernst: 8. 42. 45. 53. 61. 102. 105. 113. 137. 138. 139. 161. 164. 170. 177. 180. 182. 186. 187. 192. **194**. 202. **229**. 230. 231. 232. **258**. 298. 321. 328. 329. 332. 340. 373. 377. 380. 383. 416. 417. 424.
v. Bergmann, A., Riga: 76. 77. **229**. 230.
Berns: **132**.
Bessel-Hagen: 105. **442**.

Bidder: 19. 166. **382**. 430.
Bier: **399**. 403. 411. **417**.
Billroth: 5. 21. 24. 30. 35. 60. **63**. 83. 96. 144. 170. 213. 220. 228. 266. 271. 274. 275. 319. 328. 335. 411. 446.
Bircher: **372**.
Bloch: 250. 252.
Bockenheimer: 377.
Boegehold: 252.
Bogdanik: 95.
Borck: 105. 296. **385**.
Bornhaupt: 173.
Bose: **34**.
Braatz: **369**.
v. Bramann: 105. **138**. **155**. 166. 174. 185. 251. 279. 290. 299. 330. 382. 396.
Braun-Halle a. S.: **330**.
Braun, H., Heidelberg, Göttingen: 143. 144. 180. 183. 186. **245**. 262. 266. 277. **279**. **289**. **291**. 298. 299. **304**. **347**. 379.
Braun, H., Leipzig: **114**.
Braune-Leipzig: 142. 143. **325**.
Brunner: 70. 86.
v. Bruns, Victor: 4. 40. 189. 201. 238.
Bruns, Paul: **36**. 45. **48**. 91. 106. 107. **138**. 167. **168**. **229**. 230. 238. 245. **246**. **415**. **419**.
Brieger: 68. 70. 82.
Bryk: 118. 139. 190. 225. 237. **247**.
v. Büngner: **48**. **233**. 280. **351**. **379**. 417.
Burchardt: 172.
Burow: 25. 28. 295.

Busch, F., Berlin: 16. 72. 73. 91.
92. 226. 248. 409.
Busch, Wilhelm, Bonn: 6. 12. 83.
99. 143. 157. 167. 170. 187. 188.
225. 247. 296. 340. 361. 383.

Casper: 332.
Claus: 344.
Cramer: 71. 198. 422. 423.
Credé: 49. 119. 202. 261. 265.
266. 303.
Czerny: 8. 21. 39. 40. 138. 139.
157. 179. 198. 200. 217. 225.
254. 266. 271. 276. 292. 308.
314. 319. 344. 356. 362. 420.
424. 437.

Daniel: 19. 171.
Deutz: 422.
Disse: 330.
Doutrelepont: 7. 13. 192.
Doyen: 180. 277. 280. 356. 357.
358.
Dreser: 109.
Düerssen: 358.

Ebermann: 324. 325. 331. 340.
Eigenbrodt: 247. 376.
v. Eiselsberg: 90. 178. 179. 195.
241. 243. 280. 282. 289. 416.
Escher: 138. 294. 313.
v. Esmarch: 8. 28. 34. 35. 36. 41.
88. 97. 98. 105. 116. 117. 118.
120. 150. 157. 169. 171. 172.
190. 192. 207. 222. 247. 254.
272. 273. 291. 328. 352. 365.
412. 425. 445. 447.

Fehleisen: 85. 99. 105. 325.
Feilchenfeld: 115.
Fincke: 79.
Fischer, Ernst, Straßburg: 7. 11.
23.
Fischer, F., Straßburg: 86. 273.
Fischer, Georg, Hannover: 7. 11.
23.
Fischer, Hermann, Berlin: 6. 39.
63. 118. 177. 182. 184. 266. 273.
304.
Flesch: 330.
Frank: 308.
Fränkel: 178. 232.

Friedrich: 53. 99. 198.
Fürstenheim: 21. 331. 343.

Garrè: 90. 108.
Garson: 142. 325.
Geissler: 103. 115.
Genzmer: 198. 221. 182. 423.
Gerstein: 178.
Géza v. Antal: 328.
Gies: 432.
Gleich 436.
Gluck: 42. 43. 136. 146. 158. 159.
160. 161. 162. 181. 182. 230.
231. 250. 258. 260. 332. 372.
Goering: 362.
Gotthelf: 207.
Graf: 7. 23. 29. 106. 170. 440.
Gräfe: 432.
Graser: 226. 314. 441.
Grawitz: 71. 69. 348.
Grimm: 7.
Grossmann: 109.
Gurlt: 4. 23. 107. 173. 448.
Gussenbauer: 17. 46. 72. 78. 79.
138. 143. 198. 225. 228. 243.
254. 269. 271. 286. 320. 331.
340. 356. 391.
Güterbock: 257. 385.
Gutsch: 422.

Haasler: 279. 299.
Habs: 402.
Häckel: 247.
Hackenbruch: 114.
v. Hacker: 231. 266. 278.
Hadra: 273.
Hagedorn: 7. 25. 30. 45. 187. 189.
287. 347. 398. 402. 442.
Hagemann: 261.
Hahn: 103. 195. 229. 230. 234.
242. 251. 252. 273. 278. 279.
305. 308. 318. 320. 324. 347.
348. 383. 409. 420. 434.
Hanau: 103.
Hansemann: 104.
Hansmann: 372.
Hartmann: 200.
Hasse: 118. 129.
Heidenhain: 78. 254. 409.
Heine: 6. 20. 23. 99. 188. 229.
254. 339. 377. 380. 381.

Heineke: 172. 277. 314.
v. Heinleth: 367.
Helferich: 92. 105. 138. 161. 188.
189. 196. 204. 262. 297. 320.
330. 349. 372. 379. 383. 403.
430.
Henle: 53. 153.
Heppner: 170.
Hermann: 11.
Herzog: 296.
Hessing: 367. 395. 412.
Heuck: 319.
Heusner: 262. 310. 367. 376. 392.
397. 412. 416.
Hildebrand: 268. 365.
Hiller: 64.
Hirschberg: 152. 256. 332. 335.443.
Hoeftmann: 337. 404.
Hoffa: 70. 241. 392. 393. 394.
396. 397. 421. 429. 430. 437.
Hofmeier: 358.
Hofmeister: 41. 242. 433.
v. Horoch: 266. 344.
Horsley: 40. 184. 185. 241. 366.
Hüpeden: 172.
Hutchinson: 21.
Hueter: 8. 44. 59. 60. 61. 65. 66.
73. 81. 84. 95. 119. 128. 129.
132. 134. 139. 156. 170. 172.
173. 183. 191. 196. 219. 225.
246. 256. 371. 391. 405. 409.
413. 420. 422.

Israel, James: 86. 87. 88. 89. 105.
157. 197. 198. 202. 251. 257.
267. 305. 315. 318. 340. 344.
363. 392. 419.
Israel, O.: 104.

Jansen: 182.
Jaesche: 324.
Jordan: 85.
Joseph: 200.
Juillard: 108. 287. 328.
Jüngken: 7. 26. 29.
Jürgens: 104.

Kader: 304.
Kappeler: 107. 238.
Karewski: 76. 204. 294. 351. 352.
394.

Karg: 154. 425.
Katholicky: 7.
Kehr: 263.
Kitasato: 82.
Klebs: 12. 22. 63. 65. 413.
Koch, Robert: 415.
Koch, W.: 72. 186. 179. 232. 246.
425.
Kocher: 41. 45. 47. 67. 72. 98.
167. 238. 240. 243. 244. 245.
259. 276. 279. 280. 282. 286.
319. 377. 420.
Köhler, A.: 138. 277. 403.
Kolaczek: 39. 73. 244. 250. 266.
324. 432.
Kölliker: 49. 160. 205. 387.
Kollmann: 332.
König: 2. 6. 34. 37. 44. 72. 73.
80. 81. 89. 108. 118. 120. 154.
161. 165. 169 170. 189. 191.
192. 194. 196. 197. 218. 224.
240. 280. 285. 288. 298. 309.
320. 330. 337. 340. 344. 350.
373. 375. 376. 377. 378. 379.
390. 391. 409. 412. 413. 415.
416. 418. 420. 426. 432. 441.
Korsch: 370.
Körte: 30. 78. 138. 165. 225. 226.
232. 262. 263. 264. 267. 268.
289. 290. 305. 309. 315. 324.
337. 351. 377. 379.
Kovàcz: 329.
Kramer: 328.
Kraske: 36. 37. 74. 187. 243. 319.
328. 372. 386. 412.
Krauss: 441.
Krause: 102. 115. 152. 153. 154.
157. 198. 204. 222. 370. 416.
419. 429.
Kredel: 297. 424.
Krönig: 424.
Krönlein: 26. 202. 244. 269. 313.
315. 359.
Krukenberg: 394. 430.
Kulenkampff: 269.
Kummer: 279.
Kümmell: 40. 45. 54. 105. 114.
140. 179. 262. 280. 283. 314.
315. 340. 366. 422.
Küttner: 13. 116. 221. 304.

Küster: 7. **34**. **41**. **44**. **48**. 76. **130**.
139. 143. 157. 170. 177. **178**.
187. **189**. 195. **198**. 215. **218**.
222. **229**. 230. 232. 254. **261**.
262. 266. 271. **283**. **285**. **296**.
307. **318**. 320. 324. 325. 327.
333. 334. 337. **341**. 345. 348.
351. 361. 362. 384. 402. 419.

Landau: **62**. 109. 257. **346**. 347. 356.
Landerer: **134**. 145. **294**. **368**.
Lange: 36. **159**. **161**. 199. 234. 261. **317**. 334. **345**.
v. Langenbeck: 1. 2. 3. 4. 14. 16. 45. 47. 80. 87. 88. **94**. 98. 118. 119. 137. 143. 144. **156**. **157**. **169**. 171. 173. **183**. 187. **189**. 191. 192. 196. 202. 207. 212. 213. 216. 221. 222. 224. 226. **229**. 247. 248. **285**. 323. 325. 350. 361. 364. **365**. 378. 400. 401. 402. **418**. **420**. 423. **431**.
Langenbuch: **160**. 169. 249. 259. 260. 261. 264. 266. **287**. 325. **330**. 336. 346. 374.
Lassar: 192.
Lauenstein: **41**. **43**. **54**. 198. 258. 263. 275. 278. **293**. **296**. **299**. 308. **345**. 362. **379**. 409. **429**.
Ledderhose: 187.
Leser: 89. 195.
v. Lesser: 36. **367**.
Levy: 195.
Lexer: **75**. 162. 164.
Liebreich: 195.
Liermann: 371.
Lindner: 78. 305.
v. Linhart: **202**. **378**.
Löbker: **101**. 262. 263. **283**. 290. 315. **384**.
Löffler: 16. 23.
Lorenz: 387. **396**. **397**.
Lossen: 44. 218. 225. **285**. **296**. 401.
Lücke: 8. 9. 45. 73. 132. 170. 173. 278. 351.

Maas: 63. 65. 67. 68. 91. **134**. **142**. **154**. 170. 220. **223**. **229**. 231.

Madelung: 120. 138. **144**. **196**. **202**. 275. 281. 285. 287. 288. 301. **307**. 332. **344**. 378. **430**. 437.
Martin: 133. 307. **346**. 354.
Martini: 60. 139. 248.
Messner: **53**. 169.
Metzler: **15**.
Meusel: **442**. **444**.
Michael: **234**.
Mikulicz: 40. **45**. **46**. 53. 102. 183. 200. 202. **244**. 274. 276. 277. 281. **283**. **284**. 307. 308. 309. 313. 314. 355. 367. 383. **394**. 395. 397. 417. **422**. **432**.
Middeldorff: **244**.
Morian: **206**. 304.
Mosler: **241**.
Mühlvenzl: **21**.
Müller: **178**. 258. **359**.

Narath: 105. 106.
Nasse: 78. 190. 264.
Naumann: 377.
Nebel: **367**.
Neelsen: 68.
Neuber: 40. 41. 42. 43. 45. 50. 51. 118. 154. 272. 329. **418**. **420**.
Neumann: 102.
Nicoladoni: 101. 278. 332. **350**.
Nissen: **138**. **425**.
Nitze: **331**. **332**.
v. Nußbaum: **22**. **32**. **106**. **206**. **208**.

Oberst: 377.
Ogston: 37. **67**. **431**.
Olshausen: 39. 45. 306. **353**. 354. 355. 358.
Orthmann: 69.

Partsch: 207. **432**.
Passavant: 212. 217. **218**.
Pauly: **183**. **292**. 298.
Petersen, Ferdinand, Kiel: 223. **226**. **246**. 304. 323. **325**. 329. 331. **369**. **421**. **425**. **430**.
Petersen, Walter, Heidelberg: 99.
Pfeil-Schneider: **373**. **374**.
Pfuhl: 86.
Philip: **108**.
Plettner: **280**.

Trendelenburg, 25 Jahre D. Ges. f. Chir.

Pölchen: 308. 310.
Ponfick: 87. 257.
Poppert: 231. 337.

Ranke: 37. 45. 80. 105. 189. 256.
Reger: 167. 168.
Rehn: 106. 139. 164. 233. 241. 244. 252. 262. 273. 289. 310. 321. 334. 347. 366. 379.
Reichel: 71. 289. 309. 310.
Reyher: 32. 173. 235.
Richter: 23. 170. 275.
Ried: 96. 207. 403.
Riedel: 45. 72. 95. 96. 104. 161. 224. 234. 243. 246. 263. 269. 297. 298. 337. 379. 393. 416. 423. 427. 428.
Riedinger: 288. 368. 382. 384. 431.
Riese: 377.
Rille: 103.
Rincheval: 419.
Rose: 25. 94. 144. 181. 216. 227. 237. 319. 324. 352. 392.
Rosenbach: 68. 69. 73. 81. 82. 85. 234. 260. 269. 414.
Rosenberger: 101. 309. 315. 352.
Roser: 6. 21. 59. 74. 80. 89. 174. 207. 246. 296. 329. 385. 390. 402.
Roth: 7. 36. 170.
Rotter: 88. 89. 195. 197. 310. 315. 350. 424.
Rudolphi: 189.
de Ruyter: 48.
Rydygier: 42. 43. 200. 202. 243. 267. 274. 275. 276. 278. 299. 302. 350. 422.

Salzer: 202. 289.
Sander: 39. 133.
Schaedel: 142. 168.
Schede: 13. 17. 33. 37. 40. 42. 47. 73. 78. 119. 144. 173. 194. 216. 222. 229. 230. 271. 272. 286. 288. 302. 318. 320. 325. 327. 350. 355. 362. 364. 365. 367. 394. 395. 397. 402. 410. 414. 418. 419. 420. 431. 433. 442.
Scheuerlen: 69.
Schimmelbusch: 50. 51. 52. 75. 194. 197. 232. 255.

Schinzinger: 170. 254.
Schlange: 50. 89. 105. 161. 202. 247. 303. 337. 340. 377.
Schlatter: 282.
Schlechtendal: 344.
Schleich: 43. 51. 109. 110. 113.
Schmid, Hans, Stettin: 181. 195. 198. 229. 231. 250. 370. 419.
Schmidt, Anton, Grodno: 174.
Schmidt, Benno, Leipzig: 7. 441.
Schmidt, Friedrich, Polzin: 258.
Schmidt, Georg, Heidelberg: 255.
Schmidt, Meinhart, Cuxhaven: 139. 296.
Schmidt, Moritz, Frankfurt a. M.: 229. 235.
Schmitt, Adolf, München: 153. 164. 165. 337. 427.
Schneider: 249.
Schnitzler: 71. 310.
Schoemaker: 422.
Schönborn: 7. 12. 14. 178. 218. 233. 270. 273. 299. 302. 324. 331. 344. 364. 432.
Schröder: 41. 307.
Schuchhardt: 78. 277. 282. 283. 310. 314. 315. 350. 356. 363.
Schulze-Berge: 205.
Schüller: 313. 429.
Schüßler: 222. 392.
Schwalbe: 292.
Sendler: 315. 421.
Senger: 100. 105.
Senn: 290. 314.
Seydel: 104. 185.
Silbermark: 377.
Simon: 1. 2. 6. 11. 14. 17. 18. 155. 168. 169. 213. 214. 220. 248. 318. 332. 342. 347.
Sims: 144. 306.
Socin: 8. 11. 82. 151. 170. 214. 292. 340. 402.
Sonnenburg: 78. 105. 166. 183. 242. 251. 308. 315. 329. 333. 335. 364. 366. 377. 385. 412. 424. 432.
Sprengel: 232. 262. 312.
Staffel: 427.
Starcke: 36. 295.
Stein: 341.
Steinthal: 308. 356.

Stelzner: 107. 252. 273. 302. 308.
  309.
Stetter: 344.
Stilling: 15.
Storp: 349. 369.
Strahler: 85.
Szmula: 295.
Szuman: 384.

Thiem: 44. 261. 318. 355. 376.
Thiersch: 8. 25. 31. 32. 60. 64. 96.
  99. 118. 133. 138. 146. 150. 151.
  152. 169. 183. 194. 195. 196.
  198. 203. 224. 233. 286. 335.
  336. 340. 351. 414. 424. 431.
Tietze: 183.
Tillmanns: 67. 76. 83. 99. 137.
  155. 157. 159. 186. 200. 225.
  242. 249. 258. 261. 295. 345.
  380. 396.
v. Tischendorf: 261.
Trendelenburg: 5. 14. 38. 41. 108.
  109. 119. 140. 167. 169. 171.
  172. 199. 205. 233. 235. 256.
  271. 325. 326. 329. 333. 336.
  339. 340. 348. 373. 374. 378.
  380. 381. 397. 401. 403. 416.
  434. 435. 436.

Uhde: 7. 21. 23. 105. 374. 402.
Urban: 195. 363.
Urlichs: 67. 295.

Vogt: 92. 99. 400.
Völker: 426.
v. Volkmann: 1. 2. 3. 4. 5. 8. 14.
  15. 21. 23. 25. 30. 32. 33. 37.
  40. 42. 44. 51. 60. 97. 168. 170.
  182. 192. 196. 199. 207. 213.
  223. 240. 254. 256. 257. 318.
  323. 324. 330. 350. 362. 364.
  367. 377. 381. 406. 409. 410.
  424. 432.

Wagner: 139. 154. 179. 180. 246.
  258. 267. 308. 309. 310. 362.
  379. 384. 394.
v. Wahl: 174.
Waitz: 105. 120.
Wegner: 18. 39. 105. 224. 225.
  229. 305.
Wegeler: 312.
Wehr: 103.
Wells: 80. 306.
Wernher: 7. 23.
Wildt: 17. 301.
Wilms: 7. 190. 324. 325.
v. Winckel: 256. 266. 332. 347.
v. Winiwarter: 254. 262. 271. 299.
  362. 430.
Witzel: 273.
Wohlgemuth: 233.
Wolff, Julius: 19. 92. 118. 120.
  165. 178. 197. 215. 217. 219.
  229. 230. 294. 379. 382. 385.
  418. 423. 424. 427.
Wolff, Max: 19. 61. 62. 65. 67.
  73. 84. 89.
Wolff, O., Köln: 409. 422. 423.
Wölfler: 151. 179. 222. 242. 278.
  279. 281. 283. 288. 353. 377.

Zehender: 149.
Zeller: 48. 230. 332. 418.
Ziegler: 187.
Zieliwicz: 107.
Zoege v. Manteuffel: 105. 137.
  304. 403.

MIX
Papier aus verantwortungsvollen Quellen
Paper from responsible sources
FSC® C105338

If you have any concerns about our products,
you can contact us on
ProductSafety@springernature.com

In case Publisher is established outside the EU,
the EU authorized representative is:
**Springer Nature Customer Service Center GmbH
Europaplatz 3, 69115 Heidelberg, Germany**

Printed by Libri Plureos GmbH
in Hamburg, Germany